Praxis der Schlafmedizin

Boris A. Stuck · Anna Heidbreder ·
Joachim T. Maurer · Angelika A. Schlarb ·
Michael Schredl · Hans-Günter Weeß

Praxis der Schlafmedizin

Interdisziplinäre Diagnostik und Therapie
bei Erwachsenen und Kindern

4. vollständig aktualisierte und erweiterte Auflage

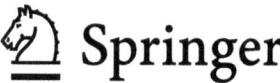 Springer

Boris A. Stuck
Klinik für Hals-, Nasen- und Ohrenheilkunde,
Kopf- und Hals-Chirurgie, Universitätsklinikum
Marburg
Marburg, Deutschland

Joachim T. Maurer
Sektion für Schlafmedizin, Universitätsklinik
für Hals-Nasen-Ohren-Heilkunde, Kopf- und
Halschirurgie
Mannheim, Deutschland

Michael Schredl
Schlaflabor, Zentralinstitut für Seelische
Gesundheit
Mannheim, Deutschland

Anna Heidbreder
Universitätsklinik für Neurologie, Kepler
Universitätsklinikum
Linz, Österreich

Angelika A. Schlarb
Abteilung für Psychologie, Fakultät für
Psychologie und Sportwissenschaft Universität
Bielefeld
Bielefeld, Deutschland

Hans-Günter Weeß
Interdisziplinäres Schlafzentrum, Pfalzklinikum
für Psychiatrie und Neurologie AdöR
Klingenmünster, Deutschland

ISBN 978-3-662-70030-3   ISBN 978-3-662-70031-0   (eBook)
https://doi.org/10.1007/978-3-662-70031-0

Die Deutsche Nationalbibliothek verzeichnet diese Publikation in der Deutschen Nationalbibliografie; detaillierte bibliografische Daten sind im Internet über https://portal.dnb.de abrufbar.

Umschlaggestaltung: deblik Berlin

Planung/Lektorat: Hinrich Kuester
Springer ist ein Imprint der eingetragenen Gesellschaft Springer-Verlag GmbH, DE und ist ein Teil von Springer Nature.
Die Anschrift der Gesellschaft ist: Heidelberger Platz 3, 14197 Berlin, Germany

Wenn Sie dieses Produkt entsorgen, geben Sie das Papier bitte zum Recycling.

Vorwort zur 4. Auflage

Die Schlafmedizin stellt noch immer eine junge und sich stetig weiterentwickelnde Disziplin im Kanon der medizinischen Fachbereiche dar. Trotzdem hat sie sich mittlerweile als interdisziplinärer Bereich etabliert, was unter anderem daran zu erkennen ist, dass dem Schlaf mit seinen Störungen in der ICD-11 ein eigenes Kapitel gewidmet ist. Die schlafmedizinischen Erkrankungen werden nicht weiter bei den einzelnen Fächern subsumiert, sondern stellen eigenständige Erkrankungen dar. Zahlreiche wissenschaftliche Fragestellungen sind jedoch noch unbeantwortet und vieles ist im Fluss, was nicht zuletzt die erst kürzlich aktualisierten Empfehlungen zur Auswertung der Polysomnografie und zur Klassifikation der Schlafstörungen gezeigt haben. Neue diagnostische und therapeutische Verfahren haben sich seit der 3. Auflage dieses Buches etabliert, und Nearables und Wearables zur Vermessung des Schlafes in heimischer Umgebung lassen als Consumer-Produkte zukünftige Entwicklungen erahnen. Digitale Gesundheitsanwendungen (DiGAs) wurden für die Behandlung der Insomnien entwickelt und können rezeptiert werden. Damit steht mit der digitalen kognitiven Verhaltenstherapie für Insomnie (KVT-I) erstmals flächendeckend ein Behandlungsangebot zumindest für leichte bis moderate Erkrankungen zur Verfügung.

Die hohe Prävalenz schlafmedizinischer Erkrankungen im Kindes- und Jugendalter und die Vielzahl der Hilfe suchenden erwachsenen Patientinnen und Patienten unterstreichen die Bedeutung dieses Fachgebietes, die sich auch im zunehmenden Interesse der Medien widerspiegelt. Schlafstörungen haben negative Auswirkungen auf die Gesundheit und das Leistungsvermögen: So kann z. B. ein höheres Risiko für Stoffwechsel-, Herz-Kreislauf- und neurodegenerative Erkrankungen sowie für psychische Störungen als gesichert betrachtet werden. Darüber hinaus führen Schlafmangel und Schlafstörungen zu einem verminderten Leistungsvermögen am Tage. Das Unfallrisiko im Straßenverkehr und am Arbeitsplatz ist erhöht und die Produktivität reduziert. Für eine erfolgreiche Behandlung, aber auch um die negativen Auswirkungen von Schlafmangel und Schlafstörungen auf die Gesellschaft abzumildern, bedarf es einer qualitativ hochwertigen interdisziplinären Versorgung. Dafür sind Kenntnisse aus dem gesamten Spektrum der Schlafmedizin für Ärztinnen und Ärzte sowie Therapeutinnen und Therapeuten unabdingbar.

Für den schlafmedizinisch Interessierten ergeben sich zahlreiche Möglichkeiten der weiterführenden Qualifikation. Exemplarisch seien die seit Jahren etablierten Kurse nach den Richtlinien zu den Methoden der vertragsärztlichen Versorgung (ehemals BUB-Kurse), die unter anderem auch zur Erlangung der Genehmigung für die Polygrafie und Polysomnografie dienen, die Weiterbildung „Schlafmedizin" im Rahmen der Weiterbildungsordnung der Ärztekammern und der Qualifikationsnachweis Somnologie der Deutschen Gesellschaft für Schlafforschung und Schlafmedizin (DGSM) genannt. Die DGSM trägt darüber hinaus mit dem neuen Zertifikat „psychotherapeutische Schlafmedizin" zur Verbesserung der Versorgung psychisch bedingter Schlafstörungen bei.

Entgegen diesen Entwicklungen finden schlafmedizinische Inhalte noch immer nur sehr vereinzelt Niederschlag in der akademischen Ausbildung, und es besteht ein Mangel an interdisziplinär ausgerichteten Lehrbüchern, die das komplette Spektrum der Schlafmedizin abdecken und praxistauglich vermitteln. Diese Lücke soll das vorliegende Buch schließen, indem es die gesamte Bandbreite der klinischen Schlafmedizin von der fundierten Diagnostik der Insomnie bis hin zur operativen Therapie der obstruktiven Schlafapnoe darstellt und sich ganz ausdrücklich nicht an einzelne Fachdisziplinen richtet. Es soll jedem schlafmedizinisch Interessierten sowohl ein Lehrbuch zum Verständnis der schlafmedizinischen Phänomene und Erkrankungen, als auch ein wertvolles Nachschlagewerk und eine Hilfestellung in der täglichen Praxis sein. Das vorliegende Buch deckt insbesondere die Inhalte des Qualifikationsnachweises Somnologie und der Zusatzbezeichnung Schlafmedizin ab und soll zur fundierten Vorbereitung auf die hierfür notwendigen Prüfungen dienen.

Besonderes Augenmerk wurde auf die Einarbeitung der neuen Auswerterichtlinien für die Polysomnografie, des neuen Klassifikationssystems der Schlafstörungen und der aktuellen nationalen und internationalen Leitlinien gelegt, um den Leserinnen und Lesern ein aktuelles Werk an die Hand zu geben.

Darüber hinaus freuen wir uns besonders, dass durch die Erweiterung des Autorenteams die neurologisch bedingten Schlafstörungen und insbesondere die Erkrankungen mit gesteigerter Tagesschläfrigkeit (Hypersomnolenzerkrankungen) ausführlicher beleuchtet werden konnten.

Wir hoffen, unsere Begeisterung für die Schlafmedizin wieder in angemessener Weise vermittelt zu haben und danken unseren treuen Leserinnen und Lesern für zahlreiche konstruktive Rückmeldungen und für die breite Akzeptanz, die die bisherigen Auflagen unseres Buches erfahren haben.

Boris A. Stuck

Anna Heidbreder

Joachim T. Maurer

Angelika A. Schlarb

Michael Schredl

Hans-Günter Weeß

Die Originalversion des Buchs wurde revidiert. Ein Erratum ist verfügbar unter
https://doi.org/10.1007/978-3-662-70031-0_13

Inhaltsverzeichnis

Über die Autoren

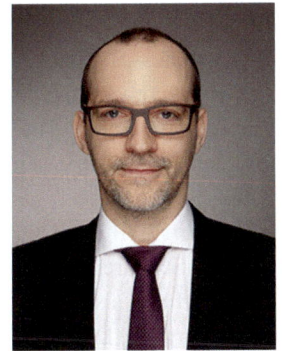

Prof. Dr. med. Boris A. Stuck Schlafmedizinische Tätigkeit seit 1999. Habilitation für das Fach Hals-Nasen-Ohrenheilkunde 2004 zu schlafbezogenen Atmungsstörungen. Geschäftsführender Oberarzt der Universitäts-HNO-Klinik Mannheim und stellvertretender Leiter des dortigen Schlafmedizinischen Zentrums bis 2014. Seit 2017 Direktor der Klinik für Hals-, Nasen- und Ohrenheilkunde, Kopf- und Hals-Chirurgie am Universitätsklinikum Marburg und Sprecher der Interdisziplinären Schlafmedizin am Universitätsklinikum Marburg. Zusatzbezeichnung Schlafmedizin und Qualifikationsnachweis „Somnologie" (DGSM). Fachgebietsherausgeber der Zeitschrift *Somnologie*. Verantwortlicher Autor der S3-Leitlinie „Diagnostik und Therapie des Schnarchens des Erwachsenen" der Deutschen Gesellschaft für Hals-Nasen-Ohren-Heilkunde, Kopf- und Hals-Chirurgie sowie der S3-Leitlinie „Schlafbezogene Atmungsstörungen" der Deutschen Gesellschaft für Schlafforschung und Schlafmedizin (DGSM). Leitlinienbeauftragter der DGSM.

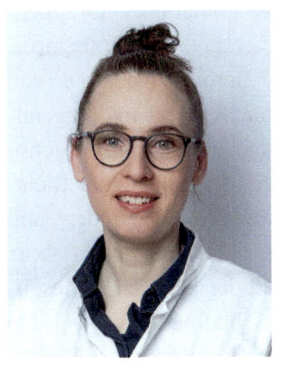

Priv.-Doz. Dr. med. Anna Heidbreder Fachärztin für Neurologie und Schlafmedizinerin. Habilitation für das Fach Neurologie mit dem Schwerpunkt Erkrankungen mit Hypersomnolenz. Stellvertretende Klinik-Vorständin der Universitätsklinik für Neurologie der Johannes Kepler Universität Linz, Österreich. Mitglied des Editorial Boards der Zeitschrift *Somnologie*, dem Publikationsorgan der Deutschen Gesellschaft für Schlafforschung und Schlafmedizin (DGSM). Koordinierende Autorin der Leitlinie für die Diagnose und Behandlung des Restless-Legs-Syndroms für die DGSM und die Deutsche Gesellschaft für Neurologie. Vorstandsmitglied der

DGSM und der Österreichischen Gesellschaft für Schlafmedizin (ÖGSM).

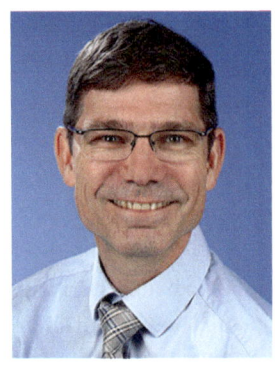

Prof. Dr. med. Joachim T. Maurer Arzt für Hals-Nasen-
Ohrenheilkunde, spezielle HNO-Chirurgie. Leiter der Sektion
für Schlafmedizin der Universitätsmedizin Mannheim seit
2021. Leiter des Schlafmedizinischen Zentrums seit 1995.
Honorarprofessor an der Hochschule Mannheim. Qualifikationsnachweis „Somnologie" (DGSM), Mitglied des
Prüfungsausschusses sowie der Akkreditierungskommission
schlafmedizinischer Zentren. Zusatzbezeichnung und Weiter-
bildungsermächtigung „Schlafmedizin" seit 2006. Mitglied
des Weiterbildungs- und Widerspruchsausschusses „Schlafmedizin" der Landesärztekammer Baden-Württemberg.

Veranstalter von Kursen sowohl zur Diagnostik und Therapie als auch zur operativen Therapie der Schlafapnoe seit
1996. Fachgebietsherausgeber der Zeitschrift *Somnologie*
und Mitherausgeber von *Sleep and Breathing*. Mitverfasser
der Leitlinie „Diagnostik und Therapie des Schnarchens des
Erwachsenen" der Deutschen Gesellschaft für Hals-Nasen-
Ohren-Heilkunde, Kopf- und Hals-Chirurgie (DGHNO-
KHC) und Autor der S3-Leitlinie „Schlafbezogene Atmungsstörungen" und der S3-Leitlinie „Insomnie bei Erwachsenen"
der Deutschen Gesellschaft für Schlafforschung und Schlafmedizin. Vorsitzender des Verbandes der Somnologen Baden-
Württemberg.

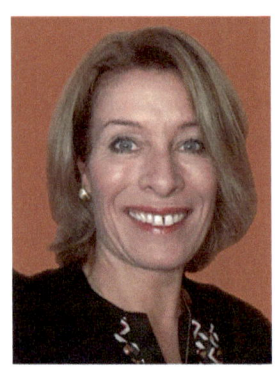

Prof. Dr. rer. nat. Dipl.-Psych. Angelika A. Schlarb Dip-
lom Psychologin, psychologische Psychotherapeutin, Zusatz-
ausbildung Kinder- und Jugendpsychotherapie, Gruppen-
therapie, Schwerpunkt Verhaltenstherapie, Hypnotherapie.
Doktorarbeit und Habilitation im Bereich Therapie von
Schlafstörungen im Erwachsenenalter, Kindes- und Jugendalter. Professorin für Klinische Psychologie und Psychotherapie des Kindes- und Jugendalters der Universität Bielefeld. Leiterin der Hochschulambulanz für Kinder und
Jugendliche (HaKiJu), Leiterin des Forschungsschlaflabors
an der Universität Bielefeld, Mitglied der Deutschen Gesellschaft für Schlafforschung und Schlafmedizin (DGSM)
sowie stellvertretende Sprecherin der Arbeitsgruppe Pädiat-

rie. Mitglied der European Sleep Research Society (ESRS) und der International Pediatric Sleep Society (IPSA). Herausgeberin mehrerer wissenschaftlicher Sonderhefte mit dem Thema Schlafmedizin/-therapie. Fachgebietsherausgeberin in der Zeitschrift *Somnologie*, Mitherausgeberin der *Zeitschrift für Klinische Psychologie und Psychotherapie (ZKPP)* und der Zeitschrift *Journal of Sleep Research (JSR)*. Mitarbeit an der Leitlinie S3 „Insomnie bei Erwachsenen" und Co-Koordinatorin der Überarbeitung der S1-Leitlinie „Insomnie im Kindes- und Jugendalter". Wissenschaftliche und klinische Schwerpunkte: Diagnostik und Therapie von Schlafstörungen im Kindes-, Jugend- und Erwachsenenalter, Chronotypforschung, Liebe, Beziehung und Schlaf, chronische Erkrankungen und Schlaf, Schlafstörungen bei psychiatrischen Erkrankungen.

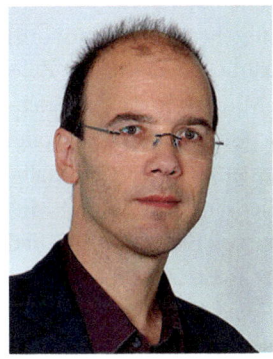

Prof. (apl.) Dr. phil. Dipl.-Psych. Dipl.-Ing. (etec) Michael Schredl Diplom-Psychologe, Diplom-Ingenieur der Elektrotechnik, Somnologe (DGSM), Wissenschaftlicher Leiter des Schlaflabors des Zentralinstituts für Seelische Gesundheit in Mannheim.

Seit 1990 Schlaf- und Traumforschung mit den Schwerpunkten: Faktoren der Traumerinnerung, die Auswirkung von Wachleben auf Trauminhalte, Albträume, Träume und psychische Störungen, Gedächtniskonsolidierung im Schlaf, Stresssysteme und Schlafstörungen. Außerplanmäßiger Professor an der Sozialwissenschaftlichen Fakultät der Universität Mannheim. Leiter der AG Traum innerhalb der Deutschen Gesellschaft für Schlafforschung und Schlafmedizin (DGSM). Mitglied der International Association for the Study of Dreams und der European Sleep Research Society. Herausgeber der Open-access-Zeitschrift *International Journal of Dream Research*.

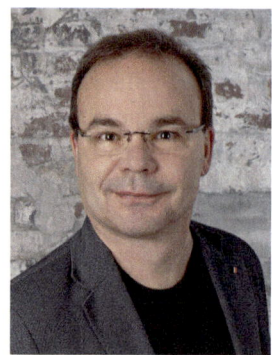

Dr. phil. Dipl.-Psych. Hans-Günter Weeß Diplom-Psychologe, psychologischer Psychotherapeut, Somnologe, seit 1991 Leiter des Interdisziplinären Schlafzentrums am Pfalzklinikum Klingenmünster. Seit 1992 Lehrbeauftragter an der Universität Koblenz-Landau, jetzt Rheinland-Pfälzische Technische Universität Kaiserslautern-Landau (RPTU) und seit 2009 Dozent am Weiterbildungsstudiengang in psychologischer Psychotherapie der RPTU und seit 2017 am Institut für Fort- und Weiterbildung in klinischer Psychologie (IFKV). Von 2008 bis 2022 Mitglied des Vorstandes der Deutschen Gesellschaft für Schlafforschung und Schlafmedizin (DGSM). Kommissionsleiter schlafmedizinische Fortbildung der DGSM, Referent der DGSM-Akademie, Kommissionsleiter QN Somnologie für Ärzte, Psychologen und Naturwissenschaftler, Mitglied in der Kommission Zertifizierungund Qualitätssicherung, dabei verantwortliches Kommissionsmitglied für die Zertifizierung im Bereich Süd-West.

Mitglied und Fachgebietsherausgeber der Zeitschrift *Somnologie*, Mitglied im wissenschaftlichen Beirat der Zeitschriften *Schlaf* und *Schlafmagazin*. Mitglied in der Expertenkommission der Bundesanstalt für Straßenwesen: Kapitel Tagesschläfrigkeit der Begutachtungsleitlinien zur Kraftfahreignung. Autor von Fachpublikationen, u. a. Autor und Mitherausgeber der Leitlinie „Insomnie bei Erwachsenen" und Mandatsträger der DGSM für die Leitlinie „Gesundheitliche Aspekte und Gestaltung von Nacht- und Schichtarbeit", Kapitel „Auswirkungen auf den Schlaf" der Deutschen Gesellschaft für Arbeitsmedizin und Umweltmedizin (DGAUM). Inhaber der Akademie für Schlafmedizin.

Wissenschaftliche und klinische Schwerpunkte: Diagnostik und Therapie der Tagesschläfrigkeit, der Insomnie, der Narkolepsie, der Parasomnien und weiterer seltener schlafmedizinischer Erkrankungen, schlafmedizinische Methoden, gutachterliche Fragestellungen.

Physiologische Grundlagen des normalen und gestörten Schlafes

1

Joachim T. Maurer, Hans-Günter Weeß und Michael Schredl

> Schlaf ist im Gegensatz zum Wachzustand durch sehr geringe motorische Aktivität und Reaktionsbereitschaft gekennzeichnet. Körperfunktionen und Hormonsekretion werden im Schlaf moduliert. Körperkerntemperatur und Cortisolsekretion sind die Marker des endogenen Rhythmus, der durch den Nucleus suprachiasmaticus mit dem 24-h-Tag synchronisiert wird. Der Wechsel von Schlaf und Wachzustand wird durch einen homöostatischen und einen zirkadianen Prozess (etwa 24 h), der Wechsel zwischen REM- und NonREM-Schlaf durch einen ultradianen Prozess (<24 h) ermöglicht. Die Bedeutung des Schlafes für körperliche und geistige Erholung, Thermoregulation, Immunsystem, Gedächtniskonsolidierung und Ontogenese wird diskutiert. Beim gesunden Schläfer werden NonREM-Schlaf (N1, N2, N3), REM-Schlaf (R) und Wachzustand (W) anhand des EEG, EOG und submentalen EMG unterschieden. In der 3. Version der Internationalen Klassifikation der Schlafstörungen in der Version aus dem Jahr 2023 (ICSD-3-TR, 2023), welche lediglich eine Textüberarbeitung zur Version aus dem Jahr 2014 umfasst (ICSD-3) werden genauso wie in der ICD-11, welche ab dem 01.01.2022 in Kraft trat, 7 Hauptgruppen differenziert.

1.1 Geschichte der Schlafmedizin

Schlaf und Traum beschäftigen die Menschen, seit sie begonnen haben, über sich und das Leben nachzudenken. Der Schlaf wurde lange als passiver und inaktiver Zustand angesehen. In der griechischen Mythologie wurde diese Vorstellung beispielsweise durch

Hypnos personifiziert, den Gott des Schlafes, der als Bruder eng mit Thanatos, dem Gott des Todes, verbunden war. Passivität und Inaktivität finden sich ebenfalls im altgermanischen Ursprung des Wortes „schlafen", was ursprünglich „schlapp werden" bedeutete.

In der Antike führten Aristoteles und später Galenos den Schlaf auf Veränderungen im Gehirn z. B. durch eine Verdickung des Blutes zurück. Sie sahen die Funktion des Schlafes darin, dem Gehirn Erholung zu gewähren und sowohl die Wahrnehmungsfähigkeit als auch die „innere Wärme" zu regenerieren. Mit dem Schlaf beschäftigte sich die Medizin in der Folge lediglich auf der Basis der antiken Texte und deren Auslegung.

Erst in der 2. Hälfte des 19. Jahrhunderts näherte man sich dem Schlaf auf experimenteller Ebene. Kohlschütter versuchte 1863 durch die Applikation unterschiedlich lauter akustischer Reize erstmals, eine Weckschwelle zu unterschiedlichen Zeitpunkten des Schlafes zu ermitteln und auf diesem Weg eine Schlaftiefenbestimmung vorzunehmen. Die Experimente von Jouvet sowie von Moruzzi und Magoun in der 1. Hälfte des 20. Jahrhunderts ließen erkennen, dass es sich beim Schlaf um einen hochaktiven Prozess des menschlichen Gehirns handelt.

1929 publizierte dann der Psychiater Hans Berger das von ihm erfundene Verfahren der Elektroenzephalografie (EEG), das es ermöglichte, die hirnelektrische Aktivität an der unversehrten Kopfhaut sowohl im Wachzustand als auch während des Schlafes zu messen. Eine erste Einteilung des Schlafes in verschiedene Stadien nahm Loomis 1937 anhand des EEG vor. Mit der Entdeckung der schnellen Augenbewegungen (Rapid Eye Movements, REM) im Jahre 1953 durch Aserinsky und Kleitman gelang es erstmals, den REM-Schlaf zu beschreiben.

Basierend auf EEG, Elektrookulografie (EOG) und Elektromyografie (EMG) wurden 1968 von einer Expertengruppe um Rechtschaffen und Kales Kriterien für die Auswertung der Schlafstadien beim Menschen veröffentlicht. Sie basierten jedoch ausschließlich auf Untersuchungen an Gesunden und konnten bei den in den Folgejahren zunehmend beschriebenen Schlafstörungen nicht immer sinnvoll angewendet werden. Dies wurde erst 2007 durch neue Standards der American Academy of Sleep Medicine (AASM) geändert, die regelmäßig bis heute angepasst werden.

1.2   Klassifikation der Schlafstörungen

Die Möglichkeit, viele Biosignale während des Schlafes registrieren zu können, ergänzte die rein subjektive Beschreibung der Symptomatik von Schlafstörungen durch den Patienten oder den Beobachter. Schlafstörungen konnten dadurch genauer charakterisiert, definiert und unterschieden werden. In den vergangenen Jahrzehnten wurden auf dieser Grundlage verschiedene Klassifikationen der Schlafstörungen entwickelt.

In einer ersten Klassifikation wurden 1979 Schlafstörungen allein anhand der vorherrschenden Symptomatik eingeteilt in

- Ein- und Durchschlafstörungen (Insomnien),
- Störungen mit exzessiver Schläfrigkeit (Hypersomnien),
- Störungen des Schlaf-Wach-Rhythmus,
- Störungen in Verbindung mit Schlaf, Schlafstadien oder partiellem Erwachen (Parasomnien).

1990 folgte eine auf der Ätiopathogenese der Schlafstörungen beruhende Klassifikation (International Classification of Sleep Disorders, ICSD). Sie unterschied

- Störungen in Bezug auf die Quantität, Qualität oder den Zeitpunkt des Schlafes (Dyssomnien),
- Parasomnien,
- Störungen bei körperlichen bzw. psychiatrischen Erkrankungen,
- vorgeschlagene Schlafstörungen.

Die Dyssomnien wiederum wurden unterteilt in

- intrinsische Schlafstörungen (z. B. Narkolepsie, Kap. 5),
- extrinsische Schlafstörungen (z. B. umgebungsbedingte Schlafstörung, Kap. 9),
- Störungen des zirkadianen Rhythmus (z. B. vorverlagertes Schlafphasensyndrom, Kap. 6).

Eine Diagnosestellung benötigte in den meisten Fällen eine Polysomnografie (PSG, Abschn. 2.8), was die Zuordnung einer geklagten Schlafstörung in die 4 Hauptgruppen allein aufgrund der Symptomatik unmöglich machte.

2005 veröffentlichte die American Academy of Sleep Medicine (AASM) die 2. Version der International Classification of Sleep Disorders (ICSD-2), welche 2014 von einer 3. Version abgelöst wurde (ICSD-3). Die ICSD-2 und ICSD-3 hatten nicht nur die neuen Erkenntnisse über Schlafstörungen einbezogen und damit die Diagnosen präzisiert, sondern kehrten in Teilen zu einer phänomenologischen Einteilung zurück, wie in der folgenden Übersicht der ICSD-3-TR dargestellt ist. Die ICSD-TR aus dem Jahr 2023 stellt die Überarbeitung der ICSD-3 lediglich in Textform dar. Inhaltliche Änderungen wurden nicht vorgenommen. An die ICSD-3 hat sich die ICD-11 im Kap. 7 „Schlaf-Wach-Störungen" angelehnt, welches ebenfalls 6 identische Unterkapitel in geänderter Reihenfolge beinhaltet, jedoch anstelle der „Anderen Schlafstörungen" entsprechend ihrer allgemeinen Systematik „Sonstige näher bezeichnete" und „Nicht näher bezeichnete Schlaf-Wachstörungen" aufführt. Einzelne Diagnosen bzw. Symptome wurden anderen Kapiteln zugeordnet wie beispielsweise die Cheyne-Stokes-Atmung oder das Schnarchen.

Hauptgruppen der Schlafstörungen gemäß der American Academy of Sleep Medicine (AASM) aus dem Jahre 2023

- Insomnien
- Schlafbezogene Atmungsstörungen
- Hypersomnien zentralnervösen Ursprungs
- Zirkadiane Rhythmusschlafstörungen
- Parasomnien
- Schlafbezogene Bewegungsstörungen
- Andere Schlafstörungen

Daneben sind in einem Appendix schlafbezogene organische und neurologische Störungen aufgeführt.

Die Gliederung des vorliegenden Buches und die hier angegebenen diagnostischen Kriterien der Schlafstörungen orientieren sich an der ICSD-3. Zusätzlich werden die Kapitelnummern der ICD-11 entsprechend zugeordnet und relevante Abweichungen in den nachfolgenden Kapiteln dargestellt.

▶ **Praxistipp** Die aktuelle Klassifikation der Schlafstörungen ICSD-3 besteht aus 7 Hauptgruppen. Sie wurden soweit möglich nach ätiologischen und ansonsten nach phänomenologischen Gesichtspunkten eingeteilt. Die Hauptgruppen werden ergänzt durch explizit auf den Schlaf bezogene organische und neurologische Störungen. Schlafstörungen, welche im Rahmen von organischen oder psychiatrischen Erkrankungen auftreten, werden nicht mehr gesondert aufgeführt.

1.3   Phänomenologie des Schlafes

Nach den Kriterien der AASM von 2023 können ab einem Lebensalter von 2–6 Monaten (siehe auch Kap. 11, Schlafstörungen bei Kindern) 4 verschiedene Schlafstadien und der Wachzustand (Abb. 1.1) definiert werden, deren Charakteristika hinsichtlich EEG, EOG und EMG sich bei Kindern und Erwachsenen (Tab. 1.1) teilweise unterscheiden. Der Schlaf wird in 30 s dauernde Epochen unterteilt, denen anhand der folgenden Kriterien ein Stadium zugewiesen wird:

- Das **Schlafstadium N1** (Abb. 1.2) beschreibt den Übergang zwischen Wachen und Schlafen, eine Art Dösen,
- das **Schlafstadium N2** (Abb. 1.3) den stabilen Schlaf und

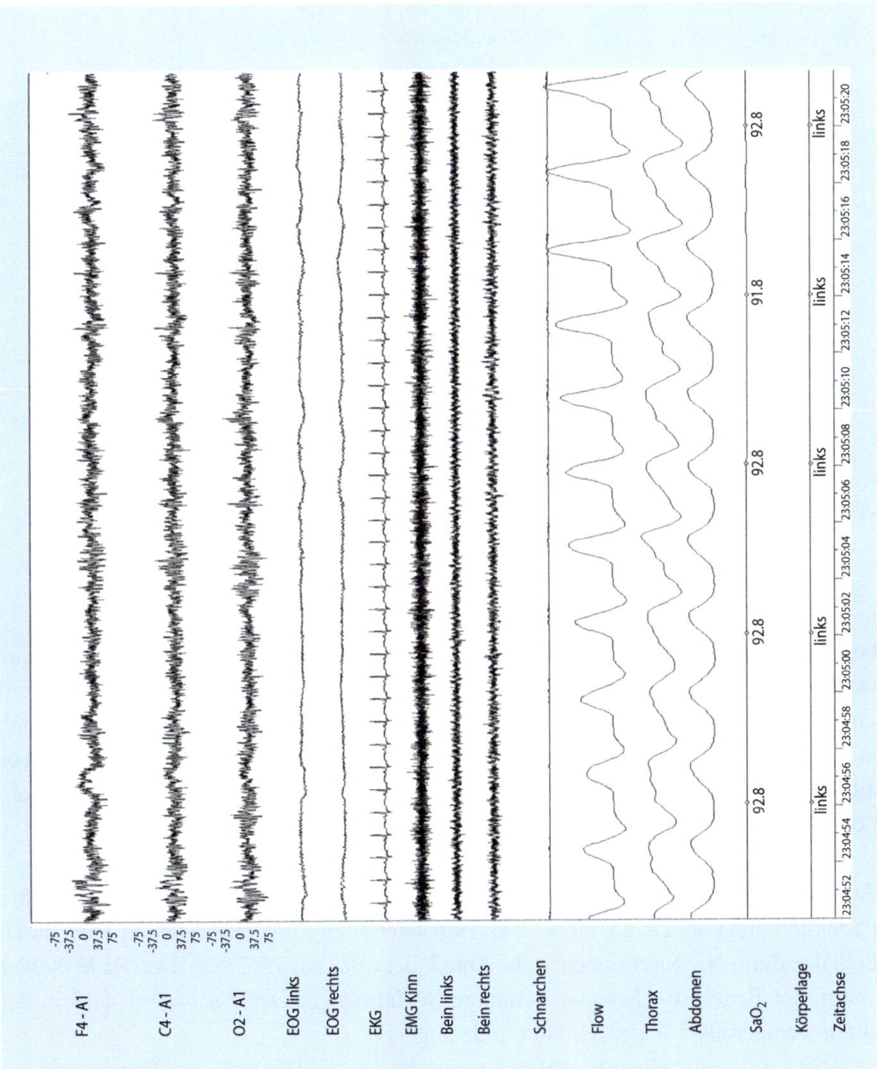

Abb. 1.1 Typisches Wachstadium innerhalb einer 30-s-Epoche einer Polysomnografie bei einem 40-jährigen Mann. Im EEG findet sich ein posterior dominanter Alpha-Rhythmus (PDR) mit einer Frequenz von 8–12 Hz. In der 2. Hälfte der Epoche zeigen sich im EOG niederamplitudige, langsame pendelnde Augenbewegungen (Slow Eye Movements)

Tab. 1.1 Charakteristika der Schlafstadien bei Erwachsenen nach AASM Scoring Manual V2.3 2016[a]

Stadium	EEG	EOG	EMG
W	Posterior dominante Alpha (PDR)- und Beta-Aktivität	Lidschläge, rasche Augenbewegungen, vereinzelt schon langsame, z. T. rollende Augenbewegungen am Übergang zu N1	Hoher Tonus, Bewegungsartefakte
N1	Theta-Aktivität, (Vertex-Zacken)	Langsame, z. T. rollende Augenbewegungen	Abnahme des Muskeltonus (<W)
N2	Theta-Aktivität, K-Komplexe, Schlafspindeln	Keine Augenbewegungen, EEG-Artefakte, vereinzelt noch langsame, z. T. rollende Augenbewegungen beim Übergang aus N1	Abnahme des Muskeltonus (<N1)
N3	Delta-Wellen <2 Hz (Slow Waves): >20 %	Keine Augenbewegungen, EEG-Artefakte	Abnahme des Muskeltonus (<N2)
R	Theta- (auch langsame Alpha-)Aktivität, Sägezahnwellen	Konjugierte, rasche Augenbewegungen REM	Niedrigster mittlerer Tonus (≤N3), z. T. phasische Aktivierung

W Wach, *R* REM (Rapid Eye Movements); [a]Nur die Stadien W und N1 sind bei Kindern unterschiedlich definiert, siehe auch Kap. 11

- das **Schlafstadium N3** (Abb. 1.4) den Tiefschlaf.
- Das **Schlafstadium R** (Abb. 1.5), der REM-Schlaf, wird, wenn auch nicht ganz korrekt, häufig als Traumschlaf oder auch paradoxer Schlaf bezeichnet. In diesem Schlafstadium wird am intensivsten geträumt (Abschn. 1.8), der Geweckte kann sich am häufigsten an Trauminhalte erinnern. Weiterhin ist die Weckschwelle trotz hoher EEG-Aktivität, welche ähnlich Stadium N1 oder Stadium W ist, paradoxerweise am höchsten.

Der Anteil der Schlafstadien N1 und N2 am Gesamtschlaf eines gesunden, etwa 30 Jahre alten Schläfers liegt bei ca. 55–60 %. Der Tief- oder auch Slow-Wave-Schlaf wird durch das Schlafstadium N3 beschrieben, sein Anteil liegt bei ca. 15–25 %. Der REM-Schlaf umfasst in der Regel 20–25 % der gesamten Schlafmenge. Der Wachanteil wird in der Regel mit weniger als 5 % der Schlafperiode angegeben.

Die Abfolge der einzelnen Schlafstadien ergibt das Schlafprofil, das **Hypnogramm**. Die Schlafstadien verteilen sich auf charakteristische Art und Weise über die Schlafperiode. Innerhalb eines Schlafzyklus, der von einem gesunden Schläfer je nach Schlafdauer und interindividueller Varianz 4- bis 7-mal pro Nacht durchlaufen wird, treten beim Einschlafen zuerst oberflächlicher Schlaf (N1) und in rascher Folge stabiler Schlaf (N2) und Tiefschlaf (N3) auf. Zuletzt kann REM-Schlaf beobachtet werden, der

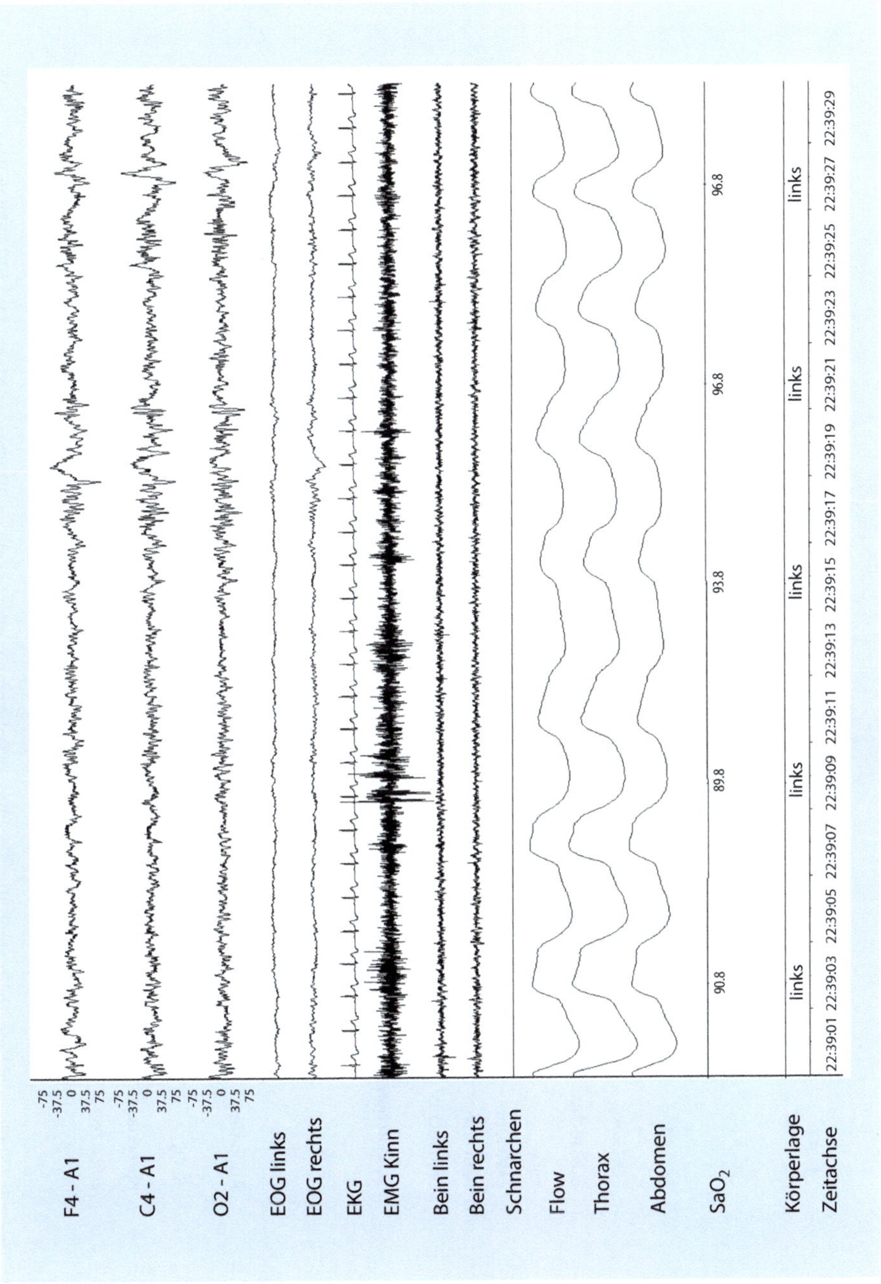

Abb. 1.2 Typisches Stadium N1 innerhalb einer 30-s-Epoche der Polysomnografie bei einem 40-jährigen Mann. Im EEG findet sich überwiegend ein Theta-Rhythmus (Mischfrequenz) mit einer Frequenz zwischen 3 und 7 Hz. In der 2. Hälfte der Epoche eine abortive Schlafspindel, die aufgrund ihrer Phänomeno-logie, aber v. a. aufgrund ihres Auftretens in der 2. Epochenhälfte nicht zur Vergabe von N2 führt

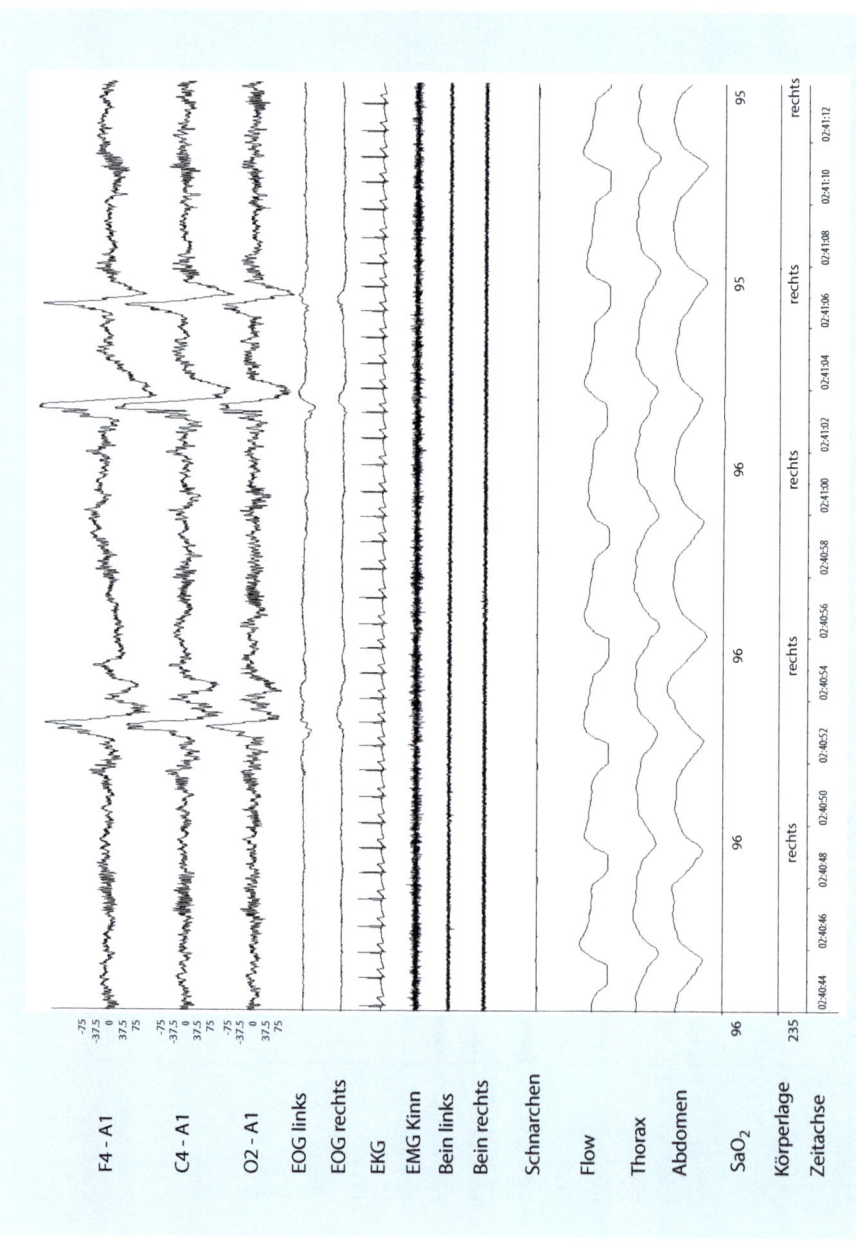

Abb. 1.3 Typisches Stadium N2 innerhalb einer 30-s-Epoche der Polysomnografie bei einem 40-jährigen Mann. Das EEG ähnelt dem von Stadium 1 (Theta-Rhythmus, Mischfrequenz), zusätzlich sind Schlafspindeln mit einer typischen Frequenz zwischen 12 und 14 Hz (maximal 11–16 Hz) und K-Komplexe zu beobachten

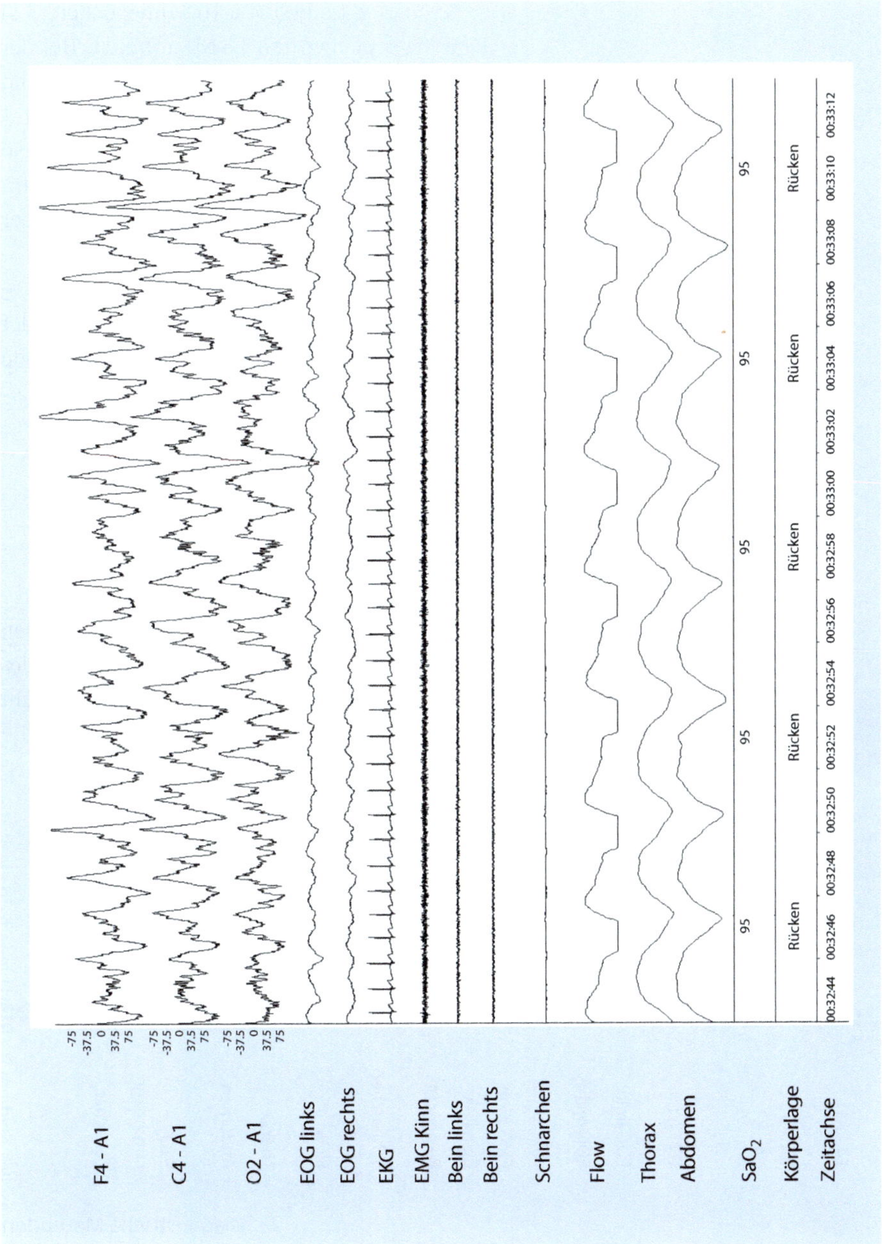

Abb. 1.4 Typisches Stadium N3 (Tiefschlaf) innerhalb einer 30-s-Epoche der Polysomnografie bei einem 40-jährigen Mann. Im EEG finden sich in mehr als 20 % der Epoche Delta-Wellen mit einer Frequenz zwischen 0,5 und 2 Hz (Slow Waves)

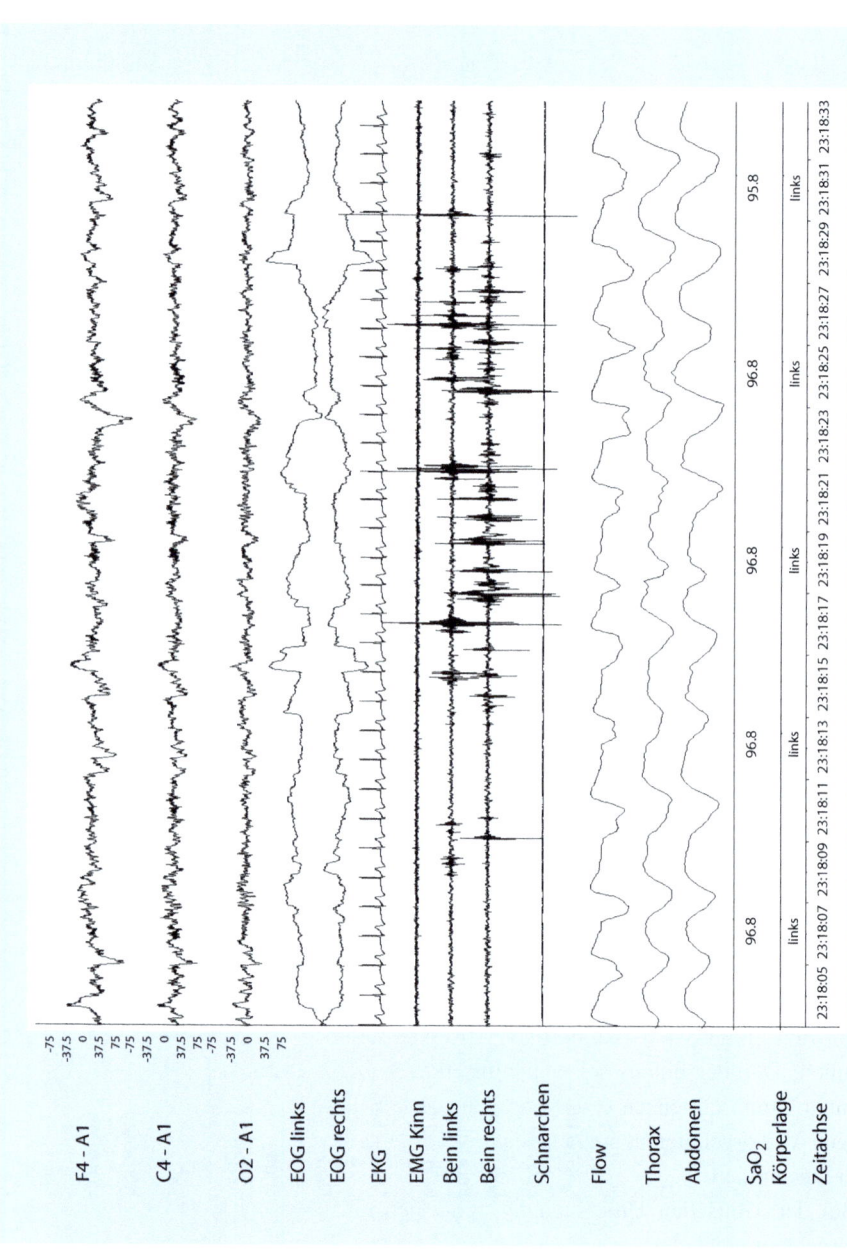

Abb. 1.5 Typisches Stadium R (REM) innerhalb einer 30-s-Epoche der Polysomnografie bei einem 40-jährigen Mann. Im EEG findet sich ein Alpha-Theta-Rhythmus ähnlich Stadium 1. Im EOG sind rasche konjugierte Augenbewegungen zu beobachten. Im EMG finden sich typische, phasisch auftretende Muskel-zuckungen („muscle twitches")

einen Schlafzyklus abschließt. Jeder Schlafzyklus hat eine Dauer von ca. 90–110 min. Mit der Anzahl der durchlaufenen Schlafzyklen innerhalb einer Schlafperiode nimmt der Anteil des Tiefschlafes kontinuierlich ab und der Anteil des REM-Schlafes kontinuierlich zu (Abb. 1.6).

Die Dauer der nächtlichen Schlafperiode ist intraindividuell sehr stabil, im interindividuellen Vergleich jedoch sehr variabel und wird durch vielerlei Faktoren beeinflusst.

Neugeborene (Abschn. 11.1) schlafen verteilt auf 4–5 Schlafphasen etwa 16 h, wovon sie die Hälfte im REM-Schlaf verbringen (sog. polyphasisches Schlafmuster).

Bei präpubertären Schulkindern finden sich in aller Regel keine Tagschlafphasen mehr und die Nachtschlafphase beträgt etwa 10–11 h (sog. monophasisches Schlafmuster). Der REM-Schlaf hat sich bereits auf unter 35 % reduziert (Kap. 11).

Im höheren Alter findet sich zunehmend wieder ein polyphasisches Schlafmuster, wobei die gesamte Schlafzeit über 24 h meist weder zu- noch abnimmt. Neben der Zunahme organischer und psychischer Erkrankungen (Kap. 10) werden hierfür v. a. der Verlust der sozialen Zeitgeber (z. B. Arbeit, Kinder) und die Abnahme der endogenen Rhythmik (Abschn. 1.5) verantwortlich gemacht. In der Regel werden Schlafzeiten zwischen 7 und 9 h als für die Gesundheit optimal bewertet. Variationen in den Schlafzeiten zwischen 4 und 12 h sind jedoch durchaus beobachtbar und nicht von vornherein als pathologisch einzustufen.

Zusammenhänge zwischen Schlafdauer und Lebenserwartung werden diskutiert. Eindeutige Aussagen lassen sich aufgrund methodischer Einschränkungen einzelner Studien nicht treffen. Es ergeben sich Hinweise, dass eine durchschnittliche Schlafdauer über 9 h und unter 6 h mit einer etwas verkürzten Lebenserwartung in Zusammenhang steht. Dabei ist jedoch zu beachten, dass in diesen Studien die durchschnittliche genetisch bedingte Schlafmenge als Ausgangswert für die Risikoschätzung zugrunde gelegt wurde. Demnach dürften korrekterweise Abweichungen von mehr als 1–2 h von der individuell genetisch festgelegten Schlafmenge als pathologisch zu bewerten sein.

Entscheidend für die Beurteilung der ausreichenden nächtlichen Schlafmenge ist weniger die absolute Schlafmenge als vielmehr das Befinden des Individuums am Tage.

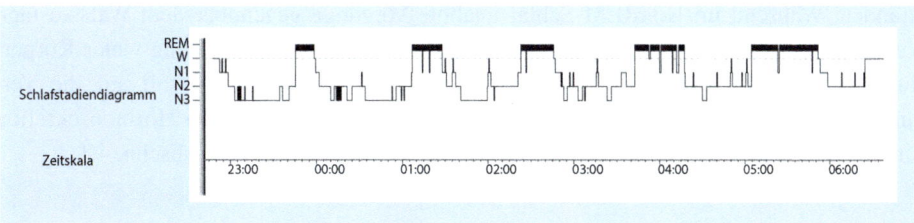

Abb. 1.6 Typisches Schlafprofil eines gesunden jungen Mannes. Es werden 5 Schlafzyklen durchlaufen. Deutlich zu sehen ist der höhere Tiefschlafanteil im 1. Nachtdrittel. Im letzten Nachtdrittel kann eine Zunahme des REM-Schlafanteils beobachtet werden. Weitere Erklärungen im Text

1.4   Physiologische Veränderungen während des Schlafes

Ruhe und Aktivität wechseln sich bei nahezu allen Lebewesen zyklisch ab. Schlafähnliche Ruhezustände finden sich bereits bei niederen Vertebraten, während Schlaf mit eindeutigen REM- und NonREM-Anteilen nur bei Vögeln und Säugern gefunden wird.

Der Schlaf stellt eine besonders ausgeprägte Ruhephase mit hoher Verwundbarkeit dar, seine evolutionären Vorteile müssen die Nachteile überwogen haben. Er ist im Gegensatz zum Wachzustand durch eine kaum vorhandene motorische Aktivität und eine sehr geringe Reaktionsbereitschaft sowohl auf interne als auch externe Stimuli gekennzeichnet. Andererseits ist er ein komplexer, hochaktiver Zustand, wie die geregelte Abfolge von NonREM- und REM-Schlaf mit ihrer teilweise hohen neuronalen Aktivität und die Modulation nahezu aller Körperfunktionen im Schlaf nahelegen. Wird der Schlaf unterbrochen, kehren Bewusstsein und Körperfunktionen innerhalb kürzester Zeit vollständig auf das Niveau des normalen Wachzustandes zurück. Schlaf wird jedoch als solcher erst subjektiv wahrgenommen, wenn 10–20 min ununterbrochen, d. h. ohne bedeutsames Erwachen oder Arousal (Abschn. 2.8.2) geschlafen wurde.

▶ **Praxistipp** Anhand der motorischen Aktivierung, der elektrischen Gehirnaktivität, der zerebralen Neurotransmitteraktivität und der autonomen Aktivierung können 3 Zustände unterschieden werden: Wach, NonREM- und REM-Schlaf.

- Der Wachzustand zeichnet sich u. a. durch eine hohe motorische und kortikale Aktivierung aus.
- Im NonREM-Schlaf sind die motorische und die kortikale Aktivierung stark reduziert.
- Der REM-Schlaf verbindet eine minimale motorische mit einer hohen kortikalen Aktivierung.

Die mannigfaltigen, physiologischen Veränderungen im Schlaf betreffen prinzipiell alle Funktionssysteme (Tab. 1.2). Obwohl bereits viele dieser Veränderungen detailliert beschrieben sind, werden die pathogenetischen Vorgänge bisher nur in kleinen Teilen verstanden. Während im NonREM-Schlaf anabole Vorgänge gegenüber dem Wachzustand verstärkt werden, fällt im REM-Schlaf besonders die ungenaue Regelung vieler Körperfunktionen im Vergleich zum NonREM-Schlaf auf. Im Speziellen soll auf die Veränderungen des Herz-Kreislauf-Systems, der Wärmeregulation und der Hormonsekretion im Schlaf eingegangen werden. Zu Veränderungen der Atmung siehe Abschn. 4.1.

Tab. 1.2 Physiologische Veränderungen im Schlaf

Parameter	Übergang Wach → NonREM	Übergang Non-REM → REM	Unterschied Wach → Schlaf
Herz-Kreislauf-System	–		
• Herzfrequenz	10–20 % ↓	↑ bis ↓, Variabilität ↑	10–20 % ↓
• Reizleitungssystem	AV-Überleitung ↓	AV-Überleitung ↓	AV-Überleitung ↓
• Schlagvolumen	5–10 % ↓	Variabel	↓ bis →
• Herzzeitvolumen	↓	↓	Bis 25 % ↓
• Totaler peripherer Widerstand	↓	↑ bis →	15–20 % ↓
• Systemisch-arterieller Blutdruck	↓	↑	10–20 % ↓
• Pulmonalarterieller Druck	↓	?	2–4 mmHg ↑
• Zerebraler Blutfluss	↓	↑	↓
Gastrointestinaltrakt	–		
• Schluckfrequenz	↓	?	↓
• Gastrointestinale Mobilität	↓	↓ bis →	↓
• Speichelsekretion	↓	?	↓
• Magensäuresekretion	↑ bis ↓	?	↑ bis ↓
• Sphinkterdruck (Öso-phagus, Anus)	→	?	→
Urogenitalsystem	–		
• Urinproduktion	↓	↓	20–50 % ↓
• Urinosmolalität	↓	↓	↓
• Erektion (penile und Klitoris)	↓	↑	→

1.4.1   Herz-Kreislauf-System im Schlaf

Menschen schlafen natürlicherweise im Liegen. Der dadurch gesteigerte venöse Rück-strom aus der Peripherie führt zur vermehrten Füllung des rechten Vorhofs und Zunahme des rechtsventrikulären Schlagvolumens. In der Folge werden das atriale natriuretische Peptid vermehrt und Renin vermindert sezerniert. Während des Schlafs kehrt sich die-ser lagebedingte diuretische Effekt wieder um, sodass letztlich kein Volumenmangel ent-steht.

Beim Einschlafen sinkt der Sympathikustonus ab und der Parasympathikustonus steigt an. Dies führt insgesamt zu einer zunehmenden Reduktion des Herzzeitvolumens vom Leichtschlaf über den Tiefschlaf bis in den REM-Schlaf. Die Abnahme von Herzfrequenz und linksventrikulärem Schlagvolumen werden als Ursachen hierfür vermutet. In Verbindung mit der Abnahme des totalen peripheren Widerstandes kommt es im NonREM-Schlaf mit zunehmender Schlaftiefe zu einer Abnahme des systemisch-arteriellen Blutdrucks. Für den nachgewiesenen Anstieg des Blutdrucks, des totalen peripheren Widerstandes und der Herzfrequenz im REM-Schlaf auf ein Niveau des Schlafstadiums N2 wird eine alpha-adrenerge Sympathikusaktivierung verantwortlich gemacht, die der durch den geringen Muskeltonus ausgelösten venösen Dilatation mit konsekutivem relativen peripheren Volumenmangel entgegenwirkt.

1.4.2 Wärmeregulation

Die Körpertemperatur als Leitvariable des zirkadianen Rhythmus schwankt über 24 h um bis zu 1 °C. Sie erreicht ihr Tagesmaximum direkt vor dem Zubettgehen und sinkt während der Nacht ab bis zu ihrem Minimum in den frühen Morgenstunden (Abb. 1.7a). Mit dem Temperaturminimum sind einerseits die höchste Schläfrigkeit und Einschlafneigung verbunden, andererseits ist die Wahrscheinlichkeit am größten, etwa 30–90 min nach dem Temperaturminimum in den REM-Schlaf zu gelangen. Im REM-Schlaf zeigen Säugetiere dann ein poikilothermes Verhalten, sie können die Körperkerntemperatur in diesem Schlafstadium kaum regulieren. Weder Schwitzen zur Wärmeabgabe noch Zittern zur Wärmeerzeugung sind ausreichend möglich. Dies birgt v. a. für Säuglinge die Gefahr einer Überhitzung oder Unterkühlung. Im NonREM-Schlaf kann die Körpertemperatur hingegen wie im Wachzustand geregelt werden, wenn auch etwas vermindert.

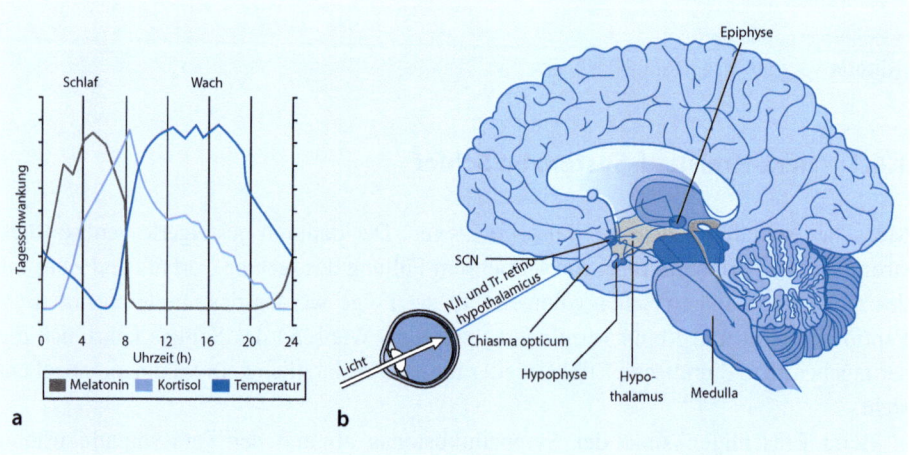

Abb. 1.7 a Zirkadianer Verlauf der Körpertemperatur und ausgewählter Hormone. **b** Wesentliche anatomische Strukturen der Schlaf-Wach-Regulation [b b mod. nach Birbaumer und Schmidt 2006].

1.4.3   Hormonsystem und Schlaf

Viele endokrine Systeme unterliegen einem mehr oder weniger ausgeprägten zirkadianen Rhythmus. Die Effekte von Schlaf und zirkadianem Rhythmus auf die Hormonsekretion überlagern sich typischerweise und können daher nur schwer voneinander isoliert werden.

Es konnte jedoch nachgewiesen werden, dass die Freisetzung von Wachstumshormon besonders durch den Tiefschlaf gefördert wird, was sich in einem maximalen Blutspiegel ca. 1 h nach dem Einschlafen zeigt, unabhängig vom Zeitpunkt des Einschlafens (Abb. 1.7a).

Ähnlich ist die Prolaktinfreisetzung im Schlaf erhöht und sinkt nach dem Aufwachen zügig ab.

Umgekehrt verhält sich die Hypothalamus-Hypophysen-Nebennierenrindenachse, die im Tiefschlaf besonders schlecht stimulierbar ist und niedrige Cortisolwerte zu Beginn des Schlafes mit sich bringt. Erst mit zunehmender Schlafdauer und abnehmendem Tiefschlafanteil nimmt die Konzentration von Cortisol zu. Die ACTH-Konzentration steigt bereits etwa 1 h vor dem Erwachen deutlich an, um kurz nach dem Aufwachen ihr Maximum zu erreichen. Der Zeitpunkt des Maximums scheint dabei mehr von dem Zeitpunkt des antizipierten Erwachens als vom tatsächlichen Erwachen abzuhängen. Es gibt außerdem Hinweise, dass der Verlauf des Cortisolspiegels für die schlafassoziierte Gedächtnisbildung von Bedeutung ist.

Auch die Körpergewichtsregulation scheint durch den Schlaf beeinflusst zu werden. So nimmt die Konzentration des appetithemmenden Leptins mit zunehmender Schlaflänge zu, während die des appetitsteigernden Ghrelins abnimmt.

Für verschiedene Zytokine sind Interaktionen mit dem Schlaf beschrieben, wie beispielsweise die vermehrte Schläfrigkeit durch Interleukine und Tumornekrosefaktor, was im Rahmen von Infektionen und Krebsleiden bedeutsam ist.

1.5   Zirkadiane Rhythmik

Sämtliche biologische Prozesse sind einem Rhythmus unterworfen, wobei die etwa 1 Tag andauernden („zirka-dianen") Rhythmen am offensichtlichsten sind. Rhythmen sind vom Einzeller bis zum Menschen bereits auf der zellulären Ebene in Form der sog. Uhren-Gene vorhanden. Sie werden bei Säugern vom Nucleus suprachiasmaticus (SCN) im Hypothalamus, dem Master-Zeitgeber oder Schrittmacher, koordiniert. Beim Menschen beträgt der endogene Rhythmus des SCN durchschnittlich etwas weniger als 25 h, was durch Untersuchungen an Freiwilligen herausgefunden wurde, die ohne jeglichen Kontakt zur Außenwelt mehrere Wochen in einem Bunker verbrachten. Der endogene Rhythmus wird nur durch weitere Zeitgeber auf 24 h synchronisiert. Neben sozialen Faktoren (Uhrzeit, Arbeitszeiten etc.) ist dies im Wesentlichen der Wechsel zwischen hell und dunkel (Abb. 1.8).

Abb. 1.8 a, b Aktivitätsprofil
einer Ratte a mit intaktem SCN
(Nucleus suprachiasmaticus)
und b nach Läsion des SCN.
Als nachtaktive Tiere weisen
gesunde Ratten eine hohe
Aktivität in der Nacht und
lange Ruhephasen am Tag auf.
Nach Läsion des SCN hat das
Ruhe-Aktivitäts-Muster seine
zirkadiane Rhythmik vollständig
verloren

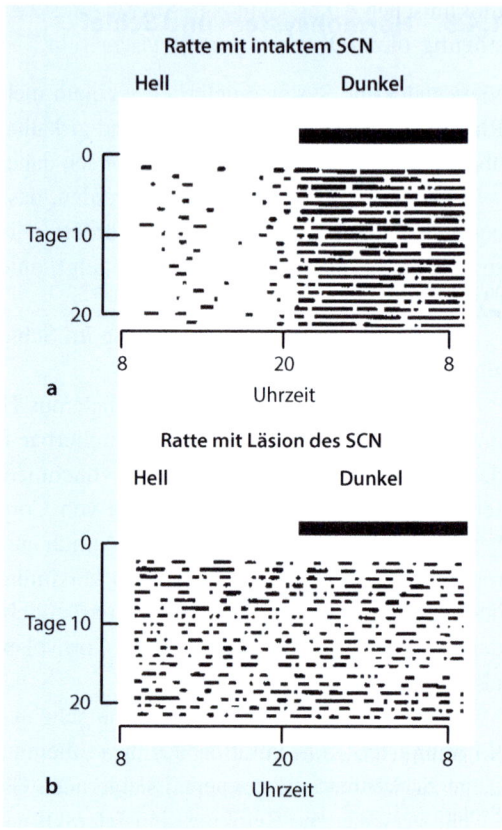

In der Retina befinden sich neben den für das Sehen benötigten Stäbchen und Zapfen besondere Ganglienzellen, die das lichtempfindliche Protein Melanopsin enthalten. Die Axone dieser retinalen Ganglienzellen sind über den Tractus retinohypothalamicus direkt mit dem SCN verbunden. Fehlt Melanopsin, ist eine – wenngleich weniger genaue – Synchronisation immer noch über Stäbchen und Zapfen möglich, da diese eigene Synapsen zu den Ganglienzellen aufweisen. Ohne retinale Ganglienzellen gelingt die Synchronisation mit dem Hell-Dunkel-Wechsel nicht mehr (Abb. 1.7b).

Im ventrolateralen Bereich des SCN sind besonders die Neurotransmitter vasoaktives intestinales Peptid (VIP) und Neuropeptid Y von Bedeutung. Die Synchronisation der Zellen des SCN wird dann über Vasopressin gesteuerte Efferenzen an untergeordnete Systeme des Hypothalamus und andere Hirnstrukturen vermittelt. Zu diesen zählt insbesondere die Epiphyse (Corpus pineale), deren Melatoninsekretion durch Licht unterdrückt wird, was eine Rückkopplung bezüglich des Tag-Nacht-Wechsels für den SCN darstellt. Bei nacht- genauso wie bei tagaktiven Säugetieren findet sich der maximale Melatoninspiegel während der Nacht. Wesentliche Marker des endogenen Rhythmus sind die Körperkerntemperatur und das Cortisol (Abb. 1.7a), dessen Rhythmus beispielsweise bei VIP-defizienten Mäusen fehlt.

1.6   Schlafregulation

Schlaf wird modellhaft durch 3 grundlegende Mechanismen beschrieben:

- zum Ersten durch einen homöostatischen Prozess, bei dem die vorangegangenen Schlaf- und Wachzeiten den Schlafdruck bestimmen,
- zum Zweiten durch einen zirkadianen Prozess, der den zirkadian oszillierenden Grad der Wachheit definiert und
- zum Dritten durch einen ultradianen Prozess, der den Wechsel von REM- und Non-REM-Schlaf innerhalb der Schlafperiode organisiert.

Die ersten beiden Prozesse bestimmen Zeitpunkt und Dauer des Schlafes und beeinflussen den ultradianen Prozess.

1982 entwickelte Borbély als Grundlage für die genannten Vorstellungen das „Zwei-Prozess-Modell" mit dem Prozess S (homöostatisch), der sich während der Wachzeit asymptotisch einem Maximum nähert und durch Schlaf wieder abgebaut wird, und dem Prozess C (zirkadian) als Grad der Wachheit, der am Abend die niedrigsten Werte annimmt (Abb. 1.9).

Vereinfacht kann der **Prozess S** mit der Intensität der Delta-Wellen (Delta-Power) gleichgesetzt werden, da die Delta-Power mehr als die Länge des Tiefschlafes von der vorangegangenen Wachzeit abhängt. Untersuchungen zeigten eine Akkumulierung von Adenosin und den dazugehörigen Rezeptoren im basalen Vorderhirn während des Wach-

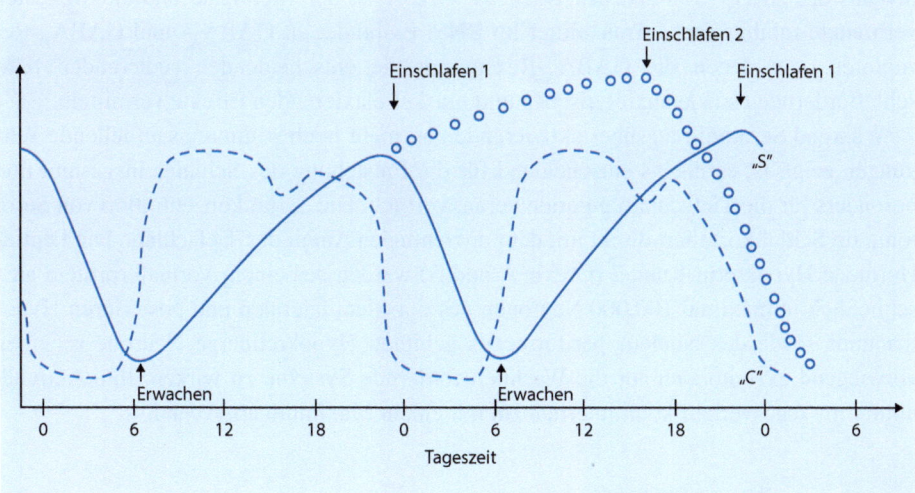

Abb. 1.9 Modell der Schlafregulation nach Borbély. *C*: Zirkadianer Grad der Wachheit. *S*: Endogener, in der Wachphase akkumulierender „Schlafstoff". Einschlafen erfolgt, wenn C niedrig und S hoch ist (Einschlafen 1). *Gepunktet*: Verlauf von S, wenn eine Nacht nicht geschlafen wurde. Einschlafen dann typischerweise erst ab dem Nachmittag (Einschlafen 2)

seins und einen zunehmenden Abbau mit zunehmender Schlafdauer. Adenosin selbst triggert die ventrolaterale präoptische Region (VLPO), die als „Tor zum Schlaf" diskutiert wird, da sie cholinerge, adrenerge, serotonerge und histaminerge Arousal-Systeme (siehe folgenden Abschnitt) blockiert und damit den NonREM-Schlaf einleitet.

Für den **Prozess C** wird heute der SCN verantwortlich gemacht, der Wecksignale aussendet, die kontinuierlich bis in die frühen Abendstunden zunehmen, um dann rapide abzusinken, was die Schlafbereitschaft des Individuums relevant erhöht.

Um den **ultradianen Rhythmus** der NonREM-REM-Schlafzyklen zu beschreiben, entwickelten Hobson und McCarley bereits 1975 ihr Modell der reziproken Interaktion von aminergen und cholinergen Neuronen in der mesopontinen Kreuzung im Hirnstamm. Auf der Basis aktueller neurophysiologischer Untersuchungen wurde es modifiziert, jedoch grundsätzlich bestätigt: Einer vom Wachzustand über den NonREM-Schlaf abnehmenden und im REM-Schlaf fast vollständig unterdrückten dopaminergen (tuberomammillärer Kern), serotonergen (Raphe-Kerne) und adrenergen (Locus coeruleus) Aktivität steht eine hohe cholinerge (laterodorsales Tegmentum, pedunkulopontine Kerne) Aktivität sowohl im Wachen als auch im REM-Schlaf gegenüber. Dementsprechend haben Pharmaka mit cholinergem oder anticholinergem Profil meist ausgeprägte Effekte auf die Parameter REM-Latenz, -Anteil und -Dichte.

Der Wachzustand wird außerdem aktiv aufrechterhalten durch vorwiegend glutamaterge, daneben auch cholinerge Neurone des aszendierenden retikulären aktivierenden Systems (ARAS) im Hirnstamm. Elektrophysiologisches Korrelat der diffusen tonischen und phasischen Aktivierung ist die niedrigamplitudige, hochfrequente Aktivität im EEG. Schlaf wird induziert durch eine aktive GABAerge Senkung des tonischen Aktivitätsniveaus des ARAS während des Wachens. GABA ist der wichtigste und am weitesten verbreitete inhibitorische Transmitter im ZNS. Es bindet an $GABA_A$- und $GABA_B$-Rezeptoren, von denen die $GABA_A$-Rezeptoren die entscheidenden sedierenden bzw. schlaffördernden sowie anxiolytischen und muskelrelaxierenden Effekte vermitteln.

Während Serotonin tagsüber aktivierende und mehr noch stimmungsaufhellende Wirkungen zeigt, ist es nachts entscheidend für die Entstehung des Schlafes insgesamt und besonders für die Tiefschlafregulation verantwortlich. Die Serumkonzentration von Serotonin im Schlaf korreliert direkt mit dem prozentualen Anteil des Tiefschlafs. Die Peptid-Hormone Hypokretin 1 und 2 (Orexin A und B) werden aus einem Vorläuferprotein ausschließlich in maximal 100.000 Neuronen des dorsalen, lateralen und posterioren Hypothalamus sowie des Nucleus perifornicalis gebildet. Hypokretinerge Neurone scheinen vorwiegend exzitatorisch auf die Wachheit fördernde Systeme zu wirken. Ihre Aktivität nimmt im Tagesverlauf kontinuierlich zu, mit einem Maximum am Abend.

1.7 Funktionen des Schlafes

Der Wachzustand wird vereinfacht als vorübergehende hyperaktive katabole Phase betrachtet, die der Nahrungsaufnahme und der Fortpflanzung dient. Dem Schlaf werden verschiedene Funktionen zugeschrieben, wovon die wesentlichen im Folgenden erläutert werden sollen.

Dass der Schlaf eine **Erholungsfunktion** hat, erscheint jedermann aus eigener Erfahrung einleuchtend. Dafür sprechen die Zunahme des Wachstumshormonspiegels direkt nach dem Einschlafen, das Auffüllen der zerebralen Glykogenspeicher sowie die verstärkte Delta-Power und verlängerte Schlafphase nach Schlafentzug. Dem entgegen stehen die reduzierte Proteinsynthese im Schlaf, die unveränderte Schlafmenge trotz körperlicher Anstrengung und die unveränderte Mitoserate im Schlaf.

Eine weitere Hypothese sieht im Schlaf die Funktion des **Energiesparens**. Der Energieverbrauch sinkt im Schlaf tatsächlich um etwa 10 %, und die Körpertemperatur sinkt. Der Nachweis von Neuronen im anterioren Hypothalamus, die sowohl an der Thermo- als auch der Schlafregulation beteiligt sind, unterstützt das Konzept, dass Schlaf- und Thermoregulation eng miteinander verknüpft sind.

Der Schlaf wird außerdem als bedeutsam für ein **funktionstüchtiges Immunsystem** angesehen. Dieses Konzept generiert seine Berechtigung allerdings ausschließlich aus Untersuchungen mit schlafdeprivierten Versuchstieren oder Patienten. Schlafdeprivation führte zu einer erhöhten Anfälligkeit für Infektionen und einer verminderten Impfantwort. Bei extremem Schlafdefizit kam es im Tierexperiment bei Ratten sogar zum Zusammenbruch des Immunsystems mit Todesfolge.

Die **ontogene Theorie** schreibt dem REM-Schlaf, insbesondere während der ersten Lebensmonate, eine wichtige Funktion für die Ausdifferenzierung des Gehirns zu. Die Atonie der Skelettmuskulatur während des REM-Schlafes soll in diesem Modell eine Stimulation des Gehirns ermöglichen, ohne dass hierfür notwendige Bewegungen tatsächlich ausgeführt werden müssen. Bereits im Fetalstadium werden während des REM-Schlafes beispielsweise Atembewegungen neuronal ausgeführt. Außerdem sollen bestimmte für die Erhaltung der Art notwendige Verhaltensweisen während des REM-Schlafes regelmäßig geübt und einem potenziellen Paarungspartner präsentiert werden. Hierunter fallen die eng an den REM-Schlaf gekoppelte Erektion des Mannes und erhöhte Vaginaldurchblutung der Frau. Während des REM-Schlafes finden in erster Linie Prozesse statt, die mit dem psychischen Befinden und dem intellektuellen Leistungsvermögen assoziiert sind (Abschn. 1.8). REM-Mangel kann bei Kleinkindern zu späteren Entwicklungsproblemen, Verhaltensstörungen, permanenten Schlafproblemen, reduzierter Gehirnmasse und einer ungewöhnlich hohen Nervenzellsterblichkeit führen (Kap. 11).

Als wissenschaftlich gesichert gilt die **Konsolidierung von Gedächtnis und Erlerntem** im Schlaf. Bereits 1924 konnte nachgewiesen werden, dass einfache Lernaufgaben (deklaratives Lernen), die vor einer Schlafperiode dargeboten werden, besser behalten werden als Aufgaben vor einer Wachperiode derselben Dauer. Insbesondere Studien der jüngeren Vergangenheit machen einen Zusammenhang zwischen NonREM-Schlaf und der deklarativen Gedächtnisleistung wahrscheinlich. Dem REM-Schlaf wird hingegen eine wichtige Bedeutung für das prozedurale Gedächtnis (z. B. Fahrrad fahren) und das emotionale Gedächtnis (emotionsbehaftete Inhalte) zugewiesen. Die gewonnenen Erkenntnisse sind nicht nur von akademischem Charakter, sondern können auch die von Patienten mit Schlafstörungen häufig geklagten Gedächtniseinschränkungen wissenschaftlich absichern.

1.8   Traum

1.8.1 Definitionen

Der Begriff Traum wird in der Umgangssprache vielfältig verwendet, z. B. in Ausdrücken wie Träumer, Traumhaus oder Traumfrau. Für die wissenschaftliche Beschäftigung mit dem Phänomen Traum sind jedoch klare Definitionen sowohl für das Träumen als Vorgang als auch für den Zugang zum Träumen (Traumbericht) notwendig:

- Definition I: Träumen ist subjektives Erleben während des Schlafes.
- Definition II: Der Traum oder Traumbericht ist die Erinnerung an dieses subjektive Erleben nach dem Aufwachen.

Das Träumen stellt häufig ein ganzheitliches Erleben dar, mit Sinneseindrücken, Gefühlen und Gedanken; d. h., wir erleben uns im Traum genauso wie im Wachzustand. Eine Ausnahme stellen die luziden Träume oder Klarträume dar (siehe Tab. 1.3). Weiterhin ist zu beachten, dass das Träumen nicht von außen messbar ist. So kann zwar die Schlafphysiologie (Gehirnströme, Augenbewegungen, Herzschlag etc.) erfasst und ausgewertet werden, das subjektive Erleben ist jedoch nur durch Befragung nach dem Aufwecken zugänglich. Gerade in der Schlaf- und Traumforschung ist es wichtig, diese beiden Ebenen, Physiologie (messbar) und Psychologie (Erlebnisse), auseinanderzuhalten.

Die 2. der beiden genannten Definitionen macht einen Punkt sehr deutlich: Das Träumen ist weder der träumenden Person selbst noch dem Forscher direkt zugänglich. Es sind 2 Hürden zu überwinden, um einen Traumbericht zu erhalten. Erstens muss die Person aufwachen (Schlaf-Wach-Übergang), zweitens muss sie sich zurückerinnern an das, was vor dem Erwachen gewesen ist (Zeitdimension). In der Forschung stellt sich deshalb immer die Frage, wie gut der Traumbericht tatsächlich das erlebte Geschehen abbildet.

Das Träumen bzw. die Träume können in Gruppen unterteilt werden (Tab. 1.3).

Bei den ersten Schlaflaborstudien zum Thema Träume wurden die Probanden aus dem REM-Schlaf geweckt, und die Forscher erhielten mit sehr hoher Wahrscheinlichkeit (über 80 %) einen lebhaften und bilderreichen Traum. Nach dem Wecken aus dem NonREM-Schlaf wurde dagegen eher selten ein Traum berichtet. David Foulkes machte

Tab. 1.3 Verschiedene Traumarten

Begriff	Erläuterung
REM-Träume	Rückerinnerung an psychische Aktivität während des REM-Schlafes
NonREM-Träume	Rückerinnerung an psychische Aktivität während des Non-REM-Schlafes
Einschlafträume	Rückerinnerung an psychische Aktivität während des Non-REM-Schlafstadiums 1
Albträume	REM-Träume mit stark unangenehmem Affekt, der zum Erwachen führt
Pavor nocturnus	Nächtliches Aufschrecken mit Angst aus dem Tiefschlaf, evtl. Auftreten von NonREM-Träumen
Posttraumatische Wiederholungen	REM- oder NonREM-Träume, die eine realistische Wiederholung eines Traumas darstellen
Luzide Träume	REM-Träume, in denen das Bewusstsein vorliegt, dass gerade geträumt wird

allerdings schon 1962 darauf aufmerksam, dass in diesem Zusammenhang die Definition des Träumens eine große Rolle spielt. Er fragte nicht spezifisch nach bildhaften Träumen, sondern ganz allgemein, was den Versuchspersonen vor dem Aufwecken durch den Kopf gegangen war. Auf diese Weise erhielt er Berichtsraten von über 50 % auch bei Weckungen aus dem NonREM-Schlaf. Auch wenn NonREM-Träume meist kürzer, weniger intensiv und eher gedankenartig sind als REM-Träume, sind die Übergänge fließend. Etwa 25 % der NonREM-Träume lassen sich weder von der Form noch vom Inhalt her von REM-Träumen unterscheiden.

Einschlafträume treten im NonREM-Stadium 1 auf, und in der Regel vergisst man sie, wenn man nicht durch ein Geräusch beim Einnicken geweckt wird. Meist sind die Einschlafträume Fortsetzungen der Gedanken beim Einschlafen und haben manchmal einen stark bizarren Charakter. Aber es gibt auch viele Personen, die während des Einschlafens einzelne Bilder und auch Bildabfolgen erleben, sodass auch hier ein fließender Übergang zu den REM-Träumen besteht.

Die Einteilung der Träume anhand der zugrunde liegenden Schlafstadien soll die heute gängige Auffassung unterstreichen, die davon ausgeht, dass während der ganzen Schlafzeit geträumt wird. Das Gehirn und das Bewusstsein schlafen sozusagen nie.

Die folgenden 3 Traumphänomene sind mit dem Auftreten von Angst verbunden: Albträume, Pavor nocturnus und posttraumatische Wiederholungen.

Albträume sind REM-Träume, bei denen der starke negative Affekt zum Erwachen führt. Davon werden belastende oder „schlechte" Träume unterschieden, die ebenfalls starke negative Emotionen wie Angst, Ekel oder Trauer enthalten, aber nicht direkt zum Aufwachen führen (Kap. 7).

Beim **Pavor nocturnus** kommt es zum Aufschrecken mit Angst aus dem Tiefschlaf, aber die betroffene Person erwacht nicht richtig und kann sich meistens nicht an den Vorfall erinnern (Kap. 7).

Die **posttraumatischen Wiederholungen** gehen auf schreckliche Erlebnisse wie sexuellen Missbrauch oder Kriegsereignisse zurück und können während des gesamten Schlafes auftreten. Auch tagsüber kann es zu solchen posttraumatischen Wiederholungen kommen, dann werden sie als „Flashbacks" bezeichnet. Die posttraumatischen Wiederholungen sind häufig ein Symptom der posttraumatischen Belastungsstörung (Kap. 10).

Während des luziden Träumens oder Klarträumens ist sich das Traum-Ich schon innerhalb des Traumes bewusst, dass es träumt. Dieser Zustand ist sowohl für die Forschung als auch für die Person selbst sehr spannend, da es mit etwas Übung möglich ist, das Traumgeschehen aktiv zu beeinflussen.

Auch in anderen Bewusstseinszuständen werden traumartige Vorstellungen erlebt, so z. B in Narkose oder bei Nahtoderlebnissen. Da sie nicht im physiologischen Zustand des Schlafes auftreten, ist es wichtig, diese nicht als Träume, sondern als traumähnliche Erlebnisse zu bezeichnen. Auch im Wachzustand kann es zu traumartigen Phänomenen kommen, die dann als Tagträume bezeichnet werden.

1.8.2 Traumerinnerung

Obwohl heute sehr gut belegt ist, dass jeder Mensch jede Nacht träumt, ist die Erinnerung an das Erleben im Schlaf nach dem Aufwachen sehr variabel. Es gibt Menschen, die fast jeden Morgen einen Traum berichten können, während andere Personen angeben, seit Jahren nicht geträumt zu haben bzw. sich nicht an einen Traum erinnern können. Die Faktoren, die diesen Unterschieden zugrunde liegen, sind bis heute nur ansatzweise geklärt.

Bei der Traumerinnerung zeigt sich ein stabiler Geschlechtsunterschied, wobei Frauen eine etwas höhere Traumerinnerung als Männer aufweisen. Eine Erklärung könnte sein, dass Mädchen schon in der Kindheit/Jugendzeit mehr über ihre Träume sprechen, was auf eine geschlechtsspezifische Traumsozialisation hindeuten würde, d. h., das Interesse an Träumen wird bei Mädchen eventuell stärker gefördert als bei Jungen. Befunde, die belegen, dass die Traumerinnerung mit dem Alter abnimmt, müssen mit Vorsicht bewertet werden, da keine Längsschnittstudien (Untersuchung einer Personengruppe vom jungen bis zum höheren Erwachsenenalter) vorliegen und retrospektive Befragungen eine hohe Konstanz der Traumerinnerung über diesen Zeitraum nahelegen. Das bedeutet, dass die Querschnittsstudien nur Kohorteneffekte (Unterschiede zwischen Personen, die in unterschiedlichen Zeitepochen aufgewachsen sind) zeigen.

Bei den Persönlichkeitsfaktoren sind Dimensionen wie Verdrängungsstil, Extraversion und Ängstlichkeit in fast keiner Studie mit der Traumerinnerungshäufigkeit verknüpft. Ebenso sind kognitive Faktoren wie Intelligenz in Bezug auf die Traumerinnerung nicht von Bedeutung. Geringe, aber konsistent nachweisbare Einflüsse zeigte die Eigenschaft „dünne Grenzen" („Dünnhäutigkeit"), die mit Sensibilität, Kreativität und reger Fantasietätigkeit verbunden ist. Die Tatsache, dass sich die Traumerinnerung mit einfachen Mitteln (etwas zu schreiben zurechtlegen, zurückerinnern beim Aufwachen) drastisch steigern lässt, unterstreicht, dass überdauernde Faktoren die Unterschiede in der Traumerinnerung nur zu einem kleinen Teil erklären können.

Bezüglich des Schlafes zeigte sich, dass Personen, die eine schlechte Schlafqualität haben und nachts häufiger aufwachen, sich vermehrt an ihre Träume erinnern. Auch Insomniepatienten weisen eine höhere Traumerinnerung auf als Gesunde. Dieser Einfluss scheint logisch: Je öfter man erwacht, desto höher ist die Chance, einen Traum zu erinnern.

Die empirischen Befunde werden heute am besten durch ein integratives Modell (siehe Schredl 2018) beschrieben. Hierbei spielen sowohl physiologische Faktoren, z. B. Funktionalität des Default-Netzwerkes, als auch psychologische Faktoren, wie Persönlichkeit, Intensität der Traumgefühle, ein Rolle.

▶ **Praxistipp** Tipps zur Steigerung der Traumerinnerung

- Legen Sie sich abends Schreibzeug auf dem Nachttisch zurecht.
- Fassen Sie vor dem Einschlafen den Vorsatz, morgens einen Traum erinnern zu wollen.
- Gehen Sie nach dem Aufwachen in Gedanken zurück und wiederholen Sie gedanklich, was Sie erinnern können (wie ein Gedicht, das Sie auswendig lernen wollen).
- Notieren Sie zumindest einige Stichworte des Traumes.
- Schreiben Sie die Träume regelmäßig auf.

1.8.3 Allgemeine Charakteristika der Träume

Über 90 % der Träume sind dadurch gekennzeichnet, dass das Traum-Ich am Traumgeschehen beteiligt ist. Dies bedeutet, dass es sich um ganzheitliche Erlebnisse handelt, wie wir sie aus dem Wachleben kennen. Träume, die wie ein Kinofilm vor den Augen der träumenden Person ablaufen und bei denen das Traum-Ich passiver Zuschauer bleibt, sind sehr selten.

Hinsichtlich des Realitätscharakters geht die landläufige Meinung davon aus, dass die meisten Träume bizarr sind, also Dinge enthalten, die in der physikalischen Realität unserer Welt nicht möglich sind. Dies beruht wahrscheinlich darauf, dass meist nur spannende und ungewöhnliche Träume erzählt oder publiziert werden. Eine Analyse von Träumen, die regelmäßig über 2 Wochen hinweg von Versuchspersonen in Tagebüchern aufgezeichnet wurden (Tab. 1.4), zeigt jedoch, dass nur ca. 30 % der Träume tatsächlich Elemente enthalten, die im Wachleben unmöglich sind. Es kommt in diesem Zusammenhang allerdings darauf an, was man unter bizarr versteht. Manche Autoren werten bereits

Tab. 1.4 Realitätscharakter von Tagebuchträumen (n = 365)

Kategorie	Häufigkeit
Im Wachleben möglich, normale Erfahrungswelt	29,3 %
Im Wachleben möglich, ungewöhnliche Elemente	39,5 %
1–2 bizarre (unmögliche) Elemente	27,4 %
Mehrere bizarre Elemente	4,1 %

Szenensprünge oder Inkonsistenzen (Wohnung aus der Kindheit liegt in einer anderen Stadt) als Bizarrheit, sodass nach dieser Definition fast alle Träume bizarre Elemente aufweisen.

Sowohl bei Laborträumen als auch bei den Tagebuchträumen zeigt sich bei gesunden Personen ein ausgewogenes Verhältnis von positiven und negativen Gefühlen. Allerdings treten im Labor mehr neutrale Gefühle auf, d. h., Laborträume sind weniger intensiv als Träume zu Hause.

Die landläufige Meinung, dass Träume überwiegend negativ getönt sind, beruht wahrscheinlich auf der Tatsache, dass negative Träume, gerade wenn sie wiederkehrend sind, auch nach Jahren noch im Gedächtnis bleiben können. Auch werden positive Traumgefühle weniger häufig explizit im Traum beschrieben, sodass Studien, die nicht die Einschätzung der Träumer, sondern nur die Traumberichte heranziehen, Verzerrungen unterliegen, d. h., von einem Übergewicht negativer Emotionen berichten.

Alle Träume enthalten bildhafte (visuelle) Eindrücke. Bei blind geborenen Personen fehlen diese jedoch vollständig. Bildhafte Eindrücke – auch Jahrzehnte nach der Erblindung, sind in den Träumen von Menschen nachzuweisen, die nach dem 7. Lebensjahr erblindet sind.

Die auditive Wahrnehmung spielt eine große Rolle in Träumen, wobei Gesprochenes eine größere Bedeutung hat als Geräusche.

Kinästhetische Erfahrungen (Empfindungen, die auf Bewegung zurückgehen) treten z. B. bei Flugträumen in ausgeprägter Form auf, aber auch im Zusammenhang mit anderen Formen der Fortbewegung.

Berührung (taktiles Erleben), Geschmack, Geruch und Schmerzen treten sehr selten in Träumen auf.

1.8.4   Zusammenhang zwischen Wachleben und Traum

Bevor im nächsten Abschnitt auf die mögliche Funktion von Träumen eingegangen wird, soll hier der Frage nachgegangen werden, ob und wie das Wachleben die Trauminhalte beeinflusst. Zur Klärung dieser Frage werden unterschiedliche methodische Ansätze verwendet.

Bei der **Rückdatierung** wird die Versuchsperson nach dem Erinnern des Traums gefragt, wann ein bestimmtes im Traum vorgekommenes Element das letzte Mal im Wachleben aufgetreten ist, z. B. die geträumte Mutter. Obwohl solche Studien sehr oft eine plausible exponentielle Abnahme der Traumelemente mit zunehmendem Zeitabstand zum entsprechenden Wacherlebnis zeigen (vergleichbar mit anderen Gedächtnis-prozessen), sind die Ergebnisse doch mit Vorsicht zu bewerten. Das Hauptproblem liegt in der mehr oder wenig schwierigen bis unmöglichen Aufgabe für die Versuchspersonen, sich an alle Wachereignisse und Wachgedanken der letzten Tage, Wochen und Jahre zu erinnern. Eine weitere Erschwernis liegt darin, dass viele Elemente im Wachleben immer wieder vorkommen. So könnte die Mutter im Traum einen Bezug zum Telefonat am Vor-abend haben oder aber auch zu Erlebnissen aus der Kindheit. Solche Studien können deshalb interessante Hinweise liefern, die Befunde aber müssen durch experimentelle Methoden und Feldstudien erhärtet werden.

Bei der **experimentellen Manipulation** werden die Erfahrungen vor dem Einschlafen beeinflusst und kontrolliert, z. B. durch Filme, Geschichten oder Tätigkeiten. In vielen Studien wurden Filme verwendet, um die Inhalte des Wachlebens zumindest am Vor-abend der Labornacht gezielt zu beeinflussen. Insgesamt zeigen die Studien zur ex-perimentellen Manipulation, dass konkrete Filminhalte in den Träumen eher selten zu finden sind, während die Gefühlstönung von Träumen sensibler auf die experimentelle Bedingung (Filme, Geschichten oder Vergleichbares) anspricht, d. h., ein stressiger Film führt zu mehr negativen Traumgefühlen.

Da die Untersuchungen zur experimentellen Beeinflussung von Trauminhalten durch Filme oder Suggestionen keine großen Effekte gezeigt haben, hat man in **Feldstudien** die Auswirkung von realen Stressoren und Lebensereignissen auf die Träume untersucht. Die Feldstudien verlassen die künstliche Laborumgebung und erfassen Wachleben und Träume per Tagebuch, Fragebogen oder Interview. Sowohl Tagesgeschehen als auch Träume können dabei von Tag zu Tag bzw. Nacht zu Nacht erfasst werden, etwa um zu prüfen, wie viele Tage später welches Ereignis tatsächlich im Traum auftaucht (intra-individuelle Veränderungen der Träume über die Zeit).

Lebensereignisse wie Scheidung und Schwangerschaft zeigten deutliche Einflüsse auf die Trauminhalte der betroffenen Personen. Ganz besonders deutlich wird der Effekt bei Traumata, d. h. bei schwerwiegenden negativen Erlebnissen wie sexuellem Missbrauch, Kriegserlebnissen, Naturkatastrophen etc. In einer eigenen Studie berichteten Personen, die den 2. Weltkrieg erlebt hatten, auch im Jahr 2000 häufiger von Kriegsträumen als jüngere Personen. Die Feldstudien zeigen also recht eindrücklich, dass einschneidende und belastende Lebensereignisse das Traumleben sehr stark und sehr langfristig beein-flussen können.

Insgesamt stützen die empirischen Ergebnisse die **Kontinuitätshypothese,** die besagt, dass sich das Wachleben ziemlich direkt im Traum widerspiegelt. Allerdings sind noch Forschungsanstrengungen notwendig, um die Einflussfaktoren, z. B. emotionale Intensi-tät der Wacherlebnisse, Persönlichkeitszüge des Träumers etc., genauer zu erfassen. Des Weiteren ist die Frage noch offen, warum wir von Dingen träumen, die wir tagsüber noch nie erlebt haben, ein klassisches Beispiel dafür sind die Flugträume.

1.8.5   Funktion des Träumens

Hier stellt sich die Frage, ob dem Träumen als psychisches Erleben während des Schlafes eine Funktion zukommt, die über die Funktion(en) des Schlafes hinausgeht (Abschn. 1.7). Die Gedächtniskonsolidierung während des Schlafes beispielsweise spielt sich auf Zellebene und/oder Systemebene ab, sodass es sehr unwahrscheinlich ist, dass die Träume diese Prozesse auslösen, möglicherweise jedoch diese Aktivität – zumindest gelegentlich – widerspiegeln. Es gibt einige Theorien, z. B. die Threat Simulation Theory oder die Social Simulation Theory, die postulieren, dass im Traum der Umgang mit Bedrohungen („threats") oder soziale Fertigkeiten trainiert werden. Allerdings stellt sich der Forschung das Problem, solche möglichen Funktionen in Experimenten zu überprüfen. Da die Träume nur über die Rückerinnerung im Wachzustand zugänglich sind, könnten mögliche positive Effekte durch das Erzählen und Nachdenken über den Traum zustande kommen und nicht die Auswirkung des nicht erinnerten Traumes in der Nacht widerspiegeln. Auch lässt sich nicht vergleichen, wie es wäre, nicht zu träumen, da jeder Mensch die ganze Nacht träumt. Frühere Ansätze, durch REM-Schlaf-Deprivation das Träumen zu unterdrücken, funktionieren nicht, außerdem muss dafür der Schlaf massiv gestört werden. Über die Jahre wurden viele Funktionen für das Träumen formuliert, z. B. der Traum als Hüter des Schlafes (Sigmund Freud), die jedoch allesamt Hypothesen bleiben werden. Das heißt, die Frage, ob in Träumen tatsächlich die Erlebnisse des Tages verarbeitet werden, muss bis heute offenbleiben. Doch auch wenn das Träumen selbst keine explizite Funktion hat, können die erinnerten Träume hilfreich sein, z. B. kreative Anregungen liefern wie die Melodie von „Yesterday", die von Paul McCartney geträumt wurde, oder sinnvoll in den therapeutischen Prozess einbezogen werden. Es könnte also eine Art „Brainstorming" in der Nacht stattfinden, das – wenn man sich erinnert – das Wachleben bereichern kann.

1.9   Fragen

1. Beschreiben und definieren Sie bitte die Schlafstadien gemäß den AASM-Kriterien!
2. Welche physiologischen Veränderungen im Schlaf kennen Sie?
3. Bitte beschreiben Sie die Schlaf-Wach-Regulation unter Berücksichtigung der chronobiologischen Aspekte!
4. Welche Befunde legen nahe, dass während des ganzen Schlafes geträumt wird?

Literatur

American Academy of Sleep Medicine (2023) International classification of sleep disorders, 3-TR Aufl. American Academy of Sleep Medicine, Darien, IL
Birbaumer N, Schmidt RF(2006) Biologische Psychologie, 6. Aufl. Springer, Berlin, Heidelberg

Czeisler CA, Gooley JJ (2007) Sleep and circadian rhythms in humans. Cold Spring Harb Symp Quant Biol 72:579–597
Dijk DJ, Lockley SW (2002) Integration of human sleep-wake regulation and circadian rhythmicity. J Appl Physiol 92:852–862
Moore RY (2007) Suprachiasmatic nucleus in sleep-wake regulation. Sleep Med 8(Suppl 3):27–33
Peter H, Penzel T, Peter JH (2007) Enzyklopädie der Schlafmedizin. Springer, Heidelberg
Schredl M (2018) Researching dreams: The fundamentals. Palgrave Macmillan, Cham
Troester MM, Quan SF, Berry RB et al for the American Academy of Sleep Medicine (2023) The AASM manual for the scoring of sleep and associated events: rules, terminology and technical specifications, version 3. www.aasmnet.org. American Academy of Sleep Medicine, Darien, IL
Walker M (2018) Why we sleep: The new science of sleep and dreams. Penguin, London

Diagnostische Methoden

2

Hans-Günter Weeß

▶ Schlafstörungen sind nur vordergründig einfache, leicht zugängliche Krankheitsbilder. Tatsächlich handelt es sich um komplexe Störungsbilder, die einer ausführlichen und sorgfältigen Diagnostik bedürfen. Schlafstörungen, insbesondere bei Älteren, besitzen häufig eine multifaktorielle Genese und bedürfen in der Regel eines interdisziplinären Ansatzes. Nach der Internationalen Klassifikation von Schlafstörungen in ihrer revidierten Version von 2023 (ICSD-3-TR) lassen sich über 50 Schlafstörungen unterscheiden. Schlafstörungen können auf situative, organische, physiologische, psychologische, psychopathologische oder pharmakologische Faktoren zurückgeführt werden, treten aber häufig erst im Zusammenwirken verschiedener ätiologischer Bedingungen zutage. Im folgenden Kapitel soll das gesamte Spektrum der schlafmedizinischen Diagnostik von der Anamnese bis hin zur apparativen Diagnostik beim Erwachsenen dargestellt werden. Dabei steht die Beschreibung der „Herzstücke" der schlafmedizinischen Diagnostik, der Polygrafie und Polysomnografie, im Mittelpunkt der Betrachtung. Dargestellt werden die Standardableitparameter der Polygrafie und Polysomnografie nach den Kriterien der DGSM. Ergänzt werden diese durch die mittlerweile durch die American Academy of Sleep Medicine (AASM) regelmäßig aktualisierten Auswerteregeln der Polysomnografie und Polygrafie. Es werden die deskriptiven Kenn- und Normwerte sowie die Indikationen zur Polygrafie und Polysomnografie bei verschiedenen Schlafstörungen nach den evidenzbasierten Kriterien der AASM dargestellt. Darüber hinaus werden die typischen polysomnografischen Besonderheiten der verschiedenen Schlafstörungen ausführlich beschrieben. Die Beschreibung spezifischer diagnostischer Methoden bei Kindern erfolgt im Kap. 11.

B. A. Stuck et al., *Praxis der Schlafmedizin,* https://doi.org/10.1007/978-3-662-70031-0_2

Für die Diagnostik der Schlafstörungen sind sowohl internistisch-pneumologische, kardiologische, neurologische, psychiatrische, psychologische und HNO-ärztliche Kenntnisse erforderlich. Nicht selten treten Schlafstörungen hoher Prävalenz, wie Insomnien und schlafbezogene Atmungsstörungen, in Koinzidenz auf. Eine einseitige Ausrichtung in Diagnostik und Therapie auf nur ein Störungsbild wird den Beschwerden des Patienten in diesen Fällen nicht gerecht.

2.1   Anamnese

Strukturierte klinische Interviews führen zu einer höheren Validität der Anamnese.

Freie klinische Interviews im Rahmen der Anamneseerhebung können zur Unterschätzung oder zum Übersehen wichtiger Symptome führen.

Auch **standardisierte Schlaffragebögen** zur Selbstbeurteilung der Schlafqualität und -quantität, des Tagesbefindens, zu Beobachtungen des Bettpartners sowie zu Angaben über potenzielle Ursachen von Schlafstörungen ermöglichen eine Objektivierung der Anamnese und können den diagnostischen Prozess wesentlich vereinfachen und ökonomischer gestalten (Abschn. 2.3 und 2.8).

Bei der Exploration von Schlafstörungen sind 5 Grundprinzipien zu beachten:

- Auch scheinbar harmlose Schlafstörungen verlangen diagnostische Aufmerksamkeit, da z. B. schwere schlafbezogene Atmungsstörungen nur leichte Symptome am Tage hervorrufen können oder unbehandelte chronifizierte Insomnien ein erhöhtes Risiko für die Entwicklung von Herz-Kreislauf-Erkrankungen, Stoffwechselerkrankungen und psychischen Störungen mit sich führen.
- Zum Aufbau einer vertrauensvollen Therapeuten-Patienten-Beziehung empfiehlt sich ein anfänglich eher symptomorientiertes Vorgehen. Eine vertrauende Therapeuten-Patienten-Beziehung verlangt Zeit.
- Der Patient sollte als „wissenschaftlicher Mitarbeiter" in eigener Sache gewonnen werden. Gerade bei psychogen bedingten Schlafstörungen neigen Patienten dazu, die Ursachen ihrer Schlafprobleme als rein organisch verursacht zu betrachten. Etwaige Befindlichkeits- oder Stimmungseinschränkungen am Tage werden als Folge des Schlafproblems und weniger als deren Ursache betrachtet. Mithilfe eines Schlaftagebuches (Abschn. 2.3.1) kann es gelingen, dem Patienten den Zusammenhang zwischen emotionalem Befinden am Tage und seinem nächtlichen Schlafvermögen aufzuzeigen.
- Im Falle von psychogenen Auslösern sollte ein empathisches, wertschätzendes Vorgehen im Vordergrund stehen. Konfrontationen des Patienten mit den die Schlafstörung verursachenden oder aufrechterhaltenden psychischen Bedingungen sollten anfänglich behutsam vorgenommen werden.
- Die subjektive Symptomatik hat Vorrang vor dem objektiven Befund. Die Polysomnografie (PSG) stellt ein wichtiges diagnostisches Instrumentarium zur Ursachenabklärung

von Schlafstörungen und Schweregraden dar. Trotzdem stehen die polysomnografischen Kennwerte nicht immer in direkter Beziehung zur erlebten Beschwerdesymptomatik des Patienten (Abschn. 2.7).

2.1.1 Schlafbezogene Eigenanamnese

Das vorliegende Kapitel zur Anamneseerhebung orientiert sich vornehmlich an Schlafstörungen des Erwachsenen. Die Anamneseerhebung bei Schlafstörungen des Kindes kann davon nicht unerheblich abweichen. Dies vor dem Hintergrund, dass bei Schlafstörungen von Kindern der Befragung der Eltern, der Fremdanamnese, häufig eine zentrale Rolle zugeschrieben wird. Für die speziellen Methoden der Anamneseerhebung bei Kindern sei aus diesem Grunde auf das Kap. 11 verwiesen.

Die schlafmedizinische Eigenanamnese steht am Anfang des diagnostischen Prozesses bei Schlafstörungen. Eine ausführliche Datenerhebung stärkt das Gefühl des Patienten, mit seinem Problem ernst genommen zu werden und erhöht das Verständnis des Diagnostikers. Bereits zu Beginn des diagnostischen Prozesses können strukturierte Schlaftagebücher hilfreich sein (Abschn. 2.3.1).

Erhebung der Schlafbeschwerden

- Bettzeiten und deren Regelmäßigkeit
- Verhalten und Befinden vor dem Zubettgehen und nach dem morgendlichen Aufstehen
- Subjektive Einschlafdauer
- Subjektives Ausmaß und Art nächtlicher Wachphasen
- Verhalten während möglicher Wachphasen in der Nacht
- Außergewöhnliche Phänomene, wie z. B. nächtliches Schnarchen, Atempausen (Kap. 4), Schlafwandeln (Kap. 7), motorische Phänomene, wie z. B. Um-sich-Schlagen (Kap. 7), die während des Schlafes auftreten und evtl. vom Bettpartner fremdanamnestisch zu erheben sind (Abschn. 2.1.2)
- Schlaf-Wach-Strukturierung, insbesondere schlafförderliches oder schlafstörendes Verhalten am Tag und in der Nacht
- Besondere Lebenssituationen oder Erkrankungen zu Beginn der Störung
- Dauer der Beschwerden
- Dauerhaftes oder phasisches Auftreten der Beschwerden
- Psychophysiologisches Erregungsniveau während und vor der Schlafphase (Abschn. 3.2.2)
- Kognitive, emotionale und motorische Anspannung vor und während der Schlafperiode (Abschn. 3.2.2)
- Schlaferwartungsängste und Fokussierung auf das Schlafproblem (Abschn. 3.2.2)

- Andere schlafhygienische Faktoren (Abschn. 3.2.1.5 und 3.2.1)
- Missempfindungen und Bewegungsunruhe in den Extremitäten (Kap. 8)
- Nächtliche Albträume und nächtliches Aufschrecken (Kap. 7)

Erhebung allgemeiner Beschwerden am Tage

- Stimmungslage wie Gereiztheit, Depressivität, Ängstlichkeit etc. (Kap. 10, Abschn. 2.1.4)
- Schlaferwartungsängste und Fokussierung auf das Schlafproblem (Abschn. 3.2.2)
- Monotonie-Intoleranz: Einschlafneigung mit einer evtl. zirkadianen oder ultradianen Rhythmik (Kap. 1 und 6), ggf. mit Unterstützung eines Schlaftagebuches (Abschn. 2.3.1) erfassen
- Schläfrigkeit und Müdigkeit am Tage (Abschn. 2.1.3)
- Leistungsfähigkeit: subjektiv reduziertes Leistungsvermögen mit Aufmerksamkeits- und Konzentrations- bzw. Gedächtnisstörungen mit besonderem Bezug auf das Arbeitsleben, die Straßenverkehrstauglichkeit (Kap. 12) und für den Patienten sozial relevante Situationen (Abschn. 2.8)

Daneben ist die Exploration möglicher Auslösefaktoren unabdingbar: Psychosoziale Belastungen (Scheidung, Arbeitsplatzwechsel, Tod einer nahestehenden Person etc.), organische Erkrankungen (Schilddrüsenfehlfunktion, Schmerzsyndrom, Medikamenteneinnahme, Krankenhausaufenthalte, Wechseljahre etc.), Änderung der Lebensgewohnheiten (Gewichtszunahme etc.) und schlafinkompatible Verhaltensweisen stellen eine häufige Ursache von Schlafstörungen dar.

Die Analyse des Verhaltens und des Befindens sowie Fremdbeobachtungen während des Schlafes in Bezug auf Schnarchen, Atemaussetzer, Schlafwandeln oder unruhige Beine können wichtige Hinweise auf die Ursache einer Schlafstörung liefern.

2.1.2 Schlafbezogene Fremdanamnese

Bei der schlafbezogenen Fremdanamnese werden Beobachter (Lebenspartner, Mitpatienten, Pflegepersonal etc.) zur Bestätigung und Beschreibung von schlafbezogenen Symptomen in den diagnostischen Prozess einbezogen. Bei diagnostisch unklaren Beschwerden kann die Fremdanamnese z. T. überraschende Informationen zur Diagnosefindung oder zur Aufstellung einer Verdachtsdiagnose liefern. Es handelt sich in der Regel um Symptome, die nicht der bewussten Wahrnehmung der Patienten zugänglich sind. Bei Kindern ist eine Fremdanamnese unabdingbar (Kap. 11). Je nach

Verdachtsdiagnose kann der Beobachter zu systematischen Verhaltensbeobachtungen herangezogen werden. Insbesondere zur Abgrenzung von Pavor nocturnus, Albträumen, Schlafwandeln, Enuresis nocturna, nächtlichen Bewegungsstörungen (inkl. Jactatio capitis nocturna), Sprechen im Schlaf, Bruxismus und neurologischen Schlafstörungen (z. B. nächtlichen zerebralen Anfallsleiden) ist eine systematische Fremdbeobachtung indiziert.

2.1.3 Anamnese von Schläfrigkeit, Müdigkeit und Leistungsvermögen am Tage

Mit Müdigkeit und Schläfrigkeit zusammenhängende Einschränkungen am Tage sind ein häufiges Symptom von Schlafstörungen, können aber auch im Rahmen anderer organischer Erkrankungen oder psychischer Störungen auftreten. Sie können die Lebensqualität der Betroffenen und das Leistungsvermögen am Tage erheblich beeinträchtigen. In der Folge sind Arbeitsfähigkeit und Fahrtauglichkeit nicht selten vermindert. Soziale Interaktionen können durch Schläfrigkeit und auch Müdigkeit so gestört werden, dass sich die Betroffenen von gewohnten Sozialkontakten zurückziehen. Hobbys, Vereinstätigkeiten, Unternehmungen im Familien- und Freundeskreis werden aufgegeben. Insuffizienzgefühle und Selbstunsicherheit infolge des fehlenden Leistungsvermögens sind nicht selten Auslöser und Grundlage sich entwickelnder erheblicher psychasthener und depressiver Störungsbilder.

Obwohl alle Patienten gleichermaßen über **Müdigkeit** oder **Tagesschläfrigkeit** klagen, finden sich bei genauerer Exploration Unterschiede in der Qualität der schläfrigkeits- oder müdigkeitsbezogenen Einschränkungen.

▶ **Praxistipp** Müdigkeit beschreibt das subjektive Gefühl der Erschöpfung und des „Ausgelaugtseins", wie es eher bei psychosomatischen Störungen auftritt. Schläfrigkeit hingegen hat kein psychisches Korrelat. Sie tritt häufig infolge unerholsamen oder reduzierten Schlafes auf. Typisch ist hierbei die erhöhte Einschlafneigung, insbesondere in monotonen Situationen.

Patienten mit **psychogen bedingten insomnischen Schlafstörungen** (Kap. 3) schildern primär das Symptom Müdigkeit, können aber auch an Schläfrigkeit leiden. Sie erleben eher ein Gefühl der psychischen Erschöpfung, das nicht selten unter Stress verstärkt wird. Es kann als Ausdruck des chronisch erhöhten Anspannungsniveaus verstanden werden. Häufiger tritt ein Gefühl des Überfordertseins auf. Die müdigkeitsbezogenen Einschränkungen stehen selten in Abhängigkeit zu situativen Bedingungen, wie z. B. Autofahren, Besprechungen, Sport oder anderen Tätigkeiten. Vielmehr lassen sich eher intrapsychische Bedingungen, wie z. B. vermehrtes Stresserleben, eruieren. Ausgeprägte tageszeitliche Schwankungen sind seltener zu beobachten. In Situationen, welche Schlaf erlauben, tritt Schlaf nicht auf.

So finden sich bei entsprechenden Untersuchungsverfahren zur Erfassung von Schläfrigkeit am Tage, wie dem Multiplen Schlaflatenz-Test (MSLT), dem Multiplen

Wachbleibe-Test (MWT) oder auch dem pupillografischen Schläfrigkeitstest (Abschn. 2.9), keine pathologischen Schläfrigkeitswerte. Die nächtliche Schlafmenge ist häufig aufgrund von verlängerten Einschlaflatenzen und vermehrten Wachphasen während der Schlafperiode vermindert.

Bei **organischen Schlafstörungen** ohne psychogene Auslöser und ohne erhöhtes Anspannungsniveau ergibt sich, häufig infolge unerholsamen Schlafes, ein anderes klinisches Bild der Schläfrigkeit am Tage. Sie ist durch eine deutlich erhöhte Einschlafneigung am Tage gekennzeichnet. Ist Schlaf am Tage möglich, tritt er innerhalb kurzer Zeit ein.

Intrapsychische Anspannung, z. B. Stress, führt bei diesen Patienten eher zur Abnahme der Schläfrigkeit. Ebenso können interessante, motivierende Aufgaben oder Situationen die Schläfrigkeit reduzieren. In monotonen, eher reizarmen Situationen, z. B. beim Fahren auf der Autobahn, beim Fernsehen, Kino- oder Theaterbesuch, bei Vorträgen oder lang andauernden Besprechungen tritt die Schläfrigkeit vermehrt auf. Nicht selten sind ausgeprägte zirkadiane Schwankungen mit vermehrter Schläfrigkeit am Morgen nach dem Aufstehen (Hangover) und in den frühen Nachmittags- und Abendstunden. Die Menge des Nachtschlafes ist unauffällig oder sogar verlängert. Insbesondere am Wochenende und im Urlaub werden verlängerte Schlafzeiten beobachtet.

In Tagschlafuntersuchungen (MSLT, MWT, Abschn. 2.9) findet sich sehr häufig eine verkürzte Einschlaflatenz, im pupillografischen Schläfrigkeitstest ein pathologischer Testwert (PUI). Im Polysomnogramm lassen sich feinstrukturell häufig erhöhte Schlaffragmentierung mit gehäuften Stadienwechseln sowie erhöhte Leicht- und reduzierte Tiefschlafanteile feststellen.

Selbstverständlich gibt es zwischen den beiden diametral erscheinenden Formen der Schläfrigkeit und Müdigkeit viele Varianten, in denen organische und psychogene Anteile gemischt und interdependent sind (Kap. 10). Die dargestellten charakteristischen Merkmalstypen sind jedoch nicht nur theoretischer Natur, sie weisen auch für die Therapie auf unterschiedliche Ansatzpunkte hin. Zu Qualitäten schläfrigkeits- und müdigkeitsbezogener Einschränkungen siehe Tab. 2.1.

2.1.4 Weiterführende Anamnese zur differenzialdiagnostischen Ursachenabklärung von Schlafstörungen

Die allgemeinmedizinische, psychiatrische, neurologische, Medikamenten- und Suchtmittelanamnese fragt nach aktuellen und zurückliegenden Beschwerden, Erkrankungen bzw. Substanzmittelgebrauch, welche die Schlafstörung ausgelöst und aufrechterhalten haben können.

Bei der **allgemeinmedizinischen Anamnese** sind insbesondere somatische Erkrankungen (endokrine Erkrankungen, Herz-Kreislauf-Erkrankungen, neurodegenerative Erkrankungen) als Ursache sekundärer Schlafstörungen von Interesse (Tab. 3.2).

Tab. 2.1   Charakteristika von Müdigkeit und Schläfrigkeit[a]

Müdigkeit	Schläfrigkeit
Subjektives Gefühl und Erleben von verminderter Leitungsfähigkeit bei körperlichen, psychischen und kognitiven Anforderungssituationen	Reduktion der zentralnervösen Aktivierung, der Wachheit
Intrapsychische Gebundenheit der Müdigkeit: Mattigkeit, Gefühl der Überforderung, unter Stresserleben verstärkt auftretend	Einschlafdrang, kein intrapsychisches Korrelat, unter Stresserleben Reduktion der Schläfrigkeit
In Situationen, in denen Schlaf möglich oder erwünscht ist, tritt Schlaf nicht auf. Keine Tagschlafepisoden	In Situationen, in denen Schlaf möglich oder erwünscht ist, tritt Schlaf auf. Tagschlafepisoden
Keine Monotonie-Intoleranz	Monotonie-Intoleranz
Keine ausgeprägte zirkadiane Rhythmik	Zirkadiane Rhythmik
Monotone Situationen sind kein Schlafstimulus	Monotone Situationen als Schlafstimulus
Schlafmenge in der Nacht normal bis reduziert	Schlafmenge in der Nacht normal bis erhöht, ggf. Schlaffragmentierung
Einschlaflatenz am Tage und in der Nacht unauffällig bis verlängert	Einschlaflatenz am Tage und in der Nacht unauffällig bis verkürzt
Schlafmenge am Wochenende oder im Urlaub eher unverändert	Schlafmenge am Wochenende oder im Urlaub eher verlängert
[a] Müdigkeit und Schläfrigkeit werden in der internationalen Literatur als **Fatigue** und **Sleepiness** bezeichnet	

Die **psychiatrische Anamnese** dient der Erfassung psychischer Störungen, in deren Rahmen Schlafstörungen häufig sind (Kap. 10). Ungefähr 80 % der psychiatrischen Erkrankungen gehen mit Schlafstörungen einher, bei ca. 30 % der Insomnien liegt eine psychiatrische Störung zugrunde. Ein besonderes Augenmerk gilt

- phasenhaft mono- oder bipolar auftretenden Affekterkrankungen,
- präpsychotischen Zuständen,
- chronifizierten Verstimmungszuständen,
- Suchtmittelmissbrauch,
- intrapsychischen Konflikten,
- sozialen Belastungssituationen.

Insomnien können Prodrome depressiver Störungsbilder darstellen und gelten häufig als das letzte Symptom, das sich bei einer Remission der Depression auflöst. Im diagnostischen Prozess gilt es, die Subtypen der chronischen Insomnie zur adäquaten Indikationsstellung therapeutischer Maßnahmen zu unterscheiden (Abschn. 3.1).

Die **neurologische Anamneseerhebung** und Untersuchung dienen der Erfassung möglicher Erkrankungen des zentralen und peripheren Nervensystems. Von Interesse sind insbesondere

- demenzielle Prozesse,
- Läsionen des zentralen und peripheren Nervensystems,
- entzündliche Prozesse,
- Schmerzsyndrome,
- systemische Erkrankungen,
- andere Erkrankungen mit Affektion des Nervensystems.

Bei entsprechender Verdachtsdiagnose können weiterführende Untersuchungen, wie EEG, Langzeit-EEG, evozierte Potenziale, bildgebende Verfahren und Laborunter-suchungen notwendig werden. Die Indikation darf nicht zu eng gestellt werden.

Insbesondere bei neurodegenerativen Erkrankungen mit Affektion des Hypothalamus inkl. Nucleus suprachiasmaticus und subkortikaler cholinerger, dopaminerger, serotoner-ger Leitungsbahnen, welche an der Schlaf-Wach-Regulation beteiligt sind, können aus-geprägte Schlafstörungen bis zur Auflösung der Schlaf-Wach-Rhythmik beobachtet wer-den. Die Demenz ist in über 50 % der Fälle mit Schlafstörungen assoziiert. Die Schwere der Demenz und die aufgelöste Tagesrhythmik stehen in enger Beziehung. Es kann eine große Diskrepanz zwischen objektiv vorliegender Schlafstörung und der subjektiven Schlafbewertung festgestellt werden. Schlafstörungen sind bei der Demenz vom Alzhei-mer-Typ (DAT) häufiger als bei der Lewy-Körperchen-Demenz (LBD).

Viele Medikamente und medizinische Substanzen haben Auswirkungen auf den Schlaf. Die **Medikamentenanamnese** umfasst alle rezeptpflichtigen, aber auch nicht rezeptpflichtigen Medikamente. Verschiedene Medikamente wie Blutdruckmittel (z. B. Betablocker), Antibiotika (z. B. Gyrasehemmer), Antidementiva (z. B. Piracetam), An-tikonzeptiva, antriebssteigernde und sedierende Antidepressiva, Diuretika, Hormon-präparate (z. B. Steroide, Thyroxin) Appetitzügler, stimulierende Substanzen (z. B. Amphetamine) oder Hypnotika können den Schlaf negativ beeinflussen. Dabei können viele Substanzen sowohl insomnische als auch hypersomnische Störungen hervorrufen. Genuss- und Suchtmittel, z. B. Alkohol, Nikotin und andere Drogen, können das Schlaf-vermögen auch in geringen Dosen erheblich beeinträchtigen. Patienten mit Schlaf-störungen werden durch den Konsum derartiger Substanzen häufig nachhaltiger in ihrem Schlafvermögen gestört als Schlafgesunde.

▶   **Praxistipp** Von besonderer Bedeutung ist der Zeitpunkt der erstmaligen Medikamenteneinnahme, da eine in der Folge veränderte Schlafqualität Hin-weise zu medikamentenbedingten Schlafstörungen geben kann.

Bei gutachterlichen Fragestellungen (Kap. 12), z. B. zur Fahrtauglichkeit oder Ar-beits- bzw. Berufsfähigkeit, ist zur Vermeidung von Simulation bzw. Dissimulation ein Medikamentenscreening im Urin auf stimulierende und sedierende Substanzen indiziert.

2.2   Laborparameter bei Schlafstörungen

Da zahlreiche somatische und psychische Erkrankungen sekundär mit Schlafstörungen einhergehen, empfiehlt sich bei entsprechenden anamnestischen Hinweisen die Bestimmung eines Screeninglabors (Tab. 2.2). Bei differenzialdiagnostischer Abklärung einzelner Schlafstörungen und deren Beschwerden kann die Bestimmung weiterführender Laborparameter indiziert sein, so beispielsweise bei der Diagnose eines RLS die Bestimmung von Eisen, Folsäure und Vitamin B12. Bei hypersomnischen Störungen kann ergänzend die Bestimmung von Vitamin D sinnvoll sein.

2.3   Schlaffragebogen

Validierte Fragebögen stellen ein wichtiges diagnostisches Hilfsmittel dar. Ihre Ergebnisse sind vom Untersucher relativ unabhängig (Objektivität) und sie machen den diagnostischen Prozess ökonomischer. Der Patient kann bereits im Wartezimmer den Fragebogen ausfüllen, und das Assistenzpersonal kann ihn nach entsprechender Schulung auswerten. Die Interpretation hat unter Einbeziehung aller übrigen Befunde durch den Therapeuten zu erfolgen.

Zur Erfassung der Tagesschläfrigkeit gilt die Epworth Sleepiness Scale (Abschn. 2.9) als allgemein akzeptiertes Verfahren in der Routinediagnostik. Diese und weitere schlafbezogenen Fragebögen werden auf der Homepage der DGSM im Mitgliederbereich (www.dgsm.de) mit Angaben zum Erwerb und zur Lizenzierung ausführlich beschrieben.

2.3.1   Schlaftagebuch

Die Deutsche Gesellschaft für Schlafforschung und Schlafmedizin (DGSM, Wichtige Links) empfiehlt ein umfassendes, standardisiertes und anerkanntes Schlaftagebuch, welches aus der Zusammenarbeit verschiedener Schlaflaboratorien entstanden ist. Es

Tab. 2.2 Laborscreening bei Verdacht auf sekundäre Schlafstörungen (bei entsprechenden Auffälligkeiten weiterführende Diagnostik und allgemeinmedizinische bzw. internistische Abklärung)

Basisparameter	Zusätzliche Parameter bei entsprechendem klinischen Verdacht
Blutbild	Syntheseleistung Leber (Albumin, Cholinesterase, INR)
BSG, CRP	Nierenwerte (Kreatinin, Harnstoff)
Elektrolyte (Natrium, Kalium, Kalzium)	Vitamin B12, Folsäure, Eisenstoffwechsel (Transferrinsättigung, Ferritin)
Glukose	BZ-Tagesprofil, Glukose-Belastungstest, HbA1c
Schilddrüsenparameter (TSH)	–

kann kostenfrei im Mitgliederbereich von der Homepage der DGSM (www.dgsm.de) heruntergeladen werden.

Das Schlaftagebuch wird am Abend vor dem Zubettgehen und am Morgen nach dem Aufstehen vom Patienten zur Erfassung seiner subjektiven Schlafqualität und zur Erhebung von schlafstörenden Verhaltensweisen ausgefüllt. Es dient der Erfassung

- von Schlaf-Wach-Störungen jedweder Genese,
- des subjektiven Schlafvermögens,
- der Schlafhygiene (Lebensgewohnheiten und Verhaltensweisen in Bezug auf den Schlaf),
- schlafstörender Verhaltensweisen vor bzw. während der Schlafperiode,
- des Befindens vor und während der Schlafperiode,
- nächtlicher Besonderheiten,
- und des Substanzmittelgebrauchs.

Es sind alle Bett- und Schlafzeiten, auch die während des Tages, aufzuzeichnen. Die Einschätzung der Erholsamkeit des Schlafes ist vom Patienten ebenso zu dokumentieren wie den Schlaf störende Probleme in der beruflichen und privaten Umgebung. Zur Dokumentation gehören auch Angaben über den Konsum von Kaffee oder Tee, Alkohol, Medikamenteneinnahme sowie den Schlaf fördernde Aktivitäten, wie z. B. Spazierengehen etc.

▶   **Praxistipp** Das Schlaftagebuch stellt einen Basisstandard in der Diagnostik von Schlafstörungen dar. Es sollte über einen Zeitraum von mindestens 2 Wochen geführt werden.

Wegen der anfänglich verstärkten Selbstbeobachtung in Bezug auf das Schlafverhalten und der daraus resultierenden Irritationen und sekundären Anspannungserhöhungen in der Bettsituation werden die ersten 7 Tage nur eingeschränkt in die Analyse einbezogen.

2.3.2   Pittsburgher Schlafqualitätsindex (PSQI)

Der Pittsburgher Schlafqualitätsindex (PSQI) umfasst 19 Selbstbeurteilungsfragen und 5 Fragen zur Fremdbeurteilung durch den Bettpartner. Anhand der Antworten lassen sich Aussagen treffen

- zur subjektiven Schlafqualität,
- zur Einschlafdauer,
- zur Schlafeffizienz,
- zum Schlafmittelkonsum,
- zur Tagesmüdigkeit und
- zur Häufigkeit verschiedener Schlafstörungen innerhalb der vergangenen 4 Wochen.

Der PSQI differenziert valide zwischen guten und schlechten Schläfern. Er kann zur Schweregradeinschätzung und zur Therapieevaluation herangezogen werden.

▶ **Praxistipp** Der PSQI ist ein wichtiger Bestandteil in der Routinediagnostik bei Schlafstörungen und gibt Auskunft über die subjektive Schlafqualität.

2.3.3 Landecker Inventar für Schlafstörungen (LISST)

Beim Landecker Inventar zur Erfassung von Schlafstörungen (LISST) handelt es sich um einen faktorenanalytisch entwickelten Fragebogen zur differenzialdiagnostischen Erfassung von Schlafstörungen. Das LISST basiert auf der International Classification of Sleep Disorders (ICSD).

Es werden schlafbezogene Atmungsstörungen, Insomnie, Narkolepsie, Restless-Legs-Syndrom und zirkadiane Rhythmusstörungen unterschieden und schweregradbezogene Aussagen zu den jeweiligen Schlafstörungen getroffen. Auf Itemebene werden Parasomnien wie Pavor nocturnus, Schlafwandeln, Albträume und andere erfasst. Zwei weitere Skalen erfassen die subjektive Schlafqualität der Patienten und das subjektive Leistungsvermögen am Tage. Zur unterstützenden Abgrenzung von primären versus sekundäre Schlafstörungen und zur Erleichterung der Anamneseerhebung beinhaltet das LISST Items zu körperlichen Erkrankungen, zur Medikamenteneinnahme und zum Konsum von Alkohol und anderen Drogen.

Das Inventar ist relativ schnell, in 5–15 min, vom Patienten zu bearbeiten. Aufgrund seiner Standardisierung bezüglich Durchführung und Auswertung kann das LISST als objektiv betrachtet werden. Alle Diagnosegruppen unterscheiden sich varianzanalytisch in den jeweiligen Skalen hochsignifikant und es ergibt sich ein hoher Grad an Übereinstimmung zwischen polysomnografisch begründeter Diagnosestellung im Schlaflabor und dem LISST.

Die Ergebnisdarstellung erlaubt dem Untersucher, den Patienten sowohl mit Schlafgesunden als auch mit den jeweiligen Gruppen von Schlafstörungen individuell zu vergleichen. Anhand von Prozenträngen lassen sich Wahrscheinlichkeiten für das Vorliegen einer oder auch mehrerer Schlafstörungen erkennen. Außerdem sind Aussagen zum Schweregrad der jeweiligen Schlafstörung möglich.

2.3.4 Fragebogen zur Erfassung von Persönlichkeitsmerkmalen bei Schlafstörungen (FEPS)

Dieser Fragebogen liefert einen wichtigen Beitrag zur Diagnostik psychogen bedingter Insomnien, insbesondere der psychophysiologischen Insomnie. In 2 Teilversionen werden typische Persönlichkeitsmerkmale von Insomnikern (FEPS I) und die charakteristischen kognitiven Auffälligkeiten wie Grübelneigung und Fokussierung auf die Schlafstörung standardisiert erfasst (FEPS II).

Die Konzeption des **FEPS I** beruht auf deskriptiven Überlegungen und ist nicht an ätiologische Vorstellungen zur Genese der Insomnien gebunden. Er besteht aus 64 faktorenanalytisch gewonnenen Items, das Antwort-Rating ist 5-fach gestuft. Die einzelnen Skalen sind den Persönlichkeitsmerkmalen

- Lebensgefühl,
- Selbstbewusstsein,
- psychische Erregung,
- physische Erregung,
- Aggressionsverhalten und
- Körperbeachtung

zugeordnet.

Die Zusatzskala „subjektive Schlafqualität" dient der Unterscheidung von Schlafgesunden zu Schlafgestörten.

Der **FEPS II** besteht aus 23 faktorenanalytisch gewonnenen, 5-fach gestuften Items, die in 2 Skalen zusammengefasst werden. Diese beziehen sich auf Insomnie verstärkende bzw. Insomnie auslösende Tendenzen von Insomniepatienten: Fokussierung auf die Schlafstörung (Skala Focussing) und nächtliche Grübelneigung, verbunden mit der mangelnden Fähigkeit, abzuschalten (Skala Grübeln). Der FEPS II eignet sich zur Therapieevaluation bei verhaltenstherapeutischen Einzel- oder Gruppenprogrammen.

Der gemeinsame Einsatz von FEPS I und FEPS II ermöglicht die Erfassung sowohl allgemeiner als auch spezifischer Persönlichkeitsmerkmale schlafgestörter Patienten.

▶   **Praxistipp** Der FEPS ist für schlafmedizinische Einrichtungen, deren Schwerpunkt nicht auf psychologischen und psychiatrischen Insomnien liegt, ein gutes Verfahren zur Ergänzung der Routinediagnostik.

2.3.5   Fragebogen zu schlafbezogenen Kognitionen (FB-SK)

Der Fragebogen zu schlafbezogenen Kognitionen (FB-SK) kann sowohl in der Diagnostik als auch zur Evaluation therapeutischer Maßnahmen in der Therapie von Insomnien eingesetzt werden. Anhand des Fragebogens können im Falle einer psychophysiologischen Insomnie typische schlafbezogene Kognitionen und deren Veränderungen im Therapieverlauf erfasst werden.

Der FB-SK beinhaltet 30 Items, welche faktorenanalytisch 5 Skalen zugeordnet werden:

- Schlafangst (9 Items),
- Katastrophisierung (7 Items),
- Gelassenheit (6 Items),
- positive Selbstinstruktionen (6 Items),
- Schlafmittelkonsum (2 Items).

Auf einer 4-stufigen Antwortskala (1 = fast nie bis 4 = fast immer) können die Patienten die Häufigkeit angeben, mit der diese schlafbezogenen Kognitionen auftreten.

Bei verhaltenstherapeutisch orientierten Schlaftherapiegruppen in ihren jeweils unterschiedlichen Formen ist der FB-SK, insbesondere aufgrund seiner Veränderungssensitivität, gut anwendbar. Im Rahmen von wissenschaftlichen Fragestellungen bei Diagnostik- und bei Therapieevaluationsstudien ist ein Einsatz des FB-SK ebenfalls möglich.

2.3.6 Insomnia Severity Index (ISI)

Der Insomnia Severity Index (ISI) umfasst 7 Items, welche die Art und Schwere von insomnischen Beschwerden der vergangenen 2 Wochen anhand einer 5-stufigen-Ratingskala erfassen. Die Insomnie wird nach ihrem Schweregrad, nach ihrer Auswirkung auf das psychosoziale Leistungsniveau am Tage und nach subjektiv erlebten Beeinträchtigungen bewertet. Weiterhin wird die subjektive Zufriedenheit mit dem eigenen Schlafvermögen erfasst.

Es wird ein Summenscore zwischen 0 und 28 ermittelt. Ein Wert von 0–7 gilt als klinisch unauffällig, ein Wert von 8–14 weist auf eine unterschwellige Insomnie hin, ein Wert von 15–21 beschreibt eine mittelgradige und ein Wert über 22 eine schwere Insomnie. Der Vorteil des Verfahrens liegt in der Standardisierung, seiner testtheoretischen Überprüfung und Normierung.

2.3.7 STOP-Bang-Fragebogen

Der STOP-Bang-Fragebogen ist ein 8 Items umfassendes validiertes Screeningverfahren zur Erfassung der obstruktiven Schlafapnoe (OSA). Er wurde initial für das präoperative Screening auf eine obstruktive Schlafapnoe entwickelt, wurde zwischenzeitlich aber auch für die Allgemeinbevölkerung validiert. Der Fragebogen beruht auf 6 Fragen und 2 Messwerten:

- S: Snoring/Schnarchen (ja/nein),
- T: Tiredness/Tagesschläfrigkeit (ja/nein),
- O: Observed/Beobachtete Atempausen (ja/nein),
- P: Pressure/hoher Blutdruck (ja/nein),
- B: Body-Mass-Index (>35 kg/m^2?),

- A: Age/Alter (>50 Jahre?),
- N: Neck/Halsumfang auf Höhe des Adamsapfels (>43 cm bei Männern bzw. >41 cm bei Frauen),
- G: Gender/Geschlecht (männlich ja/nein).

Der STOP-Bang-Fragebogen weist im Vergleich zu anderen Screeningfragebogen für die mittelschwere und schwere obstruktive Schlafapnoe die höchste Sensitivität und Spezifität auf. In einer Metaanalyse wurde der hohe prädiktive Wert des Fragebogens bestätigt. Für die Allgemeinbevölkerung ergibt sich demnach ein geringes OSA-Risiko, wenn 0–2 Punkte erreicht werden, ein mittleres Risiko bei 3–4 Punkten und ein hohes Risiko bei 5–8 Punkten.

2.3.8 Fragebogen zum Restless-Legs-Syndrom

Zur Unterstützung des diagnostischen Prozesses beim Restless-Legs-Syndrom (RLS) wurde der RLS-Diagnose-Index (RLS-DI) entwickelt. Dieses Instrument erfasst die Diagnose- und Zusatzkriterien des RLS mit jeweils 5 Fragen auf einer 3-stufigen Ratingskala. Aus der Summe der Punktwerte kann die Wahrscheinlichkeit der Diagnose ermittelt werden. Ein RLS-DI-Gesamtscore >11 stellt die Diagnose RLS als wahrscheinlich, >16 als sicher dar.

▶ **Praxistipp** Zur Beurteilung des RLS-Schweregrades wird am häufigsten die International RLS Study Group Rating Scale (IRLS) verwendet.

Bei der IRLS handelt es sich um eine Selbstbeurteilungsskala. Sie setzt sich aus 10 Items zusammen, welche die Ausprägung der Beschwerden und ihre Auswirkungen auf das Befinden am Tage erfragen. Die Antworten werden jeweils mit einer Punktzahl zwischen 0 und 4 gewertet, wobei höhere Punktwerte eine stärkere Ausprägung der Beschwerden repräsentieren.

Anhand des Summenscores wird der Schweregrad wie folgt definiert:

•	0 Punkte:	symptomfrei
•	1–10 Punkte:	leichtes RLS
•	11–20 Punkte:	mittelschweres RLS
•	21–30 Punkte:	schweres RLS
•	31–40 Punkte:	sehr schweres RLS

In einer großen internationalen Validierungsstudie zeigte die IRLS sehr gute testtheoretische Gütekriterien. Die IRLS sollte nur bei Patienten eingesetzt werden, bei denen die Diagnose des Restless-Legs-Syndroms sicher ist, da vor allem bei psychiatrischen und neurologischen Störungen erhöhte IRLS-Scores von den Patienten auch ohne Vorliegen eines RLS angegeben werden.

2.4 Körperliche Untersuchung

Die körperliche Untersuchung ist wichtiger Bestandteil des diagnostischen Prozesses bei allen Schlafstörungen, bei denen eine körperliche Ursache vermutet oder ausgeschlossen werden muss. Je nach Verdachtsdiagnose kommt der Untersuchung von Kopf und Hals, Herz und Lunge oder der neurologischen Untersuchung eine besondere Bedeutung zu. Die körperliche Untersuchung ist insbesondere bei den schlafbezogenen Atmungs-störungen (Kap. 4), den Bewegungsstörungen im Schlaf (Kap. 8) und bei Schlaf-störungen im Rahmen organischer Erkrankungen (Kap. 9) indiziert und wird in diesen Kapiteln entsprechend dargestellt.

2.5 Aktigrafie

Seit mehr als 30 Jahren steht mit der Aktigrafie eine Methode zur objektiven Auf-zeichnung von Bewegungen zur Verfügung, die einfach und über längere Zeiträume fort-laufend anwendbar ist. Der Aktigraf ist ein zumeist am Hand- oder Fußgelenk getragener Messdatenaufnehmer für Bewegungsaktivität. Die häufig über mehrere Tage auf-summierten und gespeicherten Aktivitätsmuster erlauben Rückschlüsse auf den Schlaf-Wach-Rhythmus oder auf die Beinaktivität während der Schlafperiode (Abschn. 8.2).

Studien auf der Basis reiner Korrelationen zwischen Daten von Aktigrafie und Poly-somnografie ergaben bei jungen gesunden Probanden Übereinstimmungen von 91–93 %. Die Validierungsstudien beziehen sich zumeist auf Korrelationen zwischen den wesent-lichen Zielparametern der Polysomnografie (PSG) und Aktigrafie, wie z. B. der Gesamt-schlafzeit oder der Schlafeffizienz.

Mit der Aktigrafie (Abb. 2.1) lassen sich Aussagen treffen über

- Schlafgewohnheiten,
- Schlafstörungen,
- Tagschlafepisoden
- und Therapieerfolg.

Durch das gleichzeitige Führen eines Verhaltensprotokolls lassen sich z. B. die Ein-schlaflatenz, nächtliche Wachphasen oder eine verlängerte Schlafdauer abschätzen.

Die Aktigrafie kann trotz dieser Vorteile eine PSG nicht ersetzen. Der Nachteil der Aktigrafie liegt insbesondere in der mangelnden Präzision, da die indirekten Messungen die Schlafkontinuität nur ungefähr widerspiegeln. Ein häufiges Artefakt ist das Ablegen des Gerätes, sodass diese Phasen ebenso wie bewegungsarme Episoden während der

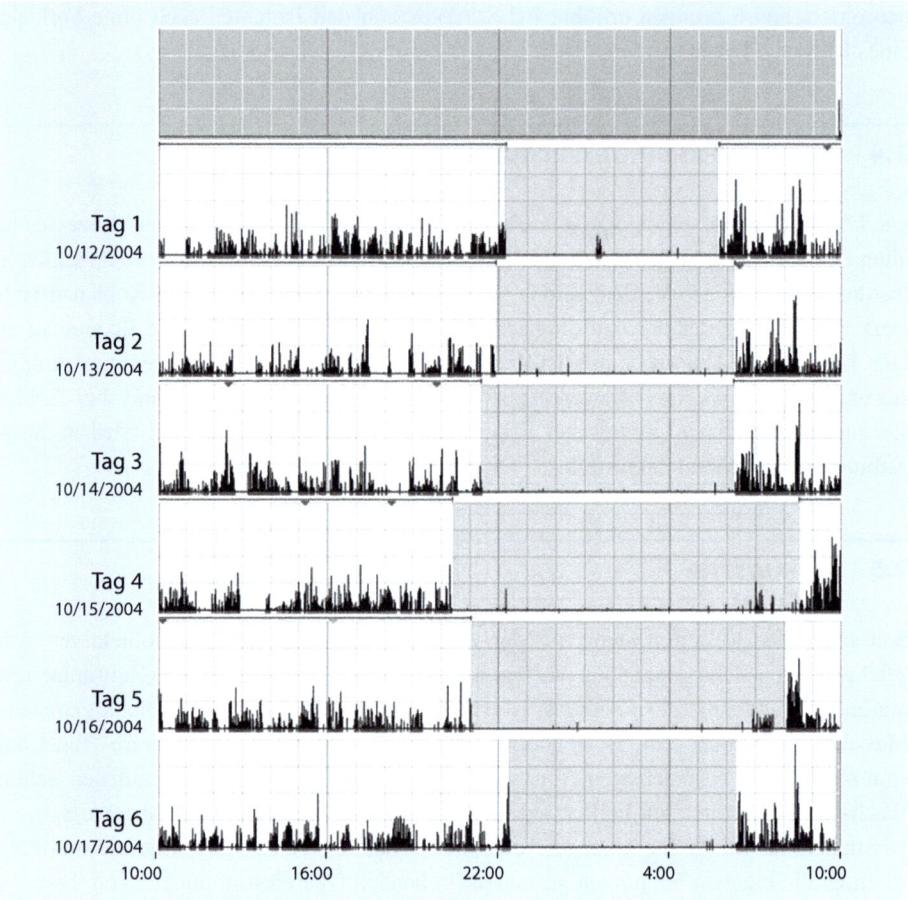

Abb. 2.1 Aktigrafie. Aufzeichnung über 6 Tage. Die hellgrauen Flächen repräsentieren Schlafperioden

Wachzeit, beispielsweise beim Lesen, fälschlich als Schlaf gedeutet werden. Auch über-
lagerte Bewegungen, die von außen induziert werden, wie bei der Fahrt in einem Kfz,
können fehlgedeutet werden. Die Kontrolle der Artefakte ist nur durch die gleichzeitige
Anwendung eines Verhaltensprotokolls möglich.

▶   **Praxistipp** Beim Vorliegen von Periodic Limb Movements in Sleep (PLMS)
    kann die Aktigrafie zu diagnostischen und therapeutischen Zwecken An-
    wendung finden, da sie in der Lage ist, Auskunft über die Häufigkeit periodi-
    scher Beinbewegungen während der Schlafperiode zu liefern. Zubettgeh- und
    Aufstehzeiten sollten exakt protokolliert werden.

Im Rahmen der ambulanten Insomniediagnostik kann die Aktigrafie wichtige Hinweise zu gestörter Schlaf-Wach-Rhythmik, Unregelmäßigkeiten in der Bettzeit und nächtlichem Verhalten geben.

2.6 Smartwatches, Wearables and Nearables

Smartwatches und andere am Körper getragene Geräte (Wearables) zur Vermessung des eigenen Schlafes erfreuen sich in der Bevölkerung einer zunehmenden Beliebtheit. Viele dieser kommerziellen Anwendungen beruhen, insbesondere bei den Smartwatches, auf dem Prinzip der Aktimetrie mit zusätzlichen weiteren Messaufnehmern, wie z. B. der Erfassung des Pulses bzw. der Herzfrequenzvariabilität. Je nach Gerätetypus werden unterschiedliche Angaben zur Schlafmenge und Schlafqualität bzw. Schlafstadium getroffen. Da die hinterlegten Algorithmen gerätespezifisch sind, müssen derartige Anwendungen bzw. Geräte herstellerspezifisch validiert werden. Derartige Validierungsstudien liegen nicht für alle Anwendungen vor. Die Erkennung von Desaturationen im Schlaf auf Basis einer Pulsoximetrie ist aufgrund des hohen Strombedarfs der in den Smartwatches üblicherweise verwendeten Reflexionsoximetrie technisch anspruchsvoll. Die Qualität der Aufzeichnungen bzw. Auswertungen steigert sich jedoch absehbar mit der Veröffentlichung neuer Softwareaktualisierungen. Eine abschließende Darstellung der Wertigkeit der verfügbaren Anwendungen ist daher an dieser Stelle nicht möglich. Ein Meilenstein stellt jedoch die Zulassung einer ersten Smartwatch-Anwendung zur Erkennung der obstruktiven Schlafapnoe im Jahr 2024 durch die amerikanische „Food and Drug Administration" (FDA) dar. Gerade wenn derartige Wearables eine Zulassung als Medizinprodukt vorweisen können, ergibt sich die Notwendigkeit, derartige Befunde in der Patientenversorgung zu berücksichtigen, wenn sich Patienten mit den Ergebnissen ihrer Anwendungen im Schlaflabor bzw. in der Schlafambulanz vorstellen. Die genannte Entwicklung zeigt, dass die Überwachung zahlreicher Körperfunktionen und damit auch des Schlafs vermehrt über „consumer products" erfolgt.

Aus wissenschaftlicher Sicht ist die Datenmenge interessant, die aufgrund der weiten Verbreitung der Smartwatches in kurzer Zeit generiert werden kann. Auf der anderen Seite bleibt die Frage, wer die Verwendungsrechte an diesen Daten behält.

Neben den Smartwatches werden zunehmend Geräte bzw. Messtechniken entwickelt, die häufig kontaktfrei Biosignale erfassen und diese mit verschiedenen Algorithmen oder unter Zuhilfenahme maschinellen Lernens bzw. künstlicher Intelligenz in Bezug auf den Schlaf auswerten. Verschiedene dieser „Nearables" sind bereits in einigen Ländern als Medizinprodukte zugelassen und werden zur Diagnostik schlafbezogener Atmungsstörungen eingesetzt. Hierzu gehört auch ein System zur Auswertung von akustischen Aufzeichnungen während des Schlafs und zur Erfassung von Körperbewegungen mittels Radartechnologie. Auch hier ist die Entwicklung jedoch sehr dynamisch. Auch wenn die diagnostische Präzision verglichen mit bisherigen Standards häufig geringer ist, ist von Vorteil, dass diese Technologien aufgrund ihrer einfachen Nutzung auch über mehrere

Nächte in heimischer Umgebung unter Alltagsbedingungen angewandt werden können und aus diesem Grunde Erkenntnisse im Langzeitverlauf der Erkrankungen bzw. der Therapie bieten können, welche denen der klassischen Untersuchungsmethoden, deren Anwendung i. d. R. punktueller Natur ist, sogar überlegen sein können.

2.7   Ambulante Stufendiagnostik bei schlafbezogenen Atmungsstörungen, Polygrafiesysteme

Die Notwendigkeit einer apparativen Diagnostik bei schlafbezogenen Atmungsstörungen ergibt sich aus der positiven anamnestischen Erhebung von deren Symptomen. Je mehr charakteristische Symptome vorliegen, umso höher die Verdachtsdiagnose, welche apparativ geprüft wird. Die überwachte kardio-respiratorische Polysomnografie gilt als Goldstandard der apparativen schlafmedizinischen Diagnostik im Schlaflabor. Für die Diagnostik der schlafbezogenen Atmungsstörungen stehen mit Einschränkungen aber auch vereinfachte portable Polygrafiesysteme zur Verfügung.

Die Polygrafiesysteme zur Diagnostik der Schlafapnoe müssen nach der S3-Leitlinie „Nicht erholsamer Schlaf/Schlafstörungen – Kapitel „Schlafbezogene Atmungsstörungen" der Deutschen Gesellschaft für Schlafforschung und Schlafmedizin (DGSM)

- den Atemfluss mit Thermistor oder Staudrucksensor,
- die Atmungsanstrengung mittels Induktionsplethysmografie,
- die Sauerstoffsättigung mit Pulsoximetrie,
- die Pulsfrequenz und die
- Körperlage

erfassen.

Zur ausführlichen Beschreibung der Messtechnik, der Messaufnehmer, der Auswerteparameter und deren Definition siehe Abschn. 2.8.1 und 2.8.2. Die Auswertung erfolgt nach den jeweils gültigen Regeln der AASM in ihrer jeweiligen aktuellen Fassung durch einen schlafmedizinisch ausgebildeten Facharzt. Grundsätzlich wird für eine ausreichende diagnostische Aussagefähigkeit eine Registrierzeit von mindestens 6 h während der Schlafperiode gefordert, ansonsten ist die Wiederholung der Untersuchung indiziert.

Optimale Polygrafiegeräte zeichnen sich aus durch

- robuste Messtechnik und Messaufnehmer mit langer Lebensdauer,
- einfache, zum Teil durch den Patienten selbst zu applizierende Messaufnehmer,
- geringe Artefaktanfälligkeit,
- valide automatische Auswertealgorhythmen,
- einfache und ökonomische Software zur Überarbeitung der automatischen Analyse,

- einen umfassenden, aber auch übersichtlichen und frei gestaltbaren automatischen Befund,
- eine mögliche Anbindung an die Praxissoftware oder das Krankenhausinformationssystem (KIS) mittels unterschiedlicher Schnittstellentechnologie (z. B. HL7-Schnittstelle).

Nach der oben zitierten S3-Leitlinie der DGSM ist die Diagnosestellung einer SBAS mit unüberwachten Polygrafiesystemen bei starker Verdachtsdiagnose und für die Bestimmung der Schweregrade von SBAS möglich. Die Auswertung soll durch geschultes Personal visuell erfolgen. Die alleinige Auswertung durch die softwareeigenen Algorithmen kann nicht empfohlen werden. Für eine Ausschlussdiagnostik einer SBAS wird die PSG empfohlen, da die Polygrafie dafür nicht als ausreichend valide betrachtet wird. Die Polygrafie soll in der Regel für die Diagnostik der SBAS bei Patienten mit für diese Fragestellung relevanten komorbiden Störungen nicht als Ersatz für die PSG angewendet werden. Komorbide Erkrankungen, welche geeignet sind, die Aussagekraft der Polygrafiesysteme zu reduzieren und eine diagnostische Polysomnografie erforderlich machen, sind:

- pulmonale,
- psychiatrische,
- neurologische und
- neuromuskuläre Erkrankungen.

Ebenso wird die Polygrafie beim komorbiden Auftreten von Schlafstörungen, wie z. B.

- zentralen Schlafapnoen,
- Insomnien,
- periodischen Bewegungsstörungen im Schlaf,
- Narkolepsien oder
- zirkadianen Schlaf-Wach-Rhythmusstörungen .

nicht empfohlen
    Zu beachten ist, dass Polygrafiesysteme bei Überwiegen von Hypopnoen nicht immer valide obstruktive von zentralen Schlafapnoen unterscheiden können (Abschn. 2.8.8). Aufgrund des Fehlens von EEG-Kanälen sind sie bei der Schweregradeinteilung einer Schlafapnoe weniger genau als eine Polysomnografie. Respiratory Event Related Arousals (RERAS), welche das Ergebnis leichter Obstruktionen der oberen Atemwege darstellen und zu Einschränkungen der Atmung führen, welche noch nicht die Kriterien einer Hypopnoe erfüllen, werden mit Polygrafiesystemen aufgrund des Fehlens eines EEGs nicht valide erfasst und können zu einer Unterschätzung des Befundes führen. Darüber hinaus können ebenfalls aufgrund des Fehlens des EEGs physiologische Unregelmäßigkeiten der Atmung beim Schlaf-Wach-Übergang (Einschlafapnoe) fälschlich als

Apnoe klassifiziert werden und falsch-positive Ergebnisse liefern. Ebenso lassen sich mit diesen reduzierten Systemen Differenzialdiagnosen der Schlafapnoe nicht erfassen.

Es wurde ein Stufenschema für die qualitätsgesicherte Behandlung schlafbezogener Atmungsstörungen festgelegt. Der Ablauf der Stufendiagnostik ist in der Anlage I Nr. 3 der Richtlinien des gemeinsamen Bundesausschusses zu Untersuchungs- und Behandlungsmethoden der vertragsärztlichen Versorgung gemäß § 135 Abs. 1 SGB V (Richtlinie Methoden vertragsärztlicher Versorgung) definiert.

Stufenschema für die Diagnostik von SBAS nach den Richtlinien zu den Methoden der vertragsärztlichen Versorgung (ehemals BUB-Kriterien)

1. Stufe: standardisierter Fragebogen zu spezifischen Symptomen und Folgezuständen der SBAS (Abschn. 2.3 und 2.8.1).
2. Stufe: klinische Untersuchung mit gezielter Schlafanamnese (Abschn. 2.1).
3. Stufe: ambulante Untersuchung in der heimischen Umgebung des Patienten mittels 8-känäligen Polygrafiesystems.
4. Stufe: Bei eindeutig positivem ambulantem Polygrafiebefund kann direkt im ambulanten oder stationären Schlaflabor unter polysomnografischer Überwachung eine Therapie mittels nächtlicher Ventilation oder anderer Verfahren eingeleitet werden. Bei nicht eindeutigem Polygrafie-Befund, insbesondere hinsichtlich des Vorliegens einer SBAS oder fehlender differenzialdiagnostischer Aussagemöglichkeiten, wird im ambulanten oder stationären Schlaflabor eine diagnostische Polysomnografie durchgeführt.

In Stufe 3 werden während einer Nacht in der heimischen Umgebung je nach Ableitsystem relevante Biosignale schlafbezogener Atmungsstörungen erfasst.

Die Ergebnisse werden mittels computergestützter Analyse in aller Regel am nächsten Tag ausgewertet (Abb. 2.2 und 2.3). Dafür hat die American Academy of Sleep Medicine erstmals Regeln für die standardisierte Auswertung polygrafischer Untersuchungen formuliert (Tab. 2.5 und 2.6).

In Stufe 4 kann nach den BUB-Richtlinien in Übereinstimmung mit der S3-Leitlinie „Nicht erholsamer Schlaf/Schlafstörungen" – Kapitel „Schlafbezogene Atmungsstörungen" der Deutschen Gesellschaft für Schlafforschung und Schlafmedizin (DGSM) und den Empfehlungen der American Academy of Sleep Medicine (AASM) bei einem positiven, unüberwachten Polygrafiebefund in heimischer Umgebung im Schlaflabor direkt eine Einstellung auf eine nächtliche Ventilationstherapie unter polysomnografischen Bedingungen vorgenommen werden. Ist die Aussagefähigkeit der Polygrafiesysteme aufgrund des Vorliegens oben aufgeführter komorbider Erkrankungen eingeschränkt, erfolgt vor Therapieeinleitung eine diagnostische Polysomnografie. Verlaufs- und Therapiekontrollen können mittels Polygrafiesystemen erfolgen. Bei Patienten mit unklarem

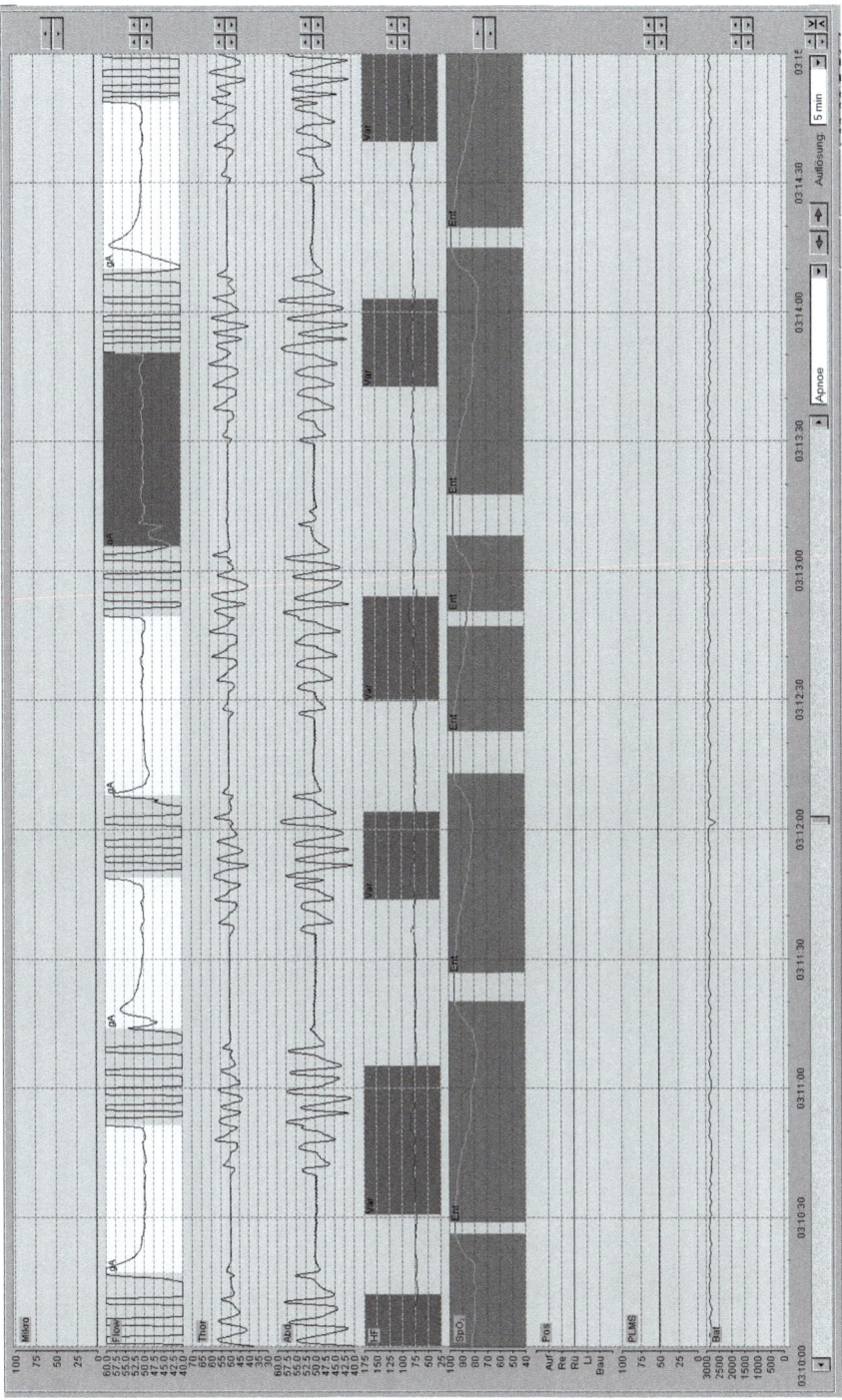

Abb. 2.2 5-min-Darstellung einer Polygrafieuntersuchung bei obstruktiver Schlafapnoe. Dargestellt sind wiederholte gemischte und obstruktive Apnoen (s. Abb. oben, *Flow*), assoziierte O_2-Desaturationen (s. Abb. unten, *SpO₂*) und apnoeterminierende Beschleunigungen in der Herzfrequenz (*HF*) als Ausdruck eines Arousals

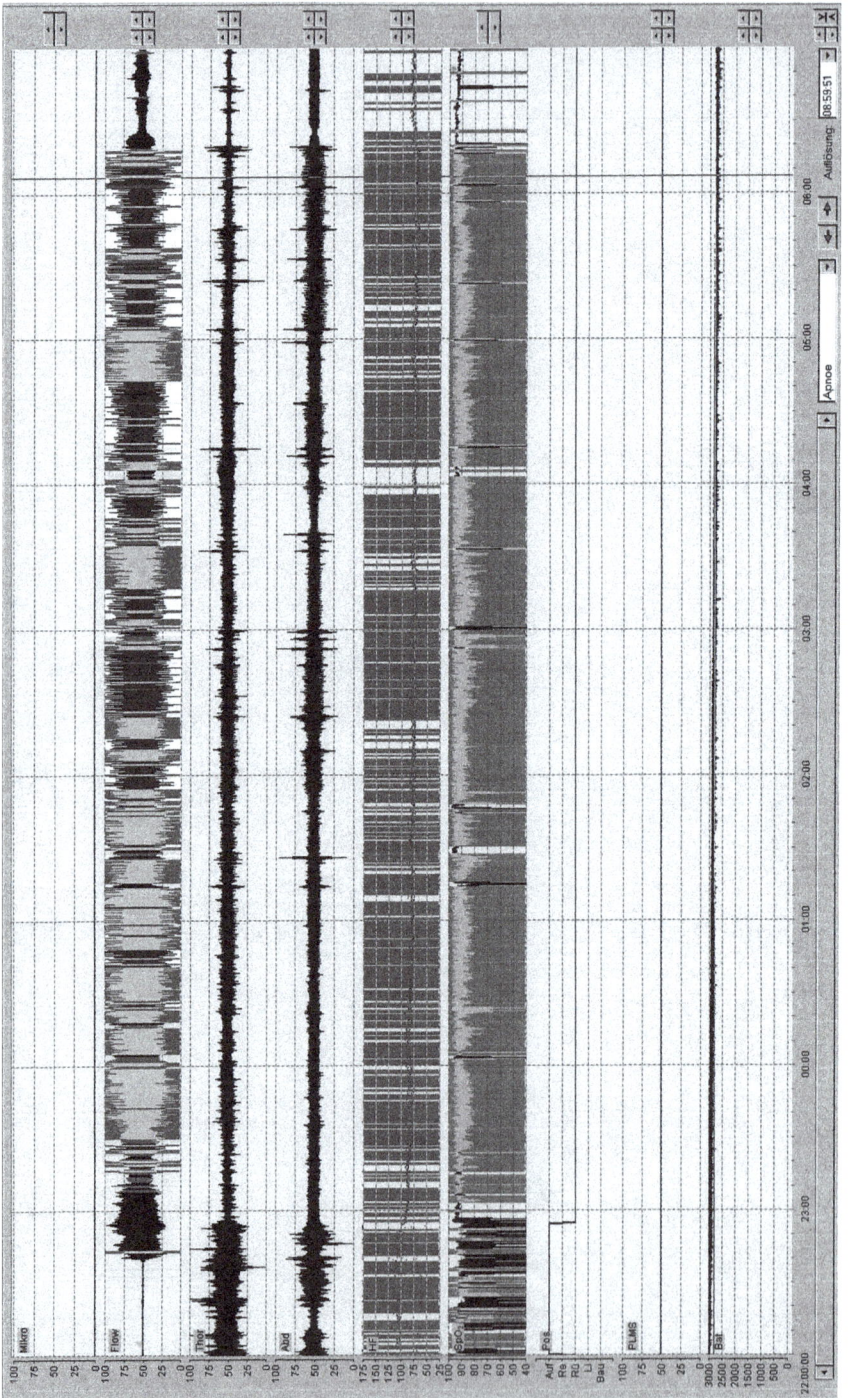

Abb. 2.3 Ganznachtdarstellung einer Polygrafieuntersuchung bei obstruktiver Schlafapnoe. Dargestellt sind obstruktive, gemischte und zentrale Apnoen (s. Abb. oben, *Flow*) im oronasalen Luftfluss. Weiterhin repetitive HbO_2-Desaturationen (s. Abb. unten, SpO_2) und Variationen in der Herzfrequenz (*HF*). Der Patient weist einen Respiratory Disturbances Index (RDI) von 46,2/h auf und einen Entsättigungsindex (EI) von 62,1/h

Therapieerfolg, hohem Herz-Kreislauf-Risiko und Patienten mit anderen den Schlaf störenden Erkrankungen können PSG-Kontrollen indiziert sein.

▶   **Praxistipp** Es sei an dieser Stelle darauf hingewiesen, dass für alle anderen
    Schlafstörungen außer den SBAS eine Stufendiagnostik mit unüberwachten
    Polygrafiesystemen nach dem Stufenschema für die qualitätsgesicherte Be-
    handlung schlafbezogener Atmungsstörungen nicht erforderlich und sinnvoll
    ist.

In der jüngeren Vergangenheit wurden weitere ambulante Untersuchungsverfahren entwickelt, welche ebenso geeignet erscheinen, diagnostische Hinweise auf das Vorliegen
schlafbezogener Atmungsstörungen zu geben, so beispielsweise die periphere arterielle
Tonometrie (PAT) und die Puls-Transit-Zeit bzw. Pulswellenanalyse. Derzeit sind diese
aber in dem Stufenschema für die qualitätsgesicherte Behandlung schlafbezogener
Atmungsstörungen noch nicht berücksichtigt.

Die periphere arterielle Tonometrie (PAT) erfasst die Veränderungen des vaskulären
Tonus am Finger während des Schlafes. Der periphere Gefäßtonus sowie der periphere
Gefäßwiderstand werden durch die sympathische Nervenaktivität beeinflusst. Dabei kor-
relierten die mittels PAT bestimmten respiratorischen Indizes (Entsättigungsindex, AHI,
RDI) signifikant positiv mit den durch Polysomnografie ermittelten schlafbezogenen
Kenngrößen. Die AASM beschreibt die PAT als Alternative zu herkömmlichen Poly-
grafiesystemen unter der Voraussetzung, dass u. a.

• die Oximetrie und die Herzfrequenz aufgezeichnet werden,
• die Rohdaten einsehbar sind und
• die automatische Analyse einsehbar und editierbar ist.

Ebenso findet sich in der Teilaktualisierung der S3 Leitlinie „Schlafbezogene Atmungsstörungen bei Erwachsenen" der Hinweis, dass eine validierte, PAT-basierte Technologie
eine gute Evidenz für die Diagnostik der Schlafapnoe aufweist und analog zur Polygrafie
bei hoher Prätestwahrscheinlichkeit für den diagnostischen Nachweis und die Schweregradbestimmung von schlafbezogenen Atmungsstörungen eingesetzt werden sollte.

2.8   Polysomnografie (PSG)

Die Polysomnografie (PSG) stellt den Goldstandard bei der Diagnostik von Schlafstörungen dar. Sie ist in der Lage, den Schlaf und seine pathologischen Veränderungen
objektiv zu erfassen. Mithilfe der PSG lassen sich Ursachen von Schlafstörungen, z. B.
Schlafapnoe, periodische Bewegungen der Gliedmaßen im Schlaf oder auch Schlafwahrnehmungsstörung, erkennen und verifizieren, die auf anderem Wege einer Diagnostik
nicht zugänglich sind.

In zahlreichen Untersuchungen konnte gezeigt werden, dass der Anteil von ambulant gestellten Diagnosen nach einer PSG in bis zu 50 % der Fälle modifiziert oder wesentlich ergänzt werden musste. Insbesondere bei schlafbezogenen Atmungsstörungen muss häufig ein Wechsel der Diagnose erfolgen oder eine relevante schlafbezogene Zweitdiagnose gestellt werden.

Nachdem durch eine Expertengruppe der American Academy of Sleep Medicine (AASM) ein neues Klassifikationssystem (International Classification of Sleep Disorders, 3rd Edition; ICSD-3 R) veröffentlicht wurde, besteht Hoffnung auf ein umfassendes und allgemein anerkanntes Klassifikationssystem für die klinische und wissenschaftliche Schlafmedizin.

Die AASM-Kriterien (The AASM Manual for the Scoring of Sleep and Associated Events – Rules, Terminology and Technical Specifications), welche 2007 eingeführt wurden und die bis dahin allgemein akzeptierten Kriterien von Rechtschaffen und Kales (1968) abgelöst haben, stellen einen weltweiten Standard für die Durchführung und Auswertung der Polysomnografie bei Erwachsenen und Kindern dar. Sie beinhalten ebenso Kriterien und Empfehlungen zur Durchführung und Auswertung ambulanter Untersuchungen bei schlafbezogenen Atmungsstörungen (Polygrafie). Ergänzt werden die Kriterien durch standardisierte Empfehlungen für Verstärkereinstellungen, einheitliche Benutzeroberflächen PC-gestützter Systeme, Datenformate und für die visuelle Auswertung und Befundung der PSG. Alle Empfehlungen der AASM werden entweder evidenzbasiert getroffen, basieren auf Literaturreviews oder auf Konsensusverfahren. Die Kriterien werden regelhaft auf Basis des aktuellen wissenschaftlichen Erkenntnisstandes aktualisiert.

Charakteristisch ist die Voranstellung eines „N" vor die jeweilige nummerische Schlafstadienbezeichnung unter den neuen Kriterien. Bei Rechtschaffen und Kales (1968) wurde ein „S" vor die numerische Schlafstadienbezeichnung gestellt. So wurde beispielsweise aus dem Stadium „S. 1" bei Rechtschaffen und Kales jetzt das Stadium „N 1".

Im Folgenden werden

- die Grundlagen der jeweils zur Drucklegung aktuellen Schlafstadienklassifikation,
- die abzuleitenden Standardbiosignale in einer PSG und
- die Auswertung und Bewertung der Ergebnisse der PSG bei den häufigsten Störungsbildern dargestellt.

Von der Deutschen Gesellschaft für Schlafforschung und Schlafmedizin (DGSM) wurden Qualitätskriterien für die Durchführung von Polysomnografien entwickelt. Diese beziehen sich auf die bauliche Grundausstattung eines Schlafzentrums, die technische und personelle Ausstattung und die Prozessabläufe in einem durch die DGSM akkreditierten Schlafzentrum. Die jeweils aktuellen Kriterien können auf der Homepage der DGSM (www.dgsm.de) eingesehen werden.

Jeder polysomnografischen Aufzeichnung hat eine technische und biologische Kalibrierung vorauszugehen.

Die **biologische Kalibrierung** dient der

- Abgrenzung physiologischer Ereignisse während des Schlafes gegenüber Artefakten,
- Überprüfung der Verstärkereinstellungen und Polungen einzelner Ableitkanäle und
- Zuordnung spezifischer Verhaltensweisen während des Schlafes zu entsprechenden Ableitmustern.

Biologische Kalibrierung

- Augen auf versus Augen geschlossen für jeweils ca. 30 s (Alpha-Blockierungseffekt)
- Blinzeln
- Blickbewegungen der Augen nach links bzw. rechts bei gerader Kopfhaltung
- Rollende Augenbewegungen
- Schlucken
- Zähne zusammenbeißen
- Schnarchen
- Bis 5 zählen (Differenzierung Sprache gegen Schnarchen bei Verwendung eines Schnarchmikrofons)
- Forciertes Einatmen
- Forciertes Ausatmen
- Luft anhalten, Müller-Manöver (negativer Valsalva-Versuch) zur Erfassung paradoxer Atemexkursionen
- Extension der linken bzw. rechten Großzehe

In der Praxis liegt der Patient während der biologischen Kalibrierung auf seinem Bett und wird über die bidirektionale Sprechanlage gebeten, die oben aufgeführten Maßnahmen unter kontinuierlicher Dokumentation der entsprechenden Biosignale in der PSG durch das medizinische Personal durchzuführen.

Die biologische Kalibrierung mit exakter Beschriftung wird zusammen mit der polysomnografischen Ableitung der zugehörigen Nacht nach den Vorschriften zur Dokumentation für 10 Jahre archiviert.

Eine sorgfältige Dokumentation der polysomnografischen Aufzeichnung ist zu beachten. Das durch das medizinische Personal erstellte Nachtprotokoll muss eine schnelle und eindeutige Zuordnung von Patient und Ableitungsnacht erlauben.

Die Dokumentation enthält:

- Medikamente,
- Therapieart,

- biologische Kalibrierung,
- alle besonderen Vorkommnisse, wie z. B. technische Defekte, Artefakte etc.

Darüber hinaus enthält sie eine ausführliche Verhaltensbeobachtung; diese beinhaltet z. B.

- Aufstehzeiten,
- emotionalen Zustand,
- Schlafwandeln u. a.

Medizinische Notfallsituationen, z. B. epileptische Anfälle oder kardiale Arrhythmien, können mit der Ableitung und Aufzeichnung zahlreicher Vitalparameter und durch die Anwesenheit geschulten Personals schnell erkannt werden. Damit kommt das Schlaf-labor einer intensivmedizinischen Überwachungseinheit sehr nahe. Geschultes Personal ist bereits während der Aufzeichnung in der Lage, auftretende Fehlerquellen, wie z. B. Elektroden- oder Messaufnehmerartefakte, zu beseitigen. Im Falle von therapeutischen PSGs mit Anpassung einer Ventilationstherapie bei schlafbezogenen Atmungsstörungen wird vom medizinischen Personal ein **Titrationsprotokoll** erstellt.

▶   **Praxistipp** Das Titrationsprotokoll beinhaltet die Art des Therapiegerätes und
      der verwendeten Maske. Das applizierte Druckniveau, der Beatmungsmodus
      und seine Veränderungen werden zeitgenau protokolliert, wobei Änderungen
      im Beatmungsmodus durch das Auftreten von respiratorischen Ereignissen,
      O_2-Schwankungen und kardiale Parameter begründet werden.

Hinsichtlich der diagnostischen und therapeutischen Möglichkeiten und Genauigkeit er-gibt sich eine Überlegenheit der stationär durchgeführten PSG gegenüber ambulanten Registrierungen im häuslichen Rahmen des Patienten.

2.8.1   Standardparameter der Polysomnografie (PSG)

Die polysomnografischen Standardbiosignale für die diagnostische PSG beinhalten nach den Kriterien der AASM für die Beurteilung des Schlafes 3 Ableitungen des **EEG** nach dem internationalen Ten-Twenty-System mit Ableitungen von F4-A1, C4-A1 und O2-A1. Als Back-up-Ableitungen oder zur besseren Detektion von Seitendifferenzen werden die Ableitungen F3-A2, C3-A2 und O1-A2 zusätzlich empfohlen (Abb. 2.4). Es handelt sich dabei um unipolare Ableitungen. Diese Längsreihenableitung ermöglicht die klare Erkennung und Definition von Grafoelementen, die besondere Muster im EEG dar-stellen. So sind über den frontalen Ableitungen K-Komplexe und Delta-Wellen definiert, über den zentralen Ableitungen Vertex-Zacken und Schlafspindeln und über den okzipi-

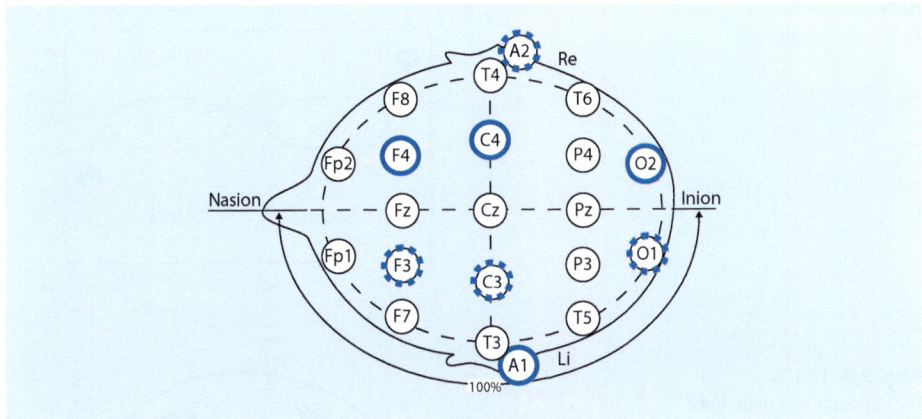

Abb. 2.4 EEG-Standard-Elektrodenposition nach dem internationalen Ten-Twenty-System. Gestrichelte Kreise repräsentieren Ersatz- oder Back-up-Elektrodenpositionen

talen Ableitungen Alpha-Wellen, die für die Beurteilung von Schlaf-Wach-Übergängen und der Weckreaktionen (Arousals) von Bedeutung sind.

Weiterhin umfasst die Standard-PSG 2 Ableitungen des EOG und des EMG.

Die Elektroden des **EOG** werden ca. 1 cm vom linken und rechten Orbitalrand des jeweiligen Auges geklebt, wobei die Elektroden in der Vertikalen um ca. 1 cm versetzt aufgebracht werden (Abb. 2.5). Diese Elektrodenplatzierung erlaubt neben der Registrierung der für den Wach-Schlaf-Übergang charakteristischen Slow Eye Movements (langsame rollende Augenbewegungen) auch die Registrierung horizontaler und, mit geringerer Amplitude, vertikaler Augenbewegungen.

Das **EMG,** am M. mentalis und M. submentalis abgeleitet, gewährleistet eine optimale Erkennung der Atonie der Skelettmuskulatur während des REM-Schlafes und stellt stadienabhängige Variationen in der Amplitude der Muskelspannung dar. Dabei werden 1 Elektrode 1 cm über der Mittellinie der Kinnspitze und 2 Elektroden 2 cm unterhalb der Kinnspitze (eine 2 cm nach rechts und die andere 2 cm nach links) platziert. Es wird eine bipolare Ableitung vom M. mentalis nach M. submentalis vorgenommen. Die verbleibende Elektrode am M. submentalis dient als Reserveelektrode für den Fall einer Verschlechterung des Elektrodenübergangswiderstands einer Elektrode während der Registrierung (Abb. 2.6).

Für die Erkennung kardialer Ereignisse wird ein zumindest 1-kanaliges **EKG** aufgezeichnet. Da die klassische Ableitung II Elektroden der rechten Schulter und des linken Beines verwendet, werden die Elektroden am Rumpf parallel zu dieser Achse appliziert. Diese Ableitung dient vornehmlich der Erkennung von Herzrhythmusveränderungen und deren Zuordnung zu anderen PSG-Parametern (z. B. Apnoen).

Weiterhin wird der Atemfluss an Mund und Nase getrennt aufgezeichnet und thorakale bzw. abdominelle Atemexkursionen, die arterielle HbO_2-Sättigung mittels

Abb. 2.5 EOG-
Elektrodenpositionen

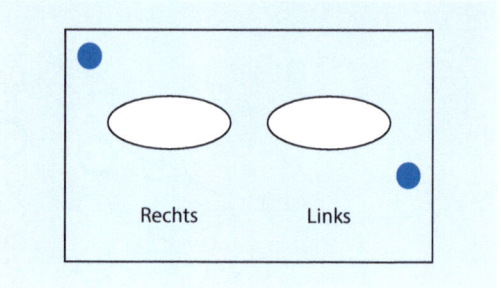

Abb. 2.5 EOG-
Elektrodenpositionen

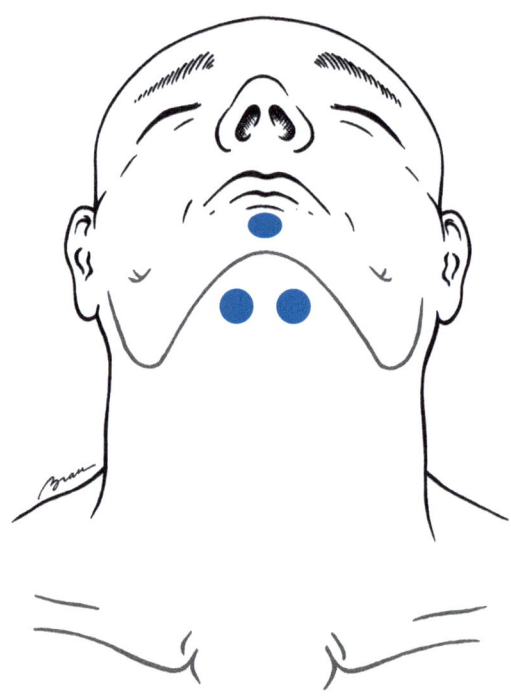

Abb. 2.6 EMG-
Elektrodenpositionen. (Mit
freundlicher Genehmigung von
Dr. med. G. Bran)

Pulsoximetrie, ein (Schnarch-)Mikrofon sowie ein Körperlagesensor mitgeführt. Sie dienen der Erfassung respiratorischer Ereignisse und ihrer Zuordnung zur Körperlage während des Schlafes.

Nach den Kriterien der AASM erfolgt die Registrierung des **oronasalen Luftflusses**
für die Detektion von Apnoen mittels Thermistoren (Thermosensoren) und die Erkennung von Hypopnoen mittels Staudruckmessung (Abb. 2.7). Als diagnostischer Standard hat sich trotzdem vielerorts aus praktischen Erwägungen die Staudruckmessung
durchgesetzt. Allerdings erlauben die klassischen Nasenbrillen der Staudruckmessung
in der Regel nur die Registrierung der Nasenatmung. Deshalb empfiehlt sich bei ein-

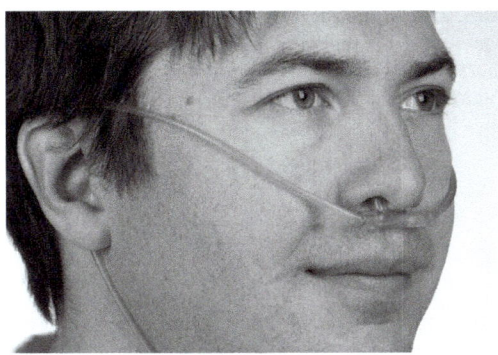

Abb. 2.7 Staudruckmessung mittels Nasenbrille

deutiger Mundatmung die zusätzliche Registrierung des oronasalen Luftflusses mittels Thermistor. In jüngerer Vergangenheit wurden auch Kombisensoren entwickelt, welche den gleichzeitigen Einsatz von Staudruck- und Thermistormessung erlauben. Nach der AASM ist neuerdings auch die rechnerische Schätzung des oronasalen Luftflusses durch thorakale und abdominelle induktionspletysmografische Messaufnehmer (siehe unten) möglich.

Zur Erfassung der **Atemanstrengungen** können piezokeramische Messaufnehmer mit Dehnungsgürteln an Thorax und Abdomen appliziert werden (Abb. 2.8). Da diese aufgrund ihrer punktuellen Messtechnik kein quantitatives Signal bieten und nur eingeschränkt geeignet sind, Hypopnoen in zentrale und obstruktive Formen eindeutig zu differenzieren, werden induktionspletysmografische Messaufnehmer empfohlen. Sie stellen für Thorax und Abdomen Messsensoren dar, welche die Zirkumferenz vollständig umfassen. Das Messsignal ist in diesem Falle nicht abhängig von Länge und Spannung des Sensors, sondern proportional von der Fläche, die der Sensor umfasst.

Während der Titration oder zur Therapieevaluation bei nächtlicher Ventilationstherapie kann ebenso der geräteinterne Flowsensor Verwendung finden.

Die Ösophagusdruckmessung ist der Goldstandard für die Messung der Atemanstrengung. Dabei werden ein oder mehrere Drucksensoren, die in einem dünnen, flexiblen Schlauch an unterschiedlichen Positionen platziert sind, in die Speiseröhre des Patienten eingebracht. Der primäre Druckaufnehmer wird oberhalb, der zweite unterhalb des Zwerchfells positioniert. Der Differenzdruck ergibt das Drucksignal. Die aufgrund der Atemarbeit auftretenden intrathorakalen Druckschwankungen können so, in der Regel quantitativ, gemessen werden.

Die Verwendung einer Ösophagusdrucksonde zur eindeutigen Differenzierung von obstruktiven und zentralen Atmungsstörungen während des Schlafes wird aus praktischen Gründen nicht in der klinischen Routine empfohlen. Spezialisierten Laboren oder Schlafzentren mit pneumologischem Schwerpunkt werden vonseiten der Fachgesellschaft (DGSM) das Bereitstellen der Methode und ihre Anwendung im Bedarfsfall allerdings nahegelegt. Auch in Schlafzentren an HNO-Abteilungen findet die Methode

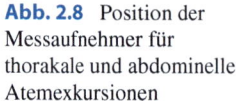
Abb. 2.8 Position der Messaufnehmer für thorakale und abdominelle Atemexkursionen

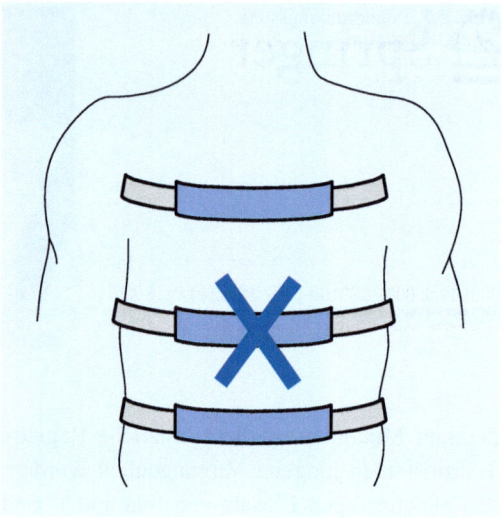

Anwendung, insbesondere als Mehrkanaldrucksonden im Pharynx und oberen Ösophagus zur Erfassung möglicher Obstruktionsorte bei Patienten mit obstruktiver Schlafapnoe.

Periodische Bewegungsstörungen im Schlaf werden anhand zweier Elektromyogramme, die am jeweiligen M. tibialis anterior abgeleitet werden, erfasst. Es handelt sich dabei um eine bipolare Ableitung. Die 1. Elektrode wird 4 Finger breit unterhalb der Tuberositas tibiae und 1 Finger breit lateral der Tibiakante geklebt. Um den jeweiligen anatomischen Verhältnissen gerecht zu werden, sollte die 1. Position vom Patienten selbst, unter Anleitung des Fachpersonals, ausgemessen werden. Der 2. Punkt liegt ca. 5 cm distal. Die tibialen Elektroden sollten möglichst gut fixiert werden, um ein Ablösen aufgrund von nächtlichen Beinbewegungen zu vermeiden (Abb. 2.9).

Die digitale Videometrie dient der Erfassung der Körperlage, vor allem aber von Verhaltensauffälligkeiten während des Schlafes. Mit ihrer Hilfe lassen sich insbesondere bei Parasomnien und epileptischen Ereignissen während des Schlafes differenzialdiagnostische Aussagen valider treffen.

Einen Überblick über die Standardparameter der Polysomnografie gibt Abb. 2.10.

Messgrößen und Ableitungen der Standard-PSG

- 3 EEG: F4-A1, C4-A1 und O2-A1 (als Back-up-Ableitungen oder zur besseren Detektion von Seitendifferenzen darüber hinaus: F3-A2, C3-A2 und O1-A2)
- 2 EOG: linker und rechter Orbitalrand

Abb. 2.9 EMG-Elektroden am
M. tibialis anterior

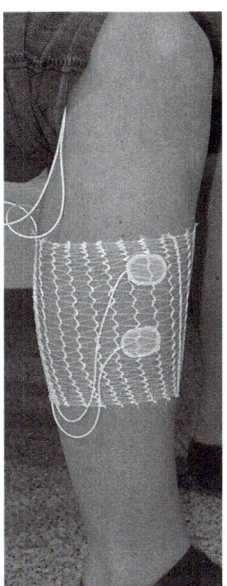

- 1 EMG: 3 Elektroden (1 M. mentalis, 2 M. submentalis)
- (Schnarch-)Mikrofon
- Körperlagesensor
- Oronasaler Luftfluss, Mund-Nase getrennt (Thermistoren, Staudruckmessung, Kombisensoren)
- Thorakale und abdominelle Atemexkursionen (piezokeramischer Dehnungs-gürtel, Induktionspletysmografie)
- 2 EMG, Mm. tibiales anteriores
- 1 EKG, mindestens einkanalig
- Pulsoximetrie, HbO_2-Sättigung
- Videometrie mit Zoom und Schwenkneigekopf-Technik

2.8.2   Auswertungsparameter der Polysomnografie (PSG)

Die PSG wird am Morgen nach der nächtlichen Aufzeichnung von einem Somnologen oder Arzt für Schlafmedizin ausgewertet oder bei Vorausauswertung durch Assistenz-personal von ihm überarbeitet und validiert. Die Auswertung beruht auf den Kriterien der AASM (Abschn. 1.3). Weiterhin werden motorische (z. B. PLMS, Periodic Limb Move-ments in Sleep), respiratorische (z. B. Apnoen), EEG-bezogene (z. B. Arousals) und an-dere klinisch relevante Ereignisse differenziert klassifiziert.

Abb. 2.10 Schematische
Darstellung der Ableitpunkte
einiger Parameter der
Polysomnografie; mod. nach
Weeß (2010)

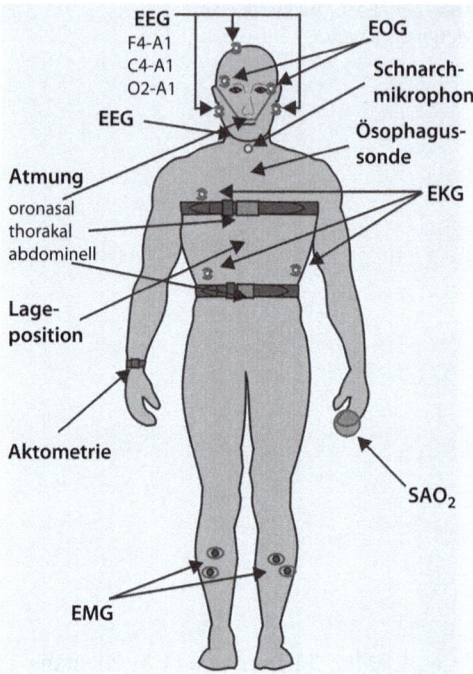

2.8.2.1 Statistische Kennwerte des Schlafes

Auf Basis der klassischen Schlafparameter (EEG, EOG, EMG) lässt sich über deskriptiv-statistische Parameter die Qualität des Nachtschlafes beschreiben.

Dabei beziehen sich die statistischen Werte (Tab. 2.3) auf

- Einschlaffähigkeit,
- nächtliches Schlafvermögen,
- qualitative Zusammensetzung des Nachtschlafes,
- physiologisch zyklische Abfolge der Schlafstadien (Schlaffragmentierung).

Die **Schlafperiodendauer** (Sleep Period Time, SPT) beschreibt die Zeitspanne vom Einschlafen bis zum morgendlichen Erwachen.

Die **totale Schlafzeit** (Total Sleep Time, TST) gibt Auskunft über die während der Schlafperiode tatsächlich schlafend verbrachte Zeit. Dazu werden von der Schlafperiodendauer die nächtlichen Wachphasen abgezogen.

Die **Schlafeffizienz** beschreibt das Verhältnis der im Bett schlafend verbrachten Zeit zur gesamten Bettzeit. Sie wird in Prozent angegeben. Zusammen mit der totalen Schlafzeit (TST) und der Schlafperiodendauer (SPT) gilt die Schlafeffizienz als Kennwert für das nächtliche Schlafvermögen.

Tab. 2.3 Statistische Kennwerte der Polysomnografie-Auswertung nach AASM 2016

Schlafparameter	Berechnung	Funktion/Bedeutung	Orientierende Kennwerte
„Time in bed" oder Aufzeichnungszeit	Zeitraum von „Licht aus" bis „Licht an" (min)	Bettzeit, insomnische Störungen, Schlafmangelsyndrom	–
SPT 1	Sleep period time 1: Zeit vom ersten N1 bis zum endgültigen Aufwachen (min)	Schlafvermögen, insomnische Störungen	Hohe interindividuelle Varianz, 5–9 h, altersabhängig
SPT 2	Sleep period time 2: Zeit vom Einschlafen (N2) bis zum endgültigen Aufwachen (min)	Schlafvermögen, insomnische Störungen	Hohe interindividuelle Varianz, 5–9 h, altersabhängig
TST 1	Total sleep time 1: SPT 1 ohne Wachzeit (min)	Schlafvermögen, insomnische Störungen	Hohe interindividuelle Varianz, 5–9 h, altersabhängig
TST 2	Total sleep time 2: SPT 2 ohne Wachzeit (min)	Schlafvermögen, insomnische Störungen	Hohe interindividuelle Varianz, 5–9 h, altersabhängig
SEI	Sleep efficiency index: TST1/TIB×100	Schlafvermögen, insomnische Störungen	Altersabhängig, >85–90 %
SOL 1	Sleep onset latency 1: Zeit von „Licht aus" bis 1. Auftreten N1 (min)	Einschlaffähigkeit, Einschlafstörungen	<30 min
SOL 2	Sleep onset latency 2: Zeit von „Licht aus" bis 1. Auftreten N2 (min) oder N2 über 3 Epochen zusammenhängend	Einschlaffähigkeit, Einschlafstörungen	<30 min
SOL N3	Sleep onset latency 3: Zeit vom 1. Auftreten N1 bis zum 1. Auftreten von N3 (min)	Schlafqualität, -zyklik, NonREM-REM-Organisation	–
REM-Latenz	Zeit vom 1. Auftreten N1 bis zum 1. Auftreten von Stadium R (min)	Schlafqualität, -zyklik, NonREM-REM-Organisation, Narkolepsie	90 ± 20 min

(Fortsetzung)

Tab. 2.3 (Fortsetzung)

Schlafparameter	Berechnung	Funktion/Bedeutung	Orientierende Kennwerte
Anteil Wach, N1, N2, N3, R	Prozentualer Anteil einzelner Schlafstadien bezogen auf TST 1	Schlafqualität, organismische und psychische Erholungsfunktion, Durchschlafstörungen	Alters- und geschlechtsabhängig (Tab. 2.6)
Arousal-Index (AI)	Durchschnittliche Anzahl aller Weckreaktionen pro Stunde, bezogen auf TST 1	Schlaffragmentierung, global	Alters- und geschlechtsabhängig (Männer ↑)
Respiratorischer Arousal-Index (RAI)	Durchschnittliche Anzahl der respiratorisch-bedingten Weckreaktionen pro Stunde, bezogen auf TST 1	Schlaffragmentierung, Beitrag respiratorischer Ereignisse, schlafbezogene Atmungsstörungen	<10/h
PLMS-Arousal-Index (PLMS-AI)	Durchschnittliche Anzahl der PLMS-bedingten Weckreaktionen pro Stunde, bezogen auf TST 1	Schlaffragmentierung, Beitrag periodischer Beinbewegungen, RLS, PLMD	<5/h, Schweregradklassifikation: • 5≤20/h: leicht • 20–60/h: moderat • >60/h: schwer
Endogener Arousal-Index (EAI)	Durchschnittliche Anzahl der endogenen Weckreaktionen pro Stunde, bezogen auf TST 1	Schlaffragmentierung, Beitrag endogener Ereignisse, Insomnien, Narkolepsie u. a.	Unklar, zur Orientierung wie Arousal-Index (AI)
REM-Periodenintervall	Dauer eines NonREM-REM-Zyklus	Schlafzyklik, NonREM-REM-Organisation, Narkolepsie, psychisch bedingte Schlafstörungen	Hohe interindividuelle Varianz, 90 ± 20 min

Die **Einschlaflatenzen** für das Schlafstadium N1, insbesondere aber für das Stadium N2, beschreiben die Einschlaffähigkeit. Es wird die Zeit vom Löschen des Lichtes (alternativ Beginn der Aufzeichnung) bis zum Auftreten der 1. Epoche N1 bzw. N2 bestimmt. Engere Auslegungen für das Einschlafen fordern das zusammenhängende Auftreten von 3 Epochen Schlafstadium N2 für die Einschlaflatenz.

Die **REM-Latenz** (die Zeit zwischen dem 1. Auftreten von N1 bis zum 1. Auftreten von R in Minuten) gibt Auskunft über Störungen der NonREM-REM-Organisation, wie sie beispielsweise bei der Narkolepsie und mit Einschränkungen bei einigen psychiatrisch bedingten Schlafstörungen beobachtet werden können. Deutliche Verkürzungen der normalen REM-Latenz von normalerweise 90 ± 20 min bis unter 10 min (sog. Sleeponset-REM, SOREM) sind indikativ für die Narkolepsie. Von einigen Autoren wird SOREM auch mit einer Latenz von 15 bzw. 20 min definiert. Bei Depressionen kann die durchschnittliche REM-Latenz um 50 min, aber auch darunter liegen.

Der prozentuale Anteil einzelner Schlafstadien, bezogen auf die Schlafperiodendauer oder die **Bettzeit** (Time in Bed, TIB), verändert sich mit dem Alter. Von besonderem Interesse sind dabei der Anteil des Tiefschlafes und der Anteil des REM-Schlafes.

Während dem Tiefschlaf eine wichtige organismische Erholungsfunktion zugeschrieben wird, schreibt man dem REM-Schlaf eine wichtige Bedeutung für das intellektuelle Leistungsvermögen, Lern- und Gedächtnisprozesse und das emotionale Befinden zu (Kap. 1). Der Wachanteil während der Schlafperiode ist insbesondere bei insomnischen Störungen von Interesse, da er auf charakteristische Weise das Ausmaß der Durchschlafstörung beschreibt. Der Anteil des leichten oder oberflächlichen Schlafes (N1, N2) ist bei vielen Schlafstörungen mit repetitiven Arousal-Reaktionen oder bei chronischem Hypnotikagebrauch erhöht.

Die Normwerte der Schlafstadienanteile (Tab. 2.4) verdeutlichen deren Altersabhängigkeit und zeigen für den Anteil des Tiefschlafes (N3) einen deutlichen Geschlechtereffekt zuungunsten der Männer mit zunehmendem Lebensalter. Zu beachten ist, dass diese Normwerte auf den ursprünglichen Kriterien von Rechtschaffen und Kales beruhen. Die von der AASM (2007 bis 2016) aufgestellten Analysekriterien dürften jedoch zu keiner wesentlichen Veränderung existierender Normwerte führen. Allenfalls ist eine Verkürzung der Einschlaflatenz, eine leichte Erhöhung von Stadium N2 zuungunsten von Stadium N1 und ein nahezu unveränderter REM- und Tiefschlafanteil zu erwarten. Zum gegenwärtigen Zeitpunkt stehen aktuellere Normwerte basierend auf den Kriterien der AASM jedoch nicht zur Verfügung.

2.8.2.2 Phänomenologie und Klassifikation von Weckreaktionen

Unter einem **Arousal** wird eine abrupte Frequenzänderung/Frequenzbeschleunigung im EEG verstanden. Sie beinhaltet Theta-Wellen, Alpha-Wellen oder Frequenzen über 16 Hz. Schlafspindeln mit ihrer charakteristischen Frequenz zwischen 11 und 16 Hz (zumeist 12 und 14 Hz) sind ausgenommen.

Arousals können zu einer partiellen, temporären oder vollständigen Weckreaktion führen. Sie haben auf den Schlaf stets eine unterbrechende Wirkung und stellen für viele

Tab. 2.4 Normwerte der Schlafstadienanteile (in %) nach Alter und Geschlecht, basierend auf einer Studie von Redline (2004) an n = 2685 schlafgesunden Kontrollen. Auswertung nach den Kriterien von Rechtschaffen u. Kales (1968)

Alter in Jahren	Stadium 1		Stadium 2		Stadium 3/4		REM-Schlaf	
	Männer	Frauen	Männer	Frauen	Männer	Frauen	Männer	Frauen
37–54	5,8	4,6	61,4	58,5	11,2	14,2	19,5	20,9
95 % CI	5,2–6,5	4,1–5,3	60,0–62,8	57,1–60,0	9,9–12,6	12,7–15,9	18,8–20,2	20,0–21,8
55–60	6,3	5,0	64,5	56,2	8,2	17,0	19,1	20,2
95 % CI	5,6–7,0	4,4–5,7	63,2–65,9	54,5–57,8	7,1–9,5	15,2–18,9	18,4–19,8	19,3–21,1
61–70	7,1	5,0	65,2	57,3	6,7	16,7	18,4	19,3
95 % CI	6,4–7,9	4,4–5,7	63,9–66,5	55,7–58,9	5,7–7,7	14,8–18,6	17,8–19,1	18,4–20,2
>70	7,6	4,9	66,5	57,1	5,5	17,2	17,8	18,8
95 % CI	6,8–8,5	4,3–5,6	65,1–67,8	55,6–58,7	4,5–6,5	15,5–19,1	17,1–18,5	18,0–19,6

CI Confidence-Intervall

Schlafstörungen einen wesentlichen Pathomechanismus dar. Bei der Diagnostik von Schlafstörungen kommt der ätiologischen Zuordnung der Arousals (z. B. respiratorisch, motorisch, vegetativ, endogen) eine wesentliche Bedeutung zu.

Arousals im Schlaf sind stimulusabhängig. Sie können enterozeptiv (psychophysisch, sensorisch, neuronal, vegetativ) oder exterozeptiv (akustisch, optisch, taktil) ausgelöst sein.

Bei der Diagnostik von Schlafstörungen spielen insbesondere die enterozeptiven Arousals eine bedeutsame Rolle.

- Enterozeptive psychophysische Arousals können Traumerlebnissen, veränderten Blutgasverhältnissen, pH-Veränderungen, Änderungen der Muskeldehnungsrezeptoren, kinästhetischen Reizen oder Schmerzen entspringen.
- Enterozeptive neuronale Arousals entstehen im Kortex, im limbischen System, im Hypothalamus oder im retikulären System des Hirnstamms.

Arousals kommen in allen Altersgruppen vor. Ab dem 4. Lebensjahrzehnt nimmt ihre Häufigkeit signifikant zu, die Entwicklung der Arousal-Frequenz je Stunde Schlafzeit ist altersabhängig. Männer weisen mehr Arousals auf als Frauen.

Der **Arousal-Index** (Anzahl der Weckreaktionen pro Stunde Schlaf) gibt Auskunft über die Fragmentierung des Nachtschlafes und die Aufhebung des physiologischen Schlafzyklus. Je höher die Fragmentierung, desto geringer ausgeprägt oder erhalten ist die Schlafzyklik. Wird der Arousal-Index motorischen, respiratorischen oder endogenen Ereignissen zugeordnet, gibt er über den Beitrag einer Erkrankung an der Störung der physiologischen Schlafzyklik Auskunft. In dieser Form bekommt der Arousal-Index eine wichtige Bedeutung für die Schweregradbestimmung und die Therapieevaluation.

Derzeit stehen bei der polysomnografischen Diagnostik von Schlafstörungen EEG-bezogene Arousal-Analysen im Vordergrund. Sie sind im Vergleich zu den Analyse-methoden vegetativer Arousals systematisiert, validiert und normiert. Für eine Ver-besserung der Arousal-Analyse während des Schlafes ist eine systematische Zuordnung und Validierung von vegetativen Arousal-Reaktionen wünschenswert. Für die Arousal Klassifikation sind nach AASM sowohl Informationen der frontalen, zentralen als auch okzipitalen Ableitungen zu berücksichtigen.

Arousal-Kriterien der AASM

Unter einem Arousal wird eine abrupte EEG-Frequenzbeschleunigung verstanden, welche Theta-Wellen, Alpha-Wellen oder Frequenzen größer als 16 HZ umfassen kann. Schlafspindeln sind davon ausgenommen. Die Mindestdauer der Frequenz-beschleunigung beträgt 3 s.

1. Für die Arousal-Klassifikation müssen mindestens 10 s Schlaf vorausgehen. Arousals können auch in einer Wachepoche auftreten, wenn dieses z. B. bis zu 14 s Schlaf enthält. Von der AASM (2016) wird darauf hingewiesen, dass Arou-sals grundsätzlich auch in einer Wachepoche zwischen Licht aus und Licht an auftreten können und in den Arousal-Index einbezogen werden.
2. Zwischen 2 Arousals müssen mindestens 10 s Schlaf liegen (Abb. 2.11).
3. Arousals können im NonREM-Schlaf nur im EEG, also auch ohne Anstieg im Muskeltonus des submentalen EMG auftreten. Im REM-Schlaf muss das Arou-sal von einer submentalen EMG-Erhöhung von mindestens 1 s Dauer begleitet sein.
4. Ein alleiniger Anstieg im Muskeltonus reicht für die Arousal-Klassifikation nicht aus.
5. Artefakte, K-Komplexe oder Delta-Wellen werden nur dann als Arousals ge-wertet, wenn mindestens in einem Ableitkanal eine Frequenzbeschleunigung größer 3 s folgt.
6. „Pen-blocking"-Artefakte (Übersteuerung in einem Ableitkanal) werden dann als Arousals klassifiziert, wenn sie von einer Frequenzbeschleunigung gefolgt sind.
7. Aufeinanderfolgende EEG- und EMG-Veränderungen mit einer jeweiligen Dauer <3 s, in der Summe aber >3 s, werden nicht als Arousals klassifiziert.
8. Alpha-Einstreuungen in NonREM-Phasen mit einer Dauer <3 s und einer Fre-quenz >1/10 s (>0,1 Hz) werden nicht als Arousals klassifiziert. Alpha-Ein-streuungen mit einer Dauer >3 s werden nur dann als Arousals klassifiziert, wenn in den vorausgehenden 10 s keine weitere Alpha-Einstreuung auftrat.
9. Schlafstadienwechsel stellen kein Kriterium für einen Arousal dar.

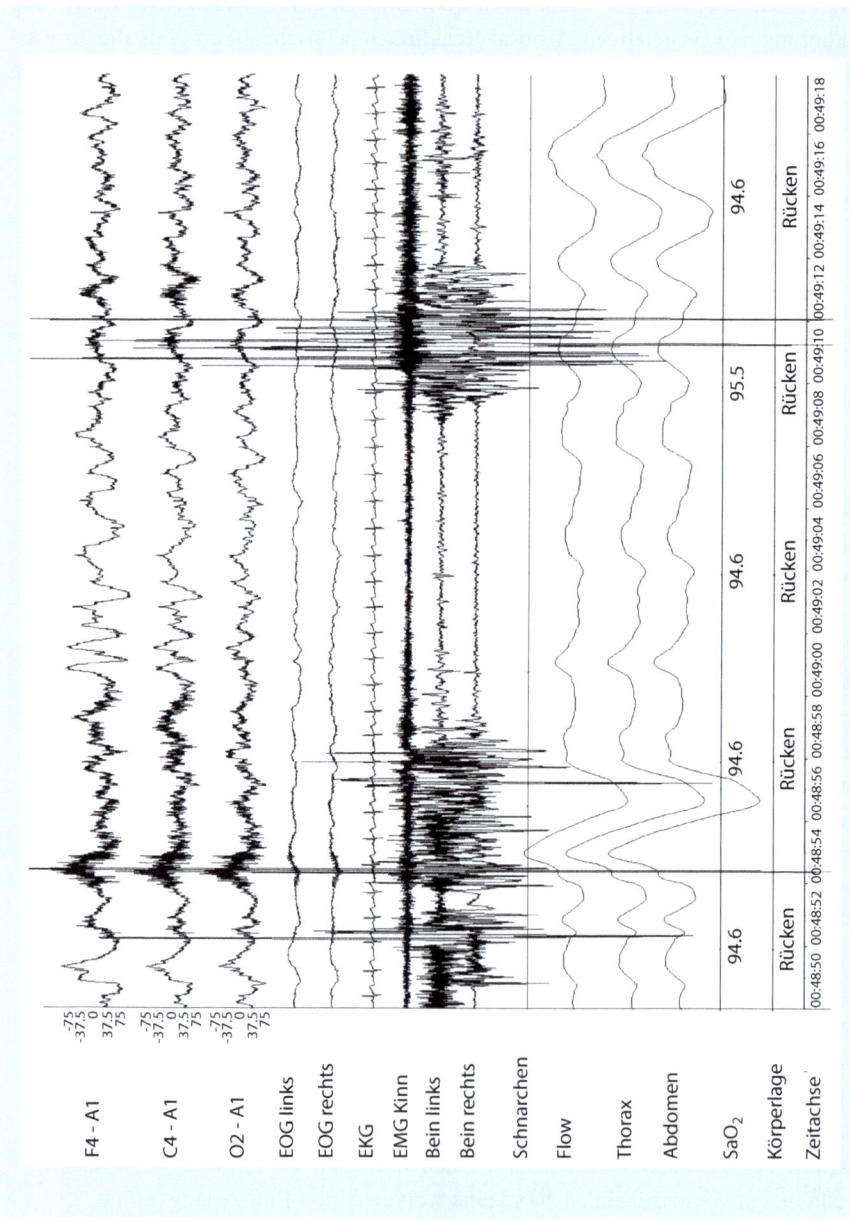

Abb. 2.11 30-s-Epoche einer Polysomnografie. Zwei Arousals mit Bewegungsartefakten innerhalb von 10 s. Das 2. Arousal wird nach den AASM-Kriterien nicht bewertet. Die Frequenzbeschleunigung muss mindestens 3 s andauern

Die Kritik an der dargestellten Arousal-Klassifikation bezieht sich in erster Linie auf das Zeitkriterium für die Mindestdauer eines Arousals. In zahlreichen Untersuchungen konnte gezeigt werden, dass respiratorische, motorische oder endogene Arousals auch kürzere Zeitintervalle umfassen können, sie werden dann gelegentlich als Mikroarousal bezeichnet. In diesen Fällen führt die strenge Auslegung der AASM-Kriterien zu einer Unterschätzung der Arousal-Häufigkeit und damit zu einer Unterschätzung des Schweregrades.

2.8.3 Polysomnografie (PSG) bei insomnischen Störungen

Der PSG kommt in vielen, aber nicht allen Fällen eine Schlüsselstellung bei der Diagnostik der Insomnie zu. Im eigenen Patientenkollektiv wurde in ca. 38 % der Fälle die Verdachtsdiagnose nach der Durchführung einer PSG modifiziert. Die AASM hat im Jahr 2003 Empfehlungen formuliert, welche evidenzbasiert anhand wissenschaftlicher Daten die Indikation zur PSG in Diagnostik und Therapie der Insomnien beschreiben.

Nach den Kriterien der AASM stellt die Insomnie eine bedeutsame Erkrankung dar, welche einer akkuraten Diagnostik und Therapie bedarf. In erster Linie wird die Diagnose der Insomnie klinisch anhand einer ausführlichen medizinischen, psychiatrischen und pharmakologischen Anamnese und einer ausführlichen Schlafanamnese gestellt (Evidenzlevel I).

Nach der AWMF-Leitlinie „Insomnie" ist die PSG indiziert nach Ausschöpfung anderer diagnostischer Maßnahmen bei Verdacht auf eine organisch bedingte Insomnie, vor allem im Zusammenhang mit Schlafapnoesyndromen oder bei Verdacht auf periodische Beinbewegungen. Sie kann darüber hinaus bei therapieresistenten Fällen wichtige zusätzliche diagnostische und therapeutische Informationen bieten; ebenso bei Risikogruppen in Verbindung mit Eigen- oder Fremdgefährdung, z. B. Berufskraftfahrern oder Patienten, die mit gefährlichen Maschinen arbeiten. Eine Polysomnografie kann auch immer dann weiterführende diagnostische, aber auch therapeutische Erkenntnisse ergeben, wenn eine erhebliche Diskrepanz zwischen subjektiv erlebter Schwere der Insomnie und polysomnografischem Befund vermutet werden kann.

Das typische Schlafprofil eines Insomniepatienten ist durch

- eine verlängerte Einschlaflatenz,
- vermehrte endogene Arousals,
- verlängerte nächtliche Wachphasen,
- Tief- und REM-Schlaf-Verminderung,
- und veränderte Schlafzyklen

gekennzeichnet (Abb. 2.12). Nicht selten findet sich im Schlaf-EEG eine Alpha-Überlagerung, welche als Ausdruck eines chronisch erhöhten Anspannungsniveaus diskutiert

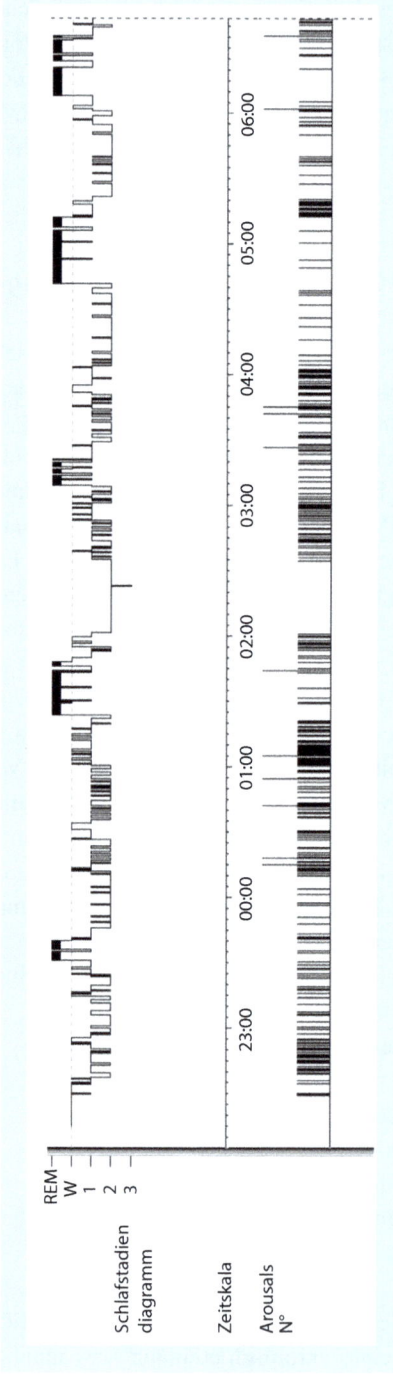

Abb. 2.12 Typisches Schlafprofil einer psychophysiologischen Insomnie. Deutlich zu erkennen der fehlende Tiefschlafanteil bei vermehrtem Schlafstadien-wechsel und nächtlichen Wachphasen (Schlafstadiendiagramm) infolge erhöhter Anzahl nächtlicher Weckreaktionen (Arousal N0). Zu beachten ist, dass der Patient seinen Schlafbeginn um 2 Uhr wahrgenommen hat, als die 1. Schlafepisode ohne intermittierendes Arousal auftrat. Aufgrund der nachfolgend erhöhten Arousal-Zahl nahm er den nachfolgenden Schlaf nicht mehr als solchen wahr und schätzte seine tatsächliche Schlafmenge im Morgenprotokoll auf ca. 1 h ein

wird. Allerdings stellt sie ein unspezifisches Phänomen dar, welches sich auch bei anderen psychischen Störungen findet.

Auffällig ist die nicht selten zu beobachtende Diskrepanz zwischen objektivem polysomnografischen Befund und der subjektiven Einschätzung des eigenen Schlafvermögens der Patienten. In diesen Fällen lassen sich aber häufig feinstrukturelle Veränderungen des Schlafes, wie Mikroarousals oder o. g. Alpha-Überlagerungen, im Schlaf-EEG beobachten. Nicht zuletzt aufgrund dieser Tatsache werden die Auswertungskriterien der PSG auch nach ihrer neuen Formulierung durch die AASM hinsichtlich ihrer klinischen Anwendbarkeit insbesondere bei Insomnien kritisch diskutiert.

Die scheinbar gestörte Schlafwahrnehmung lässt sich jedoch auch anhand einiger neuerer experimenteller Befunde bei Schlafgesunden und Schlafgestörten erklären.

So wird während des Einschlafprozesses die Wahrscheinlichkeit der Wahrnehmung des Schlafbeginns erst mit dem Auftreten der 1. Schlafspindel deutlich erhöht. Probanden, die vor dem Auftreten der 1. Schlafspindel geweckt wurden, berichteten signifikant häufiger, nicht geschlafen zu haben. Im Verlauf der Nacht hängt die Schlafwahrnehmung nicht nur von der Schlaftiefe, sondern auch von der Schlafkontinuität ab. Probanden, bei denen in ähnlich kurzen Zeitabständen experimentell Arousals ausgelöst wurden, wie sie bei Insomniepatienten typischerweise auftreten, berichteten von ähnlichen zusammenhängenden Wachphasen, wie dies auch Insomniepatienten tun, obwohl zwischen den Arousals objektiv Schlaf festgestellt wurde. Das menschliche Gehirn scheint für die Wahrnehmung von Schlaf zusammenhängende Schlafepisoden ohne Arousals von einer längeren Dauer zu benötigen.

2.8.4 Polysomnografie (PSG) bei periodischen Bewegungen der Gliedmaßen im Schlaf und beim Restless-Legs-Syndrom

Bei periodischen Bewegungen der Gliedmaßen im Schlaf (Periodic Limb Movements in Sleep, PLMS) und beim Restless-Legs-Syndrom (RLS) handelt es sich um 2 eigenständige, zeitlich versetzt oder auch simultan auftretende Störungen vermutlich zentralnervöser Genese.

Nach den Empfehlungen der AASM (Kushida et al. 2005) gilt die PSG als die entscheidende technische Untersuchung, um die PLMS zu bestätigen. Das RLS hingegen gilt in erster Linie als klinische Diagnose. In folgenden Fällen ist jedoch auch hier eine PSG indiziert:

- diagnostisch unklare Fälle,
- Kinder und Jugendliche mit RLS,
- therapieresistentes RLS,
- persistierende Tagesschläfrigkeit oder Schlafstörungen unter Therapie,
- Notwendigkeit komplexer medikamentöser Strategien mit Opiaten, Antikonvulsiva oder andere atypische medikamentöse Behandlungsansätze.

Weiterhin stellt die PSG bei der Therapieevaluation der häufig assoziierten nächtlichen periodischen Arm- und Beinbewegungen das entscheidende Kriterium zur Überprüfung der Wirksamkeit dar. Dies gilt insbesondere für Patienten mit persistierender Insomnie oder Tagesschläfrigkeit unter Therapie (Evidenzlevel I).

PLMS sind durch episodisch auftretende, periodische Bein- oder seltener Armbewegungen während des Schlafes gekennzeichnet. Sie können einseitig, beidseitig symmetrisch oder alternierend auftreten (Abb. 2.13, 2.14 und 2.15).

PLMS in Kombination mit RLS werden überwiegend in den Schlafstadien N1 und N2 beobachtet. Im REM-Schlaf treten sie weniger häufig auf.

PLMS treten ebenfalls im Wachen und beim Übergang vom Wachen zum Schlaf auf. PLMS nehmen mit dem Alter zu. Bei Gesunden zwischen 30 und 50 Jahren liegen sie bei etwa 5 %, bei den 50-Jährigen sollen PLMS bei ca. 30 % der untersuchten Personen auftreten.

Differenzialdiagnostisch müssen PLMS abgegrenzt werden von

- hypnagogem Fußzittern (Hypnagogic Foot Tremor, HFT),
- alternierender Beinmuskelaktivität (Alternating Leg Muscle Activation, ALMA),
- exzessivem fraktionierten Myoklonus im NonREM-Schlaf,
- phasischen REM-Twitches,
- Wadenkrämpfen,
- und ebenso von PLMS, die apnoeassoziiert bzw. apnoeterminierend auftreten.

Letztere sind in der Regel unter suffizienter Ventilationstherapie nicht mehr zu beobachten.

PLMS gehen häufiger mit anderen Schlafstörungen einher. Sie treten bei Insomnie, bei der Schlafapnoe, der Narkolepsie, bei einigen psychiatrischen Erkrankungen und bei der REM-Verhaltensstörung gehäuft auf.

Das typische Schlafprofil bei PLMS ist in der Regel gegenüber dem des Gesunden erheblich alteriert. Die Schlafeffizienz ist deutlich vermindert, es tritt vermehrt Leichtschlaf N1 und N2 auf, Tiefschlaf und REM-Schlaf sind häufig vermindert. Die Periodizität der Schlafzyklen ist aufgrund der häufigen Weckreaktionen und der vermehrten Wachphasen erheblich beeinträchtigt oder sogar aufgehoben (Abb. 2.15).

Kriterien der AASM für die Klassifikation von PLMS (2023)

- Mindestens 4 Kontraktionen müssen jeweils innerhalb eines Zeitraumes zwischen 5 und 90 s aufeinanderfolgen (Abb. 2.15). Sie werden in allen Schlafstadien und im Wachzustand bestimmt.
- Eine Wachepisode von weniger als 90 s unterbricht eine Periode von PLMS nicht. Die Beinbewegungen in dieser Wachphase werden allerdings nicht als PLMS-zugehörig gewertet.

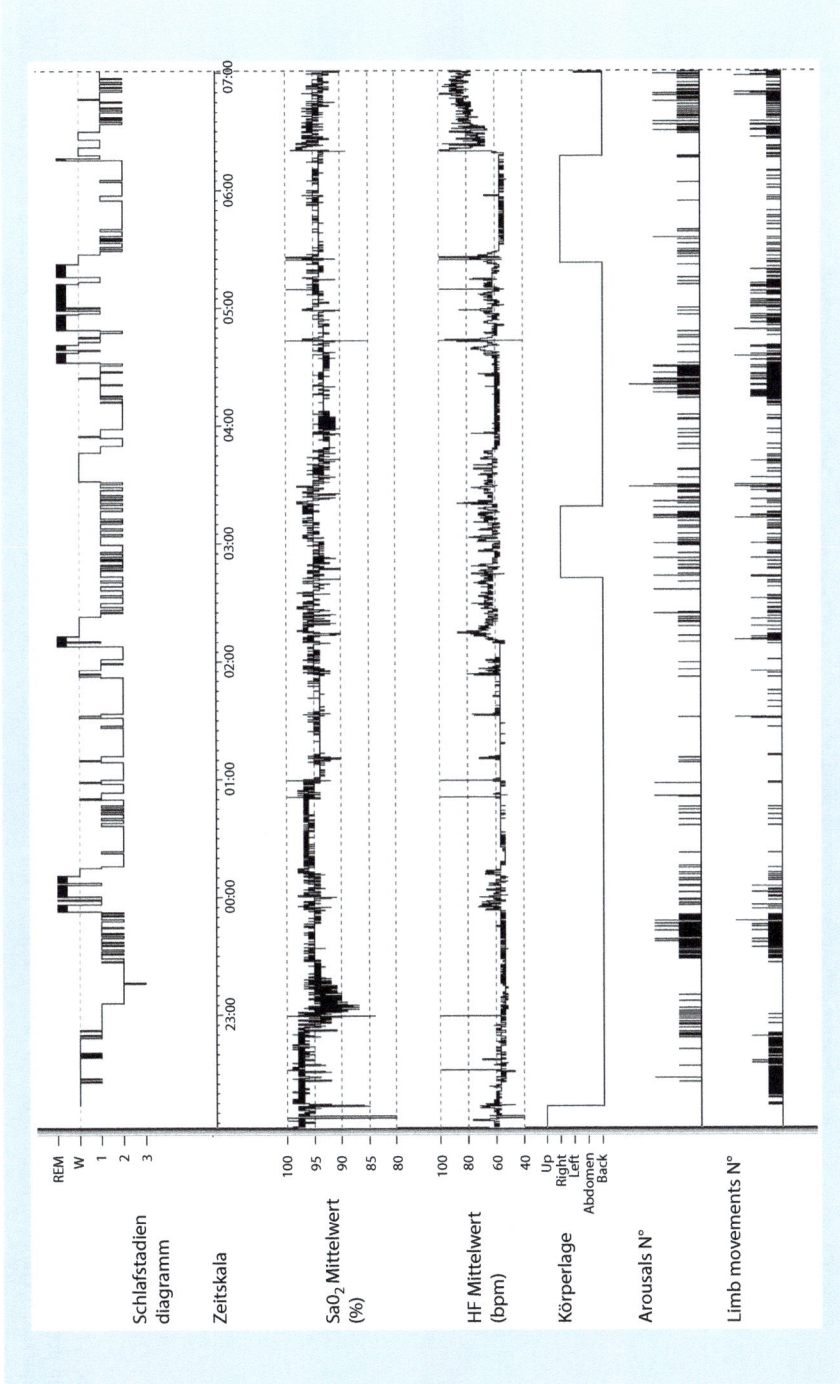

Abb. 2.13 Typisches Hypnogramm bei PLMS. Das Hypnogramm zeigt die charakteristische Tiefschlafunterdrückung (Stadium N3) und den erhöhten Schlaf-stadienwechsel infolge repetitiver Arousal-Reaktionen (Arousal N0) bei periodischen Beinbewegungen (limb movements N0). Auffällig ist weiterhin die er-höhte Einschlaflatenz. Die erhöhe Anzahl an Weckreaktionen (Arousal N0) findet ebenfalls ihren Ausdruck in der erhöhten Herzfrequenzvariation (HF-Mittel-wert, bpm). (N0=Anzahl) Die SaO₂-Abfälle zu Beginn der Schlafperiode sind noch physiologisch und auf den ansatzweise auftretenden Tiefschlaf zurückzu-führen. Zu beachten ist weiterhin der Maßstab der y-Achse, welcher eine hohe Auflösung aufweist und O₂-Desaturationen suggeriert

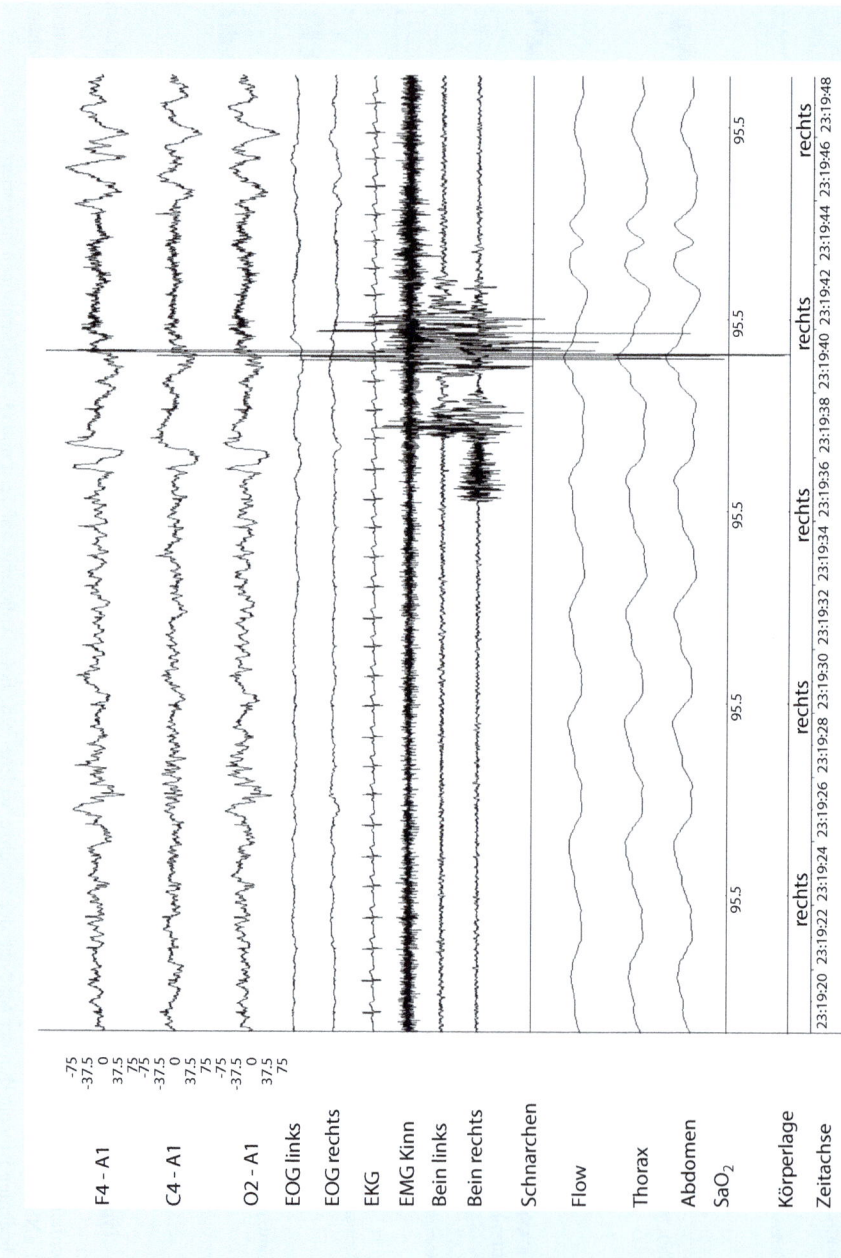

Abb. 2.14 PLMS beidseits mit Weckreaktion während einer 30-s-Epoche der Polysomnografie. Arousals werden als beinbewegungsassoziiert klassifiziert, wenn der zeitliche Abstand zwischen dem Ende des 1. Ereignisses und dem Beginn des 2. Ereignisses <0,5 s beträgt (unabhängig von der Reihenfolge der Ereignisse). Beinbewegungen an beiden Beinen werden dann als eine Bewegung (LM) klassifiziert, wenn weniger als 5 s zwischen den Anfängen beider Bewegungen liegen

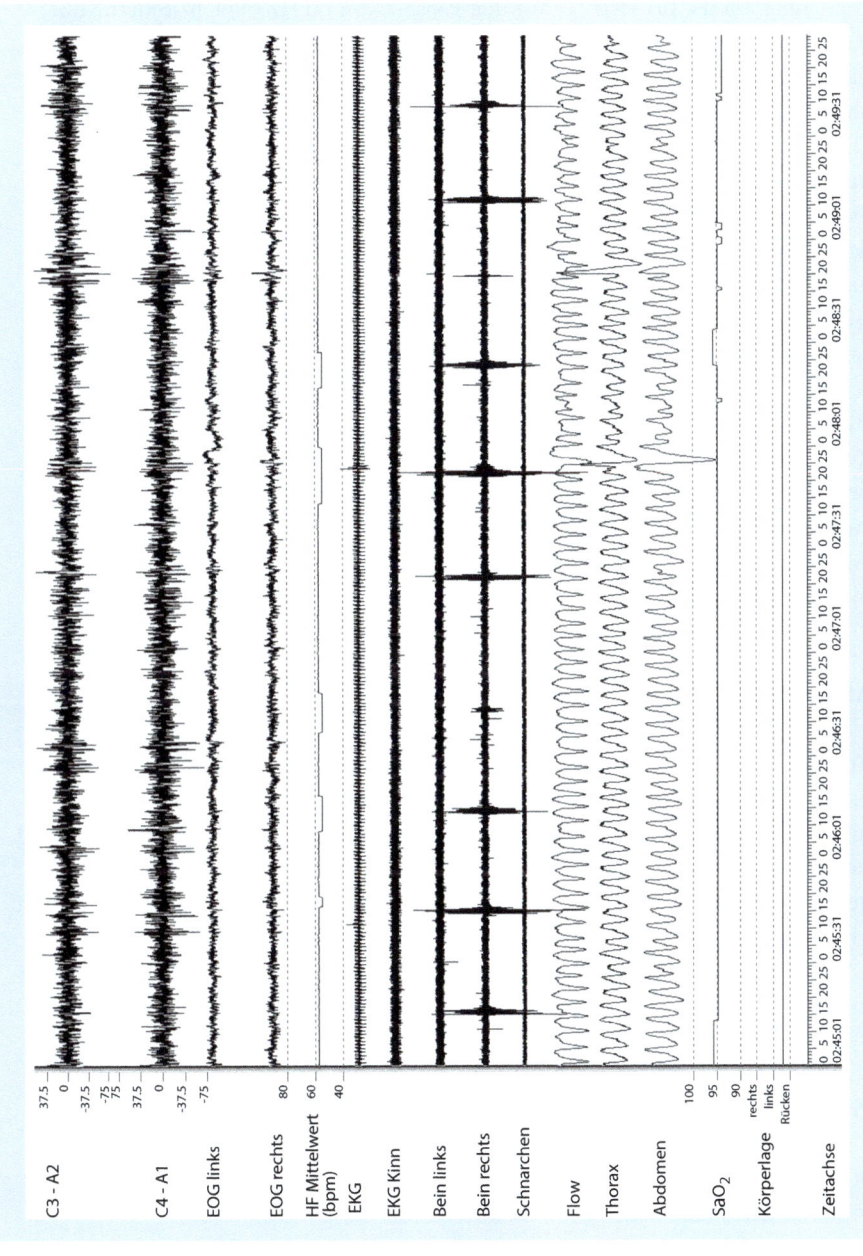

Abb. 2.15 PLMS im rechten M. tibialis anterior mit Weckreaktionen in der 5-min-Darstellung der Polysomnografie. Die assoziierten Arousals sind aufgrund der zeitlichen Komprimierung im EEG nicht mehr erkennbar. Amplitudenanstiege im EEG weisen auf das mögliche Vorhandensein eines Arousals hin

- Das Ausgangs-EMG-Signal sollte bei entspanntem M. tibialis anterior bestimmt werden und nicht mehr als 10 µV betragen (zwischen positivem und negativem Ausschlag, −5 µV bis +5 µV). Auf den Einsatz von 60 Hz (Notch-)Filtern sollte nach Möglichkeit verzichtet werden. Die Impedanzen müssen unter 10.000 Ω liegen, unter 5000 Ω ist empfohlen. Der Messbereich sollte zwischen −100 und +100 µV liegen.
- Die zeitliche Dauer eines Leg Movements (LM) liegt zwischen minimal 0,5 und maximal 10 s.
- Der Beginn des LM wird festgelegt, wenn die Zunahme des EMGs 8 µV über dem Ruhesignal liegt. Das Ende des LM wird bei einer Reduktion des EMG-Signals auf <2 µV über dem Ruhesignal für mindestens 0,5 s festgelegt.
- Beinbewegungen an 2 unterschiedlichen Beinen werden dann als eine zusammenhängende Beinbewegung (LM) klassifiziert, wenn weniger als 5 s zwischen den Anfängen beider Bewegungen liegen.
- Beinbewegungen (LM) werden nicht als solche gewertet, wenn sie in einem Zeitfenster auftreten, das 0,5 s vor dem Anfang einer Apnoe/Hypopnoe/RERA beginnt und 0,5 s nach dem Ende einer Apnoe/Hypopnoe endet.
- Arousals werden als beinbewegungsassoziiert klassifiziert, wenn der zeitliche Abstand zwischen dem Ende des 1. Ereignisses und dem Beginn des 2. Ereignisses <0,5 s beträgt (unabhängig von der Reihenfolge der Ereignisse).

Die AASM schlägt folgende Analyseparameter vor:

- Bestimmung der Gesamtanzahl der PLMS während der Aufzeichnung und Bestimmung der Gesamtanzahl der PLMS mit Arousals,
- Ermittlung eines PLMS-Index (PLMSI), der durch folgende Formel ermittelt wird: Gesamtzahl der PLMS während der TST × 60/TST (min),
- weiterhin Bestimmung eines PLMS-Arousal-Index (PLMSArI), der festgelegt wird durch die Formel: Anzahl der PLMS mit Arousal × 60/TST (min),
- Des Weiteren wird empfohlen, zwischen PLM im Schlaf und im Wachen zu unterscheiden.

▶ **Praxistipp**

PLMS-Index:
- bis zu 5/h: unauffällig,
- zwischen 5/h und ≤20/h: leichte Störung,
- zwischen 20/h und 60/h: moderate Störung,
- über 60/h: schwere Erkrankung.

Der Vorteil der AASM-Kriterien liegt neben der klareren Präzisierung in der Möglichkeit, computergestützte automatische Analysesysteme eine Auswertung vornehmen zu lassen. Die AASM hat auch erste Kriterien für andere motorische Phänomene und Störungen während des Schlafes beschrieben (Abschn. 9.1.3).

Der **hypnagoge Fußtremor** (Hypnagogic Foot Tremor, HFT) wird von der AASM als am Schlaf-Wach-Übergang in einer Gruppe zu mindestens 4 Ereignissen auftretenden EMG-Potenzialen oder Bewegungen mit einer zeitlichen Dauer zwischen 250 und 1000 ms und einer Häufigkeit zwischen 0,3–4 Hz ohne Amplitudenkriterium definiert. Der HFT wird als ein gutartiges Phänomen ohne klinische Relevanz betrachtet.

Die **alternierende Beinmuskelaktivität** (Alternating Leg Muscle Activation, ALMA) tritt stadienunabhängig arousalassoziiert im Schlaf auf und wird ebenfalls als benignes Phänomen mit einer erhöhten Auftretenswahrscheinlichkeit beim RLS, bei der Schlafapnoe und unter antidepressiver Medikation beschrieben. Für die Bewertung werden mindestens 4 seitenalternierende Muskelentladungen gefordert, die mit einer Minimalfrequenz von 0,5 Hz und einer Maximalfrequenz von 3 Hz auftreten. Die zeitliche Dauer der einzelnen Ereignisse liegt zwischen 100 und 500 ms.

Beim **exzessiven fragmentierten Myoklonus** (EFM) in NonREM handelt es sich um EMG-Einstreuungen, Entladungen einzelner Motorneurone, mit einer maximalen Dauer von 150 ms. Nach den Kriterien der AASM müssen sie über insgesamt mindestens 20 min mit einer Frequenz von mindestens 5/min auftreten. Sie gehen nicht mit Bewegungen einher. Ihnen wird keine klinische Bedeutung zugeschrieben, obwohl sie bei Radikulopathien vermehrt beobachtet werden können.

2.8.5 Polysomnografie (PSG) bei Bruxismus

Erstmals wurden von der AASM Kriterien für die polysomnografische Registrierung und Auswertung von Bruxismus (Kap. 8) formuliert. Dabei werden die Analysekriterien auf das submentale EMG angewandt. Es können jedoch auch zusätzliche Ableitungen am M. masseter vorgenommen werden. Zur Unterstützung der Diagnose kann auch begleitend eine audiometrische Aufzeichnung in der PSG erfolgen.

Es werden sowohl phasische als auch tonische Erhöhungen der EMG-Aktivität des submentalen EMGs oder des M. masseter gewertet, die mindestens das Doppelte der Amplitude der Hintergrund-EMG-Aktivität aufweisen. Es werden kurze (phasische) Erhöhungen der EMG-Aktivität als Bruxismusepisode gewertet, wenn ihre Dauer 0,25–2 s beträgt und mindestens 3 solcher Erhöhungen in regelmäßigen Abständen auftreten. Tonische Erhöhungen der Kinnaktivität werden ab einer Dauer von >2 s als Bruxismus gewertet. Nach einer Bruxismusepisode darf eine erneute Episode erst dann gewertet werden, wenn das EMG für mindestens 3 s auf das Niveau der Hintergrundaktivität zurückgekehrt ist. Zu beachten ist eine 2. Form der Bruxismusaktivität. Diese zeichnet sich durch eine tonische Erhöhung aus, welche ihren Ursprung in dem zeitlich überdauernden Zusammenpressen der Kiefer findet.

Von der AASM liegen keine Empfehlungen bezüglich der Indikation zur PSG bei Bruxismus vor.

2.8.6 Polysomnografie (PSG) bei der REM-Schlaf-Verhaltensstörung

Zur Diagnose einer REM-Schlaf-Verhaltensstörung (REM Behavior Disorder, RBD) wurde von der AASM das neue Schlafstadium „REM without atonia" kurz „RWA" eingeführt. Die Anwendung dieser Regel ist bislang optional. Es muss für seine Vergabe eines der folgenden Kriterien in der PSG erfüllen:

- Tonische Muskelaktivität in REM, die charakterisiert ist durch eine in mindestens 50 % der Epoche auftretende EMG-Aktivität, die mindestens doppelt so hoch ist wie die EMG-Amplitude im REM bei normaler Atonie (oder die niedrigste Amplitude im NREM, wenn keine Atonie im Stadium R vorliegt). Dabei dürfen für die Erfüllung der 50-%-Regel mehrere Segmente zusammengezählt werden, wobei ein Segment wenigstens 5 s Dauer aufweisen muss und über der niedrigsten Amplitude in Non-REM liegt.
- Exzessive transiente (phasische) Muskelaktivität (ETM) während REM im submentalen oder tibialen EMG. Dabei wird verlangt, dass in 5 von 10 Miniepochen (3 s) der jeweiligen Epoche (30 s) mindestens 5 Miniepochen mit ETM auftreten. Bei der REM-Verhaltensstörungen sind ETMs von einer zeitlichen Dauer zwischen 0,1 und 5 s und haben mindestens eine 2-fach höhere Amplitude als die Hintergrundaktivität.
- Jegliche Aktivität im Kinn: Aktivität mit einer minimalen Amplitude, die 2-mal so groß ist wie die Amplitude mit normaler Atonie im REM (oder die niedrigste Amplitude im NREM, wenn keine Atonie im Stadium R vorliegt), unabhängig von der Dauer der Aktivität (einschließlich Bursts von 5 bis 15 s).

Von der AASM wird empfohlen, eine Bewertung von RWA nur in Kombination mit der Durchführung einer Videometrie vorzunehmen. Im Bedarfsfall kann eine ergänzende EMG-Ableitung an den Unterarmen (*Flexor digitorum superficialis* oder *Extensor digitorum communis*) sinnvoll sein.

2.8.7 Polysomnografie (PSG) bei rhythmischen Bewegungsstörungen im Schlaf

Die rhythmischen Bewegungsstörungen im Schlaf (Jactatio capitis nocturna) werden als Bewegungen großer Muskelgruppen mit einer Frequenz zwischen 0,5 und 2 Hz definiert. Dabei wird empfohlen, mindestens 4 Bewegungen zu einer Episode oder einem Cluster zusammenzufassen. Für die Bewertung sollte das EMG mindestens die doppelte

Amplitude der Hintergrundaktivität einnehmen. Für die eindeutige Diagnosestellung wird empfohlen, eine begleitende Videometrie durchzuführen und zusätzliche EMG-Oberflächenelektroden an den beteiligten Muskelgruppen zu applizieren.

Von der AASM liegen keine Empfehlungen bezüglich der Indikation zur PSG bei rhythmischen Bewegungsstörungen im Schlaf vor.

2.8.8 Polysomnografie (PSG) bei schlafbezogenen Atmungsstörungen

Zu den schlafbezogenen Atmungsstörungen (Kap. 4) zählen:

- obstruktive Schlafapnoe,
- zentrale Schlafapnoesyndrome,
- schlafbezogene Hypoventilationssyndrome,
- schlafbezogene Hypoxämie.

Prägend für diese Störungen ist das Auftreten einer Apnoe oder einer reduzierten Atmung (Hypopnoe) bzw. von Hypoventilationen oder einer Hypoxämie während des Schlafes. In Assoziation können O_2-Desaturationen und respiratorische Arousals auftreten.

Die PSG wird zur Diagnose, Differenzialdiagnose, Schweregradbestimmung und Therapieüberwachung der schlafbezogenen Atmungsstörungen eingesetzt. Die S3-Leitlinie „Nicht erholsamer Schlaf/Schlafstörungen" – Kapitel „Schlafbezogene Atmungsstörungen" der Deutschen Gesellschaft für Schlafforschung und Schlafmedizin (DGSM) als auch die im Jahr 2017 erneuerten Kriterien für die Indikation der Polysomnografie bei schlafbezogenen Atmungsstörungen der AASM (Kapur et al. 2017) sehen die Polysomnografie bei allen schlafbezogenen Atmungsstörungen mit Begleiterkrankungen, welche geeignet sind, die Aussagekraft von unüberwachten Polygrafiesystemen zu reduzieren, als empfohlenen diagnostischen Standard. Nur in klinisch eindeutigen Fällen mit Verdacht auf SBAS ohne relevante komorbide Erkrankungen kann die Diagnosestellung mittels Polygrafie erfolgen. Therapieverlaufskontrollen werden in der Regel durch ärztliche Konsultation mit ggf. apparativer Untersuchung mittels Polygrafie vorgenommen. Bei Patienten mit relevanten komorbiden Erkrankungen kann auch eine polysomnografische Therapiekontrolle indiziert sein (Abschn. 2.7). Auch wenn bereits eine unüberwachte polygrafische Untersuchung mit uneindeutigem Ergebnis oder technischen Problemen stattgefunden hat, wird die Polysomnografie empfohlen.

Zur Bestimmung von Apnoen können nach den Empfehlungen der AASM oronasale Thermistoren zur Anwendung kommen. Zur Bestimmung von Hypopnoen wird die Anwendung von Staudruckmessaufnehmern gefordert. In jüngerer Vergangenheit wurden auch Kombielektroden entwickelt, welche den gleichzeitigen Einsatz von Staudruck- und Thermistormessung erlauben.

Die Erfassung der Atmungsanstrengung soll über eine ösophageale Drucksonde oder eine Induktionsplethysmografie erfolgen, wobei Letzterer in der klinischen Praxis eindeutig der Vorzug gegeben wird. Dehnungsgürtel mit piezokeramischen Sensoren werden aufgrund der punktuellen Messung (fehlende Zirkumferenzmessung) eher abgelehnt (Abschn. 2.8.1). Da zur Erfassung von Apnoen und Hypopnoen in praxi nicht in jedem Fall 2 verschiedene Messaufnehmer appliziert werden können, wird zur Erfassung von Apnoen ebenfalls die Staudruckmessung akzeptiert. Zur Registrierung von Hypopnoen können auch oronasale Thermistoren Anwendung finden. Sofern diese Methoden nicht funktionieren oder kein reliables Signal geben, können mit der 2. Version der AASM-Kriterien seit 2012 Apnoen alternativ auch mittels des Summensignals aus thorakaler und abdominaler Induktionsplethysmografie (Abschätzung des Atemzugvolumens) oder des zeitabgeleiteten Summensignals aus thorakaler und abdominaler Induktionsplethysmografie (Abschätzung des Luftflusses) ermittelt werden. Für die Identifikation von Hypopnoen werden als Alternative zum nasalen Staudrucksensor oder dem oronasalen Thermistors das Summensignal aus thorakaler und abdominaler Induktionsplethysmografie, das zeitabgeleitete Summensignal aus thorakaler und abdominaler Induktionsplethysmografie oder die separate Aufzeichnung der Induktionsplethysmografie an Thorax sowie Abdomen empfohlen. Akzeptabel ist auch die Verwendung des Summensignals aus thorakalen und abdominalen Polyvinylidene-Fluoride-Effortsensoren (Gurte) für die Identifikation von Apnoen oder Hypopnoen. In Nächten zur Titration einer Überdruckbeatmung wird für die Identifikation von Apnoen oder Hypopnoen die Verwendung des Flowsignals des Beatmungsgerätes empfohlen.

Nach den Kriterien der AASM wird ein Ereignis als **Apnoe** gewertet, wenn

- die Reduktion im Signal des Thermistors (oder der Staudruckmessung)$\geq$90 % beträgt und
- während mindestens 10 s der Dauer des Ereignisses das Amplitudenkriterium (Reduktion um$\geq$90 %) zutrifft.

Eine Apnoe wird

- als obstruktiv gewertet, wenn die Atmungsanstrengung unvermindert fortbesteht,
- als zentral, wenn die Atmungsanstrengung sistiert,
- als gemischt, wenn die Atmungsanstrengung zunächst sistiert und in einem 2. Abschnitt des Ereignisses bei weiterhin sistierendem Atemfluss wieder einsetzt (Abb. 2.16, 2.17 und 2.18).

Nach den Kriterien der AASM (2016) wurden die aus der Version 2007 stammenden alternativen Hypopnoe-Regeln zu einer einzigen Regel zusammengefasst:
Eine Hypopnoe besteht, wenn

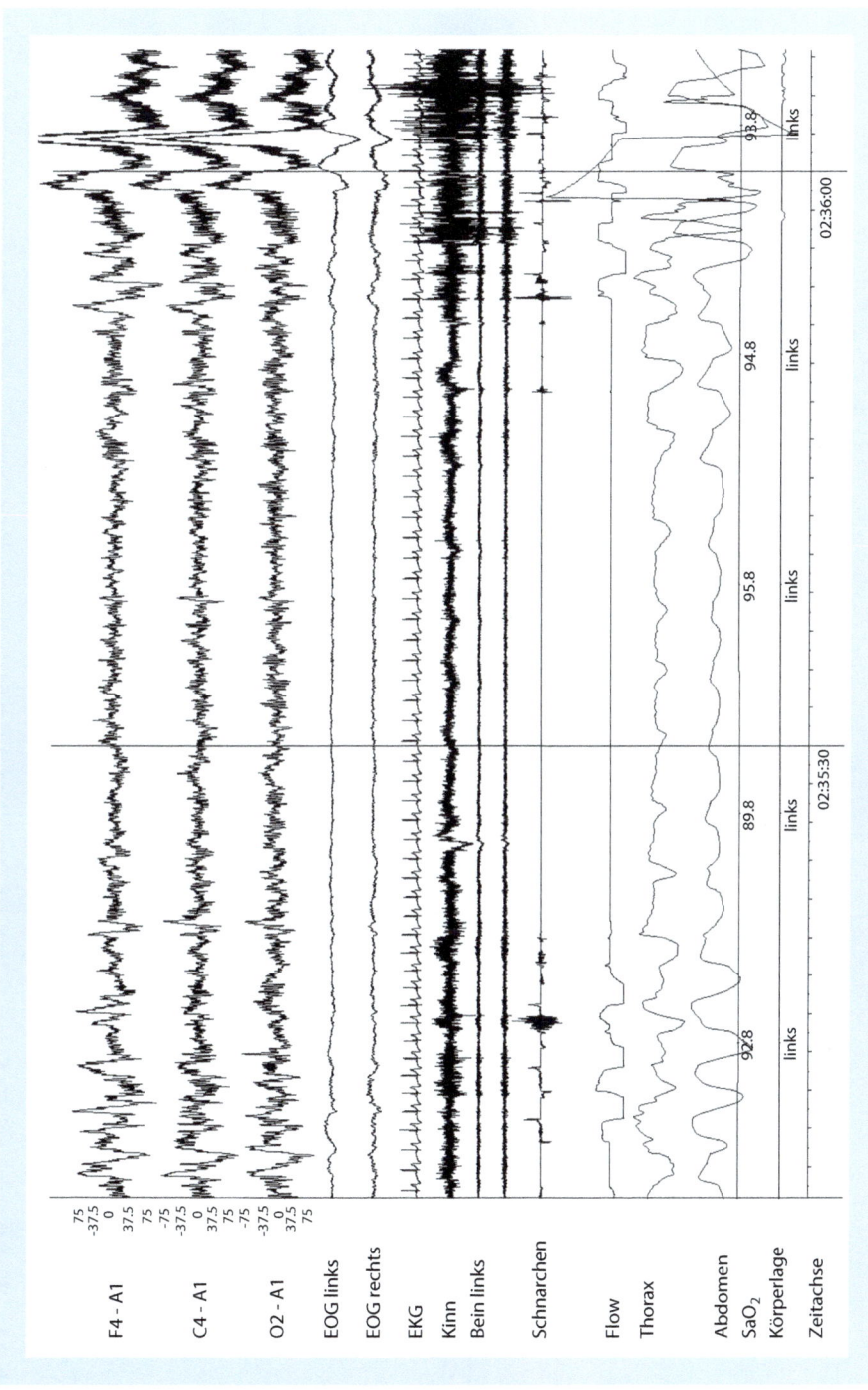

Abb. 2.16 Obstruktive Apnoe von ca. 20 s Dauer mit paradoxen thorakalen und abdominellen Atemexkursionen. Am Ende der Apnoe finden sich ein apnoe-terminierendes Arousal (Frequenzanstieg im EEG und Bewegungsartefakte) und ein gradueller HbO_2-Abfall, der sich in der Folgeepoche (nicht sichtbar) noch weiter fortsetzt. Der HbO_2-Abfall am Anfang der Apnoe wie auch das vorausgehende Arousal entspringen einer unmittelbar vorangehenden Apnoe

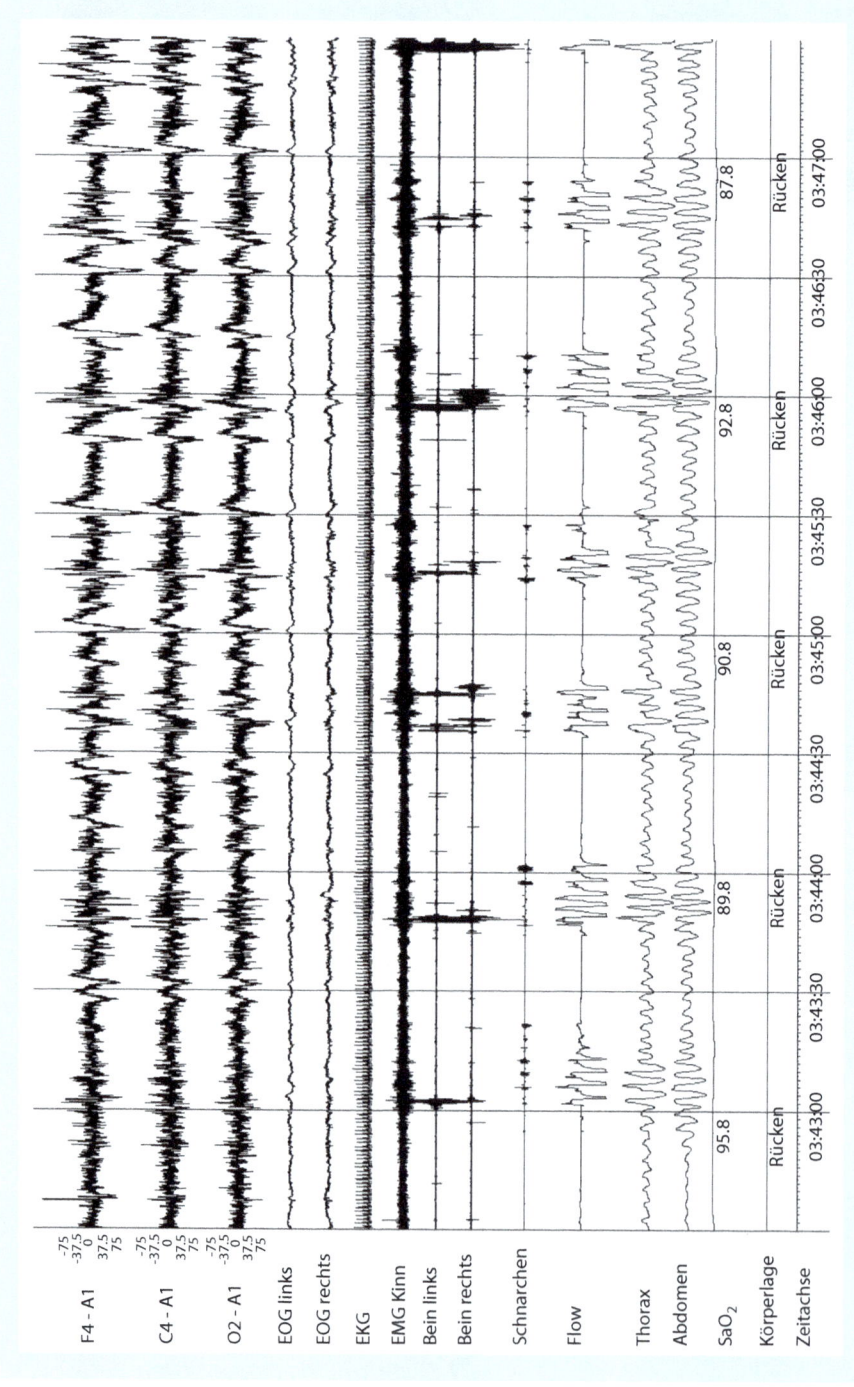

Abb. 2.17 Wiederholte obstruktive Apnoen in der 5-min-Darstellung. Aufgrund der komprimierten Darstellung sind die apnoeterminierenden Arousal-Reaktionen im EEG nur noch anhand des intermittierenden Amplitudenanstiegs am jeweiligen Ende der Apnoe zu erkennen

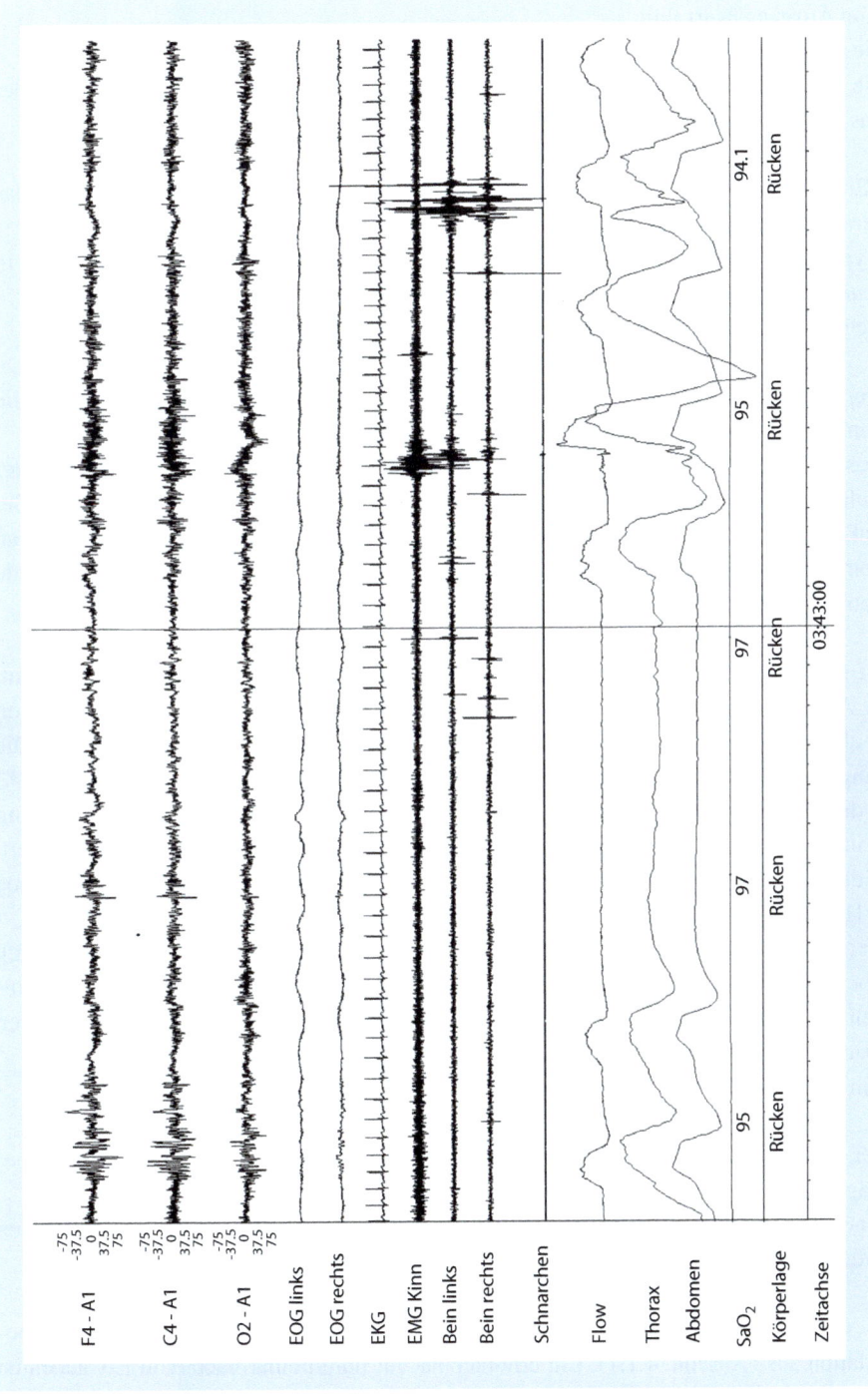

Abb. 2.18 Zentrale Apnoe von ca. 10 s Dauer mit anschließender Arousal-Reaktion (Frequenzbeschleunigung im EEG und Bewegungsartefäkte)

- das Flow-Signal (Staudruckmessung, Thermistor) um mindestens 30 % im Vergleich zum Ausgangswert fällt,
- diese Verminderung mindestens 10 s andauert und
- die Sauerstoffsättigung um wenigstens 3 % im Vergleich zum Ausgangswert fällt oder das Ergebnis arousalkorreliert ist (siehe Abb. 2.19).

Ein Ereignis wird als Apnoe gewertet, wenn im Verlauf einer Hypopnoe zeitweise das Kriterium einer Apnoe erfüllt wird.

Hypopnoen können seit der AASM-Version aus dem Jahr 2012 optional wieder in obstruktive und zentrale Formen unterschieden werden.

Beginn und Ende eines respiratorischen Ereignisses werden wie folgt definiert:

- Der Beginn einer Apnoe oder Hypopnoe wird am Tiefpunkt der Atemzugkurve, die dem 1. reduzierten Atemzug vorausgeht, festgelegt.
- Das Ende des respiratorischen Ereignisses wird am Anfang des 1. Atemzuges, der sich hinsichtlich der Amplitude wieder der Ausgangsamplitude nähert, festgelegt. Bei unklarer Ausgangsamplitude, z. B. bei hoher Atemzugsvariabilität, wird das Ende an dem Punkt festgelegt, an dem eine klare Zunahme der oronasalen Atemzugsamplitude beobachtet wird.

Auch die Berücksichtigung von respiratorischen Ereignissen, die nicht das Kriterium einer Apnoe oder Hypopnoe erfüllen, aber trotzdem die Schlafqualität beeinträchtigen und als pathologisch gewertet werden müssen, ist ein Verdienst der AASM: Die atmungsanstrengungsbezogenen Arousals (Respiratory Effort Related Arousal, RERA) sind definiert durch eine Zunahme der Atmungsanstrengung und/oder eine Abflachung des Staudrucksignals über einen Zeitraum von ≥ 10 s. Dabei wird zwingend gefordert, dass das fragliche Ereignis zu einem Arousal führt und dabei die Kriterien einer Apnoe oder Hypopnoe nicht erfüllt werden (Abb. 2.20).

Bei der primären oder sekundären alveolären Hypoventilation und der zentralen Apnoe kann ein gradueller oder vollständiger Verlust des Atemflusses bei offenen Atemwegen und reduzierten bzw. fehlenden thorakalen und abdominellen Atemanstrengungen beobachtet werden.

Ein Ereignis wird als **Hypoventilation** bewertet, wenn

- der $PaCO_2$ mindestens 55 mmHg für eine zeitliche Dauer von mindestens 10 min beträgt, oder
- eine Zunahme von mindestens 10 mmHg $PaCO_2$, für mindestens 10 min über einen Wert von 50 mmHg beobachtet wird.

Eine persistierende O_2-Desaturation reicht nicht zur Dokumentation einer Hypoventilation aus (Abschn. 4.1.1). Ein erhöhter $PaCO_2$ unmittelbar nach dem Erwachen ist ein deutlicher Hinweis auf das Vorliegen einer schlafbezogenen Hypoventilation. Sowohl

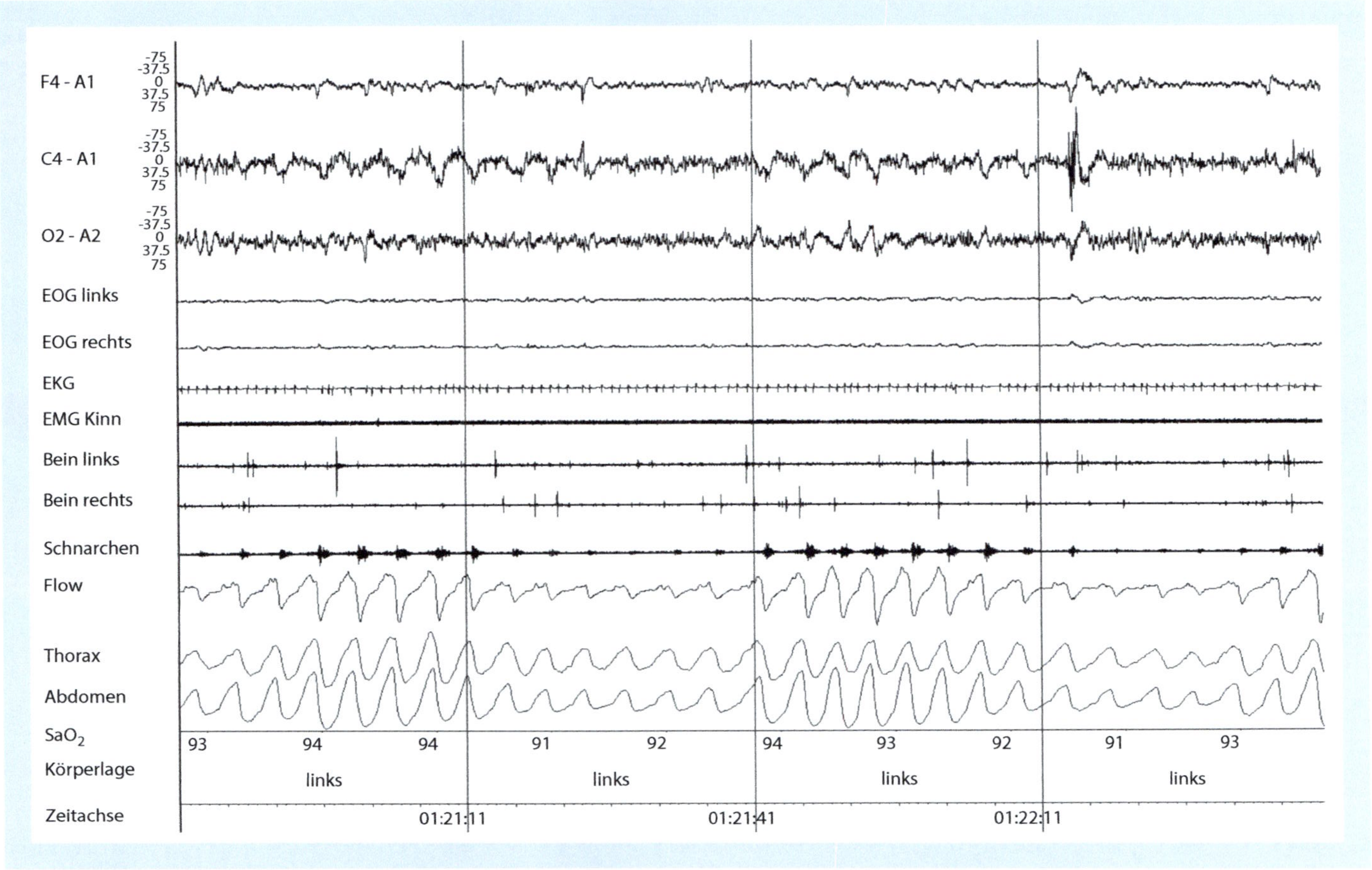

Abb. 2.19 Hypopnoen in der 2-min-Ansicht. Reduktion der Amplitude im oronasalen Thermistor >30 % und in den thorakalen und abdominellen Atemexkursionen. Weiterhin Abfall der HbO$_2$-Sättigung >4 %

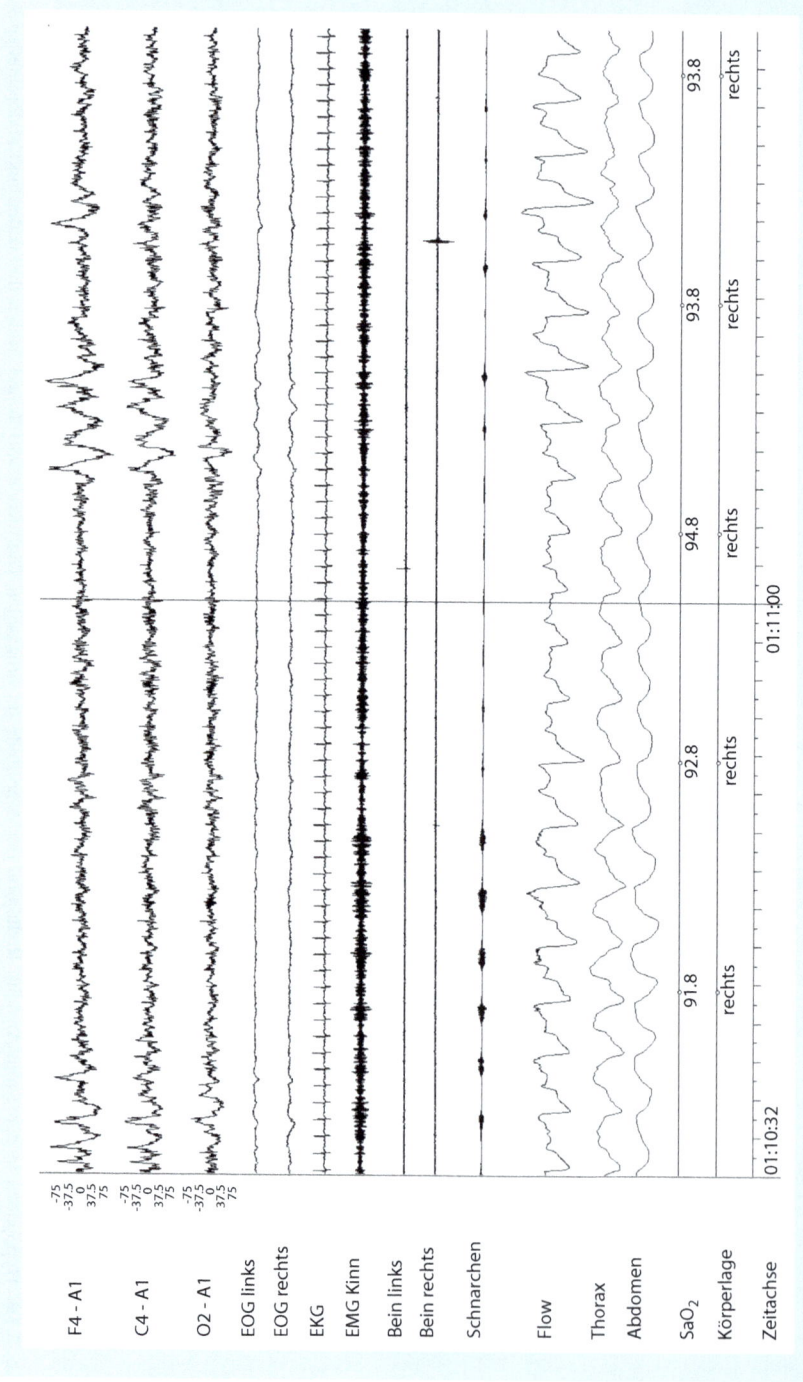

Abb. 2.20 RERA (Respiratory Effort Related Arousal). Abflachung des Kurvenverlaufs und der Amplitudenreduktion im oronasalen Thermistor <30 % mit einhergehender EEG-Frequenzbeschleunigung, die durch höher amplitudige Wellen (Delta-Wellen) inklusive eines K-Komplexes eingeleitet wird

transkutane als auch endtidale (endexspiratorische) Messungen können zur Bestimmung von $PaCO_2$ herangezogen werden.

Im Rahmen von zentralen Schlafapnoesyndromen (Kap. 4) treten nicht selten typische Atemflussmuster auf, die als Cheyne-Stokes-Atmung bezeichnet werden. Die AASM-Kriterien definieren die Bewertungsregeln für die Cheyne-Stokes-Atmung wie folgt:

- Es treten mindestens 3 aufeinanderfolgende Apnoen und/oder Hypopnoen auf, zwischen denen crescendo-decrescendoartige Atemzüge liegen, wobei die Zykluslänge dieses Atemmusters mindestens 40 s beträgt und
- mindestens 5 oder mehr zentrale Apnoen oder Hypopnoen pro Stunde Schlaf in einem Aufzeichnungszeitraum von mindestens 2 h auftreten und diese mit der Cheyne-Stokes-Atmung assoziiert sind (Abb. 2.21).

Eine Übersicht über die respiratorischen Ereignisse im Schlaf gibt Tab. 2.5.

In Abhängigkeit vom Schweregrad der Erkrankung findet sich infolge apnoeterminierender Weckreaktionen ein fragmentiertes Schlafprofil mit Tief- und REM-Schlaf-Suppression bei gleichzeitiger Erhöhung oberflächlicher Schlafstadien. Koinzidierend zu den Apnoe- oder Hypoventilationsphasen treten phasische HbO_2-Desaturationen auf, die aber wegen der physiologischen HbO_2-Sättigungskurve phasenverschoben erscheinen (Abb. 2.22).

Die AASM schlägt statistisch-deskriptive Kenngrößen zur Beschreibung schlafbezogener Atmungsstörungen vor (Tab. 2.6). Als typische Schweregradmaße werden

- der Apnoe-Hypopnoe-Index (AHI),
- der Entsättigungsindex (Anzahl der HbO_2-Desaturationen >3 % pro Stunde Nachtschlaf) und
- der Respiratory-Effort-Related-Arousal-Index (RERA-I)

bestimmt.

Bei unüberwachten Polygrafien ist die Erfassung von Schlaf und RERAs aufgrund des fehlenden EEGs nicht möglich. Aus diesem Grunde werden für die Beschreibung der respiratorischen Schweregradmaße alternative Berechnungsformeln und Bezugsgrößen gebildet und eine andere Nomenklatur der Schweregradmaße im Vergleich zur PSG verwendet. Der Respiratorische Ereignis-Index (REI) wird anstatt des RDI verwendet, welcher Apnoen, Hypopnoen und RERAs berücksichtigt. Der ODI anstatt des EI:

- Der REI beschreibt die Anzahl aller Apnoen und Hypopnoen bezogen auf die Aufzeichnungszeit.
- Der ODI beschreibt die Anzahl aller O_2-Desaturationen (i. d. R. >3 %) bezogen auf die Aufzeichnungszeit.

Zu weiteren Schweregradmaßen Tab. 2.3 und 2.6.

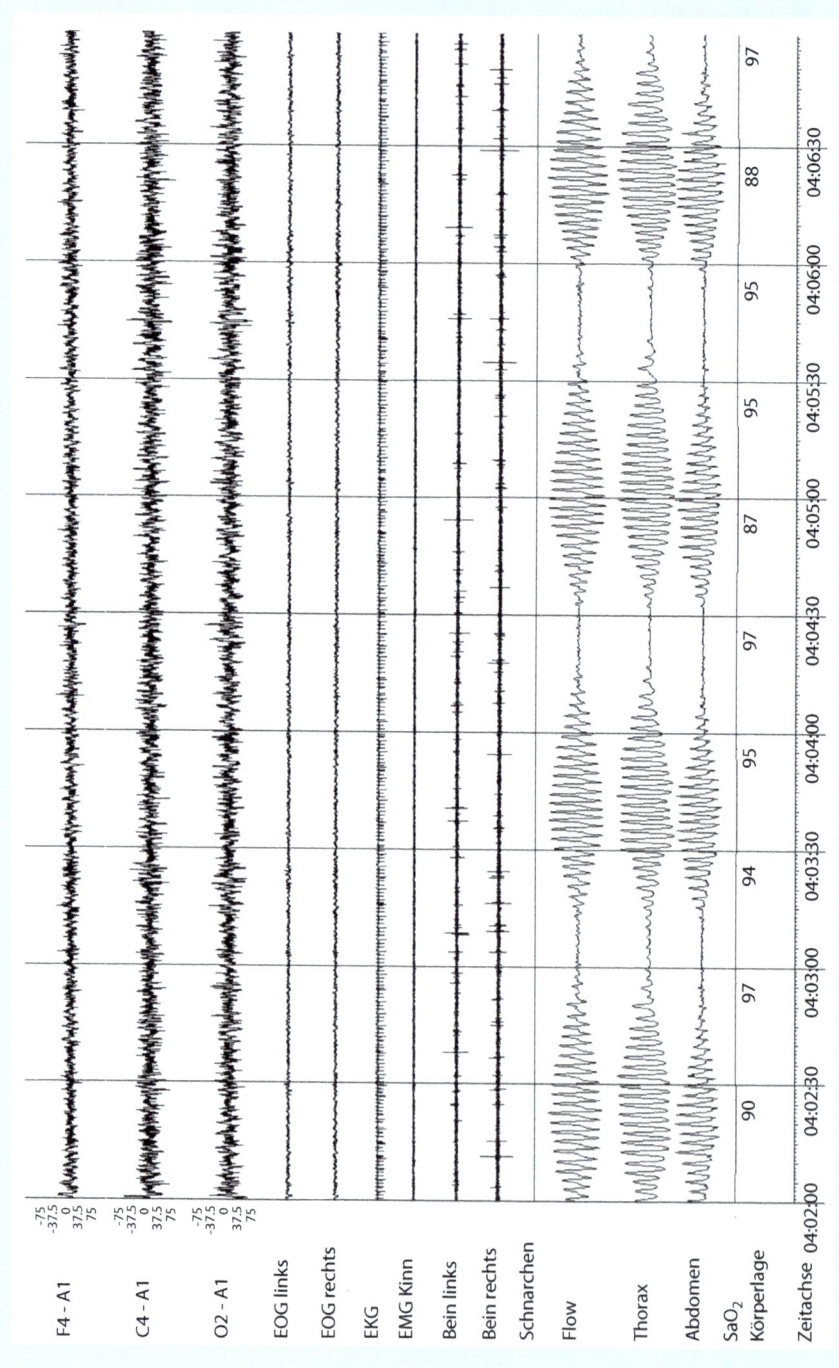

Abb. 2.21 Cheyne-Stokes-Atmung in der 5-min-Ansicht einer Polysomnografie. Es folgen Crescendo- und Decrescendophasen der Atmung aufeinander. Zentrale Apnoen zwischen den Ereignissen und Arousal-Reaktionen zum Zeitpunkt des Amplitudenmaximums. Die Arousal-Reaktionen stellen sich anhand der erhöhten Amplitude im EEG (okzipital) nur angedeutet dar

Tab. 2.5 Systematische Darstellung respiratorischer Ereignisse im Schlaf

Respiratorisches Ereignis	Oronasaler Luftfluss	Atmungsanstrengung
Obstruktive Apnoe	Fehlt ($\geq$90 %)	Erhalten
Zentrale Apnoe	Fehlt ($\geq$90 %)	Fehlt
Gemischte Apnoe	Fehlt ($\geq$90 %)	Fehlt zunächst, dann einsetzend
Hypopnoe	$\geq$30 % (und 3 % HbO_2-Desaturation oder Arousal)	Erhalten
Respiratory Effort Related Arousal (RERA)	Diskrete Reduktion (<30 %), nicht zwingend	Erhalten
Cheyne-Stokes-Atmung	Crescendo-/decrescendoartiger Verlauf	Crescendo-/decrescendoartiger Verlauf

Bei der Schweregradeinteilung schlafbezogener Atmungsstörungen wird das Ausmaß des Auftretens nächtlicher Apnoen, Hypopnoen und respiratorischer Arousals berücksichtigt, ebenso aber auch das Befinden am Tage, insbesondere in Form der Ausprägung von Tagesschläfrigkeit (Tab. 2.7).

Zu beachten ist, dass basierend auf der neuen Schweregradklassifikation auch bei Fällen mit einem niedrigen RDI (respiratorische Ereignisse pro Stunde Schlaf), aber ausgeprägter Tagesschläfrigkeit mit schweren Aufmerksamkeitsstörungen und Einschlafneigung von einer schweren Schlafapnoe ausgegangen wird.

Kritisiert wird an der Schweregradeinteilung vor allem, dass Alterseffekte und auch methodische Effekte unberücksichtigt bleiben. So findet sich beispielsweise bei gesunden Älteren nicht selten ein höherer RDI als 5/h. Wünschenswert wäre weiterhin, dass in die Schweregradeinteilung das individuelle kardiopulmonale Risiko mit einfließt. Auch ist die Sensitivität von Methoden der Messung des oronasalen Luftflusses deutlich unterschiedlich. In zahlreichen Studien konnte gezeigt werden, dass oronasale Thermistoren zu einem geringeren RDI führen, als dies im Vergleich bei der nächtlichen Staudruckmessung der Fall ist.

2.9 Untersuchung schläfrigkeits- und müdigkeitsbezogener Einschränkungen am Tage

Tagesschläfrigkeit und daraus resultierende Einschränkungen am Arbeitsplatz, der Fahrtüchtigkeit oder in anderen sozialen Anforderungssituationen stellen ein wesentliches Symptom vieler Erkrankungen und speziell vieler Schlafstörungen dar. Ein mit 31 % nicht unwesentlicher Teil der Bevölkerung über 16 Jahren gibt unspezifisch an, manchmal oder häufig an Schläfrigkeit zu leiden (Falkenstetter et al. 2010). In einem schon fast literarischen Beispiel wird in einer Studie des HUK-Verbandes (eines

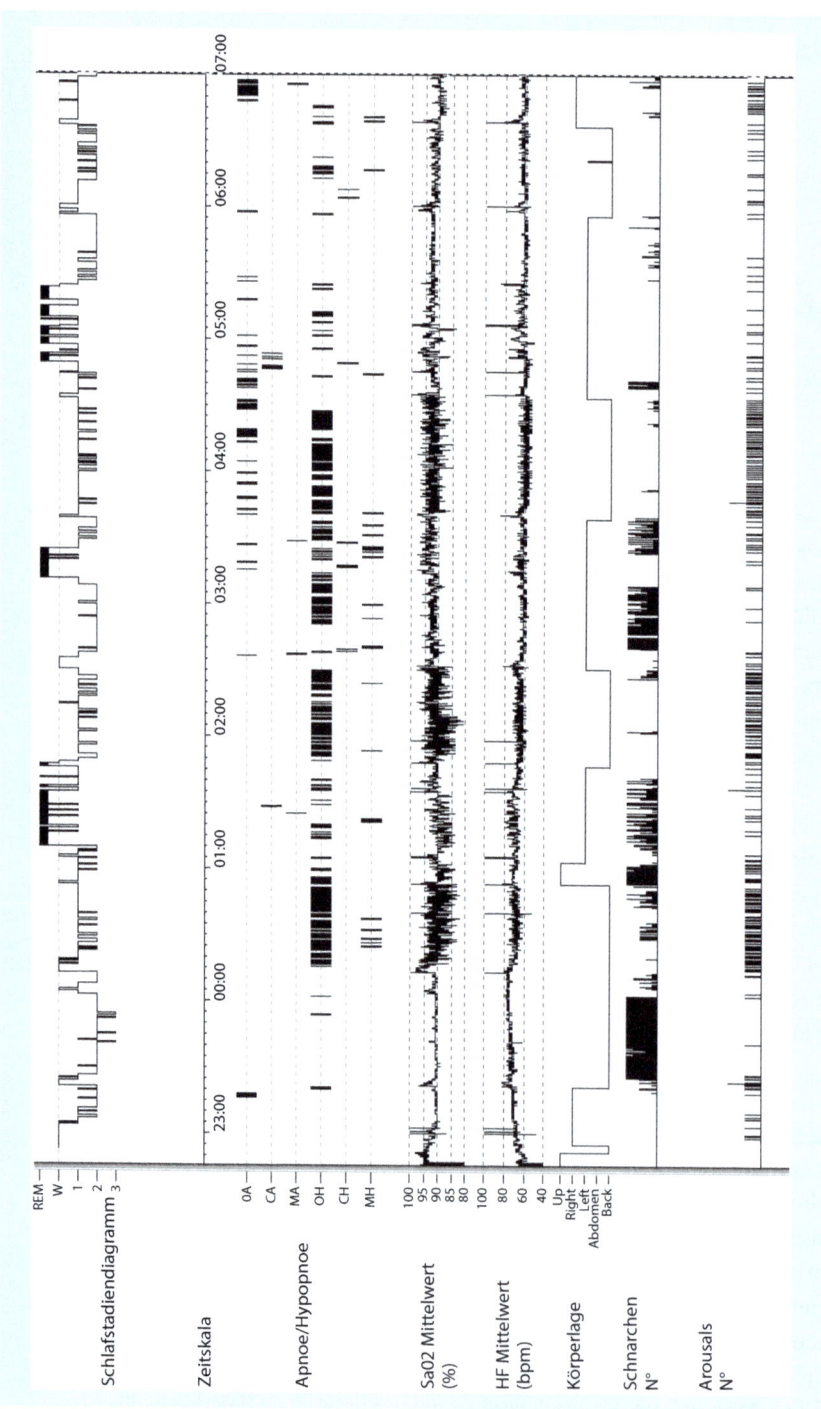

Abb. 2.22 Typisches Hypnogramm bei schwerer obstruktiver Schlafapnoe. Das Hypnogramm *zeigt die charakteristische Tiefschlafunterdrückung (Stadium 3 fehlt) und den erhöhten Schlafstadienwechsel infolge repetitiver apnoeterminierender Arousal-Reaktionen (*Arousal N0=Anzahl Arousal*). Die erhöhte Anzahl von Weckreaktionen (*Arousal N0*) findet ebenfalls ihren Ausdruck in der erhöhten Herzfrequenzvariation (HF-Mittelwert, bpm). Es treten überwiegend obstruktive Hypoventilationsphasen (*OH*) und obstruktive Apnoen (*OA*) unabhängig von der Körperlage auf. Infolge der respiratorischen Störung können intermittierende HbO_2-Abfälle (*SaO_2-Mittelwert, %*) bis nahezu 80 % festgestellt werden. Der Kanal *Schnarchen* gibt die erhöhte Schnarchaktivität wieder

Tab. 2.6 Statistisch-deskriptive Kenngrößen zur Beschreibung schlafbezogener Atmungsstörungen

Schweregradmaß	Definition
Apnoen	Gesamtzahl aller Apnoen während TST
Apnoe-Index (AI)	Durchschnittliche Apnoe-Zahl pro Stunde bezogen auf TST
Hypopnoen	Gesamtzahl aller Hypopnoen während TST
Hypopnoe-Index (HI)	Durchschnittliche Hypopnoe-Zahl pro Stunde bezogen auf TST
Apnoen und Hypopnoen	Gesamtzahl aller Apnoen und Hypopnoen während TST
Apnoe-Hypopnoe-Index (AHI)	Durchschnittliche Apnoe-Zahl und Hypopnoe-Zahl pro Stunde bezogen auf TST
Respiratory Effort Related Arousal (RERA)	Gesamtzahl aller Ereignisse während TST
Respiratory-Effort-Related-Arousal-Index (RERA-I)	Durchschnittliche Anzahl Ereignisse pro Stunde Schlaf bezogen auf TST
Respiratory Disturbances Index (RDI)	Durchschnittliche Apnoe-Zahl und Hypopnoe-Zahl und RERA-Zahl pro Stunde bezogen auf TST
Bei ambulanten Polygrafien: Respiratorischer Ereignis-Index (REI)	Anzahl aller Apnoen und Hypopnoen bezogen auf die Aufzeichnungszeit
Sauerstoffentsättigungen >3 %	Gesamtzahl aller Ereignisse
Sauerstoffentsättigungsindex >3 %	Gesamtzahl aller Ereignisse pro Stunde Schlaf bezogen auf TST
Bei ambulanten Polygrafien: Sauerstoffdesaturationsindex	Anzahl aller O_2-Desaturationen bezogen auf die Aufzeichnungszeit
Mittlere Sauerstoffsättigung	Mittelwert der O_2-Konzentration ohne Entsättigungen in Prozent während TST
Auftreten von Hypoventilation	ja/nein
Auftreten von Cheyne-Stokes-Atmung	ja/nein

TST total sleep time = totale Schlafzeit inklusive N1

Versicherungsunternehmens) berichtet, dass ca. 25 % aller tödlichen Unfälle auf bayerischen Autobahnen auf Schläfrigkeit am Steuer zurückgeführt werden können. Verkehrsstatistiken belegen, dass auf deutschen Straßen doppelt so viele tödliche Unfälle infolge Sekundenschlafs als infolge Alkohols am Steuer auftreten. Etwa 20 % aller kritischen Ereignisse in der Luftfahrt werden auf Schläfrigkeit beim Sicherheitspersonal, Piloten und Towerpersonal zurückgeführt. Zahlreiche Katastrophen, z. B. der Untergang der Exxon Valdez, der Absturz der Challenger Raumfähre oder industrielle Unfälle, wie Tschernobyl, Three Mile Island und Bophal, werden u. a. auch mit Arbeitsfehlern aufgrund von Tagesschläfrigkeit begründet.

Tab. 2.7 Schweregradeinteilung der obstruktiven Formen schlafbezogener Atmungsstörungen (In dieser Schweregradklassifikation werden in den RDI die RERAs miteinbezogen)

Dimension	Leicht	Moderat	Schwer
Schläfrigkeit oder nicht intendierte Schlafepisoden am Tage	Während Aktivitäten, die wenig Aufmerksamkeit fordern, z. B. Fernsehen	Während Aktivitäten, die Aufmerksamkeit verlangen, z. B. Besprechungen	Während Aktivitäten, die aktive Aufmerksamkeit verlangen, z. B. Autofahren
Respiratorische Ereignisse pro Stunde Schlaf (RDI)	5–15	15–30	>30

RERA Respiratory Effort Related Arousal

Das wissenschaftliche Interesse an der Tagesschläfrigkeit nimmt in den letzten Jahren deutlich zu. Eine einheitliche wissenschaftliche Definition und Begriffsbestimmung ist derzeit noch nicht gegeben. Auch eine Abgrenzung gegenüber dem im Englischen als **Fatigue** bezeichneten verwandten Phänomen der Müdigkeit ist bislang nicht eindeutig erfolgt.

Unter Berücksichtigung des gegenwärtigen wissenschaftlichen Erkenntnisstandes kann unter Tagesschläfrigkeit eine verminderte Wachheit oder eine Reduktion der zentralnervösen Aktivierung verstanden werden. Variationen der zentralnervösen Aktivierung sind eine universelle menschliche Erfahrung und im zirkadianen Rhythmus physiologisch.

Kennzeichen einer reduzierten zentralnervösen Aktivierung oder einer erhöhten Tagesschläfrigkeit können sein:

- Aufmerksamkeitsstörungen,
- Monotonieintoleranz,
- Einschlafneigung,
- Sekundenschlaf,
- imperative Einschlafattacken.

Diese stehen in direktem Zusammenhang zum Leistungsvermögen in sozialen Anforderungssituationen, wie sie z. B. am Arbeitsplatz oder im Straßenverkehr gegeben sind.

In der Schlafmedizin steht der nicht erholsame Schlaf als Ursache der Tagesschläfrigkeit im Mittelpunkt der diagnostischen und therapeutischen Bemühungen. Aus differenzialdiagnostischen Gründen gilt es, neben Schlafstörungen, körperlichen Erkrankungen und situativen Faktoren auch die zirkadiane Phasenlage als potenzielle Ursache der Tagesschläfrigkeit in die diagnostischen und therapeutischen Bemühungen zu integrieren.

Ein theoretisches Zusammenhangsmodell zwischen nicht erholsamem Schlaf und den dem Leistungsvermögen zugrunde liegenden aufmerksamkeitsbezogenen Prozessen wird nachfolgend dargestellt. In diesem neuropsychologischen Modell, das hinsichtlich der aufmerksamkeitsbezogenen Komponenten auf Posner und Rafal zurückgeführt werden kann und im Rahmen zahlreicher wissenschaftlicher Untersuchungen Bestätigung fand, werden 5 aufmerksamkeits- bzw. schläfrigkeitsbezogene Aspekte, die der Leistungs- fähigkeit zugrunde liegen, unterschieden. Elaboriertere Modelle dürften eher wissen- schaftlichen Fragestellungen vorbehalten sein und für praxisbezogene Fragestellungen der Schlafmedizin als zu komplex betrachtet werden.

Zur schematischen Darstellung der Zusammenhänge zwischen Schlafqualität und schläfrigkeitsbezogenen Einschränkungen am Tage siehe Abb. 2.23.

Das Modell beinhaltet die nicht der bewussten Kontrolle unterliegende tonische und phasische zentralnervöse Aktivierung:

- Unter der tonischen Komponente versteht man den allgemeinen Grad der Wachheit, der zirkadianen Schwankungen unterliegt.
- Die phasische Komponente beinhaltet die Fähigkeit, das tonische Aktivitätsniveau auf eine Anforderung, einen kritischen Reiz hin zu erhöhen.

Das neuronale Substrat der Wachheit oder auch des zentralnervösen Aktivierungsniveaus wird in der Formatio reticularis des Hirnstamms angenommen. Deren Aktivitätsniveau spiegelt sich u. a. im Frequenzbild der elektrischen Hirnaktivität, in der Herzfrequenz, im Hautwiderstand und in der Pupillenweite wider (Tab. 2.8).

Die Aktivierung geht den bewussten Anteilen der Aufmerksamkeit, der Vigilanz, der geteilten und selektiven Aufmerksamkeit voraus.

Unter **Vigilanz** wird in der neuropsychologischen Terminologie die Fähigkeit ver- standen, die Aufmerksamkeit über einen längeren Zeitraum auf einem höheren oder hohen Niveau zu halten. Auf selten und zufällig auftretende Reize wird eine adäquate Reaktion gefordert. Hohe Anforderungen an die Vigilanz stellen z. B. Steuerungs- oder Überwachungsaufgaben in Kraftwerksanlagen oder längere Autobahnfahrten dar. Wich- tig ist, dass diese Vigilanzdefinition nicht mit physiologischen Definitionen in Überein- stimmung steht. Dort wird der Begriff Vigilanz im Sinne der zentralnervösen Aktivierung (Grad der Wachheit) verwendet (Tab. 2.8).

Geteilte Aufmerksamkeit beschreibt als neuropsychologischer Terminus die Fähig- keit zur schnellen, automatisierten und kontrollierten Informationsverarbeitung ein- schließlich der Fähigkeit zu serieller und paralleler Handlungsbereitschaft, wie z. B. beim Autofahren in unübersichtlichen, verkehrsreichen Situationen. So muss bei der An- fahrt an eine Kreuzung der Pkw-Führer sich bewegende und stehende Fahrzeuge wahr- nehmen, muss Beschilderungen, Ampelanlagen, Fußgänger etc. beachten und gleich- zeitig motorische Handlungen wie Lenken, Blinken, Kuppeln und Bremsen koordiniert durchführen (Tab. 2.8).

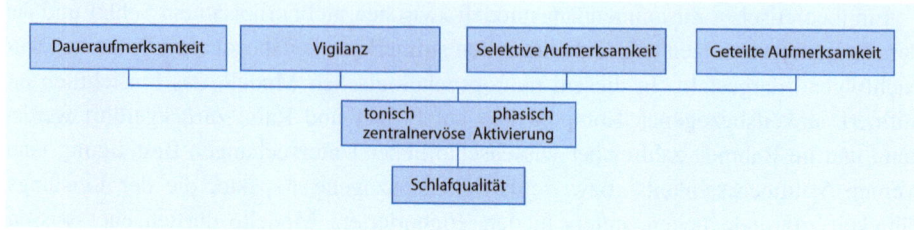

Abb. 2.23 Zusammenhang zwischen Schlafqualität und schläfrigkeitsbezogenen Einschränkungen am Tage. Die bei Schlafstörungen verminderte Schlafqualität, z. B. infolge Slow-Wave-Sleep- (SWS) oder REM-Suppression, hat eine Verminderung der nicht der bewussten Kontrolle unterliegenden tonischen, phasischen zentralnervösen Aktivierung (Tagesschläfrigkeit) zur Folge. Diese reduziert wiederum die der bewussten Kontrolle unterliegende Vigilanz, die geteilte und selektive Aufmerksamkeit

Tab. 2.8 Definition Schläfrigkeit und assoziierte Aufmerksamkeitsprozesse

Aufmerksamkeitskomponente	Merkmale
Tonische Aktivierung	• Zirkadianer Aspekt des allgemeinen Erregungsniveaus, der Wachheit • Unterliegt nicht der bewussten Kontrolle • Der Vigilanz, der selektiven und geteilten Aufmerksamkeit vorausgehend
Phasische Aktivierung	Fähigkeit, das tonische Aktivierungsniveau auf einen kritischen Stimulus hin zu erhöhen
Selektive Aufmerksamkeit	• Fähigkeit, unter hohem Tempo die Aufmerksamkeit über längere Zeiträume für eine bestimmte Aufgabe aufrechtzuerhalten • Fähigkeit, Störreize, Interferenzen und Ablenkungen auszublenden
Geteilte Aufmerksamkeit	• Geschwindigkeit der Informationsverarbeitung • Fähigkeit zu geteilter und paralleler Informationsverarbeitung • Fähigkeit zu automatisierter und kontrollierter Verarbeitung
Vigilanz	• Unspezifische organische Reaktionsbereitschaft, über lange Zeiträume auf seltene und zufällig auftretende Reize zu reagieren • Unterliegt der bewussten Kontrolle
Daueraufmerksamkeit	• Fähigkeit, über lange Zeiträume auf zufällig auftretende Reize zu reagieren • Unterliegt der bewussten Kontrolle

Unter **selektiver Aufmerksamkeit** wird die Fähigkeit verstanden, aus der Summe aller auf das Individuum einströmenden Reize eine (selektive) Auswahl relevanter Stimuli zu treffen. Ein klassisches Beispiel ist der Lehrer, der bei einer unruhigen Klasse mit vielen Nebengeräuschen sich auf seinen Unterricht zu konzentrieren hat. Er hat sich (selektiv) auf seine Aufgabe, konkrete Inhalte zu vermitteln, zu konzentrieren und Störungen (Interferenzen) auszublenden, die durch die Nebengespräche der unruhigen Schulklasse gegeben sind (Tab. 2.8).

Daueraufmerksamkeit beschreibt die Fähigkeit, auf zufällig auftretende Reize hoher zeitlicher Dichte über längere Zeiträume hinweg korrekt zu reagieren. Der Unterschied zur Vigilanz steckt in der deutlich höheren Reizdichte der kritischen Ereignisse.
Tagesschläfrigkeit wird durch eine Vielzahl von intrinsischen und extrinsischen Bedingungen, wie z. B. Lärmeinfluss, Temperatur, Aktivität, Körperhaltung, Tageszeit, Motivationslage, Einschlaffähigkeit, psychophysiologisches Arousal oder Einnahme von sedierenden bzw. aktivitätssteigernden Substanzen, beeinflusst. Diese gilt es in der Untersuchungssituation zu beachten und zu kontrollieren.

Vorausgehend wurden definitorische Grundlagen bei der Erfassung der Tagesschläfrigkeit für das bessere Verständnis des Lesers dargestellt. In den folgenden Kapiteln werden die einzelnen diagnostischen Methoden ausführlich erläutert. In Deutschland haben sich einige Schlafzentren und andere medizinische Einrichtungen auf die aufwendige Diagnostik von Tagesschläfrigkeit, Arbeitsfähigkeit und Fahrtauglichkeit bei Schlafstörungen spezialisiert. Bei entsprechenden Fragestellungen können Patienten dorthin verwiesen werden.

Allerdings wird bereits aus rechtlichen Gründen von einem nicht auf die Tagesschläfrigkeit spezialisierten Arzt oder Therapeuten gefordert, dass er in der Lage ist, das Risiko für eine pathologische Tagesschläfrigkeit und deren negative Auswirkungen auf das soziale Leben methodengestützt abzuschätzen und den Patienten über ein erhöhtes Eigen- oder Fremdgefährdungspotenzial beispielsweise im Straßenverkehr nach Facharztstandard aufzuklären. Bei positivem Befund kann zur weiteren Abklärung die Überweisung in ein spezialisiertes Schlafzentrum bzw. zu einem Facharzt für Arbeits- oder Verkehrsmedizin angeraten sein .

Für die Bestimmung der Fahrtüchtigkeit bei Führerscheinbewerbern oder Führerscheinbesitzern mit SBAS und Tagesschläfrigkeit hat die EU im Jahr 2015 Richtlinien herausgegeben, welche von den Mitgliedsstaaten bis zum 31.12.2016 in nationales Recht umgewandelt werden mussten. Hierzu hat die Bundesanstalt für Straßenwesen, gemeinsam mit Experten aus der DGSM, im Kapitel „Tagesschläfrigkeit" der Begutachtungsleitlinien zur Kraftfahreignung entsprechende Empfehlungen herausgebracht. Diese werden im Kap. 12.2 erläutert.

2.9.1   Diagnostik der Tagesschläfrigkeit

Ergibt sich aus den Fragebogendaten oder der Anamneseerhebung (Abschn. 2.1 und 2.3) der begründete Verdacht auf das Vorliegen von pathologischer Tagesschläfrigkeit, kommen insbesondere bei Risikopatienten objektive Untersuchungsverfahren (Tab. 2.9) zur Anwendung. Überprüft werden schläfrigkeitsbezogene Funktionen:

Tab. 2.9 Diagnostische Verfahren zur Erfassung schläfrigkeitsbedingter Einschränkungen

Aufmerksamkeitskomponente	Geeignete Testverfahren
Tonische Aktivierung	Einschlafneigung, z. B. Multipler Schlaflatenz-Test (MSLT) Fähigkeit, wach zu bleiben, z. B. Multipler Wachbleibe-Test (MWT) LZ-EEG (mit und ohne Verhaltensprotokoll) Schwankungen des Pupillendurchmessers im Dunkeln, Pupillografischer Schläfrigkeitstest (PST) Reaktionszeitmessungen mit Auslassungen, z. B. Psychomotorischer Vigilanztest (PVT), OSLER-Test (OT) EEG-Untersuchungen, z. B. Alpha-Attenuation-Test (ATT) Andere Reaktionszeitmessungen, z. B. Testbatterie zur Aufmerksamkeitsprüfung (TAP), Wiener Testsystem (WT)
Phasische Aktivierung	Reaktionszeitmessungen mit Warnreiz, z. B. TAP EKP, z. B. CNV, SN
Selektive Aufmerksamkeit	Z. B. Arbeitsleistungsserie, Test Selektive Aufmerksamkeit der TAP
Geteilte Aufmerksamkeit	Wiener Determinationsgerät Test Geteilte Aufmerksamkeit der TAP
Vigilanz	Z. B. Test Vigilanz des WT oder der TAP, Vigimar
Daueraufmerksamkeit	Aufgaben mit hoher Reizdichte über längere Zeiträume Z. B.: Daueraufmerksamkeitstest des WT, Testset Sleep des WT
Selbsteinschätzungsverfahren	Epworth Sleepiness Scale (ESS) Stanford Sleepiness Scale (SSS) Pittsburgh-Sleep-Quality-Index (PSQI) Landecker Inventar für Schlafstörungen (LISST) Fragebogen zur Erfassung von Schläfrigkeit und Müdigkeit (FSM)

EKP: ereigniskorrelierte Potenziale; *CNV*: Contingent Negative Variation; *SN*: Sharp Negative Variation; *FCRT*: Four Choice Reaction Time Task; *TAP*: Testbatterie zur Aufmerksamkeitsprüfung; *WT*: Wiener Testsystem

- zentralnervöse Aktivierung,
- selektive Aufmerksamkeit,
- geteilte Aufmerksamkeit,
- Vigilanz,
- Daueraufmerksamkeit .

Ergibt sich aus der Anamneseerhebung der begründete Verdacht auf das Vorliegen von Müdigkeit, kommen aufgrund mangelnder Sensitivität (Abschn. 2.1 und 2.8) keine objektiven Verfahren zur Erfassung der Tagesschläfrigkeit in Betracht. Vielmehr wird die Diagnosestellung Müdigkeit ggf. durch den Einsatz entsprechender standardisierter psychologischer Fragebogenverfahren, wie z. B. Fragebogen zur Erfassung von

Schläfrigkeit und Müdigkeit, Befindlichkeitsskalen, State Trait Anxiety Inventory, Beck-Depressionsskala, Stressverarbeitungsfragebogen oder Landecker Inventar für Schlafstörungen weiter gesichert.

Für die Erfassung schläfrigkeitsbedingter Einschränkungen steht eine Reihe diagnostischer Methoden zur Verfügung (Tab. 2.9). Die Untersuchungsverfahren erfassen jeweils Teilaspekte der Tagesschläfrigkeit auf verschiedenen physiologischen, kognitiven und subjektiven Funktionsebenen. Sie unterliegen in sehr unterschiedlichem Ausmaß der bewussten Kontrolle. Es ist charakteristisch, dass die Ergebnisse der einzelnen Untersuchungsmethoden, wenn sie unterschiedliche Funktions- oder Leistungsbereiche erfassen, meist nur geringe Korrelationen aufweisen. Es ist aufgrund der genannten Unterschiede bisher nicht gelungen, ein einzelnes Verfahren zu etablieren, das als Standard für die Validierung anderer Methoden dienen kann.

Grundsätzlich scheinen PC-gestützte neuropsychologische Verfahren, wie sie z. B. in der Testbatterie zur Aufmerksamkeitsprüfung (TAP) oder im Wiener Testsystem vorkommen, hinsichtlich des Vorliegens einer wissenschaftlichen Normierung elektrophysiologischen Methoden, wie dem Multiplen Schlaflatenz-Test (MSLT) und dem Multiplen Wachbleibe-Test (MWT), eher überlegen zu sein. In Einzelfällen liegen hier sogar alters- und intelligenzbereinigte Normwerte vor. Darüber hinaus ist die ökologische Validität dieser Verfahren gegenüber MSLT und MWT eher höher einzuschätzen. Trotzdem stellen auch sie laborexperimentelle Verfahren dar, deren Übertragbarkeit auf konkrete Alltagssituationen, wie z. B. die Überprüfung der Fahrtauglichkeit, als begrenzt gilt.

2.9.2 Randbedingungen der Untersuchung

Die einzelnen Komponenten der Tagesschläfrigkeit (zentralnervöse Aktivierung, selektive und geteilte Aufmerksamkeit, Vigilanz, Daueraufmerksamkeit) sind abhängig von zahlreichen Faktoren, die es im diagnostischen Prozedere zu berücksichtigen bzw. zu kontrollieren gilt.

Untersuchungsvoraussetzungen der Diagnostik von Tagesschläfrigkeit

- Dem Untersuchungstag sollte ein ungestörter und normaler Nachtschlaf vorausgehen (Polysomnografie-Kontrolle). Unregelmäßige Schlafzeiten und Schichtarbeit sollten in den Tagen vor der Untersuchung ebenfalls vermieden werden.
- Der Untersuchungstag sollte nicht direkt der Adaptationsnacht („first night effect") im Schlaflabor folgen.
- Die Medikamenten- und Suchtmittelanamnese sollte die Schläfrigkeit verstärkende oder reduzierende Medikamente und Substanzen erfassen. Insbesondere bei gutachterlichen Fragestellungen kann ein Urinscreening indiziert sein.

- In der Untersuchungssituation darf nicht geraucht werden; das Rauchen sollte mindestens 30 min vor der jeweiligen Untersuchung eingestellt werden.
- Grundsätzlich nehmen die Patienten am Untersuchungstag keinen Alkohol oder andere stimulierende Substanzen zu sich. Entgegen anders lautenden Empfehlungen in der Literatur sollte bei gewohnheitsmäßigem regelmäßigen Konsum von Koffein dieser nicht vollständig vermieden, sondern am Untersuchungstag im üblichen Maße konsumiert werden.
- Der Untersuchungsraum sollte wohltemperiert, geräuschisoliert und im Falle von Untersuchungsverfahren, welche die Einschlaflatenz als Zielgröße beinhalten, abdunkelbar sein.
- Übermäßige körperliche Aktivitäten oder emotionale Belastungen, insbesondere vor der jeweiligen Untersuchung, sind zu vermeiden. In diesem Zusammenhang sollte auch erwähnt werden, dass die Mitteilung des medizinischen Untersuchungsbefundes oder die tägliche Visite eine emotionale Anspannung beim Patienten und in der Folge ein verändertes Untersuchungsergebnis hervorrufen können.
- Eine wesentliche Bedingung, die kontrolliert werden muss, ist die Tageszeit der Untersuchung, da es im Tagesverlauf zu ausgeprägten, zirkadian und homöostatisch bedingten Schwankungen der Schläfrigkeit (zentralnervösen Aktivierung) kommt.

2.9.2.1 Diagnostische Verfahren zentralnervöser Aktivierung

Für die meisten Verfahren zur zentralnervösen Aktivierung, mit Ausnahme des pupillografischen Schläfrigkeitstests PST, liegen entweder nur unzureichende Normdaten vor oder es zeigt sich bei Gesunden eine derart breite Streuung der Ergebnisse (z. B. beim MSLT), dass eine diagnostische Trennung zwischen normalen und pathologischen Werten für den Einzelnen nur in extremen Fällen gelingt. Für eine diagnostische Beurteilung ist daher in der Regel eine Synopsis aus mehreren Verfahren erforderlich, die unterschiedliche Messebenen erfassen. Bei den meisten Verfahren muss dabei die Motivationslage des Patienten berücksichtigt werden.

Zu den klinisch-diagnostischen Verfahren der zentralnervösen Aktivierung gehören

- der Multiple Schlaflatenz-Test (MSLT),
- der Multiple Wachbleibe-Test (MWT),
- der pupillografische Schläfrigkeitstest (PST),
- der psychomotorische Vigilanztest (PVT),
- der OSLER-Test,
- andere Reaktionszeitmessungen, wie sie z. B. in der Testbatterie zur Aufmerksamkeitsprüfung (TAP) und dem Wiener Testsystem (WT) vorkommen.

Weitere Verfahren, wie z. B. die evozierten Potenziale, das LZ-EEG und der Alpha-Attenuation-Test finden eher bei wissenschaftlichen Fragestellungen Anwendung.

2.9.2.1.1 Multipler Schlaflatenz-Test (MSLT)

Der Multiple Schlaflatenz-Test (MSLT) beruht auf der Annahme, dass sich die Einschlaflatenz mit zunehmender Schläfrigkeit verkürzt darstellt.

Er wurde erstmals 1977 von M. Carskadon und W. C. Dement als Verfahren zur Messung der Tagesschläfrigkeit vorgeschlagen. Durchschnittliche Einschlaflatenzen <5 min galten lange Zeit als Hinweis auf das Vorliegen einer pathologischen Tagesschläfrigkeit. Gesunde erwachsene Schläfer besitzen nach Carskadon Einschlaflatenzen zwischen 10 und 20 min. Einschlaflatenzen zwischen 5 und 10 min gelten als auffällig, aber nicht sicher pathologisch.

Die American Sleep Disorders Association (ASDA) hat Anfang der 1990er-Jahre angesichts der zunehmenden Bedeutung der Tagesschläfrigkeit und deren sozialmedizinischer Risiken ebenfalls eine fragwürdige, nicht evidenzbasierte Zuordnung zwischen Einschlaflatenzen im MSLT und der Schwere der Tagesschläfrigkeit getroffen.

Demnach entsprechen Einschlaflatenzen

- zwischen 10 und 15 min einer leichten,
- zwischen 5 und 10 min einer moderaten und
- zwischen 0 und 5 min einer schweren Tagesschläfrigkeit.

Bei den angegebenen Grenzwerten handelt es sich nicht um empirisch gewonnene Grenzwerte, vielmehr basierten sie auf Erfahrungswissen und hielten bislang empirischen Überprüfungen nicht stand.

Der MSLT hatte sich seit seiner Einführung bis in die jüngere Vergangenheit weltweit als Standardverfahren zur Erfassung der Tagesschläfrigkeit in der Schlafmedizin etabliert (sog. experimenteller MSLT). Eine Metaanalyse, die von der Atlas Task Force der AASM im Jahr 2005 publiziert wurde, ergab jedoch eine sehr eingeschränkte Aussagekraft und Validität des MSLT hinsichtlich der Erfassung von Tagesschläfrigkeit. Auf Basis dieser Metaanalyse wurden für den MSLT nachfolgende Empfehlungen für die deutlich eingeschränkte Indikation, seine standardisierte Durchführung und Auswertung getroffen. Die Ergebnisse dieser Metaanalyse haben ihn als Standardverfahren zur Erfassung der Tagesschläfrigkeit abgelöst. Allerdings bleibt seine hohe diagnostische Validität für die Narkolepsie (klinischer MSLT) unbestritten.

> Empfehlungen zur Durchführung und Auswertung des MSLT gemäß der AASM
>
> - Der MSLT besteht aus 5 Durchgängen, welche in 2-h-Intervallen 1,5–3 h nach Beendigung der nächtlichen PSG durchgeführt werden. Es können auch 4 Durchgänge durchgeführt werden, wobei der MSLT dann für die Diagnosestellung Narkolepsie nur reliabel ist, wenn in diesen 4 Durchgängen 2-mal SOREM auftritt.

- Der MSLT wird nach einer polysomnografischen Registrierung, die während der Hauptschlafperiode des Patienten stattfand, durchgeführt. Die Nützlichkeit des MSLT zur Unterstützung der Diagnose Narkolepsie ist deutlich eingeschränkt, wenn die totale Schlafzeit (TST) in der vorausgehenden Schlafperiode unter 6 h lag. Ein MSLT sollte nicht nach einer „split night" (Diagnostik und Therapie in einer Nacht bei SBAS) durchgeführt werden.
- Ein Schlaftagebuch sollte zur Erfassung des Schlaf-Wach-Rhythmus für 1 Woche vor dem MSLT vom Patienten geführt werden.
- Die strikte Beachtung der standardisierten Durchführungsbedingungen des MSLT ist für valide Ergebnisse von entscheidender Bedeutung: Das Patientenzimmer muss während der Durchführung dunkel und ruhig, die Raumtemperatur für den Patienten angenehm sein.
- Stimulanzien und hinsichtlich der antriebssteigernden Wirkung verwandte Substanzen und REM-suppressive Medikamente sollten im Idealfall 2 Wochen vor der Untersuchung abgesetzt werden. Die Einnahme der für den Patienten üblichen Medikamente (z. B. Antihypertensiva, Insulin etc.) muss vor der MSLT-Durchführung kritisch bedacht werden, um stimulierende und sedierende Nebenwirkungen dieser Medikamente und deren Einfluss auf die Einschlaflatenz kontrollieren oder reduzieren zu können.
- Ein Drogenscreening kann durchgeführt werden, um auszuschließen, dass evtl. verkürzte Einschlaflatenzen das Ergebnis pharmakologischer Wirkungen sind. Das Drogenscreening wird üblicherweise am Morgen vor der Untersuchung, in begründeten Fällen jedoch auch zu anderen Zeitpunkten durchgeführt. Das Rauchen sollte jeweils 30 min vor dem MSLT eingestellt werden.
- Außergewöhnliche körperliche Aktivität sollte am Untersuchungstag vermieden und stimulierende Aktivitäten vom Patienten ebenfalls 15 min vor dem jeweiligen MSLT eingestellt werden. Der Patient sollte keine koffeinhaltigen Getränke zu sich nehmen und helles Sonnenlicht meiden. Ein leichtes Frühstück 1 h vor dem 1. Durchgang und ein leichtes Mittagessen unmittelbar nach dem 2. Nachmittagsdurchgang werden empfohlen. Zu beachten ist, dass auch diagnostisch-therapeutische Gespräche mit dem Patienten am Untersuchungstag stimulierende Wirkung haben können, z. B. wenn er über das Vorhandensein einer Schlafapnoe oder anderweitiger Krankheiten aufgeklärt wird.
- Der MSLT sollte nur von geschultem und erfahrenem Personal durchgeführt werden.
- Die Standardelektroden-Montage (C3-A2, C4-A1) wird nach den Kriterien von Rechtschaffen und Kales, zusätzlich okzipitale (O1-A2, O2-A1) Ableitungen zur besseren Erkennung des Schlaf-Wach-Übergangs vorgenommen. Weiterhin wird ein EOG vom linken und rechten Orbitalrand des jeweiligen Auges abgeleitet, darüber hinaus ein mentales/submentales EMG und ein einkanaliges

EKG. In der Praxis erfolgt heute nicht selten eine Elektrodenplatzierung nach den aktuellen AASM-Kriterien (Abschn. 2.8.1)

- Vor jedem Durchgang werden die Patienten gefragt, ob sie die Toilette aufsuchen möchten oder noch andere Dinge für ihr Wohlbefinden benötigen. Die Biosignaleichung vor jedem Durchgang umfasst folgende standardisierte Instruktionen:
  1. Bitte liegen Sie bei geöffneten Augen 30 s ruhig und entspannt.
  2. Bitte schließen Sie beide Augen für 30 s.
  3. Bitte blicken Sie, ohne dabei den Kopf zu bewegen, nach rechts, dann nach links, dann wieder rechts, links, rechts, links und noch einmal nach rechts.
  4. Blinzeln Sie bitte langsam 5-mal und
  5. beißen Sie dann die Zähne fest zusammen.
- Unmittelbar vor jedem Durchgang wird der Patient wie folgt angewiesen: „Bitte liegen Sie ruhig, nehmen Sie eine bequeme Position ein, halten Sie Ihre Augen geschlossen und versuchen Sie einzuschlafen." Sofort danach werden die Lichter als Zeichen des Untersuchungsbeginns im Patientenzimmer gelöscht. Zwischen den Durchgängen ist der Patient nicht im Bett und wird am Schlafen gehindert. Diese Prozedur verlangt eine kontinuierliche Überwachung durch das Personal.
- Der Schlafbeginn im klinischen MSLT ist nach dem Lichtlöschen durch das Auftreten einer Epoche mit Schlaf, inklusive Stadium S. 1 (nach Rechtschaffen und Kales), definiert, d. h. durch die erste 30-s-Epoche mit mehr als 15 s kumuliertem Schlaf.
- Im sog. experimentellen MSLT wird der Schläfer nach 3 zusammenhängenden Schlafepochen geweckt. Die Abwesenheit von Schlaf während eines Durchgangs wird mit einer Schlaflatenz von 20 min bewertet. Diese Schlaflatenz geht ebenfalls in die Berechnung der mittleren Schlaflatenz mit ein.
- Für die Erfassung von REM-Schlaf wird der klinische MSLT nach der 1. Epoche mit Schlaf um weitere 15 min durchgeführt, unabhängig vom Auftreten von Schlaf. Die REM-Latenz wird ermittelt vom Zeitpunkt des Auftretens der 1. Epoche mit Schlaf bis zum 1. Auftreten einer Epoche mit REM-Schlaf unabhängig davon, ob dazwischen Wach oder Schlaf auftrat.
- Ein MSLT-Durchgang wird nach 20 min beendet, wenn kein Schlaf aufgetreten ist.
- Der MSLT-Befund beinhaltet den Start- und Endzeitpunkt jedes einzelnen Durchgangs, die Latenz von „Licht aus" bis zum Auftreten der 1. Epoche mit Schlaf, die mittlere Schlaflatenz (arithmetisches Mittel aller Durchgänge) und die Anzahl der SOREM-Perioden. Für die Diagnose Narkolepsie werden in 5 MSLT-Durchgängen mindestens 2 MSLT mit SOREM gefordert.

- Ereignisse und Bedingungen, die Abweichungen vom Standard erforderlich machen, müssen vom durchführenden Personal sorgfältig protokolliert werden, sodass diese vom Auswerter bei der Interpretation berücksichtigt werden können.

Für die Interpretation der mittleren Einschlaflatenz wurden für MSLTs mit 4 und 5 Durchgängen mittlere Einschlaflatenzen von Gesunden dargestellt (Tab. 2.10).

Da die mittlere Einschlaflatenz im MSLT deutlich altersabhängig ist, wurden sowohl für die klinische als auch die experimentelle Version gemeinsame altersabhängige Normen ermittelt (Tab. 2.11). Die Metaanalyse der AASM ergab zwischen klinischer und experimenteller Version des MSLT, mit Ausnahme für die Gruppe der 30–39-Jährigen, entgegen theoretischer Annahmen keine signifikanten Unterschiede. Aus diesem Grunde wurden die Werte beider Versionen in Tab. 2.11 gepoolt.

Indikationen für den MSLT gemäß der AASM

- Der MSLT ist bei Patienten mit der Verdachtsdiagnose Narkolepsie zur Diagnosesicherung indiziert.
- Der MSLT kann als Teil des diagnostischen Prozesses zur Abgrenzung einer idiopathischen Hypersomnie von einer Narkolepsie indiziert sein.
- Der MSLT ist in der klinischen Routine bei der Diagnosestellung oder Therapieevaluation der obstruktiven Schlafapnoe nicht indiziert.
- Der MSLT ist in der klinischen Routine zur Bestimmung der Schläfrigkeit bei medizinischen und neurologischen Störungen (ausgenommen die Narkolepsie), der Insomnie und der zirkadianen Rhythmusstörungen nicht indiziert.

▶ **Praxistipp** Der MSLT scheint ein Verfahren zu sein, das die Fähigkeit einzuschlafen erfasst. Die Einschlaffähigkeit wird von Tagesschläfrigkeit, aber auch von anderen Bedingungen, wie z. B. der Fähigkeit zu entspannen und abzuschalten, beeinflusst. Die Fähigkeit, rasch einzuschlafen, ist nicht zwingend ein

Tab. 2.10 Mittlere Einschlaflatenzen von Gesunden und Narkolepsiepatienten für MSLTs mit 4 und 5 Durchgängen

Durchführungsbedingung	Mittelwert	± SD (min)
MSLT mit 4 Durchgängen	10,4	±4,3*
MSLT mit 5 Durchgängen	11,6	±5,2*
MSLT bei Narkolepsie	3,1	±2,9

Tab. 2.11 Altersabhängigkeit des experimentellen und klinischen MSLT bei Gesunden

Altersgruppe	Mittlere Einschlaflatenz (min)	SD	Anzahl Studien	Bemerkungen
10–20-Jährige	10,0	4,5	25	–
20–30-Jährige	10,4	5,4	284	Sign Diff zu 50-/80-Jährigen
30–40-Jährige	10,8	3,9	192	Sign Diff zu 50-/80-Jährigen
40–50-Jährige	11,7	4,4	72	Sign Diff zu 80-Jährigen
50–60-Jährige	12,1	1,1	11	Sign Diff zu 80-Jährigen
60–70-Jährige	11,2	5,2	54	Sign Diff zu 80-Jährigen
70–80-Jährige	k. A.	k. A.	k. A.	k. A.
80–90-Jährige	15,2	6,0	22	Sign Diff zu allen

Sign Diff zu: signifikante Differenz zu; *k. A.*: keine Angaben

pathologisches Phänomen, sondern kann auch adaptives physiologisches Verhalten sein, das erlaubt, sehr rasch von Aktivität auf Ruhe umzuschalten.

Der MSLT sollte deshalb zur Einschätzung der Tagesschläfrigkeit allenfalls als eines von mehreren Verfahren herangezogen werden. Für Aussagen am Einzelfall, insbesondere zur Arbeitsfähigkeit oder Fahrtauglichkeit, ist seine Aussagekraft stark eingeschränkt.

Bei der Narkolepsiediagnostik gilt die Validität des Verfahrens als unbestritten.

2.9.1.2.2 Multipler Wachbleibe-Test (MWT)

Der Multiple Wachbleibe-Test (MWT) entwickelte sich aus dem MSLT und ist eine Abwandlung desselben. Methodisch basiert er auf identischen elektrophysiologischen Parametern wie der MSLT: EEG, EOG und EMG.

Dem MWT liegt die Annahme zugrunde, dass in der Schlafmedizin, insbesondere bei Hypersomnien, weniger die Fähigkeit einzuschlafen als vielmehr die Fähigkeit wach zu bleiben interessiert. Der MWT besitzt im Vergleich zum MSLT eine höhere Augenscheinvalidität oder auch ökologische Validität.

Deshalb wird die Untersuchung in Abwandlung zum MSLT im Sitzen, z. B. in einem bequemen Lehnstuhl, durchgeführt und der Patient instruiert, wach zu bleiben. Grundsätzlich unterliegt der MWT denselben beeinflussenden Faktoren wie der MSLT.

Die Atlas Task Force der AASM gibt folgende Empfehlungen zur Durchführung und Auswertung des MWT. Den Empfehlungen liegen Erkenntnisse einer Studie von Doghramji und Mitarbeitern zugrunde, die durch Expertenmeinungen aus einem Konsensusprozess ergänzt wurden.

Empfehlungen der Atlas Task Force der AASM zur Durchführung und Auswertung des MWT

- Der MWT sollte mit 4 Durchgängen à 40 min in 2-h-Intervallen 1,5–3 h nach dem gewöhnlichen morgendlichen Erwachen des Patienten durchgeführt werden. Üblicherweise sollte der 1. Durchgang um 9 oder 10 Uhr morgens stattfinden.
- Der Untersucher entscheidet abhängig von den klinischen Bedingungen, ob in der Nacht zuvor eine PSG-Ableitung erforderlich ist.
- Der Untersuchungsraum muss maximal abdunkelbar sein. Eine Lichtquelle wird knapp hinter dem Patienten angebracht, sodass diese sich gerade außerhalb seines Gesichtsfeldes befindet. Die Lichtquelle sollte eine Leuchtstärke zwischen 0,10 und 0,13 Lux auf Ebene der Kornea aufweisen. Dies wird üblicherweise erreicht, wenn eine 7,5-Watt-Birne ca. 30 cm oberhalb des Bodens und ca. 90 cm seitlich des Kopfes des Patienten platziert wird.
- Die Raumtemperatur sollte vom Patienten als angenehm empfunden werden.
- Der Patient befindet sich während der Untersuchung in einem bequemen Lehnstuhl oder mit erhöhtem Rückenteil im Bett, sodass er sich entspannt mit Rücken und Kopf anlehnen kann (alternativ können auch entsprechende Sitzkissen verwendet werden).
- Ein möglicher Konsum von Alkohol, Koffein und anderen Substanzen vor oder während des MWT wird vom Untersucher vor dem MWT festgelegt. Ein Drogen- und Medikamentenscreening kann indiziert sein, um abzuklären, ob eine festgestellte Wachheit oder Schläfrigkeit durch andere als verschriebene Medikamente beeinflusst wird. Das Drogen- und Medikamentenscreening wird in der Regel am Morgen vor der Untersuchung durchgeführt, kann jedoch je nach klinischen Gegebenheiten vom Untersucher modifiziert werden.
- Ein leichtes Frühstück wird ca. 1 h vor dem 1. Durchgang empfohlen, ein leichtes Mittagessen gleich nach dem 2. Durchgang.
- Der MWT sollte nur von geschultem und erfahrenem Personal durchgeführt werden.
- Die Standardelektroden-Montage des MWT beinhaltet 2 zentrale EEG-Ableitungen (C3–A2, C4–A1) und okzipitale (O1–A2, O2–A1) Ableitungen, 1 EOG am linken und rechten Auge, 1 mentales/submentales EMG und ein 1-kanaliges EKG.
- Vor jedem Durchgang werden die Patienten gefragt, ob sie die Toilette aufsuchen möchten oder noch andere Dinge für ihr Wohlbefinden benötigen. Die Biosignaleichung vor jedem Durchgang umfasst folgende Standardinstruktionen:
  - Bitte liegen Sie bei geöffneten Augen 30 s ruhig und entspannt.

- – Bitte schließen Sie beide Augen für 30 s.
- – Bitte blicken Sie, ohne dabei den Kopf zu bewegen, nach rechts, dann nach links, dann wieder rechts, links, rechts, links und noch mal nach rechts.
- – Blinzeln Sie bitte langsam 5-mal und
- – beißen Sie dann die Zähne fest zusammen.
- Der Patient wird vor jedem Durchgang angewiesen: „Bitte sitzen Sie ruhig und bleiben Sie solange wie möglich wach. Schauen Sie geradeaus und nicht direkt in das Licht." Dieselbe Anweisung sollte vor jedem Durchgang gegeben werden. Unmittelbar darauf werden die Lichter als Zeichen des Untersuchungsbeginns im Patientenzimmer gelöscht.
- Den Patienten wird nicht erlaubt, Selbststimulationen vorzunehmen, wie z. B. zu singen oder sich ins Gesicht zu schlagen oder zu kneifen. Eine Videoüberwachung während des MWT kann hilfreich sein. Zwischen den Durchgängen ist der Patient nicht im Bett und wird am Schlafen gehindert. Diese Prozedur verlangt eine kontinuierliche Überwachung durch das Personal.
- Schlafbeginn wird durch die erste 30-s-Epoche mit mehr als 15 s kumuliertem Schlaf definiert.
- Der Durchgang wird nach 40 min beendet, wenn kein Schlaf auftritt oder nach eindeutigem Schlaf, der durch 3 aufeinander folgende Epochen Stadium 1 oder eine Epoche eines anderen Schlafstadiums definiert ist.
- Folgende Daten werden protokolliert:
  - – Beginn und Ende jedes Durchgangs,
  - – Einschlaflatenz,
  - – totale Schlafzeit (TST),
  - – Schlafstadien, die im jeweiligen Durchgang erreicht wurden,
  - – die mittlere Schlaflatenz über alle 4 Durchgänge (arithmetisches Mittel).
- Ereignisse und Bedingungen, die Abweichungen vom Standard erforderlich machen, müssen vom durchführenden Personal sorgfältig protokolliert werden, sodass diese vom Auswerter bei der Interpretation berücksichtigt werden können.

Die AASM legt wie beim MSLT keine Grenzwerte für das Vorliegen einer pathologischen Einschlaflatenz im MWT dar. Vielmehr wird auf die unbefriedigende Studienlage bezüglich von Normwerten und den mannigfaltigen Einflüssen auf die Einschlaflatenz verwiesen. Die mittlere Einschlaflatenz (Auftreten 1. Epoche mit Schlaf) im MWT (40-min-Protokoll) wurde bei Kontrollpersonen mit $30{,}4 \pm 11{,}2$ min angegeben. Die obere Grenze des 95-%-Vertrauensintervall („ceiling effect") lag hierbei bei 40,0 min, die untere Grenze bei 12,9 min.

Einschlaflatenzen unterhalb eines Wertes von 13 min werden als pathologisch gewertet. Diese Art der Grenzwertbildung entspringt statistischen Konventionen und gründet sich nicht auf Normierungsstudien mit hypersomnischen Patienten.

Indikationen für den MWT gemäß der Atlas Task Force der AASM

- Beim MWT handelt es sich um ein objektives und valides Untersuchungsverfahren zur Erfassung der Fähigkeit, über einen bestimmten Zeitraum wach zu
  bleiben.
- Der MWT wird in Verbindung mit der klinischen Anamnese zur Erfassung der
  Fähigkeit wach zu bleiben durchgeführt.
- Das 40-min-Protokoll des MWT wird zur objektiven Erfassung der individuellen Fähigkeit wach zu bleiben gefordert.

Um eine valide Erfassung von Schläfrigkeit oder Wachheit zu gewährleisten, muss der
MWT unter angemessenen Bedingungen (Ableittechnik, anerkannte Durchführungs-
protokolle, erfahrener und qualifizierter Auswerter) durchgeführt werden.

Der MWT ist als alleinige Methode zur Erfassung der Schläfrigkeit ungeeignet. Vielmehr wird empfohlen, weitere Testverfahren anzuwenden und die klinische Symptomatik des Patienten zu berücksichtigen.

▶ **Praxistipp** Der MWT ist ein wichtiger Baustein in der Diagnostik der zentralnervösen Aktivierung. Im Gegensatz zum MSLT bietet er eine höhere Augenscheinvalidität, da in der Schlafmedizin häufiger die Fähigkeit wach zu bleiben
als die Fähigkeit einzuschlafen interessiert. Ähnlich wie der MSLT ist der MWT
ein personal- und zeitintensives Verfahren.

Empirisch gewonnene Norm- bzw. Grenzwerte liegen nur sehr eingeschränkt vor. Aussagen am Einzelfall erscheinen, wie beim MSLT, nicht unproblematisch und bedürfen zumindest der Bestätigung durch andere Verfahren zur Tagesschläfrigkeit.

2.9.1.2.3 Pupillografischer Schläfrigkeitstest
Blickt eine gesunde wache Person ins Dunkle, erweitert sich ihre Pupille unmittelbar. Im
wachen Zustand bleibt die Pupillenweite unter Ausschluss von Licht für lange Zeit stabil.

Bei starker Tagesschläfrigkeit treten dagegen bereits nach wenigen Minuten
starke Schwankungen der Pupillenweite auf. Diese Wellenphänomene wurden von
ihrem Erstbeschreiber Löwenstein „fatigue waves" genannt. Die niederfrequenten

Pupillenoszillationen nehmen mit dem Ausmaß der Schläfrigkeit stark zu, dabei steigt ihre Amplitude bis zu mehreren Millimetern an.

Dem pupillografischen Schläfrigkeitstest (PST) liegt die Messung der spontanen Pupillenmotorik in Dunkelheit zugrunde. Er gibt Auskunft über den Grad der unbewusst kontrollierten zentralnervösen Aktivierung. Eine stabile Pupillenweite zeigt ein hohes Aktivierungsniveau an, dagegen drückt Instabilität der Pupillenweite Schläfrigkeit aus.

Bei der Durchführung sitzt der Patient in einem bequemen Stuhl am Messtisch, der Kopf ruht auf einer kombinierten Kinn-Stirn-Stütze. Die Augen sind mit einer weichen, lichtdichten Brille (Infrarotgläser) vor Lichteinfluss geschützt. Das typische schläfrig-keitsbezogene Verhalten der Pupille wird beim PST mittels infrarotempfindlicher Video-kamera und anschließender PC-gestützter Auswertung erfasst.

Zielvariablen sind sowohl der Pupillenunruhe-Index (PUI) in mm/min als auch das Amplitudenspektrum $\leq 0{,}8$ Hz als Maß für die Schwankungen der Pupillenweite. Sie beschreiben Pupillenschwankungen unterschiedlicher Amplitude $<0{,}8$ Hz als Maß für die Reduktion der zentralnervösen Aktivierung.

In einem Normkollektiv von 349 Personen zwischen 20 und 60 Jahren fand sich ein Mittelwert für den Zehnerlogarithmus (ln) des PUI von $1{,}50 \pm 0{,}39$ mm/min (zum Norm-wertbereich, Tab. 2.12). Damit ergeben sich auffällige Werte ab einem ln PUI>1,89 und pathologische Werte ab einem ln PUI>2,28. Diese kritische Grenzwertbestimmung entspricht statistischen Konventionen und resultiert weniger aus inhaltlichen Überlegungen.

Gegenüber den klassischen Verfahren der Schlafmedizin, wie dem MSLT und dem MWT, besitzt der PST eine deutlich höhere Ökonomie. Unter Berücksichtigung der kurzen Entwicklungsdauer des Verfahrens liegt bereits eine umfangreiche Prüfung test-theoretischer Gütekriterien vor.

2.9.2.2 Diagnostische Verfahren zur Erfassung der Vigilanz

Unter Vigilanz als neuropsychologischem Terminus wird die Fähigkeit verstanden, in langandauernden und monotonen Situationen auf seltene und zufällig auftretende Reize rasch und adäquat zu reagieren.

Grundsätzlich sei angemerkt, dass sich einige Untersuchungsverfahren auf dem Markt befinden, deren Reizdichte so hoch ist, dass sie weniger eine Vigilanz überprüfen, als vielmehr eine Daueraufmerksamkeitsaufgabe darstellen. Auch ist auf die Aufgabendauer streng zu achten. Methoden, deren Aufgabendauer deutlich unter 30 min liegt, können häufig, vermutlich aufgrund motivationaler Einflüsse, nicht zwischen Gesunden und Schlafgestörten unterscheiden bzw. maskieren die Vigilanzeinschränkungen bei Kranken.

2.9.1.3.1 Vigilanztest nach Quatember und Maly

Das computergestützte Testverfahren Vigilanz aus dem Wiener Testsystem (Abb. 2.24) basiert auf dem Clocktest, der 1950 von Mackworth zur Messung der Vigilanz bei ameri-kanischen Soldaten entwickelt wurde. Anhand des Verfahrens konnten Soldaten ermittelt werden, die eine gute Entdeckungsleistung bei der Radarüberwachung zeigten.

Tab. 2.12 Perzentile des Normwertbereiches für ln PUI und PUI

Wertebereich	MW-2SD	MW-SD	MW	MW + SD	MW + 2SD
ln PUI [mm/min]	0,73	1,11	1,50	1,89	2,28
Perzentilen [%]	2,3	15,9	50	84,1	97,7
PUI [mm/min]	2,07	3,05	4,50	6,64	9,80

ln: Logarithmus

Abb. 2.24 Aufgabenstellung des Vigilanztests nach Quatember und Maly

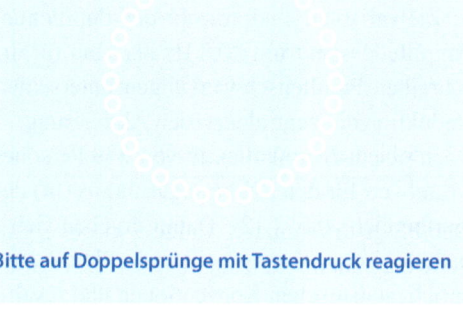

Bitte auf Doppelsprünge mit Tastendruck reagieren

Der Patient hat einen springenden Lichtpunkt entlang einer Kreisperipherie am Computerbildschirm zu beobachten. Immer dann, wenn der Lichtpunkt einen doppelt-weiten Sprung macht, muss der Patient rasch mit dem Drücken einer Taste reagieren. Es liegen 3 verschiedene Testversionen vor, die sich im Aufbau, in der Gesamtdauer, der Anzahl der kritischen Reize, der Schrittdauer, der Anzahl der Teilzeiten, der Schritte und Sprünge unterscheiden.

Die Testdauer bei Verdacht auf eine Einschränkung der Vigilanz, z. B. bei schlafbezogenen Atmungsstörungen, sollte optimal zwischen 60 und 90 min, mindestens aber 30 min betragen. Eine Testdauer von weniger als 30 min führt häufig zu einer starken Gewichtung motivationaler Effekte und damit zur Maskierung von Vigilanzeinschränkungen.

Eine Normierung des Vigilanztests ist gegeben, allerdings nur eingeschränkt in der Version mit einer Testdauer von 66 min. Eine Version des Vigilanztests nach Quatember und Maly wurde von der Siesta-Gruppe Wien gemeinsam mit der AG Vigilanz der DGSM an 200 Schlafgesunden normiert. Die dort gewählte Reizdichte entspricht jedoch eher einer Daueraufmerksamkeitsaufgabe.

2.9.2.2.2 Untertest Vigilanz der Testbatterie zur Aufmerksamkeitsprüfung

Zur Bearbeitung der Vigilanzaufgabe sitzt der Patient vor einem Bildschirm. Vier Aufgaben mit verschiedenen Reizen (optisch, akustisch, optisch/akustisch) stehen zur

Verfügung. Alle Verfahren können mit hoher oder niederer Reizdichte durchgeführt werden. Die bei der Erfassung der Vigilanz insbesondere zu berücksichtigende Dauer der Untersuchung kann bis zu 60 min variiert werden. Eine ausreichende Normierung mit guter Beschreibung der Normstichprobe liegt vor.

Es stehen noch weitere Verfahren zur Erfassung der Vigilanz, wie z. B. der Vigimar der Marburger Arbeitsgruppe, zur Verfügung.

2.9.2.3 Diagnostische Verfahren zur Erfassung der selektiven Aufmerksamkeit

Die selektive Aufmerksamkeit beinhaltet die Fähigkeit eines Individuums, aus der Summe aller auf das Individuum einströmenden Reize eine selektive Auswahl relevanter Reize zu treffen. Die Reize können unterschiedlichen Modalitäten entspringen. Nachfolgend werden beispielhaft die 2 am häufigsten in der Schlafmedizin verwendeten computergestützten Verfahren vorgestellt. Sie werden auch in der Arbeitsmedizin und zur Beurteilung der Fahrtauglichkeit häufig verwendet.

2.9.2.3.1 Arbeitsleistungsserie Pauli-Test, Version 3.00 des Wiener Testsystems

Die Probanden haben bei der Arbeitsleistungsserie des Wiener Testsystems je nach Schwierigkeitsstufe unterschiedliche Rechenaufgaben zu lösen. Je nach Testversion stehen ihnen 10–20 min zur Verfügung. Der Test gilt als intelligenzunabhängig. Eine ausreichende Normierung ist gegeben.

2.9.2.3.2 Go/NoGo der Testbatterie zur Aufmerksamkeitsprüfung

Die selektive Aufmerksamkeit kann mit dem Subtest Go/NoGo der Testbatterie zur Aufmerksamkeitsprüfung (TAP) geprüft werden. Es werden 2 Durchführungsvarianten angeboten, wobei die 2. Variante speziell die selektive Aufmerksamkeit misst. Auf einem Bildschirm werden 5 Quadrate mit unterschiedlichem Füllmuster dargeboten. Der Patient hat dann zu reagieren, wenn eines der 5 Quadrate mit den 2 vorgegebenen Quadraten, den kritischen Reizen, übereinstimmt. Eine ausreichende Normierung ist gegeben.

2.9.2.4 Diagnostische Verfahren zur Erfassung der geteilten Aufmerksamkeit

Situationen, in denen geteilte Aufmerksamkeit gefordert wird, sind eher die Regel als die Ausnahme. Prüfbar ist die geteilte Aufmerksamkeit mittels sog. Dual-task-Aufgaben, bei denen Probanden gleichzeitig 2 Reizdarbietungen, z. T. unterschiedlicher Modalität, beachten müssen. Nachfolgend werden beispielhaft 2 computergestützte Verfahren vorgestellt, die sowohl in der Schlafmedizin als auch in der Arbeitsmedizin und zur Beurteilung der Fahrtauglichkeit häufig Anwendung finden.

2.9.2.4.1 Test Geteilte Aufmerksamkeit der Testbatterie zur Aufmerksamkeitsprüfung

Der Proband sitzt vor einem Computerbildschirm und muss reagieren, wenn aus einer Reihe sich in ihrer Position rasch verändernder Kreuze ein Quadrat entsteht. Gleichzeitig wird als akustische Aufgabe die Überprüfung einer monotonen Tonabfolge gestellt. Es kann zwischen 4 verschiedenen Reizfolgen gewählt werden, um u. a. Lerneffekte bei der Testwiederholung zu vermeiden. Eine ausreichende Normierung ist gegeben.

2.9.2.4.2 Wiener Determinationsgerät

Das computergestützte Wiener Determinationsgerät (Wiener Testsystem, WTS) bietet ein Verfahren zur Messung sensorisch-motorischer Funktionen im Wahlreaktionsverhalten. Optische Reize mit Lämpchen in 5 verschiedenen Farben sind durch Drücken ihnen zugeordneter Tasten zu beantworten. Auf das Aufleuchten zweier zusätzlicher weißer Lämpchen muss mit dem linken und rechten Fußpedal reagiert werden. Zwei akustische Reize, ein hoher und ein tiefer Ton, erfordern das Drücken einer jeweils eigenen Taste. Bis zu 4 Reize können gleichzeitig angeboten werden. Eine ausreichende Normierung ist gegeben.

2.9.2.5 Subjektive diagnostische Verfahren zur Beurteilung schläfrigkeitsbezogener Einschränkungen

Selbstbeurteilungsverfahren werden zur qualitativen wie quantitativen Erfassung des subjektiven Leidensdruckes der Patienten mit schläfrigkeitsbezogenen Störungen eingesetzt.

In wissenschaftlichen Untersuchungen finden sich häufig nur geringe Beziehungen zwischen subjektiven und objektiven Maßen. Dies gilt insbesondere für den MSLT und den MWT, aber auch für neuropsychologische Untersuchungsverfahren. Hintergrund dürfte sein, dass subjektive Verfahren unsystematisch sowohl bei Schläfrigkeit als auch bei Müdigkeit zur Anwendung kommen. Weiterhin werden mit objektiven Verfahren in der Regel Aspekte der Schläfrigkeit erfasst, wohingegen subjektive Verfahren eher auf das subjektiv belastende Phänomen Schläfrigkeit in seiner Gesamtheit abzielen. Grundsätzlich hängen die Ergebnisse subjektiver Fragebogendaten von der Introspektionsfähigkeit der Patienten ab.

Grundsätzlich sollten subjektive Angaben und Beschwerden auch bei unauffälligen objektiven Befunden nicht vernachlässigt werden, zumal einige in der Schlafmedizin eingesetzte objektive Verfahren testtheoretischen Gütekriterien kaum genügen. Bei gutachterlichen Fragestellungen ist auch auf die Verfälschbarkeit der Ergebnisse (Simulation oder Dissimulation) bei Fragebogendaten zu achten.

Nachfolgend werden Fragebogenverfahren zur Erfassung der subjektiven Schläfrigkeit und ein Fragebogen zur differenzialdiagnostischen Erfassung von Schläfrigkeit und Müdigkeit vorgestellt. Beide werden in der Schlafmedizin international angewendet.

2.9.2.5.1 Stanford Sleepiness Scale (SSS)

Die Stanford-Schläfrigkeits-Skala (SSS) wird in der klinischen Routine und v. a. bei wissenschaftlichen Untersuchungen im Intra- oder Intergruppenvergleich eingesetzt.

Patienten schätzen in regelmäßigen Zeitabständen, z. B. auch vor jeder Durchführung des MSLT, den Grad ihrer Wachheit anhand einer 7-stufigen Skala ein. Zur Erfassung des zirkadianen Verlaufs der subjektiven Schläfrigkeit wird die Bewertung von 1 h in 15-min-Intervallen innerhalb von 3-h-Blöcken über den Tag verteilt empfohlen.

Untersuchungen zur Sensitivität ergaben, dass bereits Bewertungen in 15-min-Intervallen diskrete Veränderungen des Grades der Wachheit wiedergeben. Aus den Punktwerten für jedes Zeitintervall wird ein Summenwert gebildet.

Validitätsprüfungen im eigentlichen Sinne sind dem Autor nicht bekannt. Der Test korreliert nur schwach mit der Einschlaflatenz im MSLT. Aufgrund der fraglichen Validität des MSLTs dürfen derartige geringe Korrelationen jedoch nicht überbewertet werden.

▶ **Praxistipp** Die SSS ist ein gutes, weitverbreitetes Fragebogenverfahren zur Erfassung des individuellen zirkadianen Verlaufs der subjektiven Tagesschläfrigkeit. Da eine Normierung aussteht, ist eine interindividuelle Bewertung der Ergebnisse nur eingeschränkt möglich.

Für den intraindividuellen Vergleich, z. B. bei der Therapieevaluation, dürfte es ein gut geeignetes Verfahren darstellen.

2.9.2.5.2 Epworth Sleepiness Scale (ESS)

Die Epworth-Schäfrigkeits-Skala (ESS) ist ein einfaches Verfahren zur Quantifizierung der Einschlafneigung in Alltagssituationen.

Aufgrund verhaltensnaher Fragen (Items) ist von einer ausreichenden interindividuellen Vergleichbarkeit auszugehen. Die Patienten werden nach der Wahrscheinlichkeit ihres Einschlafens in 8 typischen Alltagssituationen befragt. Die Einzelergebnisse werden zu einem Gesamtwert zwischen 0 und 24 summiert. Aufgrund einiger klinischer Studien wird ein Punktwert >10 als pathologisch betrachtet.

Die Ergebnisse müssen allerdings dann zurückhaltend interpretiert werden, wenn Patienten gewisse abgefragte Alltagssituationen gar nicht erleben, z. B. Theaterbesuche, Beifahrer oder Fahrer im Auto etc., da die dann niedrigeren Werte der ESS das eigentliche Ausmaß der Störung verschleiern. Validitätsprüfungen und Normierungsstudien im eigentlichen Sinne liegen nicht vor.

▶ **Praxistipp** Bei der ESS handelt es sich um das am meisten verwendete und am besten akzeptierte Verfahren zur Erfassung der subjektiven Schläfrigkeit und Einschlafneigung in monotonen Alltagssituationen. Es wird durch Angaben zur Wahrscheinlichkeit, in bestimmten Alltagssituationen einzuschlafen, operationalisiert. Summenwerte >10 gelten als pathologisch.

2.9.2.5.3 Landecker Inventar für Schlafstörungen (LISST)

Bei dem Landecker Inventar für Schlafstörungen (LISST, Abschn. 2.3.3) handelt es sich um ein faktoren- und clusteranalytisch entwickeltes diagnostisches Fragebogenverfahren, das nicht nur zur differenzialdiagnostischen Erfassung von verschiedenen Schlafstörungen und deren Auswirkungen auf das Erleben und Verhalten am Tage eingesetzt werden kann, sondern auch zur Erfassung von Leistungseinschränkungen am Tage.

▶ **Praxistipp**
Die Risikoabschätzung der pathologischen Tagesschläfrigkeit umfasst

- eine ausführliche Schläfrigkeitsanamnese mit besonderem Augenmerk auf Risikofaktoren in der Vergangenheit, unterstützt durch ein Verfahren zur subjektiven Einschätzung der Tagesschläfrigkeit, z. B. ESS (Abschn. 12.2).
Ergibt sich aus Anamnese und/oder Fragebogen ein erhöhtes Risiko am Arbeitsplatz oder im Straßenverkehr, ist der Einsatz
- eines objektiven Verfahrens zur zentralnervösen Aktivierung, z. B. MWT oder PST, oder
- eines Verfahrens zur Überprüfung der Vigilanz mit einer Testdauer von mindestens 30 min
- erforderlich.
Im Bedarfsfall hat die Aufklärung des Patienten über eine potenzielle Eigen- oder Fremdgefährdung im Straßenverkehr oder am Arbeitsplatz zu erfolgen. Dies sollte auch zur Rechtssicherheit des Behandlers schriftlich dokumentiert werden.

Dabei ist zu beachten, dass die beiden Verfahren zur zentralnervösen Aktivierung und zur Vigilanz nach Möglichkeit zu 2 Tageszeitpunkten (Vormittag: Leistungshoch, Nachmittag: Leistungstief) Anwendung finden sollten.

2.10   Fragen

1. Nennen Sie die Regeln für die Klassifikation respiratorischer Ereignisse im Schlaf!
2. Welche Indikationen für die Durchführung eines ambulanten Apnoe-Screenings sind Ihnen bekannt?
3. Welche Indikationen sind für eine Polysomnografie beim RLS gegeben?
4. Welche Aspekte der Tagesschläfrigkeit werden unterschieden?
5. Welche Formen der Anamneseerhebung bei Schlafstörungen werden unterschieden?

Literatur

American Academy of Sleep Medicine (2023) International classification of sleep disorders, 3.-TR: Diagnostic and coding manual. Westchester, IL

American Academy of Sleep Medicine (2023) The AASM-Manual for the Scoring of Sleep and Associated Events: Rules, Terminology and Technical Specifications. Version 3.0. American Academy of Sleep Medicine, Darien

Benca RM et al (1992). Sleep and psychiatric disorders. A meta-analysis. Arch Gen Psychiatry. 49(8):651–68; discussion 669–70. https://doi.org/10.1001/archpsyc.1992.01820080059010. PMID: 1386215

Carskadon MA et al (1977) Sleep tendency: an objective measure of sleep loss. Sleep Res 6:200

Falkenstetter T et al (2010) Erhöhte Tagesschläfrigkeit in Österreich. Somnologie 14(1):15

Kapur VK et al (2017) Clinical Practice Guideline for Diagnostic Testing for Adult Obstructive Sleep Apnea: An American Academy of Sleep Medicine Clinical Practice Guideline. JCSM 13(3):479–504

Kryger M et al (2017) Principles and Practice of Sleep Medicine. Elsevier, Philadelphia

Kushida CA et al (2005) Practice parameters for the indications for polysomnography and related procedures: An update for 2005. Sleep 28:499–519

Park CY et al (2014) Clinical usefulness of watch-PAT for assessing the surgical results of obstructive sleep apnea syndrome. J Clin Sleep Med 10(1):43–47

Portable Monitoring Task Force of the American Academy of Sleep Medicine: Collop N A (Chair), McDowell Anderson A, Boehlecke B et al (2007) Clinical guidelines for the use of unattended portable monitors in the diagnosis of obstructive sleep apnea in adult patients. J Clin Sleep Med (JCSM) 3(7):737–774

Rechtschaffen A et al (1968) A manual of standardized terminology, techniques and scoring system for sleep stages in human subjects. National Health Institute of Health Publication, Washington, DC, US Government Printing Office

Redline S et al (2004) The effect of age, sex, ethnicity and sleep disordered breathing on sleep architecture. Arch Intern Med 164:406–418

Steinberg R et al (2010) Schlafmedizin. Grundlagen und Praxis. Uni-Med, Bremen

Weeß HG et al (2000) Vigilanz, Einschlafneigung, Daueraufmerksamkeit, Müdigkeit, Schläfrigkeit – Diagnostische Instrumentarien zur Messung müdigkeits- und schläfrigkeitsbezogener Prozesse und deren Gütekriterien. Somnologie 4:20–38

Weeß HG (Hrsg) (2015) Update Schlafmedizin. UniMed, Bremen

Insomnien

3

Hans-Günter Weeß

▶ **Trailer** Insomnien gehören zu den häufigsten Schlafstörungen und sind durch eine Diskrepanz zwischen Schlafbedürfnis und Schlafvermögen gekennzeichnet. Als charakteristisch gelten eine erhöhte Einschlafzeit, vermehrte nächtliche Wachphasen und frühmorgendliches Erwachen bei ausreichender Bettzeit. Kennzeichnend und als diagnostische Kriterien unabdingbar sind Beschwerden am Tage wie z. B. psychosoziale Leistungseinschränkungen, motivationale und emotionale Veränderungen. Chronische Insomnien gehen mit vermehrten Fehlzeiten am Arbeitsplatz, einer reduzierten Produktivität und einem erhöhten Risiko für Unfälle einher und erhöhen darüber hinaus das Gesundheitsrisiko. So ist die Wahrscheinlichkeit für Herz-Kreislauf-Erkrankungen, Stoffwechselerkrankungen, neurodegenerative Erkrankungen (Parkinson, Demenz) und psychische Störungen bei chronischer Insomnie erhöht und die Lebenserwartung verkürzt.

Die Insomnie gilt als eine der häufigsten Schlafstörungen. In epidemiologischen Studien finden sich Angaben bis deutlich über 30 % der Bevölkerung, die zumindest zeitweise über die Beschwerden einer Insomnie klagen. Ohayon (2002) hat Studien zur Epidemiologie insomnischer Störungen zusammengefasst und kam zu dem Ergebnis, dass ca. 10 % der Erwachsenen in industrialisierten Ländern unter einer chronischen und etwa 3 % an einer behandlungsbedürftigen primären Insomnie leiden. Für Deutschland liegen vom Robert Koch-Institut (Schlack et al. 2013) ebenfalls Daten zur Häufigkeit von Insomnien in Deutschland vor. Hierbei zeigte sich, dass im Alter zwischen 18 und 79 Jahren 69,7 % der Befragten einmal im letzten Jahr insomnische Symptome aufwiesen. Mindestens 3-mal pro Woche traten die Symptome bei 30,3 % der Befragten auf. Wurde weiterhin eine schlechte Schlafqualität gefordert, reduzierte sich die Häufigkeit auf 21,9 %. Zusätzlich

B. Stuck et al., *Praxis der Schlafmedizin,* https://doi.org/10.1007/978-3-662-70031-0_3

klinisch relevante Tagesbeeinträchtigungen wie etwa Müdigkeit oder Erschöpftheit wiesen 5,7 % der Befragten auf, die somit die Diagnose einer Insomnie erfüllten.

Insomnien haben eine hohe Chronifizierungsneigung. In einer Studie von Morin et al. (2009) zeigte sich, dass etwa 70 % aller Patienten mit Insomnie persistierende Beschwerden über einen Zeitraum von mindestens einem Jahr aufweisen. 46 % aller Patienten zeigten in dieser Studie Beschwerden über einen Zeitraum von über 3 Jahren.

Das Geschlechterverhältnis wird je nach Studie mit 2:1 bis 4:1 zuungunsten des weiblichen Geschlechts angegeben. Ältere Menschen klagen deutlich häufiger über insomnische Störungen als jüngere. Bei den über 60-Jährigen finden sich Häufigkeitsangaben von bis zu 50 % und mehr. Dabei fällt auf, dass bei Älteren eine deutlich höhere Tendenz besteht, Insomnien mit klassischen Hypnotika über sehr lange Zeiträume zu behandeln. Auch andere Psychopharmaka, wie z. B. sedierende Antidepressiva, kommen in dieser Altersgruppe bei der Behandlung der Insomnie vermehrt zur Anwendung.

Chronische Insomnien stellen einen Risikofaktor für somatische und psychische Erkrankungen dar:

Für kardiovaskuläre Erkrankungen konnte gezeigt werden, dass das Vorliegen einer Insomnie als unabhängiger Risikofaktor die Gefahr für Herzinfarkt, Herzversagen und Bluthochdruck langfristig erhöht. In Metaanalysen ergaben sich weiterhin Hinweise darauf, dass eine kurze Schlafdauer langfristig mit einer Gewichtszunahme einhergeht und somit einen Risikofaktor für die Entwicklung eines metabolischen Syndroms darstellen könnte. Insbesondere ist die Insomnie auch ein Risikofaktor für Diabetes. Auch neurologische Erkrankungen werden häufig von Insomnien begleitet. Studien legen bei Insomnien ein erhöhtes Risiko für neurodegenerative Erkrankungen wie Demenz und Parkinson nahe. In einer Querschnittuntersuchung wurde nachgewiesen, dass ein korrelativer Zusammenhang zwischen schlechter Schlafqualität und kortikaler Atrophie bei älteren Menschen besteht.

Eindeutige Ergebnisse liegen für den Zusammenhang zwischen Insomnien und psychischen Erkrankungen vor. In einer Metaanalyse von Hertenstein et al. (2019) konnte gezeigt werden, dass Patienten mit Insomnie gegenüber gesunden Menschen ein erhöhtes Risiko für das spätere Auftreten einer depressiven Episode (Odds Ratio von 2,8), Angststörung (Odds Ratio 3,3), Alkoholmissbrauch (Odds Ratio 1,4) und psychotische Störungen (Odds Ratio 1,3) aufweisen. Ähnliche Zusammenhänge konnten auch für insomnische Beschwerden und Suizidalität, Suizidversuche bzw. vollzogene Suizide gezeigt werden. Weiterhin geht die Insomnie mit einem ungünstigeren Krankheitsverlauf bei chronischen Schmerzen einher.

Schließlich scheinen Insomnien hohe Kosten im Gesundheitssystem zu verursachen: einerseits direkte Kosten, etwa durch Medikamente oder Psychotherapie, andererseits auch indirekte Kosten durch Fehltage am Arbeitsplatz. In einer Studie der Barmer aus dem Jahr 2019 konnte gezeigt werden, dass Erkrankungen, welche von Insomnien begleitet werden zu 2,8-fach längeren Arbeitsunfähigkeits(AU)-Zeiten (58 AU-Tage) führen, als Erkrankungen ohne begleitende Insomnien (20 AU-Tage). Unfälle am Arbeitsplatz oder im Straßenverkehr sowie verminderte Produktivität am Arbeitsplatz oder Frühberentung infolge von Insomnien wirken sich ebenfalls negativ auf das Bruttoinlandsprodukt aus. Schätzungen gehen davon aus, dass Kosten bis zur Höhe von 1,7 % des Bruttosozialproduktes durch Insomnien, vor allem in chronischer Form, entstehen.

In der Behandlung der Insomnie fand in der jüngeren Vergangenheit ein Paradigmenwechsel statt. Nationale wie internationale Fachverbände sehen die kognitive Verhaltenstherapie für Insomnie (KVT-I) als die Firstline-Therapie und bewerten die Pharmakotherapie der Insomnie als sekundären Behandlungsansatz. Dies vor dem Hintergrund, dass die KVT-I in vielen Fällen eine kausale Therapie und die Pharmakotherapie eine symptomatische Therapie darstellt. Mit diesem Paradigmenwechsel in der Behandlung könnte der hohen Chronifizierungsneigung von Insomnien, deren Begleiterkrankungen sowie dem erhöhten Risiko für Arbeits- und Verkehrsunfälle wirksamer begegnet werden. Mittels der KVT-I erlernt der Patient durch selbstwirksame psychotherapeutische Techniken, welche die Entspannung auf gedanklicher, körperlicher und emotionaler Ebene fördern, wieder zu „seiner eigenen Schlaftablette" zu werden. Wissenschaftliche Studien belegen die Wirksamkeit dieser verhaltenstherapeutischen Methoden und verdeutlichen im Vergleich zu Schlafmitteln, dass diese bei akuten Behandlungsfällen gleich gut wirken und im Langzeitverlauf sogar deutlich bessere und anhaltendere Wirkungen aufweisen.

Wenn dieses psychotherapeutische Vorgehen auch der medikamentösen Therapie in vielen Fällen überlegen ist, so stellt sich doch gegenwärtig das Problem der geringen Verfügbarkeit in der Versorgung von KVT-I-Angeboten. Auch wird es schwer möglich sein, jedem einzelnen Patienten eine Behandlung durch einen Psychotherapeuten vor Ort anzubieten. Dafür sind die Kapazitäten der Psychotherapeuten nicht ausgelegt.

Aus diesem Grunde schlägt die Deutsche Gesellschaft für Schlafforschung und Schlafmedizin (DGSM) ein gestuftes Vorgehen auch mittels telemedizinischer Methoden zur Behandlung der großen Zahl von Patienten mit Schlafstörungen in Deutschland vor. Dieses Stepped-Care-Modell orientiert sich an internationalen Empfehlungen zur gestuften Behandlung des großen Patientenaufkommens. In wissenschaftlichen Studien konnte die Wirksamkeit der einzelnen Behandlungsstufen belegt werden.

Durch die Indikationsstellung eines in Schlafmedizin geschulten Arztes oder Therapeuten werden zur Schonung von Personal- und Kostenressourcen auf einer ersten Behandlungsstufe evidenzbasierte selbstwirksame Techniken über digitale Gesundheitsanwendungen (DiGAs), Selbsthilfebücher (Bibliotherapie), Lehrvideos (Psychoedukationsvideos) und Selbsthilfegruppen vermittelt. Insbesondere Patienten, die von diesen Angeboten nicht profitieren, werden in einer 2. Behandlungsstufe Gruppenangeboten von geschultem medizinischen Fachpersonal zugeführt. Erst auf einer weiteren 3. Behandlungsstufe kommen Psychotherapeuten mit Gruppen- und Einzelangeboten auf den Behandlungsplan. Allen Patienten, die von den zuvor genannten Behandlungsstufen nicht profitieren, muss dann eine Behandlung in einem schlafmedizinischen Zentrum (Schlaflabor) im Rahmen einer obersten Behandlungsstufe angeboten werden. Bei diesem Vorgehen kommt dem Hausarzt neben seiner Behandlungs- auch eine Steuerungsfunktion für den Patienten durch das Stepped-Care-Modell zu. Er schließt organische Ursachen der Schlafstörung aus, verordnet im Bedarfsfall kurzfristig zur Erhaltung des Leistungsniveaus und der Arbeitsfähigkeit des Patienten ein Schlafmittel.

Wesentlich ist aber die Lotsenfunktion durch die gestuften Insomnie-Behandlungs-angebote. In diesem Rahmen führt er den Patienten durch die verschiedenen Behandlungsangebote und evaluiert deren jeweilige Wirksamkeit.

Studien belegen die hohe Wirksamkeit von rezeptpflichtigen DiGAs, insbesondere bei leichten bis moderaten Insomnien. Einzelne Studien legen bei diesen Schweregraden eine vergleichbare Wirkung der DiGAs zu Face-to-face-Therapien nahe, die Studienlage ist aber gegenwärtig nicht eindeutig. DiGAs haben eine hohe Verfügbarkeit und verbessern die Versorgungssituation mit KVT-I-Methoden. Weiterhin sind sie geeignet, den psychotherapeutischen Behandlungsansatz zu ergänzen und in der Folge Personalressourcen zu schonen.

3.1   Systematik der Insomnien

In der jüngeren Vergangenheit wurde die Unterscheidung zwischen primären und sekundären Insomnien zugunsten des Konzepts der ursachen- und symptomübergreifenden „Insomniestörung" („insomnia disorder") aufgegeben. In der ICSD-3-TR aus dem Jahr 2023 werden die Insomnien sowohl als Auslöser als auch als Folge von komorbiden Störungen gesehen, deren Ursache-Wirkungskette sich nicht immer eindeutig klären lässt. Diese konzeptuell neue Betrachtung der Insomnie trägt der klinischen Praxis Rechnung, dass Insomnien häufig ein multifaktorielles Bedingungsgefüge verschiedener Ursachen und multipler Symptome zeigen, welche eine monokausale Ursachenzuschreibung und eindeutige Typisierung nicht ermöglichen. In der ICSD-3-TR können zusätzliche Störungen und Erkrankungen als Komorbiditäten der Insomnie codiert werden. Eine entsprechende Umsetzung hat ebenfalls bereits im DSM-V stattgefunden. Der DSM-V sieht aktuell eine „insomnische Störung" ebenso wie die ICSD-3-TR als eigenständiges Krankheitsbild vor. Sie wird unabhängig davon codiert, ob bei einem Patienten zugleich eine psychiatrische oder somatische Erkrankung besteht. Die Unterscheidung in primäre und sekundäre Schlafstörungen wurde auch dort aufgegeben.

In der ICSD-3-TR werden für die Diagnosestellung „Insomnie" – wie auch in der ICSD-2 oder dem DSM-V – weiterhin Beschwerden am Tage, welche sich auf das psychosoziale Leistungsvermögen und die emotionale Stabilität beziehen, als Kriterien zwingend gefordert. Die für Insomnien unspezifischen psychosomatischen Beschwerden am Tage, wie z. B. Spannungskopfschmerzen, wurden als Diagnosekriterien sinnvollerweise aufgegeben. Durch die Berücksichtigung von Einschränkungen am Tage ist gewährleistet, dass rein altersbedingte physiologische Veränderungen des Schlafvermögens nicht zu einer Diagnosestellung führen. Ältere Menschen zeigen u. a. – ohne dass damit zwingend eine Pathologie vorliegt – eine höhere Schlaffragmentierung verbunden mit längeren Einschlaflatenzen und einer erhöhten Anzahl nächtlicher Wachphasen. Per definitionem werden diese altersbedingten Veränderungen des natürlichen Schlafvermögens in allen diagnostischen Manualen erst dann als pathologisch auffällig gewertet, wenn sie mit Einschränkungen des Leistungsvermögens oder Befindens am Tage einhergehen.

In der ICSD-3-TR findet eine Unterteilung der Insomnie in lediglich 2 Formen statt: die *chronischen Insomnien* und die *Kurzzeitinsomnien*. Weiterhin werden im ICSD-3-TR *andere Insomnien* und die *exzessive Bettzeit* als auch der *Kurzschlaf* als isolierte Symptome und Normvarianten beschrieben.

Aufgrund fehlender Spezifität für das Krankheitsbild der Insomnie wurde die Beschwerde über einen nicht erholsamen Schlaf als diagnostisches Kriterium sowohl für die *Kurzzeit-* als auch *chronische Insomnie* aufgegeben. Da das Symptom des nicht erholsamen Schlafes bei vielen Schlafstörungen wie beispielsweise den schlafbezogenen Atmungsstörungen oder den periodischen Bewegungsstörungen im Schlaf auftritt, ist dessen Streichung im ICSD-3 überfällig gewesen und wurde aus diesem Grunde auch im DSM-V abgeschafft.

Die essenziellen Symptome der Kurzzeit- und chronischen Insomnie werden in der Schwierigkeit des Ein- und Durchschlafens oder frühmorgendlichen Erwachens gesehen. Zur Diagnosestellung sind Beeinträchtigungen am Tage unabdingbar.

Diagnostische Kriterien der American Academy of Sleep Medicine (AASM) für die Insomnie beim Erwachsenen

- Klagen über Schwierigkeiten, einzuschlafen oder durchzuschlafen, oder frühmorgendliches Erwachen
- Die Schlafbeschwerde tritt trotz der Möglichkeit, ausreichend zu schlafen, und adäquater Schlafbedingungen auf.
- Die Schlafbeschwerden und mindestens eines der unten aufgeführten assoziierten Tagessymptome treten bei der chronischen Insomnie mindestens 3-mal pro Woche für einen Zeitraum von länger als 3 Monaten auf. Bei der *Kurzzeitinsomnie* existiert ein entsprechendes Zeitkriterium nicht.
  - Müdigkeit oder allgemeines Unwohlsein
  - Aufmerksamkeits- und Gedächtnisprobleme
  - Soziale, familiäre, berufliche oder intellektuelle Einschränkungen
  - Stimmungsbeeinträchtigungen oder Irritierbarkeit
  - Tagesschläfrigkeit
  - Verhaltensauffälligkeiten (Hyperaktivität, Aggressivität, Impulsivität)
  - Reduktion von Motivation, Antrieb und Initiative
  - Erhöhte Neigung zu Fehlern oder Unfällen
  - Unzufriedenheit oder Sorge in Bezug zur Schlafstörung

Bei der *chronischen Insomnie* wird eine Beschwerdehäufigkeit von mindestens 3-mal pro Woche über mindestens 3 Monate gefordert. Dieses zeitliche Kriterium trägt der klinischen Erfahrung Rechnung, dass Insomnien eine hohe Chronifizierungsneigung aufweisen, andererseits aber auch häufig transienter Natur als Reaktion auf einen akuten Stressor sind. Die Diagnose einer *chronischen Insomnie* ist auch dann möglich, wenn über mehrere Jahre hinweg intermittierend kürzere Perioden insomnischer Beschwerden auftreten, die einzeln das 3-Monatskriterium nicht erfüllen. Damit wird der Tatsache Rechnung getragen, dass Insomnien intermittierend – mit zwischenzeitlichen kurzzeitigen Remissionen – über Jahre hinweg auftreten können. Für Erwachsene wird eine subjektive Einschlaflatenz länger als 30 min als klinisch relevant betrachtet. Nächtliche subjektive Wachphasen und frühmorgendliches Erwachen vor dem gewählten Aufstehzeitpunkt sollen ebenfalls einen Wert von mindestens 30 min erreichen. Insomnien, welche die Kriterien der Zeitdauer von 3 Monaten nicht erfüllen, werden als *Kurzzeitinsomnie* bewertet.

Die bisherigen diagnostischen Hauptkategorien der sogenannten primären Insomnien (psychophysiologische Insomnie, idiopathische Insomnie, paradoxe Insomnie, Insomnie bei inadäquater Schlafhygiene) werden als Subtypen der chronischen Insomnie des Erwachsenen weitergeführt. Die sekundären Insomnien bei psychischen Störungen, bei organischen Erkrankungen, bei Medikamenten- oder Substanzgebrauch gehen in der Diagnose *chronische Insomnie* auf, da nicht mehr zwischen primären und sekundären Formen unterschieden wird. Trotzdem finden diese als Subtypen der chronischen Insomnie weiter Beachtung und ihre Berücksichtigung ist im diagnostischen und therapeutischen Prozess für die korrekte Indikationsstellung der therapeutischen Methoden unabdingbar. Die anpassungsbedingte Insomnie geht in die Kurzzeitinsomnie über.

Die bisherige im ICDS-2 vorgenommene Unterteilung der Insomnien in verschiedene Hauptkategorien war eher theoretisch und praxisfremd, da die meisten Insomnieformen deutliche Symptomüberschneidungen aufwiesen. Viele der definierenden Merkmale der bisherigen Haupttypen waren unspezifisch und nicht auf eine Hauptkategorie der Insomnie zu begrenzen. Allerdings wird sich zukünftig hinter der Diagnose *chronische Insomnie* eine heterogene Gruppe von Patienten befinden, deren Ursachen von Schlafstörungen mannigfaltiger und unterschiedlicher Natur sein können. Dies dürfte insbesondere bei wissenschaftlichen Studien nicht unerhebliche Schwierigkeiten bei der Patientenselektion bereiten. Aus diesem Grunde ist die Nennung und Klassifikation von Komorbiditäten und ggf. der Subtypen, wenn immer bekannt, angeraten.

Subtypen der chronischen Insomnie beim Erwachsenen nach ICSD-3
- Psychophysiologische Insomnie
- Idiopathische Insomnie
- Paradoxe Insomnie
- Insomnie im Rahmen inadäquater Schlafhygiene
- Insomnie im Rahmen einer psychischen Störung
- Insomnie im Rahmen einer organischen Erkrankung
- Insomnie im Rahmen von Medikamenten- und Substanzgebrauch

Die *Kurzzeitinsomnie* unterscheidet sich von der chronischen Insomnie dahingehend, dass ein wöchentliches Auftreten der Beschwerden von weniger als 3-mal pro Woche oder aber die Beschwerden in einer Zeitdauer von weniger als 3 Monaten auftreten. Die Kurzzeitinsomnie ist durch einen spezifischen Stressor ausgelöst und in der Regel von kurzer Dauer oder bei Exposition mit dem Stressor intermittierend auftretend. Die Insomnie remittiert, wenn der Stressor wegfällt oder sich das Individuum an den Stressor angepasst hat. Der Stressor kann psychologischer, psychosozialer, physikalischer, organischer oder umgebungsbedingter Natur sein. Typische Stressoren können Arbeitsplatzwechsel, familiäre Konflikte, Umzüge, Krankenhausaufenthalte, eine Schilddrüsenerkrankung, ein akutes Schmerzsyndrom und andere medizinische Diagnosen sein. Auch positive Erlebnisse, wie z. B. Verliebtheit oder ein Lottogewinn, können die Kriterien eines Stressors erfüllen und den Schlaf vorübergehend stören, dürften jedoch eher selten als belastend erlebt werden.

Die Gruppe der *anderen insomnischen Störungen* als weitere, 3. diagnostische Kategorie ist denjenigen Störungsbildern vorbehalten, welche sich weder eindeutig in Kurzzeit noch chronische Formen einteilen lassen, oder sie wird im Verlaufe des diagnostischen Prozesses als „Arbeitsdiagnose" verwendet, bis eine eindeutige Zuordnung in Kurzzeit- oder chronische Insomnie möglich ist.

In der neuen Rubrik „Isolierte Symptome und Normvarianten" werden die *excessive Bettzeit* und der *Kurzschläfer* aufgelistet. Beiden Phänomenen ist gemein, dass diese nicht mit Einschränkungen am Tage einhergehen und ihnen kein Krankheitswert zugeschrieben wird. Im ICSD-3-TR erfahren diese beiden Phänomene eine Präzisierung.

Die *excessive Bettzeit* wird als isoliertes Symptom verstanden, welches durch eine verlängerte Einschlafzeit oder verlängerte nächtliche Wachphasen gekennzeichnet ist. Jedoch treten weder Tagesbeeinträchtigungen auf, noch liegt ein subjektiver Leidensdruck vor. Fehlende soziale Zeitgeber, wie sie bei Arbeitslosen oder Rentnern auftreten, mögen eine verlängerte Bettzeit mit bedingen. Bei Kindern können verlängerte Bettzeiten beobachtet werden, wenn deren Eltern unrealistische Vorstellungen in Bezug auf den kindlichen Schlafbedarf haben.

Der *Kurzschläfer* ist dadurch gekennzeichnet, dass er eine Schlafdauer von weniger als 6 Stunden aufweist, ohne am Tage Beeinträchtigungen zu erleben. Dabei ist die kurze Schlafmenge nicht auf ein reduziertes Schlafvermögen als vielmehr auf ein geringes natürliches Schlafbedürfnis zurückzuführen. Obwohl die nächtlichen Kriterien einer Insomnie erfüllt sein mögen, wird empfohlen, in diesen Fällen keine Insomniediagnose zu stellen. Das Konzept des Kurzschläfers deckt sich mit der Erkenntnis, dass die menschliche Schlafdauer eine hohe Variation aufgrund eines vermutlich genetisch festgelegten Schlafbedürfnisses aufzeigt.

3.2   Chronische Insomnie

Nachfolgend werden klinisches Bild, polysomnografische Befunde, Differenzialdiagnose, Ätiologie und Pathogenese; Risikofaktoren und schlafmedizinische Diagnostik
der *chronischen Insomnie* beim Erwachsenen und ihre Subtypen vorgestellt (zu Insomnien bei Kindern, Kap. 11). Die Behandlung der chronischen Insomnie findet sich im
Abschn. 3.7.

3.2.1   Definitionen

Die Insomnie ist durch die mangelnde Fähigkeit, einzuschlafen oder durchzuschlafen,
oder durch frühmorgendliches Erwachen gekennzeichnet. Häufig vermischen sich diese
Merkmale und können im Verlauf variieren. Weiterhin sind Klagen über einen oberflächlichen, leicht irritierbaren und wenig erholsamen Schlaf charakteristisch, stellen jedoch
wie oben beschrieben im ICSD-3-TR kein diagnostisches Kriterium mehr dar. Patienten berichten häufig, dass es ihnen erst in den frühen Morgenstunden, zum Zeitpunkt
des Nadirs der Körperkerntemperatur und kurz vor dem Klingeln des Weckers gelingt,
tief und fest einzuschlafen. Verlängerte Schlafepisoden bis in den Vormittag können vor
allem bei Menschen ohne soziale Zeitgeber die Folge sein. Charakteristisch ist, dass Patienten mit Insomnie dazu neigen, ihr tatsächliches Schlafvermögen zu unterschätzen,
was u. a. auf Frequenzveränderungen im Schlaf-EEG und häufige Weckreaktionen mit
einer assoziierten Schlaffragmentierung zurückgeführt wird.

Typisch sind Klagen über Einschränkungen im psychosozialen Leistungsniveau am
Tage. Häufige Beschwerden und Symptome sind Müdigkeit am Tage, Aufmerksamkeits-
und Gedächtnisstörungen, reduzierter Antrieb und Motivation, emotionale Instabilität
und sozialer Rückzug am Abend. Die Patienten klagen über Schläfrigkeit, können aber
im Gegensatz zu Patienten mit hypersomnischen Störungen auch am Tage nicht schlafen. Berichte über ein reduziertes Leistungsvermögen am Arbeitsplatz oder im Studium
sind ebenso kennzeichnend wie Klagen über vermehrte Fehler infolge Schläfrigkeit
und Sekundenschlaf am Arbeitsplatz oder im Straßenverkehr. Weitere charakteristische
Merkmale finden sich in der nachfolgenden Beschreibung der Subtypen der chronischen
Insomnie.

3.2.1.1 Subtyp psychophysiologische Insomnie

Bei dem Subtyp der psychophysiologischen Insomnie handelt es sich um eine häufige Form der Insomnie infolge eines erhöhten psychophysiologischen Arousals (siehe
Abschn. 3.2.2, Ätiologie und Pathogenese), das in Zusammenhang mit gelernten, schlafverhindernden Assoziationen steht. Es wird zwischen einem erhöhten kognitiven, emotionalen und physiologischen Arousal im Zusammenhang mit der Schlafsituation unterschieden.

Die Patienten zeigen häufig eine übertriebene Anstrengung einzuschlafen. Angst vor Schlaflosigkeit und mangelnde Schlafhygiene (z. B. unregelmäßige Bettzeiten, nächtliches Arbeiten oder Fernsehen) sind ebenso charakteristisch wie die mangelnde Fähigkeit abzuschalten und eine vermehrte kognitive Aktivität in Form von Grübelneigung. Häufig tritt erst in den Morgenstunden, nach einsetzender Auflösung der übertriebenen Anstrengung einzuschlafen, das Schlafvermögen auf. Nicht untypisch ist der Schlaf vor dem Fernseher, da in dieser Situation die notwendige Entspannung für den Schlafbeginn infolge kognitiv-emotionaler Distraktion eintritt.

3.2.1.2 Subtyp paradoxe Insomnie

Die paradoxe Insomnie als Subtyp der chronischen Insomnie ist hauptsächlich durch Klagen über ein fehlendes Schlafvermögen ohne objektive Hinweise auf ein solches gekennzeichnet. Die Wahrnehmung des tatsächlichen Schlafvermögens ist demnach gestört. Es findet sich eine erhebliche Diskrepanz zwischen der Schlafwahrnehmung des Patienten und objektiven Befunden zu seiner Schlafmenge. Studien deuten auf einen Zusammenhang zwischen erhöhtem psychophysiologischen Anspannungsniveau, vermehrten Weckreaktionen, Veränderungen im Power-Spektrum des Schlaf-EEG und einer gestörten Schlafwahrnehmung hin (siehe Abschn. 3.2.3).

3.2.1.3 Subtyp idiopathische Insomnie

Die idiopathische Insomnie beschreibt eine Form der chronischen Insomnie, welche ihren Beginn bereits in der Kindheit ohne erkennbare Ursache findet. Die idiopathische Insomnie lässt sich nicht durch eine andere Schlafstörung, eine somatische oder psychiatrische Erkrankung, durch Medikamentenwirkungen oder einen anderen Substanzgebrauch erklären. Ein Auslöser für die Schlafstörung ist in der Regel nicht erkennbar, ebenso sind längere Remissionsphasen im Verlauf nicht festzustellen.

3.2.1.4 Subtyp Insomnie im Rahmen einer psychischen Störung

Die Insomnie im Rahmen einer psychischen Störung stellt als Subtyp der chronischen Insomnie eine Schlafstörung dar, welche als ein Symptom einer zugrunde liegenden psychischen Erkrankung verstanden wird. Dabei ist die Insomnie aber das Hauptmerkmal oder zumindest ein sehr schweres Symptom der psychischen Störung und bedarf einer separaten bzw. spezifischen Behandlung. Typischerweise schildern die Patienten die Schlafstörung als die Hauptursache ihrer psychischen Beschwerden. Nicht selten wird die ursächliche psychische Störung erst nach einer gezielten und intensiven psychiatrischen Exploration deutlich. Die Pathophysiologie der Schlafstörung ist in der zugrunde liegenden psychiatrischen Erkrankung und dem daraus erhöhten psychophysiologischen Arousal zu sehen. Insbesondere bei Angststörungen, welche als einziges Symptom die Angst vor dem Nicht-Schlafen-Können aufweisen, kann die Unterscheidung zwischen einer chronischen Insomnie mit Schlaferwartungsängsten oder einer Angststörung mit dem einzigen Merkmal Schlafstörung nicht immer einfach getroffen werden.

3.2.1.5 Subtyp Insomnie im Rahmen fehlender Schlafhygiene

Bei dem Subtyp Insomnie im Rahmen inadäquater Schlafhygiene werden Ursachen der chronischen Insomnie beschrieben, welche ihren Ursprung in zumeist unbewussten schlafinkompatiblen Verhaltensweisen finden.

Diese Verhaltensweisen können in 2 Gruppen eingeteilt werden: diejenigen, die ein erhöhtes kognitives, emotionales oder somatisches Arousal vor dem Zubettgehen hervorrufen, und diejenigen, die mit der Organisation des Schlafes unvereinbar sind. Letztere können ihren Ausdruck u. a. in unregelmäßigen Schlafenszeiten, langen Bettzeiten, Benutzung des Bettes für andere Aktivitäten als Schlaf, Schlafperioden am Tage, stimulierende Aktivitäten vor dem Schlafengehen, nächtliche Aktivitäten wie Fernsehen, Aufstehen und Arbeiten sowie abendlichem Konsum von antriebssteigernden oder schlafstörenden Substanzen (Koffein, Nikotin, Alkohol) finden. Als Ursache solchen Verhaltens werden vor allem Fehleinschätzungen der Konsequenzen unbegrenzten und unregelmäßigen Wachbleibens gesehen. Aber auch Stress, Ehrgeiz und Überforderung können zu Verhaltensgewohnheiten führen, die in insomnische Beschwerden oder Schlaf-Wach-Rhythmusstörungen münden.

Die mit Schlaf inkompatiblen Verhaltensweisen müssen jedoch nicht notwendigerweise bei jedem Menschen zu Schlafstörungen führen.

In der jüngeren Vergangenheit muss auch der Nutzung der neuen Medien wie Smartphones und Tablets in der direkten Bettumgebung als schlafstörendem Verhalten besondere Beachtung geschenkt werden. In zahlreichen Studien konnte gezeigt werden, dass Menschen infolge der verstärkten Nutzung während der Bettzeit zu reduziertem Schlaf, Schlafstörungen und Tagesschläfrigkeit neigen. Insbesondere bei Jugendlichen ist dieses Verhalten nicht selten. In einigen Studien konnten bei Jugendlichen auch schlechtere Schulleistungen als Folge dieses Verhaltens belegt werden. Dabei kommen vermutlich 2 ursächliche Faktoren zum Wirken. Das in den LED-Bildschirmen enthaltene Blaulicht des Farbspektrums ist geeignet, die Produktion von Melatonin zu unterdrücken. Dabei konnten Studien allerdings zeigen, dass trotz reduzierter Melatoninkonzentration das nachfolgende Einschlafen nur unwesentlich verlängert ist. Vielmehr scheint aber die Art der Tätigkeit, wie im Internet surfen, mit Freunden chatten, E-Mails abrufen etc., das kognitiv-emotionale Anspannungsniveau zu erhöhen und damit in der Folge das nachfolgende Einschlafen zu erschweren.

Laut Studien zeigen etwa 1–2 % der Adoleszenten und jungen Erwachsenen schlafunverträgliche Verhaltensweisen, vermutlich ist unter Älteren etwa die gleiche Prozentzahl betroffen. In Schlafzentren zeigen bis zu 10 % der Patienten schlafhygienisch eindeutig inadäquate Verhaltensweisen als Ursache von Insomnien. Da schlafhindernde Verhaltensweisen in einer breiteren Definition aber bei Insomnien häufig gesehen werden, dürfte die eigentliche Prävalenz inadäquater Schlafhygiene in dieser Gruppe deutlich höher liegen.

3.2.1.6 Subtyp Insomnie im Rahmen psychiatrischer Erkrankung, im Rahmen organischer Erkrankung oder bei Medikamenten- und Substanzgebrauch

Kennzeichnend ist eine Insomnie als Symptom einer psychiatrischen, neurologischen oder internistischen Erkrankung bzw. im Zusammenhang mit einer, auch chronischen, Medikamenteneinnahme. Auch Insomnien im Rahmen von Absetzeffekten fallen unter diese diagnostische Kategorie. Abgegrenzt werden exzessiver Gebrauch und Abhängigkeit von Medikamenten oder anderen Substanzen.

3.2.2 Ätiologie und Pathogenese

Chronische Insomnien können auf eine alleinige Ursache, meist jedoch auf ein multifaktorielles Bedingungsgefüge unterschiedlicher auslösender und aufrechterhaltender Faktoren zurückzuführen sein. Das Wechselspiel und die Ursache-Wirkungskette der einzelnen Faktoren lassen sich häufig nicht eindeutig bestimmen. Dabei spielen psychologische und psychodynamische Faktoren eine Rolle, wie diese auch bei den Subtypen der *psychophysiologischen, idiopathischen* und *paradoxen Insomnie* beschrieben werden. Situative Ursachen werden bei dem Subtyp der Insomnie bei fehlender Schlafhygiene beschrieben. Weiterhin können psychische Störungen, organische Erkrankungen und (Neben-)Wirkungen von Medikamenten und Substanzmitteln Insomnien hervorrufen und aufrechterhalten. Sie finden ihre Berücksichtigung in der Beschreibung der Subtypen *Insomnie im Rahmen psychischer Störung, Insomnie im Rahmen organischer Erkrankung* und *Insomnie im Rahmen von Medikamenten und Substanzmittelgebrauch* (siehe Abschn. 3.2.1).

Viele Studien zur Pathophysiologie der chronischen Insomnie haben sich mit dem erhöhten psychophysiologischen Arousal in der Bettsituation, aber auch im Alltag der Patienten beschäftigt. Das erhöhte Arousal drückt sich psychodynamisch in einer erhöhten kognitiven und emotionalen Aktivität aus. Patienten zeigen entsprechend in der Regel eine erhöhte Grübelneigung. Kennzeichnend ist darüber hinaus die mangelnde Fähigkeit abzuschalten. Charakteristisch sind damit einhergehende emotionale Aktivierungen, welche häufig eher negativer Natur sind. Aber auch positive Erlebnisse, wie ein Lottogewinn oder Verliebtheit, können über die positive emotionale Aktivierung Schlafstörungen hervorrufen. Die Fokussierung auf die Schlafstörung, teilweise mit assoziierten Schlaferwartungsängsten, führt zu einer sekundären Anspannungserhöhung, welche schlafstörungsverstärkend wirken kann.

Auf körperlicher Ebene wird vor allem ein Hyperarousal beschrieben, d. h. eine verstärkte Aktivität auf der Hypothalamus-Hypophysen-Nebennierenrinden-Stressachse. Studien belegen bei Insomniepatienten ebenso eine erhöhte Herzfrequenz, eine ausgeprägtere Herzfrequenzvariabilität, einen erhöhten metabolischen Umsatz, eine erhöhte Cortisolausschüttung sowie gesteigerte CRF-Werte (Corticotropin Releasing Factor).

Darüber hinaus werden elektrophysiologisch erhöhte Beta- und Gamma-Aktivitäten im EEG im Vergleich zu schlafgesunden Kontrollen beschrieben.

Im funktionalen MRT (fMRI) zeigen Patienten mit Insomnie im Vergleich zu Schlafgesunden einen erhöhten regionalen Glucosestoffwechsel in schlafregulierenden Zentren wie dem Thalamus, dem oberen Hirnstamm und dem anterior cingulären und dem limbischen Cortex. Weiterhin wurden regional verminderte GABA-Aktivitäten in schlafregulierenden Hirnzentren beschrieben.

Als prädispositionierende Faktoren werden Persönlichkeitsfaktoren betrachtet, welche zu einer vermehrten Beschäftigung mit Alltagserlebnissen und der mangelnden Fähigkeit, in der Bettsituation abzuschalten, führen. Dazu zählen beispielsweise ein erhöhtes Perfektionismusstreben, ein erhöhtes Kontrollbedürfnis, hypochondrische Persönlichkeitszüge, reduzierter Selbstwert, soziale Introversion, Internalisierung, erhöhte Neurotizismuswerte und maladaptive Copingstrategien im Umgang mit belastenden Lebensereignissen.

Psychische Störungen, insbesondere die affektiven Störungen wie Depressionen und Angststörungen, können Insomnien hervorrufen. Organische Erkrankungen wie chronischer Schmerz, Stoffwechselerkrankungen und pulmonale Erkrankungen gehen ebenso mit einem höheren Risiko für die Entwicklung von Insomnien einher. Zahlreiche Medikamente und Substanzen können über u. a. zentralnervös aktivierende Wirkungen und Nebenwirkungen Schlafstörungen auslösen.

Situative Faktoren, die etwas unglücklich unter dem Begriff „Schlafhygiene" zusammengefasst werden, können den Schlaf nachhaltig negativ beeinflussen und Schlafstörungen bedingen. Besser wäre es, anstatt des etwas missverständlichen Begriffs Schlafhygiene von der Einhaltung der *Regeln für einen gesunden Schlaf* zu sprechen. Dazu zählen Umgebungsfaktoren wie Lärm, Helligkeit und Temperatur, aber auch Fehlverhaltensweisen: unregelmäßige Zubettgeh- und Aufstehzeiten, schwere Mahlzeiten und sportliche Aktivität direkt vor dem Schlafengehen. Auch Alkohol- und Nikotinkonsum am Abend haben schlafstörungsverursachende Eigenschaften.

3.2.2.1 Modell der Entstehung einer chronischen Insomnie

Die chronische Insomnie entwickelt sich aus einer *Kurzzeitinsomnie*. Akute Auslöser körperlicher oder psychischer Natur oder auch infolge von Fehlverhaltensweisen können perpetuieren, aber auch im zeitlichen Verlauf wegfallen. Entscheidend für die Chronifizierung sind Verselbstständigungsprozesse, welche durch die zeitlich überdauernde Etablierung von Fehlverhaltensweisen und Fehleinstellungen in der Nacht- oder Bettsituation unabhängig vom Auslöser gekennzeichnet sind. Auf körperlicher Ebene erfolgt eine Habituation an Wach- und Schlafenszeiten. Selbst wenn der ursprüngliche Auslöser für Wachphasen in der Nacht wegfällt, kann es über diese Habituation weiterführend zu Weckreaktionen mit anschließenden Wachphasen kommen. Weiterhin entwickeln sich meist unbewusst und unkontrolliert im Rahmen der akuten nächtlichen Wachphasen

zeitlich überdauernde Konditionierungen, welche durch Fehleinstellungen und Fehlverhaltensweisen gekennzeichnet sind: Infolge eines erhöhten kognitiven und emotionalen
Anspannungsniveaus, welches sich in einer vermehrten Grübelneigung über positive
wie negative Alltagssituationen, einhergehend mit emotionaler Aktivierung, ausdrücken
kann, kommt es zu einer vermehrten psychophysiologischen schlafverhindernden Anspannung in der Bettsituation. Diese alleine kann die Schlafstörung, nach Wegfall des
Auslösers, aufrechterhalten. Darüber hinaus entwickelt der Schlafgestörte bereits in der
akuten Phase nicht selten schlafinkompatible, ebenfalls zeitlich andauernde Fehlverhaltensweisen, welche sekundär schlafstörungsverstärkend und chronifizierend wirken,
so beispielsweise das nächtliche Arbeiten im Haushalt oder Homeoffice, nächtliches
Fernsehen oder andere aktivierende Tätigkeiten.

Durch den Leidensdruck am Tage infolge des nächtlichen Schlafmangels entwickelt
sich sekundär eine verstärkte Selbstbeobachtung hinsichtlich der eigenen Schlafstörung
und des fehlenden Schlafvermögens. Dies mündet häufig in verstärkten Bemühungen
einzuschlafen und frustranem Erleben der nächtlichen Schlaflosigkeit. Beides ist dazu
geeignet, das nächtliche psychophysiologische Anspannungsniveau weiter zu erhöhen
und Schlaflosigkeit zu verstärken: „Wer schlafen will, bleibt wach!".

Die dargestellten Zusammenhänge werden in Abb. 3.1 zusammenfassend schematisch
dargestellt.

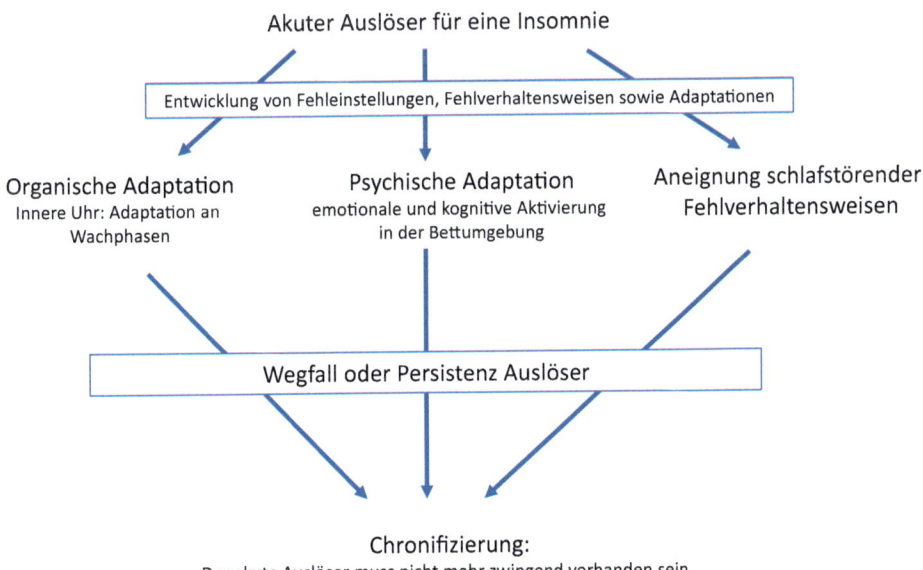

Abb. 3.1 Modell Chronifizierung Schlafstörung

3.2.2.2 Risikofaktoren für die Entwicklung einer chronischen Insomnie

Studien belegen ein höheres Risiko für die Entwicklung einer Insomnie bei Frauen im Vergleich zu Männern. Aber auch der Bildungsstand und das Einkommen (sozioökonomische Status) üben einen Einfluss auf die Häufigkeit von Ein- und Durchschlafstörungen aus. Menschen mit niedrigem Bildungsniveau und geringerem Einkommen neigen häufiger zu Insomnien. Arbeitslosigkeit ist ein weiterer Risikofaktor. Aber auch die Lebensform hat einen Einfluss auf die Auftretenswahrscheinlichkeit einer Insomnie. Menschen, die alleine leben, wie z. B. Verwitwete, Geschiedene oder Singles, neigen häufiger zu Ein- und Durchschlafstörungen. Auch eine familiäre Häufung lässt sich feststellen. Unklar ist dabei, ob hierfür genetische Faktoren, tradierte Verhaltensweisen und Einstellungen oder beide genannten Faktoren verantwortlich gemacht werden müssen. Je älter der Mensch wird, umso wahrscheinlicher wird es, dass er eine Insomnie entwickelt. Dabei scheint das Lebensalter nicht der eigentliche Faktor zu sein, sondern die vielmehr mit einem höheren Lebensalter einhergehenden physischen und psychischen Veränderungen. Verschiedene Persönlichkeitseigenschaften gehen mit einer erhöhten Wahrscheinlichkeit für die Entwicklung einer Insomnie einher. Dabei sind vor allem Neurotizismus, Perfektionismusstreben, hypochondrische Persönlichkeitszüge, reduzierter Selbstwert, soziale Introversion und Internalisierung als Risikofaktoren zu nennen. Vermutlich ist das erhöhte psychophysiologische Anspannungs- oder Stressniveau für die erhöhte Wahrscheinlichkeit zur Entwicklung einer Insomnie verantwortlich zu machen. Kritische Lebensereignisse wie Trennung, Tod einer nahestehenden Person, ein Arbeitsplatzwechsel und Prüfungen führen ebenso vermehrt zu Ein- und Durchschlafstörungen. Neuere Studien belegen auch einen Zusammenhang zum Arbeitsleben: Bekannt ist eine hohe Wahrscheinlichkeit für Schlafstörungen bei Schichtarbeitern. Weiterhin führen Beschäftigungsverhältnisse mit hohen Arbeitsbelastungen (Führungsaufgaben, Selbstständigkeit) oder weniger Selbstbestimmtheit im Arbeitsprozess eher zu Insomnien. Auch Menschen, die häufiger an einer Kurzzeitinsomnie leiden, haben ein höheres Risiko für eine chronische Insomnie. Nicht zuletzt sind psychische Störungen zu nennen, welche nicht unwesentlich das Risiko für eine Insomnie erhöhen: Depressionen, Angststörungen, posttraumatische Belastungsstörungen, Süchte, Medikamente oder anderweitiger Substanzkonsum können Ein- und Durchschlafstörungen verstärkt verursachen. Auch körperliche Erkrankungen, wie z. B. endokrinologische Erkrankungen, neurodegenerative Erkrankungen, chronische Schmerzsyndrome, Krebs u. a., können ein erhöhtes Risiko für Insomnien mit sich führen (siehe Tab. 3.1).

3.2.3 Polysomnografische Befunde

Polysomnografische Befunde zeigen häufig eine Einschlaflatenz, die über 30 min beträgt. Nächtliche Wachphasen im Umfang von ein oder 2 Stunden sind nicht selten. Eine Teilgruppe der Patienten zeigt eine reduzierte Schlafzeit von weniger als 6 h. Typisch sind

Tab. 3.1 Risikofaktoren für die Entwicklung einer Insomnie

Weibliches Geschlecht

Geringer sozioökonomischer Status (Bildungsstand, Einkommen, Berufstätigkeit)

Lebensform (verwitwet, getrennt, alleinstehend)

Familiäre Häufung (genetische Faktoren, tradierte Verhaltensweisen und Einstellungen)

Altersbedingte psychische und physische Veränderungen

Persönlichkeitsfaktoren (Neurotizismus, Perfektionismusstreben, hypochondrische Persönlichkeitszüge, reduzierter Selbstwert, soziale Introversion und Internalisierung)

Kritische Lebensereignisse (z. B. Trennung, Tod einer nahestehenden Person, Arbeitsplatzwechsel, Prüfungen, Heirat, Verliebtsein etc.)

Arbeitsbedingungen (z. B. Schichtarbeit, Anforderungsniveau, Selbstbestimmtheit im Arbeitsprozess)

Kurzzeitinsomnie (siehe Abschn. 3.3)

Psychische Störungen (siehe Kap. 10)

Organische Erkrankungen (siehe Kap. 10)

Süchte (Medikamente, Drogen, Alkohol)

eine Erhöhung von Schlafstadium N1 und eine Verminderung von Tiefschlaf, Stadium N3. Manche Patienten zeigen im Schlaflabor einen umgekehrten „first-night effect". Das heißt, der Schlaf der Patienten ist trotz ungewohnter Untersuchungsumgebung und Belastung durch die Messaufnehmer besser als in der heimischen Umgebung. Einige Patienten zeigen eine Veränderung im Power-Spektrum des Schlaf-EEGs. Die Power von schnellen Frequenzen im Beta- und Gamma-Band kann erhöht sein. In einigen Studien wurden diese Frequenzbandveränderungen im Zusammenhang mit der gestörten Schlafwahrnehmung gesehen. Insomniepatienten neigen im Vergleich zu Schlafgesunden zu einer Überschätzung ihrer Einschlaflatenz und einer Unterschätzung ihrer tatsächlichen Gesamtschlafzeit.

Im MSLT zeigen Patienten mit Insomnie trotz der Klagen über Schlafmangel und Müdigkeit normale Einschlaflatenzen, ebenso in psychometrischen Leistungstests zu schläfrigkeitsbezogenen Aspekten wie Aufmerksamkeit und Vigilanz.

3.3   Kurzzeitinsomnie

Die *Kurzzeitinsomnie* oder auch anpassungsbedingte Insomnie unterscheidet sich von der chronischen Insomnie dahingehend, dass ein wöchentliches Auftreten der Beschwerden von weniger als 3-mal pro Woche stattfindet oder aber die Beschwerden weniger als 3 Monate auftreten. Damit ist es möglich, die Diagnose Kurzzeitinsomnie bei

Beschwerden in geringerer Häufigkeit als 3-mal pro Woche über längere Zeiträume als 3 Monate zu klassifizieren.

Die Kurzzeitinsomnie wird durch einen spezifischen Stressor ausgelöst und ist in der Regel von kurzer Dauer oder lediglich intermittierend bei Exposition mit dem Stressor auftretend. Die Insomnie remittiert, wenn der Stressor wegfällt oder sich das Individuum an den Stressor angepasst hat. Der Stressor kann – wie bei der chronischen Insomnie – psychologischer, psychosozialer, physikalischer, organischer oder umgebungsbedingter Natur sein. Typische Stressoren können Arbeitsplatzwechsel, familiäre Konflikte, Umzüge, Krankenhausaufenthalte und medizinische Diagnosen sein. Auch positive Erlebnisse, wie z. B. Verliebtheit oder ein Lottogewinn, können die Kriterien eines Stressors erfüllen und den Schlaf vorübergehend stören, dürften jedoch eher selten als belastend erlebt werden.

In Bezug auf die nächtliche Schlafqualität und auch die Symptome und Beschwerden am Tage sind die Beschwerden bei der *Kurzzeitinsomnie* vergleichbar mit denen der *chronischen Insomnie*.

Kurzzeitinsomnien können, insbesondere bei entsprechenden psychologischen und organischen Prädispositionen, in eine *chronische Insomnie* übergehen. Aus diesem Grunde bedürfen sie einer hohen medizinischen Aufmerksamkeit, um Chronifizierungen mit allen assoziierten Risikofaktoren des chronischen Schlafmangels präventiv zu begegnen.

Hinsichtlich des diagnostischen und therapeutischen Prozederes gelten für die Kurzzeitinsomnie dieselben Maßnahmen und Regeln wie für die chronische Insomnie (siehe Abschn. 3.7).

3.4 Andere insomnische Störungen

Die Diagnose *Andere insomnische Störung* stellt eine Restkategorie für unspezifische Insomnien dar, welche nicht die Kriterien einer *chronischen Insomnie* oder *Kurzzeitinsomnie* erfüllen. Sie wird häufig im Verlauf des diagnostischen Prozesses als vorläufige Diagnose oder „Arbeitsdiagnose" gestellt, bis weitere Untersuchungen eine Spezifizierung der Insomnie in *chronische Insomnie* oder *Kurzzeitinsomnie* erlauben.

3.5 Isolierte Symptome und Normvarianten

In der neuen Rubrik *Isolierte Symptome und Normvarianten* werden die *excessive Bettzeit* und der *Kurzschläfer* aufgelistet. Beiden Phänomenen ist gemein, dass diese nicht mit Einschränkungen am Tage einhergehen und ihnen kein Krankheitscharakter zugeschrieben wird. In der ICSD-3 erfahren diese beiden Phänomene eine Präzisierung.

3.5.1 Zu lange Bettzeit

Die *exzessive Bettzeit* wird als isoliertes Symptom verstanden, welches durch eine verlängerte Einschlafzeit oder verlängerte nächtliche Wachphasen gekennzeichnet ist. Jedoch treten weder Tagesbeeinträchtigungen auf, noch liegt ein subjektiver Leidensdruck vor. Fehlende soziale Zeitgeber, wie sie bei Arbeitslosen oder Rentnern auftreten, mögen eine verlängerte Bettzeit mit bedingen. Bei Kindern können verlängerte Bettzeiten beobachtet werden, wenn deren Eltern unrealistische Vorstellungen in Bezug auf den kindlichen Schlafbedarf haben.

3.5.2 Kurzschläfer

Der *Kurzschläfer* ist dadurch gekennzeichnet, dass er eine Schlafdauer von weniger als 6 Stunden aufweist, ohne am Tage Beeinträchtigungen zu erleben. Dabei ist die kurze Schlafmenge nicht auf ein reduziertes Schlafvermögen als vielmehr auf ein geringes natürliches Schlafbedürfnis zurückzuführen. Obwohl die Kriterien einer Insomnie erfüllt sein mögen, wird empfohlen, in diesen Fällen keine Insomniediagnose zu stellen. Das Konzept des Kurzschläfers deckt sich mit der Erkenntnis, dass die menschliche Schlafdauer eine hohe Variation aufgrund eines vermutlich genetisch festgelegten Schlafbedürfnisses aufzeigt.

3.6 Diagnostik der Insomnie

Die Insomnie kann multifaktoriell bedingt sein. Aus diesem Grunde ist ein interdisziplinärer Ansatz für die erfolgreiche Behandlung der Insomnie angeraten. Es sind Kenntnisse aus den Fächern Innere Medizin, Neurologie, Psychiatrie, HNO-Heilkunde, Psychologie und Psychotherapie für die Diagnose und Therapie der Insomnie unabdingbar. Monokausale Behandlungs- und Denkansätze sind in aller Regel für eine erfolgreiche Behandlung der chronischen Insomnie nicht hilfreich.

Zum diagnostischen Grundprogramm gehören die Allgemein-, Medikamenten- und Suchtmittelanamnese und die körperliche Untersuchung mit ggf. Bestimmung von Laborparametern (Kap. 2).

Die Allgemeinanamnese dient der Erhebung des allgemeinen Gesundheitszustandes. Dieser bezieht sich sowohl auf somatische Erkrankungen, psychische Störungen, Medikamenten- und Genussmittelkonsum, psychosoziale Einschränkungen und anderweitige Befindlichkeitsstörungen des Patienten. Ausgehend vom Ergebnis der Allgemeinanamnese werden nachfolgende vertiefte Spezialanamnesen angeschlossen.

Im diagnostischen Prozess ist die Erfassung potenziell auslösender und aufrechterhaltender Erkrankungen vordringlich. So können beispielsweise endokrinologische Erkrankungen, chronische Nierenerkrankungen, Magen-Darm-Erkrankungen, chronische

Schmerzsyndrome, Herz-Lungen-Erkrankungen und neurologische Erkrankungen Schlafstörungen auslösen oder aufrechterhalten (siehe Kap. 10). Tab. 3.2 gibt einen Überblick über häufige organische Erkrankungen, die es im diagnostischen Prozess zu berücksichtigen gilt. Bildgebende Verfahren zum Ausschluss hirnorganischer Ursachen können sowohl bei abrupt beginnenden als auch langdauernden Störungen angezeigt sein, insbesondere dann, wenn Somnolenz ein nicht unwesentliches Symptom darstellt.

Sehr wichtig zu beachten ist aber, dass sich häufig selbst bei klarer organischer Verursachung einer Insomnie auch der typische psychophysiologische Teufelskreis mit Schlaferwartungsängsten, erhöhtem kognitiv-emotionalen und psychophysiologischen Arousal entwickelt und aus diesem Grunde vor allem bei chronischen Insomnien die alleinige Behandlung der organischen Ursachen die Insomnie in aller Regel nicht zur Remission führt.

Die Medikamenten- und Suchtmittelanamnese umfasst alle rezeptpflichtigen, aber auch nicht rezeptpflichtigen Medikamente. Darüber hinaus wird der Konsum von Genuss- und Suchtmitteln erhoben. Ziel ist die Erfassung von Substanzen, welche potenziell negative Auswirkungen auf den Schlaf haben können, die Schlafstörung verursacht haben oder diese aufrechterhalten (Abschn. 2.1.4). Dabei soll auch der Langzeitgebrauch von BZD und BZRA beachtet werden. Insbesondere der Konsum von Alkohol ist häufig ein maladaptiver Versuch der Selbstbehandlung von Schlafstörungen und kann diese im Langzeitverlauf verstärken. Nicht wenige Drogenabhängigkeiten haben ihren Ursprung in dem fehlangepassten Selbstbehandlungsversuch abendlicher Anspannung und damit einhergehender Schlafstörungen.

Die schlafmedizinische Diagnostik umfasst die Schlafanamnese, das Schlaftagebuch und ggf. einen Schlaffragebogen (Kap. 2). Dabei bildet die Erkennung auslösender und aufrechterhaltender Faktoren einen Schwerpunkt im diagnostischen Prozess. Weiterhin stehen das Verhalten und das Befinden im Umfeld und direkt in der Bettsituation im Mittelpunkt des Interesses.

Tab. 3.2 Organische Erkrankungen, die zu einer chronischen Insomnie führen können	Chronische Nierenerkrankungen
	Magen-Darm-Erkrankungen
	Endokrinologische Erkrankungen
	Herz- und Lungenerkrankungen
	Kopfschmerzen
	Maligne Erkrankungen
	Polyneuropathien
	Schlaganfall
	Multiple Sklerose
	Starker Juckreiz bei Hauterkrankungen und Allergien

Mittels eines Schlaftagebuches können schlafinkompatible Verhaltensweisen und innere Haltungen sowohl diagnostische als auch bereits therapeutische Bemühungen unterstützen. Darüber hinaus kann es wichtige Hinweise auf das tatsächliche Schlafvermögen, nächtliche Wachphasen, Einschlafzeiten und die Erholungsfunktion des Schlafes liefern. Das Schlaftagebuch sollte bei diagnostischen Prozessen über mindestens 2 Wochen geführt werden, wobei die erste Woche aufgrund der Fokussierung auf das Schlaf-Wach-Verhalten beim Patienten auch eine kurzfristige Verschlechterung des Schlafvermögens bedingen kann. Weitere Schlaffragebogen, wie z. B. der FEPS I und II (Kap. 2), dienen der Erfassung typischer psychodynamischer Aspekte der Insomnie.

Im ambulanten Setting kann eine Aktigrafie zur Objektivierung der gestörten Schlaf-Wach-Zyklik beitragen, auch bei Patienten mit Verdacht auf eine Schlafwahrnehmungsstörung (Abschn. 2.4). Differenzialdiagnostisch können eine Aktigrafie zur Erhebung einer möglichen Störung der Phasenlage ebenso wie die Bestimmung der zirkadianen Rhythmik der Körperkerntemperatur sinnvoll sein.

Die Anamnese von Schläfrigkeit und Müdigkeit am Tage dient der Erfassung psychosozialer Leistungseinschränkungen und zur Schweregradklassifikation (Abschn. 2.1.3). Mit ihrer Hilfe lassen sich Risikofaktoren am Arbeitsplatz oder im Straßenverkehr infolge des gestörten Schlafes ermitteln. Gegebenenfalls können die Ergebnisse bis zum Greifen therapeutischer Maßnahmen zu einer vorübergehenden Arbeitsunfähigkeit oder fehlenden Verkehrstüchtigkeit führen. Bei entsprechenden Verdachtsmomenten sollte eine Objektivierung der Einschränkungen mittels neuropsychologischer Tests erfolgen (Abschn. 2.7).

Viele Patienten mit einer chronischen Insomnie leiden komorbid an einer anderen psychischen Erkrankung. Damit ist nicht immer eindeutig zu klären, ob die Insomnie ein Symptom der psychischen Störungen darstellt oder die Insomnie aufgrund von Schwere und Dauer zu einer psychischen Störung geführt hat. Zu beachten ist, dass die Nennung psychischer Probleme gegenüber dem Therapeuten für den Patienten eventuell schamhaft ist und die Klage über eine Schlafstörung leichter fällt, als z. B. von depressiven Beschwerden zu berichten. Daher sollten im Rahmen der Anamnese mögliche andere psychische Symptome und Störungen erhoben werden, selbst wenn spontan ausschließlich schlafbezogene Probleme vorgebracht werden. In Tab. 3.3 werden typische psychische Störungen mit charakteristischen insomnischen Beschwerden nach Benca et al. (1992) dargestellt.

Nicht alle Patienten mit Ein- und Durchschlafstörungen bedürfen einer diagnostischen Abklärung mittels Polysomnografie. Im Regelfall führen die ausführliche Anamnese und körperliche Untersuchung zu einer validen Diagnosestellung. In zahlreichen Studien und Metaanalysen konnte gezeigt werden, dass es zwischen objektivem polysomnografischen Befund und subjektivem Erleben bei Patienten mit Insomnie eine erhebliche Diskrepanz geben kann. Es gibt Patienten, welche ihre Schlaflosigkeit massiv über-, aber genauso auch unterschätzen. Diese Befunde haben teilweise zu der Einstellung geführt, dass die Durchführung einer Polysomnografie bei insomnischen Störungen in der Regel nicht zielführend sei, da sie nur wenig mit den subjektiven Beschwerden übereinstimme.

Tab. 3.3 Schlafstörungen bei psychischen Störungen (nach Benca et al. 1992)

Erkrankung	Ein- oder Durch-schlafstörung	Tiefschlaf-reduktion	REM-Schlaf-Dis-inhibition	Hypersomnie
Affektive Er-krankungen	+++	++	+++	+
Angststörungen	+	/	/	/
Alkoholismus	+	+++	+	/
Borderlinestörung	+	/	+	/
Demenzen	+++	+++	/	+
Essstörungen	+	/	/	/
Schizophrenie	+++	+	+	+

+++ bei fast allen Patienten vorhanden
++ bei ca. 50 % der Patienten vorhanden
+ bei 10–20 % aller Patienten vorhanden
/ bislang nicht beschrieben.

Allerdings ist zumindest bei Patienten mit chronischen Formen bei gleichzeitigem Versagen klassischer ambulanter Behandlungsverfahren die Durchführung einer Polysomnografie indiziert. Für die Durchführung einer Polysomnografie spricht weiterhin, dass in einigen Fallkontrollstudien bei Patienten mit Insomnien auch bei klinisch eindeutiger Anamnese überraschend viele Fälle von Schlafapnoe und dem Syndrom der nächtlichen periodischen Beinbewegung polysomnografisch erfasst wurden.

Demzufolge soll eine diagnostische Polysomnografie nach Ausschöpfung anderer diagnostischer Maßnahmen bei Verdacht auf eine organisch bedingte Insomnie, vor allem im Zusammenhang mit Schlafapnoesyndromen oder bei Verdacht auf periodische Beinbewegungen, durchgeführt werden. Sie kann darüber hinaus bei therapieresistenten Fällen wichtige zusätzliche diagnostische und therapeutische Informationen bieten, ebenso bei Risikogruppen in Verbindung mit Eigen- oder Fremdgefährdung, z. B. Berufskraftfahrern oder Patienten, die mit gefährlichen Maschinen arbeiten. Eine Polysomnografie kann auch dann weiterführende diagnostische, aber auch therapeutische Erkenntnisse ergeben, wenn eine erhebliche Diskrepanz zwischen subjektiv erlebter Schwere der Insomnie und polysomnografischem Befund vermutet werden kann (Tab. 3.4).

3.7 Therapie der Insomnien

Insomnien können sowohl psychische, organische, verhaltensmedizinische und substanzinduzierte Ursachen aufweisen. Im Verlauf der Erkrankung entwickeln schlafgestörte Patienten häufig psychische Fehlhaltungen und Verhaltensweisen, welche mit Schlaf

Tab. 3.4 Hauptindikationen zur Polysomnografie im Schlaflabor bei Insomnie nach der AWMF-Leitlinie Insomnie, 2017

Indikation	Empfehlungsgrad
Therapieresistente Insomnie	B
Nach Ausschöpfung anderer diagnostischer Maßnahmen bei Verdacht auf eine organisch bedingte Insomnie	A
Insomnie bei Risikogruppen in Verbindung mit Eigen- oder Fremd-gefährdung, z. B. bei Berufskraftfahrern oder Patienten, die mit gefährlichen Maschinen arbeiten	B
Verdacht auf erhebliche Diskrepanz zwischen subjektiv erlebter Schwere der Insomnie und polysomnografischem Befund	B

inkompatibel sind und sekundär verstärkend auf die Insomnie wirken können. Letztere werden unter dem Begriff „fehlende Schlafhygiene" zusammengefasst.

Das multifaktorielle Bedingungsgefüge der Insomnien bedarf eines multimodalen Therapieansatzes. Die Behandlung von auslösenden und aufrechterhaltenden Erkrankungen und Bedingungen steht im Vordergrund. Bei den Insomnien nehmen psychische Ursachen eine wesentliche Rolle bei der Genese und vor allem aber bei der Aufrechterhaltung bzw. Verselbstständigung der Insomnie ein. Aus diesem Grunde gilt die KVT-I als Firstline-Therapie in der Behandlung.

Ein rein symptomorientiertes Vorgehen, womöglich ohne umfassende vorausgehende Diagnostik, in Form von Behandlungen mit primären Schlafmitteln ist wenig Erfolg versprechend und vor allem in der Langzeitbehandlung aufgrund des Abhängigkeits- und Gewöhnungspotenzials der meisten primären Schlafmittel mit Ausnahme von Daridorexant, ein Orexinrezeptorantagonist, obsolet.

In den nachfolgenden Abschnitten werden die wesentlichen Bausteine der Insomnietherapie kurz vorgestellt:

Mittels der **Psychoedukation** zu den Regeln der Schlafhygiene werden schlafinkompatible Verhaltensweisen aufgelöst und schlafförderliche Verhaltensweisen neu eingeführt. Sie gilt als Grundbaustein jeglicher therapeutischen Intervention bei Insomnien. Zu beachten ist jedoch, dass die Information und Beratung über schlafhygienische Maßnahmen bei Insomnien alleine in aller Regel keinen ausreichenden therapeutischen Nutzen aufweisen und alleine selten zur Remission einer Insomnie führen.

Pharmakologische Interventionen mittels Hypnotika sind geeignet, eine rasche und kurzfristige Besserung der Beschwerdesymptomatik herbeizuführen. Sie sind aufgrund ihres Wirkungs- und Nebenwirkungsprofils mit Ausnahme von Daridorexant für eine kurzzeitige Anwendung indiziert und gelten nicht als kausale Therapie. Bei frustranen psychotherapeutischen Bemühungen und chronischen Insomnien kommt neben Daridorexant vor allem den sekundären Schlafmitteln aufgrund ihres geringen Risikos der

Abhängigkeiten und Gewöhnungen im Rahmen der medikamentösen Langzeittherapie eine besondere Bedeutung zu.

Psychotherapeutische und v. a. **verhaltenstherapeutische Interventionen** gelten in vielen Fällen als kausale Therapie. Erfolgreiche verhaltenstherapeutische Interventionen vermeiden den langfristigen Einsatz von pharmakologischen Behandlungen. Sie zielen auf eine langfristige Auflösung des erhöhten psychovegetativen Arousals in der Schlafsituation ab, was als Voraussetzung für ein ungestörtes Auftreten von Schlaf betrachtet werden kann.

Neuere Studien belegen, dass die kognitive Verhaltenstherapie für Insomnien (KVT-I) im Vergleich zu Hypnotika in der akuten, kurzfristigen Wirkung vergleichbare Effekte erzielt. Im Langzeitverlauf ist die KVT-I der Hypnotikatherapie jedoch überlegen. Einige wenige Studien haben sich mit der Frage beschäftigt, inwieweit bei der akuten Behandlung synergetische Effekte von KVT-I und Pharmakotherapie mit Hypnotika vom Typ der BZD oder BZRA auftreten. Sie kommen zu dem Schluss, dass ein leichter synergetischer Effekt vorhanden sein könnte, im Langzeitverlauf eine alleinige Behandlung mit KVT-I jedoch überlegen ist. Auch Studien zu komorbiden Insomnien zeigen, dass die KVT-I sowohl bei Insomnien im Rahmen somatischer als auch psychischer Erkrankungen durch eine spezifische Insomniebehandlung nicht nur die insomnischen Beschwerden, sondern auch die Grunderkrankung positiv beeinflussen kann. Erste nicht randomisierte Studien und nicht kontrollierte Studien ergeben zudem Hinweise, dass die KVT-I auch bei Schichtarbeitern mit Insomnie hilfreich ist.

In der jüngeren Vergangenheit wurden unterschiedliche Formen der KVT-I entwickelt. Diese werden von Berufsgruppen unterschiedlicher Qualifikation in Einzel- oder Gruppenbehandlungen angeboten.

Darüber hinaus wurden in Deutschland zum Zeitpunkt der Drucklegung 2 rezeptpflichtige DiGAs speziell für Insomnien entwickelt und auf den Markt gebracht. Diese vermitteln Patienten selbstwirksame Techniken der KVT-I. DiGAs sind in der Lage, die Versorgungslücke bei der Behandlung der Insomnie mittels KVT-I teilweise zu schließen. Studien belegen eine gute Wirksamkeit dieser Interventionsformen bei leichten und moderaten Insomnien. Kritisch diskutiert wird eine relativ hohe Abbruchquote der Anwender, welche je nach Studie bei bis zu 40 % liegen kann. Allerdings kann die Compliance durch eine Begleitung des Patienten durch den Arzt oder Therapeuten gesteigert werden.

3.7.1 Psychoedukation

Insomniepatienten zeigen häufig Verhaltensweisen, die mit Schlaf inkompatibel sind und sekundär schlafstörungsverstärkend wirken. Sie können als Ausdruck frustraner Selbstbehandlungsversuche des erhöhten psychovegetativen Anspannungsniveaus und als Symptom der zugrunde liegenden psychischen Störung verstanden werden.

3.7.1.1 Informationen über Schlaf

Um Fehlerwartungen abzubauen und Schlafmythen zu korrigieren, wird dem Patienten Grundlagenwissen über den gesunden Schlaf, seine Phänomenologie, seine altersentsprechenden Veränderungen und seine Funktionen vermittelt. Informationen zu schlafförderlichen und schlafstörenden Verhaltensweisen machen den Patienten zum Experten in eigener Sache und führen zum Abbau von anspannenden Hilflosigkeitsgefühlen gegenüber der Schlafstörung. Dazu trägt ebenso die Wissensvermittlung zum gestörten Schlaf und seiner Behandlungsmöglichkeiten bei. DiGAs stellen eine ökonomische Methode dar, dieses Wissens zu vermitteln. Ebenso Selbsthilfebücher und Aufklärungsvideos.

3.7.1.2 Fehlverhaltensweisen bei Insomnie

Zum besseren Verständnis schlafhygienischer Regeln und Empfehlungen werden nachfolgend einige charakteristische Fehlverhaltensweisen des Insomnikers mit ihrer negativen Wirkung auf das Schlafvermögen dargestellt.

Insomniepatienten neigen zu **verlängerten Bettzeiten,** um den subjektiven Schlafmangel mit verlängerten Ruhephasen zu kompensieren oder die Wahrscheinlichkeit des Einschlafens zu erhöhen. Aus lerntheoretischer Sicht kommt es zu einer unbewussten Konditionierung von Wach- und Grübelphasen in der Bettsituation, was die Insomnie über eine psychovegetative Anspannungserhöhung verstärkt.

Unregelmäßige Bettzeiten, v. a. mit spätem Zubettgehen, verlängerten Schlafepisoden am Morgen und Tagschlafepisoden (Schlafen vor dem Fernseher), sind charakteristisch. Unter chronobiologischen Gesichtspunkten ist eine Auflösung der an der Schlaf-Wach-Organisation beteiligten zirkadianen Rhythmik die Folge. Schlafphasen am Morgen und Tagschlafepisoden vermindern den Schlafdruck und wirken sich negativ auf das Einschlafen in der Folgenacht aus.

Alltagsgegenstände in der Schlafumgebung können an Stressoren des Tages erinnern und kognitive, emotionale Anspannung über Beschäftigung mit dem Alltag und Grübeleien hervorrufen.

Tätigkeiten bei Schlaflosigkeit während der Nacht, wie z. B. Wäsche bügeln, Schränke und Backofen auswaschen, im Homeoffice Erledigungen verrichten, nächtliches Fernsehen, Internetsurfen nach dem Motto „Wenn ich schon nicht schlafen kann, mache ich etwas Sinnvolles, was ablenkt und müde macht", aktivieren das sympathische Nervensystem und sind mit psychovegetativer Entspannung, die Voraussetzung für das Auftreten von Schlaf ist, unvereinbar. Eine Schlaf-Wach-Rhythmuskonditionierung mit nächtlichen Aktivitätsphasen, ähnlich der des Schichtarbeiters, führt sekundär zu einer weiteren Verstärkung und Verselbstständigung der Schlafstörung.

Sportliche oder andere **körperliche Belastungen** in den Abendstunden mit dem Ziel der körperlichen Ermüdung sind für Schlafgestörte nicht untypisch. Tatsächlich wird durch derartiges Verhalten das sympathische Nervensystem aktiviert. Das kognitiv-emotional erhöhte Anspannungsniveau bleibt unbeeinflusst. Auf einen ausreichenden zeitlichen Abstand zwischen körperlicher Aktivität und Bettzeit ist zu achten. Körperliche Aktivität bei Schlaflosigkeit in der Nacht ist obsolet.

Regelmäßiger und gesteigerter **Alkoholkonsum** am Abend sind bei Insomnien häufig anzutreffen. Teilweise stellen sie Selbstbehandlungsversuche der Schlafstörung dar. Ziel der Patienten ist die alkoholinduzierte psychovegetative Entspannung und Sedierung, welche ein leichteres Auftreten von Schlaf ermöglicht. Die Gefahr der Abhängigkeit und Steigerung der Alkoholmenge infolge gradueller Toleranzentwicklung ist gegeben. Alkohol, bereits in gesellschaftlich als normal eingeschätzter Menge, kann den Tiefschlaf unterdrücken und in der 2. Nachthälfte über Entzugsphänomene und seine auf den Organismus dehydrierend wirkenden Eigenschaften vermehrt Albträume, Schwitzen, Kopfschmerzen, Zittern, Arousals und verlängerte Wachphasen hervorrufen.

Wiederholte **nächtliche Zeitregistrierungen,** auch als Ausdruck eines möglicherweise erhöhten Kontrollbedürfnisses, sind ein häufiges Phänomen des Schlafgestörten. Berechnungen bisheriger und noch zur Verfügung stehender Schlafenszeiten bzw. Wachphasen fördern Schlaferwartungsängste, nächtliche Frustrationen und Bemühungen einzuschlafen, die über Anspannungserhöhungen insomnieverstärkend wirken.

Schlafgestörte zeigen häufig eine erhöhte Leistungsmotivation und Perfektionsmusstreben sowohl in beruflichen als auch privaten Angelegenheiten. Spätabendliche Beschäftigungen mit beruflichen Angelegenheiten und sozialen Anforderungen bis hin zu spätem Arbeiten sind nicht selten. Dabei begünstigen die **neuen Medien** diese Fehlverhaltensweisen nicht unerheblich. Die Nutzung von Smartphone und Tablets während der Bettzeit erleichtert die Beschäftigung mit anspannungserhöhenden beruflichen oder privaten Angelegenheiten. Das dabei von diesen Medien ausgestrahlte blaue Licht mit in der Folge reduzierter Melatoninkonzentration dürfte eine eher untergeordnete Rolle bei der Entstehung einer Insomnie spielen. Vielmehr werden notwendige körperliche und psychische Entspannungs- und Abschaltphasen vor dem Zubettgehen zur Aktivierung des für den Schlaf notwendigen Parasympathikus häufig übersehen.

3.7.1.3 Regeln der Schlafhygiene

Schlafhygienische Maßnahmen zielen auf die Beseitigung schlafstörender und die Etablierung schlaffördernder Maßnahmen. Sie sind ein elementarer Baustein der Insomnietherapie, alleine jedoch häufig therapeutisch nicht ausreichend wirksam.

Obwohl viele Patienten schlafhygienisch angemessenes Verhalten im Prinzip kennen, gelingt es ihnen nicht, sich im Alltag danach zu richten.

Regeln der Schlafhygiene
- Bettzeiten auf das notwendige Maß reduzieren: 6 bis maximal 7 h sind ausreichend.
- Regelmäßige Zubettgeh- und Aufstehzeiten, auch am Wochenende
- Wenn Tagschlaf, dann maximal 20 min und nicht nach 15 Uhr

- Angenehme Schlafzimmeratmosphäre: Stressoren des Alltags entfernen, subjektiv angenehme Zimmertemperatur sicherstellen
- Keine späten und schweren Mahlzeiten
- Verzicht auf abendlichen Alkoholkonsum, Nikotinkonsum am Abend möglichst reduzieren
- Koffeinhaltige Getränke nicht mehr ab 13 Uhr
- Keine starken oder sportlichen körperlichen Aktivitäten nahe an der Bettzeit
- Kein abendlicher Schlaf vor dem Fernseher
- Keine aktivierenden Tätigkeiten während nächtlicher Wachphasen, wie beispielsweise Arbeiten
- Kein Fernseher im Schlafzimmer

Der Therapeut muss bei dieser Thematik gleichermaßen motivierend als auch kontrollierend wirken. Dabei ist der Wechsel von der häufig anzutreffenden passiv-rezeptiven Patientenhaltung hin zu einer **aktiven Beteiligung** des Patienten unabdingbar. Ziel ist es, den Patienten zum Fachmann seines eigenen Störungsbildes zu machen. Die aktive Mitarbeit und die „Rolle des Fachmanns in eigener Sache" reduzieren Hilflosigkeitsgefühle gegenüber der eigenen Schlafstörung und fördern die als Therapieziel anzustrebende, entspannte Grundhaltung in der Schlafsituation.

Zu beachten ist, dass die Einhaltung schlafhygienischer Regeln nicht nur bei insomnischen Störungen angezeigt ist. Sie ist bei den meisten Schlafstörungen die Basistherapie, da Patienten mit Schlafstörungen jedweder Genese zu schlafhygienischem Fehlverhalten neigen. Ungeeignete Schlafhygiene allein kann bereits die Persistenz oder eine nicht ausreichende Remission einer Schlafstörung bedingen.

Das **Schlaftagebuch** kann zur Unterstützung und Evaluation der eingeführten Verhaltensänderungen eingesetzt werden.

Schlafzimmer und Bett sollten ausschließlich zum Ruhen und Schlafen und zu sexuellen Aktivitäten benutzt werden. Über einen kurzen Mittagsschlaf von etwa 15–20 min hinausgehende Schlafepisoden am Tage vermindern den Schlafdruck am Abend und sollten vermieden werden.

Schlaffördernd ist das Einhalten der individuell notwendigen **Schlafmenge** und der **Schlafzeiten.** Dieser banal oder auch paradox erscheinende Satz ergibt Sinn, wenn einige typische und häufige Verhaltensweisen von Insomnikern näher exploriert werden. Sie gehen früh ins Bett, um vermeintlich vorzuschlafen. Sie schlafen bzw. bleiben an freien Tagen zu lange im Bett, um das in der Woche Versäumte nachzuholen. Ein derartiger selbstauferlegter Schlafzwang ist Motor einer Reihe von insomnischen Störungen und Beschwerden. Zu lange Liegezeiten im Bett sollten daher in aller Regel vermieden werden, regelmäßige Schlafzeiten sollten vor allem auch am Wochenende eingehalten werden. Für Insomniker gilt, dass eine Bettzeit von 6 bis maximal 7 h ausreichend ist.

Eine **entspannende Gestaltung des Abendausklanges,** möglichst ohne Arbeiten, und eine fast ritualisierte Abfolge der Schlafeinleitung mit Beendigung einer Tätigkeit, Kleiderwechsel und körperhygienischer Vorbereitung im Sinne eines Zubettgehrituals wirken sich förderlich auf das emotionale Gleichgewicht aus. Das erhöhte Anspannungsniveau des Tages wird reduziert. Die für den nächsten Tag anstehenden Tätigkeiten sollten im Vorfeld der Schlafsituation außerhalb des Schlafzimmers ausreichend durchdacht werden. Ebenso sollte der aktuelle Tag mit seinen Ereignissen gedanklich abgeschlossen sein.

Verhaltensregeln für gesunden Schlaf
- Entspannende Atmosphäre in den Abendstunden herstellen
- Vor dem Zubettgehen, außerhalb des Schlafzimmers, den Tag gedanklich abschließen und Tätigkeiten des nächsten Tages durchdenken bzw. aufschreiben
- Zubettgehritual durchführen: Tagebuch schreiben, entspannende Musik hören, entspannende Lektüre, Entspannungsverfahren
- Im Schlafzimmer Wecker und andere Uhren aus dem Blickfeld entfernen, nachts nicht auf die Uhr schauen
- Wohlfühlatmosphäre im Bett, nicht ärgern bei fehlendem Schlafvermögen, keine Bemühungen, einzuschlafen
- Gedankliche und emotionale Distraktion von Alltagsaufgaben und Erlebnissen. Beschäftigung mit angenehmen Dingen, welche eine emotional wohltuende und entspannte Atmosphäre begünstigen

Die Schlafumgebung sollte ansprechend gestaltet sein, der Schläfer sollte sich wohl und geborgen fühlen. Stressoren, die an Arbeit und Beruf erinnern, z. B. der Hauptarbeitstisch im Schlafzimmer, sollten wenn möglich vermieden werden.

Absolute Maße der **Raumtemperatur** sind nicht entscheidend. Die Raumtemperatur sollte subjektiv angenehm empfunden werden. Sowohl eine subjektiv zu hohe als auch eine zu niedrige Temperatur könnte Frieren und Schwitzen, was sekundär anspannungserhöhend und damit schlafstörungsverstärkend wirken könnte, begünstigen. Ähnliches gilt für die Farbenlehre bei der Gestaltung des Schlafzimmers. Entscheidend ist das subjektive Wohlbefinden. Entsprechend sind all diejenigen Farben zu empfehlen, welche auf subjektiver Ebene Wohlbefinden und Entspannung fördern.

Wichtig ist eine **geeignete Matratze,** welche individuell nicht zu körperlichen Verspannungen und damit Schmerzempfindungen führt. Die universell richtige Matratze für alle Menschen gibt es nicht. Vielmehr sind hier individuelle Vorlieben, muskuloskelettale Bedingungen und Erkrankungen zu berücksichtigen. Menschen, die zu nächtlichem Schwitzen neigen, dürften eher Federkernmatratzen aufgrund der besseren Durchlüftung bevorzugen, Menschen mit Neigung zum Frieren eher Kaltschaummatratzen.

Auf eine ausreichende **Geräuschisolierung** ist zu achten. Dabei ist das subjektive Geräuschempfinden individuell unterschiedlich. Menschen mit Insomnie tendieren aber zu einem oberflächlichen und hellhörigen Schlaf in der Bettsituation, was ihre Ansprüche an die Geräuschisolierung häufig erhöht. Erstaunlicherweise schlafen aber viele Insomniepatienten vor dem Fernseher unter dessen lauter Geräuschkulisse bei gleichzeitig hellen Lichtbedingungen und häufig unbequemer Körperlage sehr gut, was die psychologischen Komponenten bei der Entstehung dieser Insomnien verdeutlicht.

Auch die **Abdunkelungsmöglichkeiten** des Schlafraumes sollten den individuellen Bedürfnissen entsprechen. Objektive schlafförderliche Kriterien, was die Verdunkelungsgrade des Schlafraumes angeht, werden häufig diskutiert, gibt es aber nicht. Bei während des Schlafes geschlossenen Augen und gleichzeitig nach oben gerichteter Pupille wird vom Gehirn wenig Umgebungslicht wahrgenommen, welches die schlafförderliche Melatoninproduktion hemmen könnte. Abweichungen von den vom Schläfer als normal bewerteten Lichtverhältnissen werden häufig als ungewohnt erlebt. Dies führt sekundär zu einer schlafstörungsverstärkenden Anspannung. Die daraus resultierende Schlafstörung schreibt der gestörte Schläfer dann fälschlicherweise den vermeintlich ungeeigneten Lichtverhältnissen zu.

Starke Lichtexposition sollte in der Stunde vor dem Zubettgehen reduziert werden. Dabei ist es unbedeutend, um Licht welcher Wellenlänge es sich handelt. Neuere Studien zeigen, dass nicht nur blaues Licht über eine Melatoninunterdrückung aktivierend wirken kann.

Eine **Uhr** sollte im Schlafzimmer nicht sichtbar aufgestellt sein, da sie die übersteigerten und häufig paradox erscheinenden Schlafbemühungen des Insomnikers noch weiter erhöhen kann. Gleiches gilt für Uhren, die sich mit Stundenschlagwerken hörbar machen.

Die Anwendung von Smartwatches und anderen verwandten Systemen zur Erfassung der eigenen Schlafqualität ist bei vielen Patienten mit Insomnien kontraproduktiv. Durch die Nutzung kommt es zu einer verstärkten Selbstbeobachtung des eigenen Schlafvermögens, was sekundär die Anspannung und in der Folge die Insomnie verstärken kann. Darüber hinaus kann die geringe Validität dieser Gadgets verbunden mit falschen Ergebnissen zum Schlafvermögen und zur Schlafqualität die Patienten zusätzlich verunsichern und schlafverhindernde Anspannung fördern.

3.7.2 Verhaltenstherapeutische und psychotherapeutische Grundlagen der Insomnietherapie

Bereits Jean Paul zählte 1809 in *Dr. Katzenbergers Badereise* in seinem 2. Bändchen, Werkchen II: *Die Kunst, einzuschlafen,* 14 Mittel auf, um besser einzuschlafen. Abschließend fasste er zusammen:

„... sämtliche laufen sie in der Kunst zusammen, sich selbst Langeweile zu machen; eine Kunst, die bei gedachten, logischen Köpfen auf die unlogische Kunst, nicht zu denken, hinauskommt."

Die nicht pharmakologische Insomnietherapie beinhaltet neben den Regeln für einen gesunden Schlaf (Schlafhygiene) als Basistherapie Bausteine verschiedener Psychotherapieschulen. Dabei kommen insbesondere Elemente der kognitiven Verhaltenstherapie zur Anwendung. Ausgangspunkt der psychotherapeutischen Bemühungen ist das psychophysiologisch erhöhte Anspannungsniveau der Insomniepatienten, das sich auf kognitiver, emotionaler und vegetativer Ebene manifestiert. Ziel jeglicher psychotherapeutischen Intervention ist, eine ausgeglichene, entspannte Situation auf allen 3 Merkmalsebenen in der Bettsituation herzustellen.

Auf **kognitiver Ebene** drückt sich das erhöhte Anspannungsniveau in einer erhöhten Grübelneigung bezüglich Alltagsereignissen aus. Dabei kann es sich um als belastend erlebte Tagesereignisse in z. B. krisenhaften Lebenssituationen, wie Trennung, Arbeitsplatzverlust oder -wechsel, Umzug, Verlust einer nahestehenden Person, Sorgen über familiäre Probleme, zwischenmenschliche Spannungen u. Ä. handeln. Aber auch scheinbare Nichtigkeiten des Alltags können das psychophysiologische Erregungsniveau erhöht halten, so z. B. die Beschäftigung mit Anforderungen oder Erledigungen des nächsten oder vergangenen Tages im beruflichen oder privaten Kontext.

Die als typisch zu betrachtende Fokussierung auf die insomnische Problematik mit verstärkter Selbstbeobachtung hinsichtlich des Unvermögens einzuschlafen ist ein 2. Faktor, der das psychophysiologische Anspannungsniveau erhöht. Auf dieser Ebene drückt sich das Verhalten u. a. mit der verstärkten nächtlichen Zeitregistrierung (wiederholtes Auf-den-Wecker-Schauen) und der gedanklichen Beschäftigung mit negativen Konsequenzen der Schlaflosigkeit aus. Aber auch Selbstbeobachtung hinsichtlich des Ausmaßes der Müdigkeit und der erhöhten inneren Anspannung ist charakteristisch.

Auf **emotionaler Ebene** führt die kognitive Beschäftigung mit Grübelneigung und Fokussierung auf die insomnische Problematik zu verstärkter emotionaler Auslenkung. Typisch sind negativ erlebte Emotionen wie Ängste, Traurigkeit, Wut, Ärger, innere Unruhe und andere. An dieser Stelle sei aber auch ausdrücklich darauf hingewiesen, dass ebenso positive Emotionen zu einer verstärkten emotionalen Auslenkung führen können. Freude, Stolz oder z. B. das Gefühl des Verliebtseins verhindern über eine erhöhte psychophysiologische Erregung ebenso den Schlaf.

Das bei Insomnien häufig anzutreffende Bemühen einzuschlafen findet seinen Ursprung in verstärkten Sorgen, Frustrationen und Ängsten über das eigene fehlende Schlafvermögen. Diese Schlaferwartungsängste treten häufig nicht erst in der Bettsituation auf, sie können vielmehr bereits in den Abendstunden oder im Tagesverlauf beobachtbar sein.

Auf **vegetativer Ebene** können Anzeichen einer erhöhten Erregung, wie z. B. motorische Unruhe, Herzrasen und Schwitzen, beobachtet werden. Sie werden von den Betroffenen als direkte Folge der erhöhten kognitiven und emotionalen Anspannung erlebt, können aber bei fehlendem Introspektionsvermögen oder bei psychischen Störungen nicht selten subjektiv als einziges Symptom berichtet werden.

Als die Insomnie auslösend und aufrechterhaltend gilt der Teufelskreis (Circulus vitiosus) der Insomnie. Es handelt sich dabei um einen sich selbst verstärkenden Kreislauf schlafstörender Faktoren (Abb. 3.2).

Dieser Circulus vitiosus ist bei Kurzzeitinsomnien und chronischen Insomnien charakteristisch und gilt als wesentliches pathognomonisches Merkmal der chronischen Insomnie. Ihn gilt es im Rahmen der erfolgreichen Insomnietherapie gemeinsam mit dem Patienten zu identifizieren und aufzulösen. Die Auflösung des sich selbstverstärkenden Kreislaufs schlafstörender Faktoren kann als wesentlicher Schlüssel zum Therapieerfolg betrachtet werden. Voraussetzung für eine erfolgreiche psychotherapeutische Intervention ist die diesbezüglich bewusste Wahrnehmung des Insomniepatienten. Sie gilt es ggf. in einem ersten therapeutischen Schritt mit dem Patienten zu erarbeiten.

▶ **Praxistipp** Alle psychotherapeutischen Interventionen haben das Ziel, auf kognitiver, emotionaler und vegetativer Ebene eine mit Schlaf vereinbare Entspannungslage herzustellen.

Es sei ausdrücklich darauf hingewiesen, dass im Fokus der psychotherapeutischen Bemühungen nicht das Schlafvermögen selbst steht. Eine zu starke Beschäftigung des Therapeuten mit dem Schlaf führt bei dem Patienten zu einer Verstärkung seiner Fokussierung auf den Schlaf und kann damit schlafstörungsverstärkend wirken.

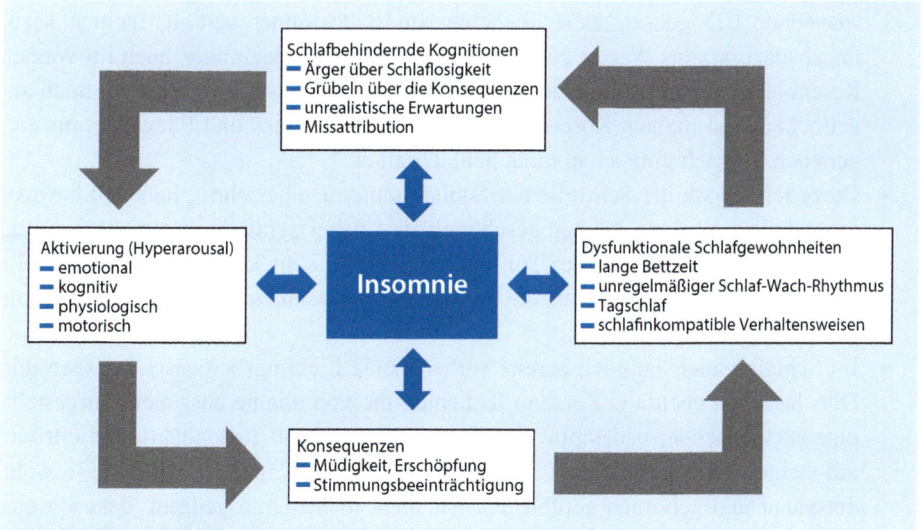

Abb. 3.2 Circulus vitiosus der Insomnie (mod. nach Riemann und Backhaus 1996

3.7.2.1 Zubettgehritual

Das **Zubettgehritual** hat das Ziel, einen Puffer zwischen Alltag und Bettsituation herzustellen. Ziel ist es, eine Reduktion des psychophysiologischen Anspannungsniveaus, eine entspannte Grundhaltung und ein Gefühl der Entpflichtung von Alltagsanforderungen herbeizuführen. Grundsätzlich sind alle Verhaltensmaßnahmen, die beim Patienten ein für die Entspannung förderliches Gefühl der Geborgenheit auslösen, hilfreich. Dies können ein warmes abendliches Bad, Bettsocken (Studien belegen einen signifikanten Effekt auf die Einschlaflatenz), die Zubereitung eines warmen Getränkes (Tee, Milch), entspannende Musik, gedämpftes (Kerzen-)Licht, ein entspannendes Buch o. Ä. sein. Auch Maßnahmen zur kognitiven und emotionalen Entpflichtung vom Alltag sind zu unterstützen: Es geht dabei darum, Beschäftigungen vor dem Zubettgehen mit belastenden Ereignissen und Anforderungen des (kommenden) Tages zu reduzieren. Ziel ist es, Probleme am Tage zu lösen und den Sorgen und Nöten des Patienten vor dem Zubettgehen ausreichend Raum und Zeit zu geben, sodass die Inhalte an Dringlichkeit verlieren und im Schlafzimmer nicht mehr als bedrängend erlebt werden. Unterstützend können ein Merkzettel, das Führen eines Tagebuches oder ein entlastendes Gespräch mit dem Partner sein.

Fallbeispiel

Die Teilnehmerin an einem verhaltenstherapeutisch orientierten Schlafseminar erlebte bereits nach dem ersten Tag ihrer Teilnahme einen sehr guten Nachtschlaf. Sie berichtete von folgendem individuell gestalteten Einschlafritual:

- „Ich habe ca. 2 h vor dem Zubettgehen ein ausführliches warmes Bad genommen. Dazu habe ich mir das Badezimmer schön hergerichtet. Ich habe leise eine entspannende CD gehört, viele Teelichter im Badezimmer verteilt, meinen Lieblingsbadezusatz ins Wasser gegeben und überall im Badezimmer, auch im Wasser, Rosenblätter verstreut. Nachdem ich ca. 45 min im Wasser war, habe ich mich abgetrocknet und meinen Körper mit verschiedenen Cremes und Pflegebalsams eingerieben. Danach ging ich in mein Schlafzimmer.
- Bevor ich jedoch die Schwelle der Schlafzimmertür überschritt, habe ich bewusst innegehalten, meinen Körper geschüttelt und dabei symbolisch alle Sorgen und Gedanken des Alltags vor der Tür abgeschüttelt. Erst als ich das Gefühl hatte, alle Sorgen und Gedanken vollständig vor der Tür gelassen zu haben, bin ich über die Schwelle getreten.
- Im Schlafzimmer hatte ich bereits vorher meine Lieblingsbettwäsche ausgewählt. Dort hatte ich ebenfalls Kerzen (Teelichter, die von alleine ausgehen) aufgestellt, eine entspannende, gedämpfte Musik aufgelegt, überall Rosenblätter verteilt und auf meiner Bettwäsche mein Lieblingsparfüm aufgebracht. Ich habe mich so wohl, entspannt und geborgen gefühlt und gar nicht mehr daran gedacht, dass ich einschlafen muss … Plötzlich hat heute Morgen mein Wecker geklingelt." ◄

Entspannungsverfahren sind geeignet, das erhöhte psychophysische Anspannungsniveau des Alltags zu vermindern. Es können körperliche Entspannungsmethoden, wie z. B. autogenes Training, progressive Muskelentspannung nach Jacobson oder Yoga gemeinsam mit dem Patienten eingeübt werden. Ebenso sind gedankliche Entspannungsverfahren hilfreich, wie z. B. Ruhebilder, Fantasiereisen und Achtsamkeit. Es sei darauf hingewiesen, dass diese Maßnahmen vom typisch Schlafgestörten häufig nur sehr schwer erlernt werden können, stellt die mangelnde Entspannungsfähigkeit doch ein wesentliches pathogenetisches Merkmal der Insomnie dar. Häufig bedarf es speziell adaptierter Techniken, vermehrter disziplinierter Übungsphasen während des Tages und Geduld vonseiten des Patienten und des Therapeuten, bis sich erste Erfolge einstellen.

Ruhebilder oder Fantasiereisen nach dem Motto „Sei dein eigener Fernseher" (Schlafgestörte schlafen vor dem Fernseher häufig gut aufgrund der gedanklichen Distraktion mit der Folge emotionaler Entspannung) können das Einschlafen aufgrund der Ablenkung von negativen Gedanken und der Fokussierung auf angenehme Inhalte wesentlich unterstützen. Dabei ist die entspannte kognitive, emotionale und vegetative Situation die entscheidende Zielgröße.

Fallbeispiel

Zur Durchführung eines Ruhebildes können folgende Hilfestellungen dienen:

„Stellen Sie sich eine für Sie persönlich sehr angenehme Situation vor, in der Sie sich rundum wohl fühlen. Diese Situation kann ein früheres Erlebnis, z. B. eine Urlaubssituation oder eine Fantasiesituation, sein. Wenn Sie eine solche Situation ausgesucht haben, versuchen Sie, diese sich möglichst konkret und detailgetreu vorzustellen. Eine wichtige Hilfestellung bieten dabei die verschiedenen Sinne:

- Was können Sie sehen, hören, fühlen, riechen, schmecken?
- Stellen Sie sich die Jahreszeit und die Tageszeit Ihrer Situation vor.
- Wie ist das Wetter? Spüren Sie dabei, wie angenehm diese Vorstellung ist."

Das Ruhebild könnte so aussehen:

„Es ist ein wunderschöner Spätsommernachmittag am Nordseestrand: Die Sonne scheint, es ist angenehm warm, aber nicht zu heiß, der Himmel ist blau. Ich sitze im Strandkorb dem Meer zugewandt, lehne mich zurück, habe Beine und Füße ausgestreckt, es ist sehr bequem. Der Strand ist feinsandig und weißgelb, die Dünen sind mit Strandhafer bepflanzt. Ich sehe in das Wellenspiel, schaue zu, wie sich die Wellen am Strand brechen und weiß aufschäumen. Am Horizont kreisen über einem Kutter ein paar Möwen. In der Ferne sind Kinderstimmen zu hören und manchmal eine Möwe, ansonsten höre ich das Rauschen der Wellen, die an den Strand spülen. Die Sonne wärmt die Haut und ab und zu streicht der Wind angenehm über mein Gesicht. Ich hole tief Luft und rieche und schmecke die salzige Luft. Es ist angenehm ruhig um mich herum und ich fühle mich so richtig wohl und entspannt." ◄

3.7.2.2 Kognitive Techniken

3.7.2.2.1 Kognitive Umstrukturierung

Die kognitive Umstrukturierung zielt auf die Auflösung dysfunktionaler Gedanken im Zusammenhang mit dem Schlaf. Insomniepatienten schreiben dem Schlaf häufig irreale Funktionen und Bedeutungen zu, die bei Schlaflosigkeit den psychischen Druck, schlafen zu müssen, deutlich erhöhen und damit schlafstörungsverstärkend wirken (Tab. 3.5). Die für die kognitive Umstrukturierung notwendigen Informationen werden bereits im Rahmen der Psychoedukation bei der Wissensvermittlung über gesunden Schlaf (siehe Abschn. 3.7.1) vermittelt.

3.7.2.2.2 Grübelstuhl

Für vielerlei Übungen bereits im Vorfeld des Zubettgehens kann für den Patienten die Einrichtung eines Grübelstuhls hilfreich sein. Dabei handelt es sich um einen ruhigen, angenehmen, zur Selbstreflexion geeigneten Ort in der Wohnung außerhalb des Schlafzimmers. Er soll gemütlich mit angenehmer Atmosphäre gestaltet werden. Gedämpftes Licht, eine warme Decke und allenfalls leise Musik können vorteilhaft sein, jedoch kein Fernsehen. Bei der Stimuluskontrolle (siehe unten, Abschnitt „Stimuluskontrolle") stellt er außerhalb des Bettes einen Platz zum erlaubten Grübeln dar.

Tab. 3.5 Dysfunktionale, schlafstörungsverstärkende Gedanken von Insomniepatienten

Dysfunktionale Gedanken	Funktionale Alternativen
„Der Mensch braucht 8 h Schlaf."	„Die Spannbreite der benötigten Schlafdauer ist individuell unterschiedlich. Zudem gibt es bei jedem auch individuelle Schwankungen – auch gute Schläfer haben schlechte Nächte."
„Wenn ich nicht genug oder ausreichend tief schlafe, bin ich morgens nicht leistungsfähig."	„Meine Leistungsfähigkeit ist nicht nur vom Schlaf, sondern auch von anderen Faktoren abhängig. Es war schon öfter so, dass ich auch nach einer schlechten Nacht einiges geleistet habe."
„Jetzt muss ich aber doch endlich einschlafen, andere haben doch auch keine Probleme mit dem Schlaf, das kann einen ja richtig wütend machen …"	„Sich über die Schlaflosigkeit zu ärgern, macht es auch nicht besser. Der Ärger ist im Grunde noch stressiger als eine Nacht mit weniger Schlaf."
„Jetzt liege ich schon eine Stunde hier wach herum: Das wird wohl eine miserable Nacht werden."	„Ich bleibe jetzt ruhig liegen, entspanne mich und genieße die Nacht. Der Schlaf wird schon kommen."
„Die Schlaflosigkeit macht mich noch verrückt, ich weiß nicht mehr, was ich noch tun soll."	„Es gibt gute und schlechte Nächte. Jetzt warte ich mal ab, entspanne mich und denke an mein Ruhebild. Auch eine schlechte Nacht ist keine Katastrophe."

3.7.2.2.3 Gedankenstopp

Die Gedankenstopp-Technik kann die Vermeidung negativer Gedanken während Entspannungsübungen, Fantasiereisen und Stimuluskontrolle unterstützen.

Der Patient wird instruiert, die Wichtigkeit aufkommender (negativer) Gedanken zu analysieren:

- Bei hoher Wichtigkeit kann das Aufschreiben auf einem Notizblock auf dem Nachttisch helfen. Sollte er das Gefühl haben, sich sofort und ausführlich mit dem Gedanken/Problem beschäftigen zu müssen, ist er angehalten, dies außerhalb des Bettes und Schlafzimmers zu tun. Er kann sich diesbezüglich einen Grübelstuhl in der Wohnung einrichten.
- Bei geringer Wichtigkeit werden die Fantasiereise oder anderweitige Entspannungstechniken fortgesetzt und der Gedanke aktiv verdrängt.

3.7.2.3 Bettzeitrestriktion

Die Bettzeitrestriktionstherapie stellt einen Grundbaustein der Insomnietherapie dar, da Insomniepatienten zu überlangen Bettzeiten mit langen Grübelzeiten neigen.

Ziel ist es, die Bettzeit so weit zu reduzieren, dass ein Schlafdefizit über Tage hinweg aufgebaut wird. Der daraus resultierende erhöhte Schlafdruck fördert das Schlafvermögen im Bett. Sekundär können durch das verbesserte Schlafvermögen Hilflosigkeitsgefühle während der Bettzeit ab- und ein verbessertes Entspannungsvermögen aufgebaut werden.

Auf der Basis eines 2-wöchigen Schlaftagebuchs wird die effektive Schlafzeit ermittelt. Die effektive Schlafzeit, zumeist vom Patienten subjektiv unterschätzt, wird als Bettzeit gewählt (Minimum jedoch 4,5 h). Daraus erfolgt die Berechnung der **Schlafeffizienz:**

$$Schlafeffizienz = \frac{100 \times subjektiv\ geschatzte\ Schlafzeit}{Bettzeit}$$

- Erreicht der Patient auf Basis seiner Bettzeit eine Schlafeffizienz von mehr als 90 %, darf er seine Bettzeit um 20 min verlängern.
- Liegt sie zwischen 85 und 90 %, wird die Bettzeit beibehalten.
- Schlafeffizienzen unter 85 % führen zu einer Verkürzung der Bettzeit um 15 min.
- Die Schlafrestriktion wird über 6–8 Wochen durchgeführt. Ziel ist eine Bettzeit von 6–7 h mit einer Schlafeffizienz >90 %.

▶ **Praxistipp** Im ambulanten Setting können Bettzeiten von 4,5 h zu erhöhter Tagesmüdigkeit und Tagesschläfrigkeit mit Einschlafneigung in sozialen Anforderungssituationen, z. B. Arbeitsplatz oder beim Führen eines Kraftfahrzeuges, führen. Der Patient sollte über dieses Risiko informiert werden. Im Bedarfsfall kann unter Berücksichtigung der Compliance des Patienten eine kurzzeitige Krankschreibung des Patienten zur Risikoreduktion der Eigen- und Fremdgefährdung infolge Schlafmangels indiziert sein. Weiterhin kann die Bettzeitrestriktion bipolare Störungen oder Psychosen über den damit einhergehenden REM-Schlaf-Entzug verstärken und sollte bei entsprechenden Patienten nicht oder mit starker Vorsicht eingesetzt werden.

3.7.2.4 Stimuluskontrolle

Die Stimuluskontrolle hat das Ziel, die schlafstörende Konditionierung mit dem Schlafzimmer aufzulösen.

Schlafgesunde weisen eine unbewusste Kopplung (Konditionierung) zwischen Schlafumgebung und (unbewusst) einsetzender psychovegetativer Entspannung auf. Bei Schlafgestörten findet sich hingegen eine für das Auftreten von Schlaf negative Konditionierung zwischen dem Stimulus Schlafzimmer bzw. Bett und erhöhter psychovegetativer Anspannung.

Fallbeispiel

Viele Schlafgestörte berichten, dass sie sich vor der Zubettgehsituation müde und entspannt fühlen. Als Ausdruck einer negativen Konditionierung wird berichtet, dass, sobald sie sich im Bett befinden, alle Müdigkeit und Entspannung verschwunden sind: „Herr Doktor, es ist so, als ob man einen Schalter umstellt. Sobald ich im Bett bin, bin ich wieder hellwach."

Bei der Stimuluskontrolle wird der Patient instruiert, im Bett nicht mehr zu grübeln, sondern vielmehr eine entspannte Atmosphäre herzustellen. Deshalb wird er angewiesen, Einschlafrituale, Fantasiereisen oder andere Entspannungsverfahren und Gedankenstopptechniken anzuwenden. Gelingt dem Patienten dies nicht, hat er Bett und Schlafzimmer zu verlassen. Außerhalb des Schlafzimmers darf er sich mit negativen Gedanken und Emotionen beschäftigen, z. B. auf einem eigens eingerichteten Grübelstuhl (s. oben, Abschn. „Grübelstuhl"). Die Atmosphäre außerhalb des Schlafzimmers soll angenehm sein, kein helles Licht, kein Arbeiten und vor allem kein Fernsehen. Stellt sich ein entspannterer Zustand ein, darf der Patient zurück ins Bett. Im Bett ist wieder die Herstellung der entspannten Atmosphäre Aufgabe. Sollte diese entspannte, psychovegetative Haltung nicht gelingen, steht der Patient erneut auf. Bei entspannter psychovegetativer Grundhaltung besteht trotz gelegentlich anderweitiger Empfehlungen keine Notwendigkeit, das Bett zu verlassen. ◄

3.7.2.5 Gruppentherapien und Patientenseminare

Die verschiedenen Elemente und Bausteine der KVT-I können in Form von Einzel-therapien, aber auch hoch effektiv im Rahmen von Gruppentherapien dargeboten wer-den.

Beispielhaft sind die inhaltlichen Schwerpunkte eines 2-tägigen verhaltens-therapeutischen Gruppenangebotes zur Behandlung von Insomnien dargestellt. Es wird regelhaft am Interdisziplinären Schlafzentrum des Pfalzklinikums in Klingenmünster in Präsenz und digital für überregionale Patienten angeboten (Tab. 3.6). Vorausgehend wird im Rahmen einer ausführlichen Untersuchung die Indikation zur Teilnahme am ver-haltenstherapeutischen Gruppenprogramm gestellt.

Dieses 2-tägige Konzept zur Behandlung der Insomnie in der Gruppe zeigt in Katam-nesestudien eine hohe Wirksamkeit. In einem Befragungszeitraum nach 1 bis 4 Jahren hat sich bei den Teilnehmern

- die durchschnittliche Schlafmenge auf 6 h erhöht,
- die durchschnittliche Einschlaflatenz von 66 min auf 27 min reduziert,
- die nächtlichen Wachphasen von durchschnittlich 83 auf 29 min vermindert.

Von den Teilnehmern wird weiter berichtet, dass

- sich die Erholungsfunktion des Schlafes
- und das Befinden am Tage gebessert haben
- und Schlafmittel signifikant reduziert werden konnten.

3.7.3   Pharmakotherapie der Insomnie

Die Pharmakotherapie der Insomnie ist ein wichtiger Baustein in der Behandlung der Insomnien.

Grundlage ist eine ausführliche Diagnostik hinsichtlich verhaltensbedingter, orga-nischer, psychischer und medikamentöser Ursachen der Schlafstörung. Die Pharmako-therapie sollte in Kombination mit psychoedukativen und verhaltenstherapeutischen Methoden zur Behandlung der Insomnie eingesetzt werden. Der direkte Griff zum Rezeptblock nach den Klagen des Patienten über Schlafstörungen gilt als obsolet. Die Pharmakotherapie mit Hypnotika gilt in den meisten Fällen als eine symptomatische Behandlung und sollte grundsätzlich nur über einen begrenzten Zeitraum erfolgen. Nur in Ausnahmefällen und nach Versagen verhaltenstherapeutischer und kausaler Be-handlungsversuche kann eine Langzeitbehandlung in Betracht gezogen werden. In die-sen Fällen ist das Nebenwirkungsprofil, aber v. a. das Abhängigkeits- und Gewöhnungs-potenzial der verschiedenen hypnotisch wirkenden Substanzgruppen zu beachten.

Tab. 3.6 Beispielhafte inhaltliche Gestaltung eines 2-tägigen verhaltenstherapeutischen Patientenseminares am Interdisziplinären Schlafzentrum des Pfalzklinikums Klingenmünster

Inhalt	Funktion
Grundlagen des gesunden Schlafes	Aufklärung des Patienten Fachmann des eigenen Störungsbildes werden Information zur Schlafhygiene Abbau von Fehlerwartungen an den Schlaf Entkatastrophisierung der Schlafstörung
Häufigste Schlafstörungen	Aufklärung des Patienten Fachmann des eigenen Störungsbildes werden Information zur Schlafhygiene Erkennung und realistische Einschätzung eigener Symptome
Insomnie: Ursachen	Erkennen, dass • Fokussierung auf die Insomnie, • erhöhtes psychophysiologisches Anspannungsniveau und • Grübelneigung Ursachen des eigenen Krankheitsbildes sind Erkennen, dass organische Faktoren häufig zweitrangig sind
Selbsthilfe bei Insomnie	Vorstellung, Erklärung und Einübung der verhaltenstherapeutischen Methoden
Medikamentöse Therapie der Insomnie	Aufklärung über Nutzen und Risiken von Schlafmitteln Sinnvoller Umgang mit Schlafmitteln Motivationsaufbau zur Schlafmittelreduktion Aufbau realistischer Erwartungen an die Therapie mit Schlafmitteln
Stressmanagement	Erkennen, dass erhöhtes psychophysiologisches Erregungsniveau am Abend und in der Nacht auch am Tage besteht Vermittlung von Copingstrategien bei Stress am Tage und in der Nacht
Entspannungsübungen	Vermittlung von Kenntnissen und Fähigkeiten zur Entspannung mittels progressiver Muskelentspannung, autogenen Trainings, Ruhebildern, Fantasiereisen
Gruppengespräche	Aufbau und Entwicklung individueller Schlafstörungs-Erklärungsmodelle Aufbau und Entwicklung individueller Selbsthilfestrategien
Einzelgespräche	Vertiefung und ggf. Modifikation der individuellen Inhalte der Gruppengespräche

Die als Schlafmittel eingesetzten Substanzen unterscheiden sich z. T. wesentlich hinsichtlich der Pharmakodynamik, des Wirkungs- und Nebenwirkungsprofils. Bei der Verordnung von Schlafmitteln hat sich die Beachtung der **6-K-Regel** als hilfreich erwiesen.

> **6-Regel bei der Verordnung von Schlafmitteln**
> - **K**lare Indikation
> - **K**leinstmögliche Dosis
> - **K**ürzestmögliche Behandlungszeit
> - **K**einesfalls abrupt absetzen
> - **K**ontraindikationen beachten
> - **K**ombination mit nicht medikamentösen Methoden

Die Auswahl (Indikation) des Schlafmittels erfolgt nach Abschluss der Diagnostik organischer und psychiatrischer Ursachen. Es sollte keine höhere Dosis als empfohlen angewandt werden, möglichst geringere Dosen, insofern wirksam. Die Behandlungszeit sollte auf 2-mal 2 Wochen und damit insgesamt maximal 4 Wochen beschränkt sein. Bei einer intermittierenden Gabe von wöchentlich maximal 2–3 Einnahmetagen kann die Behandlung aufgrund der Reduktion des Gewöhnungs- und Abhängigkeitspotenzials länger erfolgen.

Führt das Absetzen zur erneuten Exazerbation der Schlafstörung, kann sich eine 2. Behandlungsphase anschließen. Bei Fortbestehen der Insomnie sollte spätestens dann ein Arzt mit schlafmedizinischer Zusatzqualifikation hinzugezogen werden. Schlafmittel sollten bei längerer Anwendung nicht abrupt, sondern langsam ausschleichend abgesetzt werden. Dies gilt insbesondere für Hypnotika vom Typ der Benzodiazepine (BZD) und die klassischen Z-Substanzen (Benzodiazepin-Rezeptoragonisten, BZRA). Dabei orientiert sich die Dauer der Absetzphase an der Dauer der vorausgehenden Behandlungsphase und kann, im ambulanten Sektor durchgeführt, bis zu mehreren Monaten andauern.

Erste Studien deuten auf ein möglicherweise höheres Mortalitäts- und Demenzrisiko bei chronischem Gebrauch von Hypnotika hin. Diese Studienergebnisse sollten aber noch in weiteren Studien Bestätigung finden.

Kontraindikationen müssen beachtet werden, so z. B. die atemdepressive Wirkung der BZD, welche nach einigen Studien bei schlafbezogenen Atmungsstörungen (SBAS) zu einer Verstärkung nächtlicher respiratorischer Ereignisse führen können (Tab. 3.7).

Grundsätzlich ist zu beachten, dass Schlafmittel in der Regel keine kausale Therapie darstellen. Aus diesem Grunde ist eine Kombination mit psychotherapeutischen Interventionen empfohlen. (Abschn. 3.7.1).

Tab. 3.7 Vor- und Nachteile verschiedener als Schlafmittel verwandter Wirkstoffe (mod. nach Hajak und Riemann 2008)

Wirkstoff	Vorteil	Nachteil
Benzodiazepin-Rezeptor-agonisten (BZRA): Zolpidem, Zopiclon	• Gute hypnotische Potenz • Kurze Wirkdauer • Wenig Überhang • Spezifische schlafanstoßende Wirkung • Geringe Adaptations- und Reboundprobleme • Geringe Toxizität • Gute wissenschaftliche Datenlage	• Benzodiazepinähnliches Nebenwirkungsprofil • Körperliche Gewöhnung und Abhängigkeiten
Benzodiazepine (BZD)	• Gute hypnotische Potenz • Sehr gute, jahrelange Erfahrungen bzgl. Wirkungs- und Nebenwirkungsprofil • Gute therapeutische Breite • Substanzen mit unterschiedlicher HWZ	• Abhängigkeitspotenzial • Reboundphänomene • Anterograde Amnesie • Muskelrelaxation • Atemsuppression • Anxiolyse • Paradoxe Wirkungen, Tiefschlafunterdrückung, REM-Schlaf-Unterdrückung in der 1. Hälfte der Schlafperiode • Veraltete Datenlage
Orexinrezeptorantagonisten Antidepressiva	• Orexinrezeptorantagonisten reduzieren nächtliche Wachsignale • Keine zentralnervös dämpfenden Eigenschaften • Keine psychotrope Wirkung • In Zulassungsstudien kein Hinweis auf Gewöhnung und Abhängigkeit • Keine Veränderung der Schlafstruktur • Nahezu kein Abhängigkeitspotenzial • Wenig Absetzphänomene • Keine oder nur geringe Tiefschlafunterdrückung • Antidepressive Wirkung, z. T. gute Datenlage	• Kann narkolepsieähnliche Symptome wie Schlaflähmung, leichte Kataplexien, hypnagoge/hypnopompe Halluzinationen hervorrufen • Kann Depressionen verstärken • Kann Suizidgedanken hervorrufen • Keine psychotrope Wirkung • Relativ hohe Toxizität • Anticholinerge und kardiale Nebenwirkungen • Nicht altersneutral einsetzbar • Zumeist REM-Schlaf-Unterdrückung • Zum Teil lange Wirkdauer • Überhangeffekte (v. a. bei initialer Anwendung) • Bei Insomnien Datenlage begrenzt

(Fortsetzung)

Tab. 3.7 (Fortsetzung)

Wirkstoff	Vorteil	Nachteil
Antipsychotika/Neuroleptika	• Abhängigkeitspotenzial vernachlässigbar • Geringe Kardiotoxizität • Antipsychotische Wirkung • Erregungsdämpfend	• Anticholinerge, extrapyramidalmotorische, hämatologische, blutdrucksenkende Nebenwirkungen • Spätdyskinesien • Zum Teil lange Wirkdauer • Nicht ausreichende Datenlage bei Insomnien
Antihistaminika	Eher geringe Toxizität	• Geringe hypnotische Potenz • Rasche Toleranzentwicklung • Anticholinerge Nebenwirkungen • Fragliches Abhängigkeitspotenzial • Studien zur Wirksamkeit bei Insomnien fehlen bzw. nicht ausreichend
Alkoholderivate	Schneller Wirkungseintritt	• Geringe hypnotische Potenz • Geringe therapeutische Breite • Toleranzentwicklung • Abhängigkeitspotenzial • Nicht ausreichende Datenlage bei Insomnien
Phytotherapeutika	• Kein Abhängigkeitspotenzial • Geringe Toxizität	• Geringe hypnotische Potenz • Nicht ausreichende Datenlage bei Insomnien
Melatonin Retard	• Wirkung auf Schlaf und Schlaf-Wach-Rhythmik • Geringe Toxizität • Befriedigende wissenschaftliche Datenlage	• Erst ab 55 Jahren zugelassen

Grundzüge bei der Behandlung mit Schlafmitteln

- Ausführliche Diagnostik hinsichtlich organischer, psychischer und psychiatrischer Ursachen.
- Erstellen eines Gesamtbehandlungskonzeptes mit der Kombination von ursachenorientierter, psychoedukativer und verhaltenstherapeutischer und symptomatischer, medikamentöser Therapie.
- Indikation sorgfältig prüfen. Der Arzt bestimmt Präparat, Dosis, Einnahmezeitpunkt und Behandlungsdauer.

- Ausschluss von Patienten, die Risiken einer Suchtentwicklung aufweisen, von einer medikamentösen Therapie mit BZD und Z-Substanzen.
- Ausschluss von Patienten mit Erkrankungen, die eine Kontraindikation für das jeweilige Medikament aufweisen.
- Berücksichtigung von Wirkstoffinteraktionen.
- Bereits zu Beginn der Einnahme sollte gemeinsam mit dem Patienten eine intermittierende Einnahme zur Reduktion des Gewöhnungs- und Abhängigkeitsrisikos geprüft werden.
- Hypnotika vom Typ der BZD und Z-Substanzen nach längerer Einnahme nie abrupt absetzen. In Abhängigkeit von der Behandlungsdauer langsame, schrittweise Reduktion.

Das ideale Schlafmittel ist gekennzeichnet durch:

- rasche Wirksamkeit,
- hohe therapeutische Breite,
- sichere Schlafeinleitung,
- Erhaltung des physiologischen Schlafmusters,
- geringe Toxizität,
- Fehlen von Nebenwirkungen, Wechselwirkungen und Überhangseffekten am nächsten Morgen,
- Fehlen von Gewöhnung, Abhängigkeits- und Suchtpotenzial,
- Fehlen von Toleranz- und Absetzeffekten,
- altersneutrale Anwendung.

Die verschiedenen als Schlafmittel eingesetzten Substanzen kommen dem idealen Schlafmittel unterschiedlich nahe (Tab. 3.7).

3.7.3.1 Benzodiazepin-Rezeptoragonisten (BZRA)

Zu den Benzodiazepin-Rezeptoragonisten (BZRA, Tab. 3.8) werden die Z-Substanzen **Zolpidem, Zopiclon, Eszopiclon** und **Zaleplon** gezählt. In zahlreichen Studien mit einer Anwendungsdauer von 4 Wochen wurde ihre positive Wirkung auf den Schlaf belegt. Für Eszopiclon zeigen Studien, dass nach einer Anwendungsdauer von 6 Monaten keine Absetzeffekte und keine Gewöhnung und Abhängigkeit zu beobachten sind. Im Jahr 2024 war zum Zeitpunkt der Erstellung des Kapitels Zaleplon aus wirtschaftlichen Gründen in Deutschland nicht mehr auf dem Markt. Da es möglicherweise aber erneut auf den Markt kommt, wird es nachfolgend weiter berücksichtigt:

Tab. 3.8 BZRA zur Behandlung der Insomnie

Substanzname	Handelsname	Abenddosis (in mg*)	HWZ (in h)	Indikation
Zolpidem	Z. B. Stilnox	10	1,7–2,4	Ein- und Durchschlaf-störung
Zopiclon	Z. B. Ximovan	3,75–7,5	3,5–6,5	Ein- und Durch-schlafstörung, früh-morgendliches Er-wachen
Eszopiclon	Lunivia	1–3	6	Ein- und Durch-schlafstörung, früh-morgendliches Er-wachen Einschlafstörung
Zaleplon**	Z. B. Sonata	5–10	0,9–1,1	

* Übliche Dosisangaben für primäre Insomnien; HWZ: Halbwertzeit
** Zum Zeitpunkt der Erstellung des Kapitels (2024) nicht auf dem Markt

- **Zopiclon:** HWZ von 3,5–6,5 h, für Ein- und Durchschlafstörungen mit frühmorgend-lichem Erwachen indiziert
- **Eszopiclon:** HWZ von 6 h, für Ein- und Durchschlafstörungen mit frühmorgend-lichem Erwachen indiziert
- **Zolpidem:** HWZ von 1,7–2,4 h, für Ein- und Durchschlafstörungen geeignet
- **Zaleplon:** sehr kurze HWZ von 0,9–1,1 h, insbesondere für Einschlafstörungen ge-eignet. Da bereits 4 h nach der Einnahme wieder eine Aktivitätsaufnahme möglich ist, kann es auch bedarfsabhängig bei Durchschlafstörungen indiziert sein. Im Jahr 2024 nicht mehr auf dem Markt befindlich (s. oben).

Metaanalysen zeigten hinsichtlich der positiven Wirkung auf Schlafparameter keine Überlegenheit der BZRA gegenüber den klassischen Benzodiazepinen (BZD). Allerdings konnte ein deutlich günstigeres Nebenwirkungsprofil beschrieben werden. Überhangsef-fekte am nächsten Morgen sind seltener, das Tagesbefinden ist verbessert und es ist eine geringere Häufigkeit von Reboundinsomnien nach abruptem Absetzen festzustellen.

Das Abhängigkeitspotenzial der BZRA, insbesondere bei intermittierender Gabe, gilt im Vergleich zu den BZD als geringer. Andererseits werden aber in klinischen Fall-berichten Abhängigkeitsentwicklungen bei BZRA dargestellt. Für Zolpidem liegt eine Langzeitstudie vor, welche bei intermittierender Gabe (max. 5 Einnahmetage pro Woche) über einen Zeitraum von 3 Monaten eine gute Wirksamkeit und fehlende Toleranzent-wicklung belegt. Weitere Studien deuten darauf hin, dass die intermittierende Gabe der BZRA einer Abhängigkeitsentwicklung entgegenwirken kann.

In einer Studie an Patienten über 60 Jahre fanden sich allerdings Hinweise, dass in dieser Gruppe die erhöhte Nebenwirkungsrate im Alter den klinischen Nutzen der BZRA überwiegen könnte.

Langzeitstudien zu Eszopiclon ergaben eine gute Wirksamkeit über einen Zeitraum von 6 Monaten ohne Toleranz- und Abhängigkeitsentwicklungen.

3.7.3.2 Benzodiazepine (BZD)

Benzodiazepine (BZD) sind seit den 1960er-Jahren auf dem Markt. BZD verstärken die hemmende Wirkung des GABA-Rezeptors. Ungefähr ein Drittel aller Synapsen im ZNS sind GABAerg. Der $GABA_A$-Rezeptor hat nicht nur Bindungsstellen für BZD, auch Alkohol, Barbiturate und andere Substanzen greifen dort an. Schon eine geringe Verminderung der GABA-Hemmung, z. B. durch Toxine, führt zu Angst, Erregung, Spastizität, Blutdruckanstieg, Konvulsionen und letztendlich zum Tod.

BZD fördern die GABA-Wirkung im Sinne einer Linksverschiebung der S-förmigen GABA-Dosis-Wirkungskurve. BZD-Rezeptoren sind direkt an den $GABA_A$-Rezeptor gekoppelt, der über den Chlorid-Ionen-Kanal das postsynaptische Membranpotenzial hyperpolarisieren kann. Der $GABA_A$-BZD-Cl-Komplex besteht aus 5 Untereinheiten.

Die große therapeutische Breite der BZD oder BZRA ist auf ihre ausschließlich physiologische Verstärkung der GABA-Hemmung gegründet.

▶ **Praxistipp**
4 Hauptwirkungen der BZD

- Anxiolyse
- Sedierung/Hypnose
- Antikonvulsion
- Muskelrelaxation

Je nach Art des BZDs liegen die 4 Hauptwirkungen in unterschiedlicher Ausprägung vor. Im Gegensatz zu den BZD wird den Z-Substanzen (BZRA) eine hauptsächlich sedierende/hypnotische Wirkung zugeschrieben. Diese selektive hypnotische Eigenschaft, das bessere Nebenwirkungsprofil und das vermutlich geringere Abhängigkeitspotenzial haben die BZD im Einsatz als Hypnotika abgelöst.

Einige BZD-Derivate sind in der Drogenszene als Beigebrauch häufig zu finden. Dies hängt nicht nur mit der Verfügbarkeit und dem Preis zusammen, sondern mit Rezeptoraffinität und Anflutungsgeschwindigkeit. Flunitrazepam, Diazepam und Lorazepam sind in der Szene favorisiert, jedoch gibt es auch über alle anderen BZD, auch kurzwirksame wie Triazolam, entsprechende Berichte.

Studien lassen gegenwärtig in Deutschland zwischen 1,1 und 1,9 Mio. Menschen mit einer Gewöhnung oder Abhängigkeit von BZD und BZRA vermuten. Ungefähr 1,55 Mio. Menschen haben im Jahr 2021 Beruhigungsmittel/Schlafmittel fast täglich bis täglich eingenommen. Betroffen sind überwiegend ältere Patienten mit einem vermuteten Geschlechterungleichgewicht zuungunsten der Frauen. Im Rahmen der BZD-Abhängigkeit kann sehr häufig ein Wirkungsverlust mit der Tendenz zur Dosissteigerung (Toleranzentwicklung) beobachtet werden.

Bei abruptem Absetzen fehlt plötzlich die Zusatzhemmung im ZNS, es kommt zu einem Überwiegen exzitatorischer Phänomene, die klinisch als Schlafstörung, körperliche Entzugserscheinungen wie Zittern, Schwitzen und insgesamt als vegetative Stimulation erscheinen können. Bei High-dose-Abhängigkeit kann dies bis hin zur Entwicklung von Delirien, Entzugspsychosen oder Entzugskrampfanfällen führen. Aus diesem Grund enden Absetzversuche zumeist frustran.

▶ **Praxistipp** Ein sofortiges Absetzen der BZD ist kontraindiziert.

Wegen der praktisch fehlenden Toxizität der BZD ist ein langsames Ausschleichen über Wochen bis Monate die Methode der Wahl, die von vielen Patienten auch als hilfreich und schlaffördernd erlebt wird. Dabei wird z. B. die Ausgangsdosis jede 2. Woche um 10 % vermindert. Eine Umstellung auf flüssiges Diazepam kann hilfreich sein, da v. a. im unteren Dosisbereich sehr viel besser titriert werden kann. Allerdings gilt es, die lange HWZ von Diazepam zu berücksichtigen. Verringert man die BZD-Medikation langsam, können die Zellen $GABA_A$-BZD-Rezeptoren wieder in erforderlicher Anzahl exprimieren, bis bei völligem Absetzen die Ursprungsdichte erreicht ist. Um psychovegetative Absetzeffekte minimal zu halten, kann in der Entzugsphase die gleichzeitige Gabe eines sedierenden Antidepressivums in geringer Dosierung, wie z. B. Doxepin, hilfreich sein.

Sind jedoch in der Therapie der Insomnie zusätzliche Effekte gewünscht, wie z. B. eine anxiolytische Wirkung bei psychiatrisch bedingten Insomnien, können BZD v. a. mit kurzer und mittellanger HWZ eingesetzt werden. Sie zeigen bei den meisten Patienten keine bedeutsamen Hang-over-Effekte. BZD mit längeren HWZ sollten dann eingesetzt werden, wenn eine in den Tag hineinreichende Anxiolyse angestrebt wird.

Tab. 3.9 Kurz bis mittellang wirkende Benzodiazepin-Hypnotika

Substanzname	Handelsname	HWZ (in h, inkl. Metaboliten)	Abenddosis* (in mg)
Triazolam	z. B. Halcion	1,5–5	0,125–0,25
Lormetazepam	z. B. Noctamid, Loretam	8–15	1–2
Brotizolam	z. B. Lendormin	4–7	0,125–0,25
Temazepam	z. B. Remestan, Planum	5–14	10–40
Nitrazepam	z. B. Mogadan, Imeson	15–30	5–10
Lorazepam	z. B. Tavor, Zolid	13–14	0,5–2
Oxazepam	z. B. Adumbran, Praxiten	5–15	10–30
Flunitrazepam	z. B. Rohypnol	10–30	0,5–2
* Übliche Abenddosis in mg			

Eine der Hauptnebenwirkungen der BZD, die anterograde Amnesie, kann sich auch beim Gebrauch als Hypnotikum, insbesondere bei Älteren, störend auswirken (Tab. 3.9).

BZD-Derivate haben eine einheitliche, mit dem EEG leicht zu diagnostizierende Nebenwirkung. Sie vermindern das Tiefschlafstadium N3, wobei es weniger zu einer Abnahme der Delta-Frequenz kommt, sondern die Delta-Wellen die nach den AASM-Kriterien zur Klassifizierung erforderliche 75-µVolt-Amplitude nicht mehr erreichen.

Eine längere Einnahme von BZD führt außerdem zu einer Zunahme von Beta-Frequenzen, somit zu einer Beschleunigung der EEG-Aktivität. Die Beta-Spindeldichte korreliert sogar signifikant mit der Plasmakonzentration der BZD. Des Weiteren kommt es zu einer Unterdrückung von REM-Schlaf, der bei abruptem Absetzen als REM-Rebound neben dem fraktionierten Schlaf Hauptmerkmal der Reboundinsomnie ist.

3.7.3.3 Medikamentöse Behandlungsstrategien bei BZD und BZRA

Die nachfolgend dargestellten Behandlungsstrategien für BZD und BZRA haben zum Ziel, das Abhängigkeitspotenzial über intermittierende Gaben zu minimieren. Weiterhin werden für chronische und schwere Fälle Langzeitbehandlungen mit Hypnotika, auch in Kombination mit sekundären Schlafmitteln, beschrieben.

3.7.3.3.1 Standardintervalltherapie

Bei der Standardintervalltherapie beschränkt sich die Einnahmedauer auf maximal 4 Wochen. Das Hypnotikum wird über wenige Tage ausgeschlichen und nach einer einnahmefreien Periode von mindestens 4 Wochen kann sich eine erneute Behandlungsperiode von maximal 4 Wochen anschließen.

3.7.3.3.2 Kontrollierte Bedarfsintervalltherapie

Bei der kontrollierten Bedarfsintervalltherapie legt der Arzt gemeinsam mit dem Patienten fest, an welchen Wochentagen er ein Hypnotikum einnimmt. Pro Woche sollten maximal 3, in Ausnahmefällen 4 Nächte mit Hypnotikaeinnahme erfolgen.

3.7.3.3.3 Quotengeregelte Bedarfsintervalltherapie

Bei der quotengeregelten Bedarfsintervalltherapie legt der Arzt fest, in wie vielen Nächten in der Woche der Patient ein Hypnotikum einnehmen kann. Die konkreten Einnahmetage werden vom Patienten selbst bestimmt.

3.7.3.3.4 Niedrigdosierte Langzeittherapie

Für eine Langzeitbehandlung kommen aus einer klinischen Perspektive in erster Linie sekundäre Schlafmittel, wie sedierende Antidepressiva oder niedrigpotente Neuroleptika aufgrund fehlender Abhängigkeitsproblematik zur Anwendung. Es sei allerdings angemerkt, dass zu einer Langzeitbehandlung von Insomnien mit den vorgenannten Substanzgruppen keine wissenschaftlichen Studien vorliegen. Diese Empfehlung begründet sich auf allgemeine klinische Erfahrungen.

Sollte eine Langzeittherapie mit Hypnotika aufgrund von deren besserem Nebenwirkungsprofil indiziert sein, kann an erster Stelle die Behandlung mit Daridorexant aufgrund seiner in Zulassungsstudien fehlenden Abhängigkeitsproblematik empfohlen werden.

Die Indikation für eine längerfristige BZRA-Therapie kann bei Patienten mit chronischer, schwerer Insomnie mit erheblicher Beeinträchtigung der Tagesbefindlichkeit gesehen werden, wenn, auch nach Konsultation eines Schlafspezialisten, eine kausale Therapie derzeit nicht möglich erscheint und Daridorexant und sekundäre Schlafmittel nicht
wirksam sind.

Es wird für diese Patientengruppe gefordert, dass mindestens ein 2-maliger Behandlungsversuch mit verhaltenstherapeutischen Techniken gescheitert ist und keine
Toleranzentwicklungen und Dosissteigerungen in der Anamnese ersichtlich sind. Die Z-
Hypnotika, zu denen man Zopiclon, Eszopiclon, Zolpidem und Zaleplon zählt, scheinen
hier gegenüber den BZD-Hypnotika Vorteile zu haben.

3.7.3.3.5 Niedrigdosierte Kombinationstherapie
Die niedrigdosierte Kombinationstherapie bleibt denjenigen schweren und chronischen
Fällen vorbehalten, die eine tägliche Schlafmitteleinnahme erforderlich machen und bei
denen sich Hypnotika alleine als nicht ausreichend erweisen.

Klinisch bewährt haben sich niedrige Dosen von sedierenden Antidepressiva oder
niedrigpotenten Neuroleptika. Bei Tri- und Tetrazyklika wird üblicherweise mit einer
Dosis zwischen 10 und 25 mg begonnen. Sie kann in Einzelfällen auf bis zu 100 mg gesteigert werden. Überhangeffekte am nächsten Morgen sollten jedoch nicht auftreten.
Treten Überhangeffekte auf, muss die Dosis nicht notwendigerweise reduziert werden,
häufig genügt eine frühere Einnahme am Abend. Die Einnahme erfolgt üblicherweise 2 h
vor dem Zubettgehen, damit lassen sich Anspannungen und Ängste, welche den Schlaf
verhindern, oft deutlich reduzieren. 30 min vor dem Zubettgehen wird ein Hypnotikum,
möglichst in halber Dosierung, schlafanstoßend eingesetzt. Die assoziierte Hypnotikaeinnahme kann im Rahmen der Standardintervalltherapie oder der kontrollierten Bedarfsintervalltherapie zur Minimierung von Toleranz- und Abhängigkeitsentwicklungen
eingesetzt werden.

3.7.3.4 Tasimelteon
Tasimelteon, ein Melatoninrezeptoragonist, bekam die EU-Zulassung für die Behandlung von völlig blinden Personen mit Non-24-h Schlaf-Wach-Rhythmusstörung.
Non-24 ist eine chronische Störung des zirkadianen Rhythmus, die bei Menschen auftritt, die völlig blind sind. Durch die fehlende Wahrnehmung des Lichts kann die biologische Uhr sich nicht mit dem 24-stündigen Tag-Nacht-Zyklus synchronisieren.

Die Wirksamkeit von Tasimelteon wurde mit 104 Teilnehmern in 2 klinischen Studien
(völlig blinde Personen mit Non-24-Störung) beurteilt. In beiden Versuchen führte die
Behandlung mit Tasimelteon im Vergleich zur Placebobehandlung zu einer verlängerten
Nachtschlaf- und verkürzten Tagesschlafdauer. Die in den klinischen Studien am häu-

figsten berichteten Nebenwirkungen waren Kopfschmerzen, erhöhte Leberenzyme (Alanin-Aminotransferase) im Blut, Albträume oder ungewöhnliche Träume, gestörte Nachtruhe, Infektionen der oberen Atemwege oder Harnwege und Schläfrigkeit.

Der Wirkstoff Tasimelteon kann Aktivitäten beeinträchtigen, die eine vollständige mentale Wachheit erfordern. Tasimelteon sollte zur gleichen Zeit jede Nacht vor der Schlafenszeit genommen werden; Aktivitäten sollten nach der Einnahme des Medikaments eingeschränkt werden. Tasimelteon hat den Status eines „orphan drug" (Arzneimittel für seltene Leiden) bekommen.

3.7.3.5 Sekundäre Schlafmittel

Zu den sekundären Schlafmitteln werden v. a. **sedierende Antidepressiva** und **niedrigpotente Neuroleptika** gezählt. Sie finden ihren Einsatz in erster Linie bei chronischen Insomnien und sekundären Insomnien bei psychischen Störungen. Ein weiteres Einsatzgebiet sind die Insomnien mit bekannten Abhängigkeitserkrankungen in der Vorgeschichte. Im Rahmen der Kombinationstherapie finden sie bei schweren Formen therapieresistenter Insomnien Anwendung. Bei Insomnien aufgrund psychischer Störungen und psychiatrischer Erkrankungen wirken sekundäre Schlafmittel sowohl auf das der Schlafstörung zugrunde liegende Krankheitsbild als auch auf das Symptom Insomnie.

Weltweit besteht der Trend, *Kurzzeitinsomnien* und *chronische Insomnien* v. a. mit sedierenden Antidepressiva zu behandeln. In den letzten 15 Jahren ist in den USA der Anteil von Hypnotika (inkl. Z-Substanzen) an der Behandlung von Insomnien um mehr als die Hälfte zugunsten sekundärer Schlafmittel zurückgegangen. Dies dürfte in erster Linie auf die verbreitete Kenntnis der Abhängigkeiten unter Langzeiteinnahme von Hypnotika zurückgeführt werden. Viele sekundäre Schlafmittel sind bei Schlafstörungen wirksam, besitzen allerdings nicht immer eine Zulassung für Insomnien.

Die sedierende Wirksamkeit der meisten sekundären Schlafmittel begründet sich durch die hohe Affinität zum zentralen Histamin-H_1-Rezeptor. Gleichzeitig üben sie über beruhigende, angst- und spannungslösende Wirkungen einen schlaffördernden Effekt aus.

3.7.3.5.1 Antidepressiva

Die aktuelle Studienlage zur Wirksamkeit von Antidepressiva (Tab. 3.10) bei Insomnien ist nicht sehr umfangreich. Die wenigen Studien zeigen eine schlafanstoßende und schlafaufrechterhaltende Wirkung von **Trimipramin, Doxepin, Mirtazapin, Opipramol** und **Trazodon** über einen Behandlungszeitraum von 4 Wochen. Trazodon ist in den USA eines der am häufigsten eingesetzten sekundären Schlafmittel, da aufgrund der kurzen HWZ Überhangseffekte am nächsten Morgen weniger häufig sind. Zwei Metaanalysen kommen zu dem Schluss, dass die Effekte von sedierenden Antidepressiva schwächer als die Effekte von BZD und BZRA sind.

Die Studien weisen allerdings auch auf ein nicht unerhebliches, jeweils substanzspezifisches Nebenwirkungsprofil hin, welches bei der Indikationsstellung berücksichtigt werden muss. Die klinisch relevanten anticholinergen Nebenwirkungen, die sich haupt-

Tab. 3.10 Sedierende Antidepressiva als sekundäre Schlafmittel

Substanzname	Handelsname	HWZ (in h)	Abenddosis (in mg*)
Trimipramin	z. B. Stangyl, Herphonal	15–40	5–100
Doxepin	z. B. Aponal, Sinquan	10–30	3–100
Amitriptylin**	z. B. Saroten, Equilibrin	16–40	25–100
Mirtazapin**	z. B. Remergil	20–40	3,75–15
Trazodon**	z. B. Thombran	4–8	25–100
Opipramol	z. B. Insidon	6–11	25–150
Agomelatin**	Valdoxan	1–2	25–50
* Übliche Abenddosis in mg; ** Off-Label			

sächlich in Mundtrockenheit, Darmträgheit und Akkommodationsstörungen äußern, sind zu berücksichtigen. Durch Additionseffekte können gerade bei älteren Patienten anticholinerg bedingte Delirien oder kognitive Störungen auftreten.

Für Doxepin zeigen neuere Studien bereits bei geringer Dosierung von 3 mg bei Älteren und 6 mg bei Patienten mittleren Alters über einen Zeitraum von mindestens 4 Wochen einen nachweislich positiven Effekt auf den Schlaf. Aufgrund der geringen Dosis sind die oben dargestellten Nebenwirkungen von deutlich geringerer Häufigkeit.

Bei **Agomelatin** handelt es sich um das erste melatonerge Antidepressivum. Es wirkt als MT_1/MT_2-Agonist und $5-HT_{2C}$-Antagonist. Neben seiner antidepressiven Wirkung konnte in zahlreichen Studien vor allem bei höherer Dosierung auch ein positiver Effekt auf den Schlaf und die zirkadiane Rhythmik nachgewiesen werden. Aus klinischer Perspektive kann bei leichtgradigen Insomnien ein Behandlungsversuch sinnvoll sein. Wichtig ist die direkte Einnahme auf der „Bettkante" ohne nachfolgende körperliche Aktivität oder Lichtexposition. Aufgrund seines Wirkmechanismus sind die typischen Nebenwirkungen der Antidepressiva wie Mundtrockenheit, Gewichtssteigerung, Rückgang der Libido und Überhang am nächsten Morgen bislang nicht beschrieben.

▶ **Praxistipp** Bei initialer Anwendung eines sedierenden Antidepressivums kann bis zu 2 Wochen lang auch tagsüber eine ausgeprägte Sedierung auftreten. Um die Compliance des Patienten nicht zu gefährden, wird ein langsames, schrittweises Aufdosieren des Antidepressivums empfohlen.

3.7.3.5.2 Neuroleptika

Sedierende, niedrigpotente Neuroleptika werden neben der Behandlung bei Psychosen gelegentlich bei Insomnien im Alter mit Erregungssymptomen am Abend und in der Nacht eingesetzt (Tab. 3.11). Neuroleptika wie Promethazin üben ihre positive Wirkung auf den Schlaf über die antihistaminerge und vor allem anspannungslösende beruhigende

Tab. 3.11 Niedrigpotente Neuroleptika als sekundäre Schlafmittel

Substanzname	Handelsname	HWZ (in h)	Abenddosis (in mg*)
Melperon	z. B. Eunerpan**	4–6	25–100
Pipamperon	z. B. Dipiperon**	3	20–120
Perazin	z. B. Taxilan	35	10–100
Levomepromazin	z. B. Neurocil	16–78	5–50
Quetiapin	z. B. Seroquel	12	25–75
Promethazin	z. B. Atosil**	10–12	10–100
Prothipendyl	z. B. Dominal	2,5	40–120

* Übliche Abenddosis; ** als Schlafmittel zugelassen

Tab. 3.12 Antihistaminika als sekundäre Schlafmittel

Substanzname	Handelsname	HWZ (in h)	Abenddosis (in mg*)
Diphenhydramin	z. B. Dolestan**, Halbmond**	4–6	50–100
Doxylamin	z. B. Gittalun**, Hoggar N**	7–9	25–50

* Übliche Abenddosis; ** als Schlafmittel zugelassen

Wirkung aus. Aufgrund ihrer niedrigen neuroleptischen Potenz ist ein nur geringes Risiko von extrapyramidal-motorischen Nebenwirkungen zu erwarten. Bei Schlafstörungen außerhalb psychotischer Erkrankungen ist ein Einsatz wegen des Restrisikos von extrapyramidal-motorischen Symptomen im Einzelfall abzuwägen.

Insgesamt ist die wissenschaftliche Datenlage trotz klinisch guter Evidenz für eine positive Wirksamkeit bei Insomnien unzureichend. Ähnliches gilt für atypische Antipsychotika wie Olanzapin und Quetiapin.

3.7.3.5.3 Antihistaminika

Die Antihistaminika **Doxylamin** und **Diphenhydramin** sind frei verkäuflich. Wie bei rezeptpflichtigen Antihistaminika beruht die sedierende Wirkung auf dem Antagonismus an zentralen Histamin-H_1-Rezeptoren.

Die wissenschaftliche Evidenz zur Wirksamkeit bei Insomnien ist unzureichend. Zur Anwendung von Antihistaminika bei Insomnien liegen bislang keine Metaanalysen vor, zudem gibt es keine hochwertigen randomisierten kontrollierten Studien. Die hypnotische Wirkung gilt als geringer, die Anflutungsgeschwindigkeit mit etwa 2–3 h ist deutlich langsamer als die der BZRA. Eine dem Schlafbeginn entsprechend weit vorgezogene Einnahme ist notwendig. Die HWZ entsprechen denen der mittellang wirksamen BZD (Tab. 3.12). Adaptation mit Wirkverlust ist nach wenigen Tagen bis Wochen sehr häufig. Polysomnografische Untersuchungen fehlen. Anticholinerge Nebenwirkungen können v. a. bei älteren Patienten zu einer Einschränkung kognitiver

Funktionen führen. Da diese Mittel frei verkäuflich sind, ist besonders auf verstärkende Wechselwirkungen mit Hypnotika, Antidepressiva, Neuroleptika, Antiepileptika, Opioiden und Anticholinergika zu achten.

3.7.3.5.4 Alkoholderivate

Das 1832 von Justus von Liebig synthetisierte Alkoholderivat **Chloralhydrat** wurde erstmals 1869 als Hypnotikum systematisch untersucht und seine schlaffördernde Wirkung in Dosen von 250–1000 mg bei einer HWZ von 7–9 h belegt. Wegen der geringen therapeutischen Breite und der beobachteten Abhängigkeitsentwicklungen wird es nicht mehr empfohlen.

Clomethiazol (Distraneurin) gehört wie Chloralhydrat zu den Sedativa vom Alkoholtyp. Es wird bei der Behandlung von prädeliranten und deliranten Syndromen eingesetzt. Wegen seiner guten sedierenden Eigenschaften und seiner günstigen HWZ kann es auch als Hypnotikum verwendet werden, v. a. in der Geriatrie. Für die Tag-Nacht-Umkehr ist es das Mittel der Wahl. Mit geringen Dosen von 50–250 mg, bei einer HWZ von 3–5 h, kann der Nachtschlaf in der Regel herbeigeführt werden. Das Suchtpotenzial von Clomethiazol ist allerdings nicht unerheblich.

3.7.3.5.5 Phytotherapeutika

Eine große Zahl von pflanzlichen Präparaten wird weltweit zur Behandlung von Insomnien eingesetzt.

Die Wirksamkeit der pflanzlichen Präparate, meist Kombinationen aus Baldrian, Hopfen, Melisse, Johanniskraut und anderen, ist in Studien nicht ausreichend nachgewiesen. Die wenigen Studien, welche zur Wirksamkeit vorliegen, weisen ausgeprägte methodische Mängel auf.

Sorgfältige polysomnografische Studien zeigten mit Ausnahme von Baldrian keinerlei relevante Wirkung auf messbare Schlafparameter. In 4 Metaanalysen ergab sich für Baldrian allenfalls eine sehr geringe Überlegenheit gegenüber Placebo. Für Baldrian existiert weiterhin ein Review von 19 ausreichend kontrollierten Studien. Allerdings sind die Ergebnisse der einzelnen Studien widersprüchlich, sodass insgesamt, insbesondere für moderate bis schwere Insomnien, keine Empfehlung für Baldrian ausgesprochen werden kann.

Für Lavendelöl konnte in Studien gegenüber Placebo eine anxiolytische Wirkung nachgewiesen werden. In einer Studie im Vergleich zu Lorazepam 0,5 mg wurde eine vergleichbare Wirkung festgestellt. Aufgrund seiner angstlösenden Wirkung kann Lavendelöl bei Insomnien mit Schlaferwartungsängsten oder Insomnien bei Angststörungen eine positive Wirkung auf den Schlaf zugeschrieben werden. So wurde in einer Studie mit 10-wöchiger Anwendungsdauer ab der 6. Woche eine signifikant bessere Wirkung gegenüber Placebo auf die Schlafqualität nachgewiesen. Sedierende Wirkungen sind nicht beschrieben worden, ebenso keine Abhängigkeitsentwicklungen.

Zusammenfassend kann festgestellt werden, dass die beruhigende und sedierende Wirkung von Phytopharmaka auf den Schlaf bei moderaten bis schweren Insomnien selten ausreichend sein dürfte. Die Wirkung bei leichten Insomnien ist unklar. Am ehesten kann bei Baldrian und insbesondere Lavendelöl eine positive Wirkung in leichten Fällen erwartet werden.

Einige Studien ergaben jedoch subjektive Besserungen des Schlafes.

▶ **Praxistipp** Phytotherapeutika können trotz fehlender klinischer Evidenz ihrer Wirksamkeit auf messbare Schlafparameter von Patienten als subjektiv hilfreich und schlaffördernd erlebt werden. Allerdings dürften die in Schlafzentren üblicherweise auftretenden schweren Insomnien keine Indikation darstellen.

3.7.3.5.6 Melatoninrezeptoragonisten

Melatonin als endogene Substanz steuert die zirkadiane Rhythmik.

Melatonin (Circadin) als Rezeptoragonist ist kein klassisches Schlafmittel. Es ist vielmehr an der Steuerung von Schlafen und Wachen beteiligt und bei Patienten mit Insomnie über 55 Lebensjahre für eine 3-wöchige Anwendung zugelassen. Die empfohlene Dosis von Melatonin beträgt 2 mg, kann aber auf 5 mg erhöht werden. Die Einnahme sollte 1 bis 2 Stunden vor dem Zubettgehen und nach der letzten Mahlzeit erfolgen. Für die bessere Wirksamkeit sollten nach der Einnahme stärkere körperliche Aktivitäten und intensive Lichtexpositionen eher vermieden werden. Einzelne Studien weisen auf eine leicht positive Wirkung auf die Einschlaflatenz hin, die Effekte werden aber als eher gering eingeschätzt. Metaanalysen kamen zu dem Ergebnis, dass Melatonin vor allem in der Behandlung des Jetlags und bei Schlaf-Wach-Rhythmusstörungen wie dem verzögerten Schlafphasensyndrom wirksam ist; siehe Kap. 6.

Weiterhin ist Melatonin indiziert für die Behandlung von Schlafstörungen (Insomnie) bei Kindern und Jugendlichen im Alter von 2 bis18 Jahren mit Autismus-Spektrum-Störung (ASS) und/oder Smith-Magenis-Syndrom, wenn Schlafhygienemaßnahmen unzureichend waren.

Unter der Anwendung von Melatonin werden als Nebenwirkungen vor allem Stimmungsschwankungen, Aggressivität, Reizbarkeit, Somnolenz, plötzliche Schlafattacken, Kopfschmerzen, Sinusitis, Erschöpfung und morgendliche Müdigkeit beschrieben.

3.8   Fragen

1. Welche Formen der Insomnie werden unterschieden?
2. Nennen Sie die wichtigsten psychodynamischen Merkmale des Subtyps „psychophysiologische Insomnie" der chronischen Insomnie!
3. Welche Grundprinzipien vor Einleitung einer medikamentösen Therapie sind zu beachten?

4. Welche Substanzgruppen für die Behandlung der primären Insomnien stehen zur Verfügung? Nennen Sie deren zu beachtende Vor- und Nachteile!
5. Nennen Sie die einzelnen Bausteine der psychotherapeutischen Insomnietherapie!

Literatur

American Academy of Sleep Medicine (2023) International classification of sleep disorders, 3-TR.: Diagnostic and coding manual. American Academy of Sleep Medicine, Westchester, IL

American Academy of Sleep Medicine (2023) The AASM-Manual for the Scoring of Sleep and Associated Events: Rules, Terminology and Technical Specifications. Version 3.0 American Academy of Sleep Medicine, Darien, IL

Anothaisintawee T et al (2015) Sleep disturbances compared to traditional risk factors for diabetes development: Systematic review and meta-analysis. Sleep Med Rev 30:11–24

Benca RM et al (1992). Sleep and psychiatric disorders. A meta-analysis. Arch Gen Psychiatry. 1992 Aug;49(8):651–68.

Chen X et al (2008) Is sleep duration associated with childhood obesity? A systematic review and meta-analysis. Obesity 16:265–274

Hertenstein E et al (2019) Insomnia as a predictor of mental disorders: A systematic review and meta-analysis. Sleep Med Rev 43:96–105

Hajak G et al (2008) Diagnose und Therapie von Schlafstörungen. Neurol Psychiat 9:21–31

Hoffmann F et al (2009) Verbrauch von Zolpidem und Zopiclon auf Privatrezepten zwischen 1993 und 2007. Nervenarzt 80:578–583

Hoffmann F (2013) Benefits and risks of benzodiazepines and Z-drugs: comparison of perceptions of GPs and community pharmacists in Germany. Ger Med Sci 11:1–7

Hohagen F et al (1993) Prevalence and treatment of insomnia in general practice. A longitudinal study. Eur Arch Psychiatry Clin Neurosci 242:329–336

Kryger M et al (2017) Principles and Practice of Sleep Medicine. Elsevier, Philadelphia

Mayer et al (2009) S3-Leitlinie Nicht-erholsamer Schlaf/Schlafstörungen. Somnologie 13(Suppl 1):1–160

Morin CM et al (2009) The natural history of insomnia. Arch Intern Med 169:447–453

Ohayon MM (2002) Epidemiology of insomnia: what we know and what we still need to learn. Sleep Med Rev 6:97–111

Peter H et al (2007) Enzyklopädie der Schlafmedizin. Springer, Heidelberg

Riemann D et al (1996) Schlafstörungen bewältigen. Beltz PVU

Riemann D et al (2017) S3-Leitlinie Nicht erholsamer Schlaf/Schlafstörungen Kapitel „Insomnie bei Erwachsenen" (AWMF-Registernummer 063-003), Update 2016. Somnologie. https://doi.org/10.1007/s11818-016-0097-x

Sexton CE et al (2014) Poor sleep quality is associated with increased cortical atrophy in community-dwelling adults. Neurology 83:967–973

Schlack R et al (2013) Häufigkeit und Verteilung von Schlafproblemen und Insomnie in der deutschen Erwachsenenbevölkerung. Bundesgesundheitsbl 56:740; https://doi.org/10.1007/s00103-013-1689-2

Weeß HG (2016) Die schlaflose Gesellschaft. Schattauer, Stuttgart

Weeß HG (Hrsg) (2015) Update Schlafmedizin. UniMed, Bremen

Yaffe K (2014) Connections between sleep and cognition in older adults. Lancet Neurol 13:1017–1028

Schlafbezogene Atmungsstörungen

4

Boris A. Stuck und Joachim T. Maurer

▶ Die schlafbezogenen Atmungsstörungen (SBAS) lassen sich in Atmungsstörungen ohne und mit Obstruktion der oberen Atemwege unterteilen, darüber hinaus wird seit der 3. Auflage der ICSD auch das Schnarchen wieder unter
den SBAS geführt. Auch wenn sich zahlreiche Überschneidungen in Diagnostik und Therapie ergeben, unterscheiden sich die beiden Krankheitsbilder im
Hinblick auf Ätiologie und Pathogenese erheblich. Insbesondere die schlafbezogenen Atmungsstörungen mit Obstruktion sind ein weit verbreitetes
Phänomen. Nicht nur die Erkrankung selbst, auch die öffentliche Wahrnehmung, v. a. der obstruktiven Schlafapnoe, hat in den letzten Jahrzehnten
zugenommen. Von noch weit höherer Prävalenz und in den Medien nahezu
allgegenwärtig ist das Schnarchen des Erwachsenen.

4.1 Atmungsstörungen ohne Obstruktion

Die schlafbezogenen Atmungsstörungen ohne Obstruktion der oberen Atemwege werden
unterteilt in die zentralen Schlafapnoesyndrome, die schlafbezogenen Hypoventilationssyndrome und die schlafbezogene Hypoxämie. Die Klassifikation und dazugehörigen
Definitionen der ICSD-3 und ICD-11 sind hier nahezu identisch.

Die **zentralen Schlafapnoesyndrome** sind gekennzeichnet durch einen meist gesteigerten, seltener reduzierten Atemantrieb, wodurch der Regelkreis der Atmung ein
Wechselspiel aus Hyperventilation und Apnoe hervorruft. Die bekannteste Form ist die
Cheyne-Stokes-Atmung. Die Beschwerden bei den zentralen Schlafapnoesyndromen
sind insgesamt eher gering und unspezifisch. Ein negativer Einfluss zentraler Schlafapnoesyndrome auf die Mortalität der Patienten ist wahrscheinlich, jedoch bisher nicht
für alle belegt.

Die **schlafbezogenen Hypoventilationssyndrome** zeichnen sich durch eine schlaf-bezogene Unempfindlichkeit gegenüber CO_2, eine primäre Atemmuskelschwäche oder durch eine chronische Überlastung der Atempumpe aus, die zu einer Hyperkapnie mit oder ohne Hypoxämie im Schlaf führen. Wesentliche Auslöser sind ausgeprägte restriktive und obstruktive Lungenventilationsstörungen jeglicher Genese sowie die Adipositas. Primäre Formen sind sehr selten. Die Prognose ist meist aufgrund der Grunderkrankung schlecht und wird durch die Atmungsstörung zusätzlich negativ beeinflusst.

Die **schlafbezogene Hypoxämie** unterscheidet sich von den zuvor genannten durch das Vorhandensein einer Hypoxämie ohne gleichzeitig vorliegende Hypoventilation. Sie ist typischerweise pulmonal oder neurologisch bedingt. Nicht selten gehen eine respiratorische Partialinsuffizienz und eine pulmonale Hypertonie damit einher und bestimmen die Prognose.

4.1.1 Definitionen

Zu den schlafbezogenen Atmungsstörungen ohne Obstruktion der oberen Atemwege gehören verschiedenartige Erkrankungen, denen unterschiedliche Störungen der Atmungsregulation und Atemmechanik zugrunde liegen.

Sie sind charakterisiert durch ein intermittierendes Nachlassen der Atemanstrengungen unterschiedlicher Dauer bei offenen oberen Atemwegen. In diesem Punkt unterscheiden sie sich wesentlich von der obstruktiven Schlafapnoe (Abschn. 4.2), die jedoch gleichzeitig als weitere Atmungsstörung vorliegen kann.

In der ICSD-3 werden die schlafbezogenen Atmungsstörungen ohne Obstruktion unterteilt in

- zentrale Schlafapnoesyndrome,
- schlafbezogene Hypoventilationssyndrome,
- schlafbezogene Hypoxämie.

Bei allen Gruppen lassen sich zudem primäre (mitunter kongenitale) sowie sekundäre Formen unterscheiden.

Unter **periodischer Atmung** wird eine regelmäßige Abfolge von Atmung und Atempause mit konstanter Zyklusdauer über einen Zeitraum von vielen Minuten verstanden. Der Begriff ist jedoch nicht in allen Aspekten genau definiert und wird von verschiedenen Autoren in unterschiedlichem Kontext benutzt. Entsprechend der ICSD-3 werden wir diesen Begriff ausschließlich bei der Höhenatmung verwenden.

Einteilung der schlafbezogenen Atmungsstörungen ohne Obstruktion der oberen Atemwege in Anlehnung an die American Academy of Sleep Medicine (AASM) mit den Codes der ICD-11

1. Zentrale Schlafapnoesyndrome
   a. Primäre Formen
      - Primäre zentrale Schlafapnoe (7A40.0)
      - Primäre zentrale Schlafapnoe des Säuglingsalters (7A40.1) (Kap. 11)
      - Primäre zentrale Schlafapnoe des Frühgeborenen (7A40.2) (Kap. 11)
   b. Sekundäre Formen
      - Zentrale Schlafapnoe mit Cheyne-Stokes-Atmung (7A40.3)
      - Zentrale Schlafapnoe ohne Cheyne-Stokes-Atmung (7A40.4)
      - Periodische Atmung in großer Höhe (7A40.5)
      - Zentrale Schlafapnoe aufgrund von Medikamenten oder anderen Substanzen (7A40.6)
      - Behandlungsbedingte zentrale Schlafapnoe (7A40.7)
2. Schlafbezogene Hypoventilationssyndrome
   a. Primäre Formen
      - Kongenitales zentrales alveoläres Hypoventilationssyndrom (7A42.1) (Kap. 11)
      - Schlafbezogene idiopathische alveoläre Hypoventilation (7A42.3)
   b. Sekundäre Formen
      - Aufgrund einer organischen Erkrankung (7A42.5)
      - Aufgrund von Medikamenten oder anderen Substanzen (7A42.4)
      - Obesitas-Hypoventilationssyndrom (7A42.0)
      - Zentrale alveoläre Hypoventilation mit verzögertem Beginn (7A42.2) (Kap. 11)
3. Schlafbezogene Hypoxämie (7A42.6)

Zu Atmungsstörungen im Kindesalter, Kap. 11. Zur genauen Definition einzelner respiratorischer Ereignisse, Kap. 2.

4.1.1.1 Zentrale Schlafapnoesyndrome

Zentrale Schlafapnoesyndrome zeichnen sich durch einen intermittierend verminderten oder reflektorisch gesteigerten Atemantrieb aus, der zu einem ständigen Wechsel von Hyperventilation und Hypoventilation bis hin zur zentralen Apnoe führt. Die Anzahl zentraler respiratorischer Ereignisse muss gegenüber obstruktiven Ereignissen überwiegen.

Bei der **primären Form** des Erwachsenen werden neben einem der klinischen Symptome (Tagesschläfrigkeit, Insomnie, Erwachen mit Atemnot) 5 oder mehr zentrale Apnoen oder Hypopnoen pro Stunde Schlaf und der Ausschluss einer sekundären Form gefordert.

Bei den **sekundären Formen** nimmt die zentrale Schlafapnoe mit **Cheyne-Stokes-Atmung** aufgrund ihres pathognomonischen Atmungsmusters eine Sonderstellung ein. Es werden mindestens 5 zentrale Apnoen oder Hypopnoen pro Stunde Schlaf gefordert, die während des charakteristischen Crescendo-Decrescendo-Musters der Atemflusskurve auftreten und mit Arousals und Schlaffragmentierung einhergehen. Zur genauen Definition des Atmungsmusters siehe Kap. 2. Sowohl insomnische als auch hypersomnische Beschwerden oder Erwachen mit Atemnot können angegeben werden.

Gefordert wird eine Assoziation mit einer schweren Erkrankung, am häufigsten einer manifesten Herzinsuffizienz, Vorhofflimmern oder einem Schlaganfall, seltener einem Nierenversagen. Die Zykluslänge von einem Ventilationsmaximum zum nächsten übersteigt typischerweise 45 s, was in unklaren Fällen als Unterscheidungskriterium zu den übrigen zentralen Atmungsstörungen herangezogen werden kann. In der ICD-11 wird für Verwirrung gesorgt durch die parallele Führung der „Schlafbezogenen Cheyne-Stokes-Atmung" (MD11.4) in der Gruppe der „Symptome oder klinischen Befunde des Atmungssystems". In der Definition wird hierbei unglücklicherweise zum einen der Begriff „periodische Atmung als Variante der Cheyne-Stokes-Atmung" ohne weitere Präzisierung verwendet und zum anderen nicht deutlich gemacht, ob dieses Atmungsmuster auf Wachzustand und Schlaf oder nur auf Schlaf oder Wachzustand bezogen werden soll.

Die **periodische Atmung in großer Höhe** tritt regelhaft ab 4000 m über NN auf und ist vereinzelt bereits ab 2500 m über NN zu beobachten. Sie tritt meist bereits in der 1. Nacht nach dem Aufstieg und fast ausschließlich im NonREM-Schlaf auf. Das typische Atmungsmuster zeichnet sich durch periodisch wiederkehrende Apnoen meist ohne Crescendo-Decrescendo-Muster im Abstand von 12–34 s aus.

Eine **sekundäre zentrale Schlafapnoe ohne Cheyne-Stokes-Atmung** tritt im Allgemeinen in der Folge einer Hirnstammschädigung (z. B. Arnold-Chiari-Malformation, Schlaganfall) auf.

Die Diagnose **zentrale Schlafapnoe aufgrund von Medikamenten oder anderen Substanzen** verlangt mindestens 5 zentrale Apnoen bzw. Hypopnoen ohne Crescendo-Decrescendo-Atemmuster. Es müssen außerdem langwirksame Opioide (legale wie z. B. Methadon, retardiertes Morphin oder illegale Opiate) über einen längeren Zeitraum eingenommen worden sein. Andere Atmungsstörungen wie Hypoventilationen oder eine Biot'sche Atmung stehen der Diagnose nicht entgegen.

Der Begriff der **therapiebedingten Schlafapnoe** bezeichnet eine ursprünglich überwiegend obstruktive Schlafapnoe, bei der sich nach der Elimination der obstruktiven respiratorischen Ereignisse (z. B. durch eine CPAP-Therapie) zentrale Apnoen einstellen oder verstärken. In den meisten Fällen bildet sie sich innerhalb der ersten Monate der Therapie zurück. Das Vorliegen einer anderen Form der zentralen Schlafapnoe schließt die Diagnose aus.

4.1.1.2 Schlafbezogene Hypoventilations- bzw. Hypoxämiesyndrome

Diese schlafbezogenen Atmungsstörungen sind durch eine reduzierte Ventilation über längere Zeiträume während des Schlafes definiert, die zu einer Hyperkapnie ohne oder mit Hypoxämie führen (Definition der Hypoventilation siehe Abschn. 2.8.8). Die Hypoventilation und ihre Blutgasveränderungen zeigen sich zuerst bzw. verstärkt im REM-Schlaf.

Findet sich keine zugrunde liegende Erkrankung als Erklärung für die Episoden der Hypoventilation, spricht man von einer **schlafbezogenen idiopathischen alveolären Hypoventilation.**

Eine **schlafbezogene Hypoventilation aufgrund einer organischen Erkrankung** findet sich sowohl bei gestörtem pulmonalen Gasaustausch auf dem Boden eines interstitiellen Parenchymschadens oder vaskulären Schadens sowie einer chronisch-obstruktiven Lungenerkrankung als auch bei einer neurogenen Degeneration bzw. Dystrophie der Atemmuskulatur (z. B. amyotrophe Lateralsklerose, Duchenne'sche Muskeldystrophie) oder einer ungenügenden Compliance der Thoraxwand (z. B. Kyphoskoliose). Früher wurde von einem Overlap-Syndrom gesprochen, wenn gleichzeitig zu einer schlafbezogenen Hypoventilation bei COPD eine obstruktive Schlafapnoe vorlag. Dieser unspezifische und verwirrende Begriff sollte nicht mehr verwendet werden. Stattdessen ist die Angabe der beiden einzelnen Diagnosen zu bevorzugen.

Wenn Substanzen wie z. B. Muskelrelaxanzien oder langwirksame Sedativa das Atemzentrum dämpfen, kann dies zu einer **schlafbezogenen Hypoventilation aufgrund von Medikamenten oder anderen Substanzen** führen.

Als eigene Diagnose ist nun erstmals das **Obesitas-Hypoventilationssyndrom** aufgeführt, bei dem die Hypoventilation durch die Adipositas (BMI >30 kg/m^2) bedingt ist. Es ist das einzige schlafbezogene Hypoventilationssyndrom, welches neben einer Hypoventilation im Schlaf auch eine Hyperkapnie am Tage (PaCO$_2$>45 mm Hg) zur Diagnosestellung benötigt.

Von den Hypoventilationssyndromen wurde in der ICSD-3 die **schlafbezogene Hypoxämie** ohne gleichzeitig vorliegende Hyperkapnie abgegrenzt. Eine häufige Ursache für diese Konstellation stellt eine alveoläre Diffusionsstörung mit kompensatorischer Hyperventilation dar. Um die Diagnose stellen zu können, muss die Sauerstoffsättigung für mehr als 5 min auf Werte kleiner oder gleich 88 % sinken. Ob hierfür die Schaffung einer eigenen Untergruppe der schlafbezogenen Atmungsstörungen adäquat war, wird kontrovers diskutiert, in der ICD-11 wurde diese Trennung wieder aufgegeben.

Im Zusammenhang mit allen schlafbezogenen Hypoventilations- bzw. Hypoxämiesyndromen muss auch der Begriff der **chronisch-ventilatorischen Insuffizienz** definiert werden:

- Die Frühform ist gekennzeichnet durch eine Hyperkapnie und Hypoxämie, die sich lediglich im REM-Schlaf und/oder bei Belastung zeigt.
- Die manifeste chronisch-ventilatorische Insuffizienz hingegen ist charakterisiert durch pathologische Blutgase bereits in Ruhe am Tage und während der gesamten Schlafzeit unabhängig von den Schlafstadien.

▶   **Praxistipp** Das Vorliegen einer schlafbezogenen Atmungsstörung schließt
      die synchrone Existenz einer anderen nicht aus, was dann jedoch naturgemäß
      die Diagnosestellung erschwert. Insbesondere die Abgrenzung einer leicht-
      gradigen obstruktiven Schlafapnoe vom Schnarchen kann schwierig sein,
      wenn gleichzeitig eine zentrale Schlafapnoe oder ein schlafbezogenes Hypo-
      ventilations- bzw. Hypoxämiesyndrom vorliegt, die per definitionem Desatura-
      tionen verursachen.

4.1.2   Ätiologie und Pathophysiologie

4.1.2.1 Atmungsregulation im Schlaf

Die Funktionen der Atmung sind im Schlaf prinzipiell dieselben wie im Wachzustand:

- Aufnahme von Sauerstoff,
- Elimination von Kohlendioxid,
- Stabilisierung des Säure-Basen-Haushalts.

Das Lungenparenchym, die Atemwege und die muskuläre Atempumpe verfügen über
eine große Reservekapazität, um diese Aufgaben unter verschiedenen Bedingungen
(z. B. Ruhe, körperliche Belastung, große Höhe, Erkrankungen) erfüllen zu können.

Die Steuerung der Atmung erfolgt unbewusst-vegetativ, sie kann jedoch kortikal über-
lagert werden. Die respiratorischen Neurone im Hirnstamm generieren das Atmungsmuster und geben das erforderliche Atemminutenvolumen vor. Außerdem sind sie für die
zeitlich koordinierte Aktivierung der Atem- und Atemhilfsmuskulatur sowie der Atem-
wegsmuskulatur verantwortlich. Sie erhalten ihre wesentlichen Afferenzen von peripheren (primär sauerstoffabhängigen) und zentralen (primär CO_2-abhängigen) Chemorezeptoren, von Dehnungsrezeptoren (v. a. der Thoraxwand), Mechanorezeptoren (v. a.
der Atemmuskulatur), Thermorezeptoren und höheren zentralnervösen Zentren.

Der komplexe Regelkreis der Atmung ist im Schlaf und Wachzustand prinzipiell identisch (Abb. 4.1). Er macht deutlich, dass die Atmung durch viele ex- und intrinsische
Faktoren gestört werden kann, durch die sich das Atmungsmuster und/oder die Blutgase
pathologisch verändern.

Die Ventilation hängt im Wesentlichen linear vom CO_2-Partialdruck ab. Eine Zunahme des arteriellen CO_2-Partialdrucks steigert den Atemantrieb und in der Folge die
Ventilation. Wird ein bestimmter pCO_2-Wert unterschritten, so wird eine zentrale Apnoe
ausgelöst. Diese hypokapnische Apnoeschwelle ist individuell unterschiedlich. Eine
Apnoe wird jedoch im Wachzustand durch die zusätzlichen Wachheitsantriebe meist vermieden.

Der arterielle CO_2-Partialdruck wird durch die CO_2-Atemantwort auf einem Wert
von ziemlich genau 40 mmHg konstant gehalten. Die Atemantwort auf CO_2 fällt umso

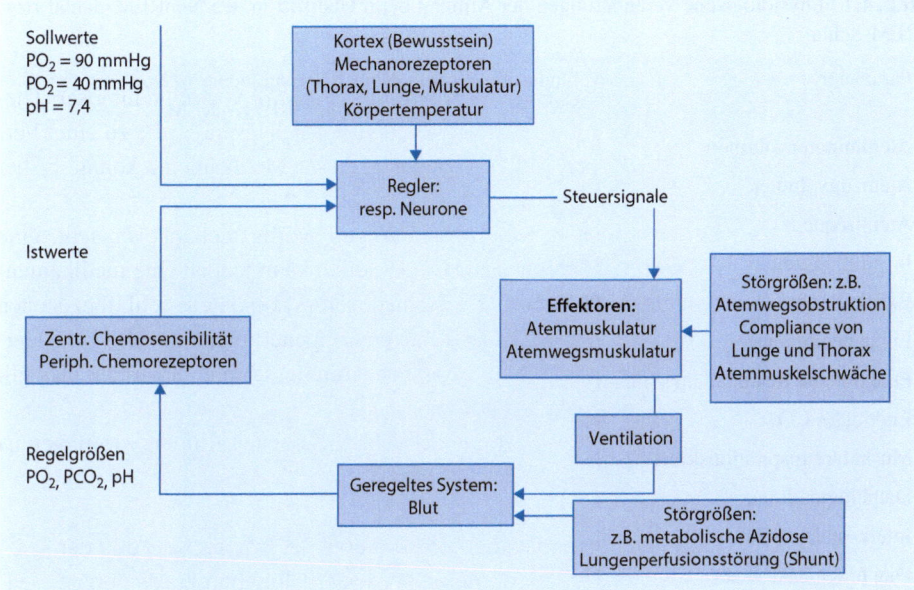

Abb. 4.1 Regelkreis der Atmung

stärker aus, je niedriger gleichzeitig der arterielle pH-Wert oder O_2-Partialdruck ist. Dies bedeutet, dass ein identischer Anstieg des arteriellen CO_2-Partialdruckes bei niedrigeren pH- und/oder O_2-Partialdruckwerten zu einer verstärkten Zunahme der Ventilation führt. Die Ventilation wird im Wachzustand außerdem durch verschiedene Faktoren (Wachheitsantriebe) moduliert, die dem Bewusstsein unterliegen (z. B. Sprechen) oder unbewusst ablaufen (z. B. Emotionen). Bezüglich weiterer Details sei auf die allgemeinen Lehrbücher der Physiologie verwiesen.

Auch wenn die chemosensorische Regulation der Atmung während des Schlafes keine grundsätzlichen Unterschiede gegenüber dem Wachzustand aufweist, so tragen doch physiologische Veränderungen der Regelgrößen zur Instabilität der Atmung im Schlaf bei. Es kommt durch den Wegfall der Wachheitsantriebe letztendlich auch beim Gesunden zu zahlreichen Änderungen der Atmung (Tab. 4.1).

Von besonderer Bedeutung ist das reduzierte Atemzug- und Atemminutenvolumen, woraus eine Erhöhung des endtidalen (am Ende der Exspiration) CO_2-Partialdrucks um etwa 2–3, manchmal sogar um 8 mmHg im NonREM-Schlaf resultiert. Die hypokapnische Apnoeschwelle liegt etwa 2–6 mmHg unter dem eukapnischen pCO_2 im Schlaf und entspricht somit ungefähr dem arteriellen CO_2-Partialdruck im Wachzustand. Diese Verschiebung der Sollwerte während des Einschlafens verursacht Unregelmäßigkeiten des Atemantriebs, in deren Folge physiologischerweise zentrale Hypopnoen und Apnoen auftreten.

Tab. 4.1 Physiologische Veränderungen der Atmung beim Übertritt in den NonREM-Schlaf bzw. REM-Schlaf

Parameter	Veränderung Wach → NonREM	Veränderung Non-REM → REM
Atemminutenvolumen	↓	↓→
Atemzugvolumen	↓	↓
Atemfrequenz	↑↓	→
Inspirationszeit	↑↓→	↑↓→
Exspirationszeit	↑↓→	↑↓→
Lungencompliance	↓	→
Funktionelle Residualkapazität	↓	→
Endtidales CO_2	↑	↓→
Muskuläre Inspirationskraft	↑	→
Diaphragmadruck	↑	↓
Interkostalaktivität	↑	↓
Diaphragmaaktivität	↑→	↑
Koordination (extra-, intra-thorakal, abdominal)	↓	↓
Atemfluss	↓	
Atemwegswiderstand	↑↑↑	→
Genioglossus-EMG	↑	↓→

↓ = Abnahme, ↑ = Zunahme, → = keine Änderung

Die CO_2-Atemantwortkurven im Schlaf verlaufen abgeflacht gegenüber dem Wachzustand. Bei identischem Anstieg des CO_2-Partialdrucks kommt es zur geringsten Ventilationssteigerung im REM-Schlaf, stärkerer Antwort im Leicht- und größter Antwort im Tiefschlaf. Neben der CO_2-Atemantwort ist auch die Apnoeschwelle und der endtidale CO_2-Partialdruck schlafstadienabhängig. Obgleich der endtidale CO_2-Partialdruck im Tiefschlaf mit 41–43 mmHg etwas über den Werten im Leicht- und REM-Schlaf (39–41 mmHg) liegt, nähert sich ihm die hypokapnische Apnoeschwelle vom Leicht- und REM-Schlaf (bei 20–30 mmHg) zum Tiefschlaf (bei 31–38 mmHg) bis auf wenige mmHg an. Die Wahrscheinlichkeit für die Entstehung eines repetitiven Wechsels zwischen ausgeprägter Ventilation und Unterschreiten der hypokapnischen Apnoeschwelle mit dem Bild zentraler Apnoen ist daher im Tiefschlaf am höchsten.

Neben den Regelgrößen ändert sich auch die grundsätzliche Aktivität der Atemmuskulatur. So nimmt im NonREM-Schlaf die Aktivität von Diaphragma und Interkostalmuskulatur zu. Im REM-Schlaf wird die Ventilation jedoch fast ausschließlich durch das Diaphragma gewährleistet, was Hypoventilationen begünstigt. Daneben ist die Zunahme des Atemwegswiderstandes im Schlaf um mehr als 200 % von außerordentlicher Bedeutung für die Entstehung sowohl der obstruktiven Schlafapnoe als auch der Hypoventilationssyndrome.

Die Änderung der Körperlage vom Sitzen zum Liegen hat ebenfalls einen Einfluss auf die Atmung. So nimmt im Liegen der Anteil des Zwerchfells an der Atemarbeit im Verhältnis zur thorakalen und Atemhilfsmuskulatur deutlich zu.

Die mannigfaltigen physiologischen Änderungen der Atmung im Schlaf machen bereits deutlich, dass bei Vorliegen prädisponierender Erkrankungen viele sekundäre Atmungsstörungen zuerst im Schlaf auftreten, demaskiert oder aggraviert werden können. Für die zentralen Apnoen trifft dies insbesondere im NonREM-Schlaf zu, der REM-Schlaf hingegen ist v. a. für Hypoventilationen anfällig.

4.1.2.2 Zentrale Schlafapnoesyndrome

Während des Schlafes ist der dominierende Atmungsstimulus der arterielle CO_2-Partialdruck. Der physiologische Anstieg des Sollwertes für den CO_2-Partialdruck und die hypokapnische Apnoeschwelle sowie die verringerte Atemantwort im Schlaf verlangen beim Einschlafen eine Anpassung des Regelkreises der Atmung.

Sowohl die hypokapnische Apnoeschwelle als auch die Steigung der CO_2-Atemantwort selbst sowie die Unterschiede zwischen Wachzustand und Schlaf sind jedoch interindividuell unterschiedlich. Patienten mit einer CO_2-Apnoeschwelle, die nahe dem CO_2-Sollwert liegt, neigen eher dazu, diesen Grenzwert bereits bei geringen Veränderungen der Ventilation zu unterschreiten. Während des Einschlafens verursacht der Anstieg des Sollwertes für den CO_2-Partialdruck von 40 auf ca. 45 mmHg eine relative Hypokapnie, die eine Reduktion der Ventilation und damit ein Ansteigen des CO_2-Partialdruckes nach sich zieht. Patienten, deren Ventilation bereits bei geringem Überschreiten des eukapnischen $PaCO_2$-Wertes stärker zunimmt, als es für dessen Stabilisierung notwendig ist, unterschreiten folglich besonders leicht die CO_2-Apnoeschwelle und eine zentrale Apnoe entsteht. Der CO_2-Partialdruck steigt während der Apnoe wieder an, bis die Apnoeschwelle überschritten wird. Mit dem Einsetzen der Atmung ist typischerweise ein Arousal verbunden. Dadurch wird der Sollwert für den CO_2-Partialdruck kurzfristig auf den Wert im Wachzustand (40 mmHg) umgestellt. Die damit verbundene relative Hyperkapnie wird mit einer weiteren Steigerung der Ventilation beantwortet. Die Normalisierung der Blutgase des noch wachen Patienten lässt ihn wieder einschlafen. Die erneute Verschiebung der Sollwerte für hypokapnische Apnoeschwelle und CO_2-Partialdruck in Verbindung mit dem bereits im Rahmen der Weckreaktion angestoßenen, ausgeprägten Absinken des CO_2-Partialdruckes triggert die nächsten Atmungsunregelmäßigkeiten.

Überwindet der Patient den Leichtschlaf, so geht die Häufigkeit zentraler Atmungsstörungen zurück. Im Tiefschlaf wird hierfür die deutlich erhöhte Arousal-Schwelle, im REM-Schlaf die reduzierte CO_2-Atemantwort verantwortlich gemacht. Es ist jedoch bisher nicht geklärt, ob das Verlassen des Leichtschlafes für die Entstehung einer stabileren Atmung erforderlich ist oder umgekehrt die Ausbildung einer regelmäßigen Atmung erst das Hinübertreten in den Tiefschlaf ermöglicht. Eine Vielzahl organischer Erkrankungen kann die beschriebenen Mechanismen anstoßen und unterhalten, wobei die genauen pathogenetischen Zusammenhänge in vielen Fällen noch nicht geklärt sind.

Bei der **Cheyne-Stokes-Atmung** kommt als weiterer destabilisierender Faktor die verlängerte Kreislaufzeit bei einer manifesten Herzinsuffizienz hinzu. Veränderungen der Blutgase werden deshalb verzögert von den zentralen CO_2-Rezeptoren registriert. Es hat sich gezeigt, dass die Auswurfleistung des linken Herzens umgekehrt proportional zur Zykluslänge von einem Ventilationsmaximum zum nächsten ist. Das bei einer Linksherzinsuffizienz häufig vorhandene Lungenödem stimuliert vagale Afferenzen und steigert die Chemosensitivität weiter. Zur heutigen Vorstellung der komplexen Wechselwirkungen siehe Abb. 4.2.

Die **Atmung in großer Höhe** folgt anderen Gesetzmäßigkeiten. Beim Aufstieg auf 2500 m Höhe über NN sinkt der inspiratorische Sauerstoffpartialdruck in einem Ausmaß, dass eine Hypoxämie nur vermieden werden kann, wenn das Atemminutenvolumen gesteigert wird. Mit zunehmender Höhe und abnehmendem Sauerstoffpartialdruck in der Umgebungsluft führt die Ventilationssteigerung zu einer respiratorischen Alkalose. Trotz des gesteigerten Atemminutenvolumens sinkt die arterielle Sauerstoffsättigung in einer Höhe von 4000 m über NN auf ca. 80 % ab.

Im Schlaf wird die Atmung durch die hypoxische Atmungsstimulation und die konsekutive hypokapnische Inhibition destabilisiert, was sich in dem periodischen

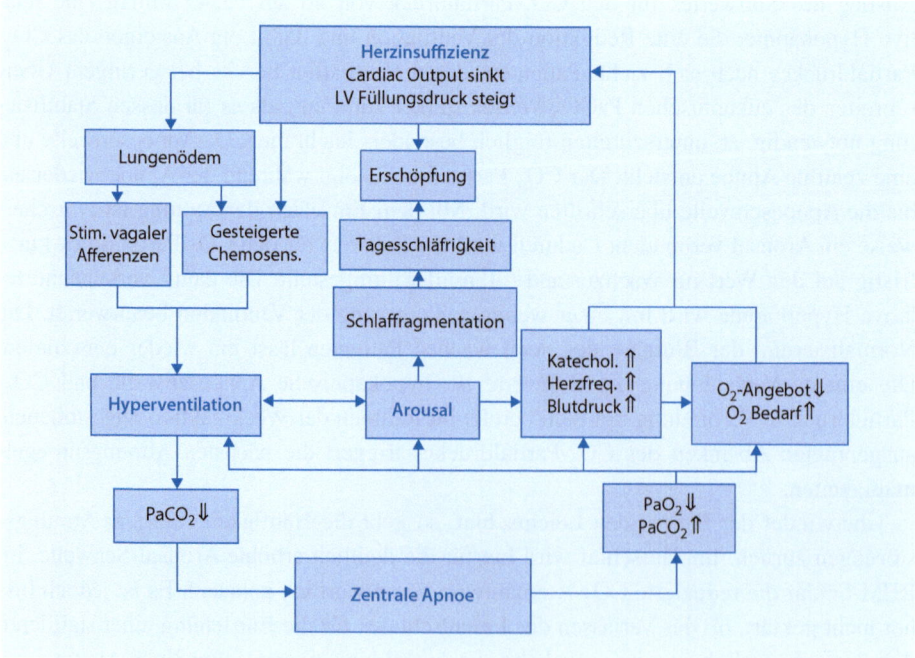

Abb. 4.2 Einflüsse der Linksherzinsuffizienz auf Atmung und Schlaf

Atmungsmuster zeigt. Da die Herzfunktion in aller Regel nicht eingeschränkt ist, sind die Zyklen mit 12–34 s deutlich kürzer als bei der Cheyne-Stokes-Atmung. Die respiratorische Alkalose wird innerhalb weniger Tage metabolisch kompensiert, sodass der Atemantrieb nicht mehr gehemmt wird.

Über längere Zeiträume wird durch die Hypoxie außerdem eine Polyglobulie induziert, was die periodische Atmung in Höhen von bis zu 4500 m über NN wieder zurückdrängen bzw. beseitigen kann. Kommt im Rahmen des weiteren Aufstiegs ein höhenbedingtes Lungenödem hinzu, steigt die Wahrscheinlichkeit, eine periodische Atmung zu entwickeln, erneut.

▶ **Praxistipp** Eine instabile Atmung mit zentralen Apnoen entsteht bzw. wird unterhalten durch eine gesteigerte CO_2-Chemosensitivität, eine Häufung von Weckreaktionen und reflektorische Apnoen auf verschiedene Stimuli.

Die mannigfaltigen Faktoren, die im Einzelfall zur Entstehung von zentralen Apnoen im Schlaf beitragen können, sind in der folgenden Übersicht dargestellt.

Ätiologie zentraler Apnoen im Schlaf
- Direkte Funktionsänderung der Chemorezeptoren
- Degenerative Erkrankungen des ZNS, z. B. Shy-Drager-Syndrom
- Diabetische Polyneuropathie
- Hirnstammläsionen
  - Hirnstammnahe Tumoren
  - Hirnstamminfarkt
  - Hirnstammblutung
  - Enzephalitis
- Hirndruckerhöhung
  - Schädel-Hirn-Trauma
  - Hirntumoren
  - Enzephalitis
- Chronischer Gebrauch langwirksamer Opioide über mindestens 3 Monate
- Idiopathische Hypersensitivität der Chemorezeptoren
- Durch Arousal induziert
- Bewegungsstörungen, z. B. periodische Beinbewegungen
- Spontane Vigilanzschwankungen beim Einschlafen
- Insomnien jeglicher Ursache
- Respiratorische Arousals bei obstruktiver Schlafapnoe
- Beeinträchtigung nasaler Mechanorezeptoren bei Nasenatmungsbehinderung oder Mundatmung
- Laryngeale Stimulation, z. B. durch gastrolaryngealen Reflux

- Pharyngeale Stimulation durch Negativierung des pharyngealen intraluminalen Drucks in Rückenlage und beim Einschlafen
- Hypoxiebedingte Hyperventilation in großer Höhe
- Pulmonale Stauung und vagale Stimulation

4.1.2.3 Hypoventilations- bzw. Hypoxämiesyndrome

Eine regelrechte Atmung kann nur dann gewährleistet werden, wenn neben einer adäquaten zentralnervösen Atmungsstimulation und neuromuskulären Signalübertragung an die funktionsfähige Atemmuskulatur die Atemluft durch regelrechte Atemwege auf ein gesundes Lungenparenchym in einem normal geformten knöchernen Thorax trifft. Ist eine dieser Komponenten gestört und kann diese Störung nicht vom Organismus kompensiert werden, kommt es letztendlich immer zu einer reduzierten Aufnahme von Sauerstoff, zu einer reduzierten Elimination von Kohlendioxid und zu einer Verschiebung des pH-Wertes in den sauren Bereich.

Sowohl bei dem **kongenitalen Hypoventilationssyndrom** (Kap. 11.2.1) als auch bei der **idiopathischen alveolären Hypoventilation** besteht eine reduzierte Empfindlichkeit für CO_2, in deren Folge eine reduzierte Ventilation mit Hyperkapnie (ventilatorische Insuffizienz) toleriert wird, ohne dass es zu einer Steigerung der Ventilation kommt. Als Ursache wird eine Läsion der medullären Chemorezeptoren bei der idiopathischen Form vermutet, ohne dass diese bisher nachgewiesen werden konnte. Erhöhter Hirndruck oder zentral dämpfende Pharmaka können ebenfalls zu einer Funktionseinschränkung der Chemorezeptoren und folglich zu einer Hypoventilation führen. Der führende pathophysiologische Mechanismus besteht in diesen Fällen in einem fehlenden zentralen Atemantrieb bei einer primär funktionierenden Atempumpe.

Sowohl durch eine primäre Schwäche als auch durch eine Erschöpfung der Atemmuskulatur aufgrund einer erhöhten Belastung der Atempumpe kann es zu einer ventilatorischen Insuffizienz kommen, obwohl der zentrale Atemantrieb normal vorhanden ist.

Als Ursache für eine **primäre Atempumpenschwäche** sind

- muskuläre Erkrankungen wie z. B. Muskeldystrophien und Myopathien,
- neurologische Krankheiten wie z. B. die amyotrophe Lateralsklerose und die multiple Sklerose sowie
- neuromuskuläre Erkrankungen wie die Myasthenia gravis zu nennen.

In Bezug auf eine **Erschöpfung der Atempumpe** stehen

- pulmonale Restriktionen und Obstruktionen jeglicher Art,
- pulmonale Perfusionsstörungen,
- die Adipositas sowie
- Thoraxdeformitäten

im Vordergrund.

Der Wegfall der Wachheitsatmungsstimuli im Schlaf und die physiologischerweise daran gekoppelte Absenkung der Ventilation wird bei der bereits vorhandenen Schädigung primär für die Hypoventilation im Schlaf verantwortlich gemacht. Das Auftreten der Hypoventilation und Hyperkapnie im Schlaf wird daher in Kauf genommen, um ein völliges Versagen der vorgeschädigten und bereits maximal belasteten Atemmuskulatur zu vermeiden.

In der folgenden Übersicht sind die besonderen pathophysiologischen Aspekte der Hypoventilation bei **bronchialer Obstruktion,** die die häufigste Ursache für ein Hypoventilations- bzw. Hypoxämiesyndrom darstellt, zusammengefasst Peter et al. (2007).

Pathophysiologische Faktoren der schlafbezogenen Hypoventilation und Hypoxämie bei bronchialer Obstruktion (modifiziert nach Peter et al. 2007)

- Reduzierte Kapazität der Atempumpe
- Emphysem mit dynamischer Lungenüberblähung
- Abflachung des Zwerchfells
- Beeinträchtigung der Atmungsmuskelkapazität durch Hypoxie, Hyperkapnie, Azidose
- Hohe Belastung der Atempumpe
- Erhöhter Atemwegswiderstand
- Hypersekretion
- Erhöhter Atemantrieb durch reduzierte Gasaustauschfläche
- Verlängertes Exspirium auf Kosten der Inspirationszeit
- Erschwerte Exspiration durch Steigerung des intrinsischen PEEP in Rückenlage
- Gestörte körperliche Erholung durch Schlafstörung
- Wiederholte Arousals
- Schlaffragmentierung

Hypoventilation und Hyperkapnie treten zuerst und am ausgeprägtesten im REM-Schlaf auf, wenn das Diaphragma alleine die gesamte Atemarbeit übernehmen muss. Bei eingeschränkter Zwerchfellfunktion, wie z. B. einem tief stehenden Zwerchfell bei Emphysemthorax oder einer einseitigen Zwerchfellparese ist die Hypoventilation im REM-Schlaf daher besonders ausgeprägt. Sie dehnt sich dann auf den übrigen Schlaf und zuletzt auf den Wachzustand aus.

Es wird vermutet, dass die chronische Hyperkapnie mit respiratorischer Azidose, die metabolisch kompensiert wird, zu einer weiteren Dämpfung der zentralen CO_2-Sensitivität führt und dadurch die Hyperkapnie weiter perpetuiert.

Für alle Formen der Hypoventilation gilt: Das Ausmaß der arteriellen Hyperkapnie entspricht dem Ausmaß der ventilatorischen Insuffizienz. Mit der Hypoventilation ist immer eine Hypoxämie verknüpft, deren Ausmaß auch von den Diffusionseigenschaften der Lunge abhängt. Die Konsequenzen der progredienten Blutgasveränderungen sind:

- pulmonalarterielle Hypertonie bis zum Cor pulmonale,
- Polyglobulie,
- kardiale Arrhythmien,
- neurokognitive Störungen.

So wurde bei COPD-Patienten nachgewiesen, dass bereits die chronische Hypoxämie während des Schlafes wesentlich zur Entstehung einer pulmonalarteriellen Hypertonie beiträgt und eine erhöhte Mortalität nach sich zieht und deshalb behandelt werden sollte.

▶ **Praxistipp** Hypoventilation entsteht entweder durch eine eingeschränkte zentrale CO_2-Sensitivität (atmen können, aber nicht wollen) oder durch eine gestörte Atempumpe (atmen wollen, aber nicht können).

4.1.3 Epidemiologie

Die Häufigkeit der **zentralen Schlafapnoesyndrome** in der Allgemeinbevölkerung ist bisher nicht genau bekannt. In schlafmedizinischen Zentren wird bei bis zu 10 % der Patienten eine überwiegend zentrale Schlafapnoe diagnostiziert. Zu bedenken ist jedoch, dass bisher v. a. schnarchende Patienten (also Patienten, die eher eine Atmungsstörung mit Obstruktion aufweisen) schlafmedizinisch untersucht wurden. Erste Erhebungen in Risikogruppen zeigten etwa 10 % zentrale Schlafapnoesyndrome bei Patienten mit chronischer Niereninsuffizienz und 24 % unter chronischer Opioidtherapie. Eine genetische Disposition oder familiäre Häufung ist bei der zentralen Schlafapnoe nicht bekannt.

Es existieren ebenfalls Daten zur Häufigkeit der **Cheyne-Stokes-Atmung** in den Risikokollektiven. Bei Patienten mit Herzinsuffizienz wird in epidemiologischen Studien eine Prävalenz von 25–40 %, bei Patienten mit Schlaganfall von etwa 10 % angegeben. Die Cheyne-Stokes-Atmung tritt bei Männern häufiger als bei Frauen auf und findet sich fast ausschließlich bei Patienten über 60 Jahre.

Die schlafbezogene **idiopathische nicht obstruktive alveoläre Hypoventilation** ist sehr selten.

Für die weitaus häufigeren **sekundären Hypoventilationssyndrome** existieren ebenfalls keine genauen Häufigkeitsangaben. Sie sind im Rahmen der zugrunde liegenden Erkrankungen ab einem gewissen Schweregrad immer vorhanden. Bei der idiopathischen pulmonalen Hypertonie beispielsweise konnte ohne Berücksichtigung des Schweregrads in 75 % eine schlafbezogene Hypoventilation gefunden werden und ab einem BMI von 50 kg/m^2 tritt in 50 % der Fälle ein Obesitas-Hypoventilationssyndrom auf.

4.1.4 Klinisches Bild

4.1.4.1 Zentrale Schlafapnoesyndrome

Zentrale Schlafapnoesyndrome zeigen ein variables und unspezifisches klinisches Bild, was aufgrund der Heterogenität der Krankheitsgruppe und der Vielzahl der prädisponierenden Erkrankungen nicht verwundert. Zu den prädisponierenden Konstellationen gehören die Herz- und die Niereninsuffizienz, die zerebralen Durchblutungsstörungen, die längerfristige Einnahme von Opioiden oder auch der Aufenthalt in großer Höhe.

Auf die repetitiven Arousals reagieren manche Patienten entweder mit bewusstem Erwachen in Form von Ein- und/oder Durchschlafstörungen (Insomnie) oder mit einer unbemerkten Schlaffragmentierung, die sich lediglich durch eine erhöhte Tagesschläfrigkeit (Hypersomnie) oder Müdigkeit manifestiert.

Typischerweise, aber nicht zwingend wachen die Betroffenen bei einem insomnischen Bild mit Atemnot auf, die nach dem Erwachen durch vertieftes Atmen in aller Regel rasch beseitigt wird. Die unregelmäßige Atmung wird auch vom Bettpartner oft nicht bemerkt.

Im Rahmen der Hyperventilationen kann es jedoch durch die erhöhte Strömungsgeschwindigkeit durchaus zum **Schnarchen** durch Turbulenzen und Vibrationen der Pharynxwände kommen, obgleich während gleichmäßiger Atmung keine Atmungsgeräusche auftreten. Die hohe Prävalenz des Schnarchens in der erwachsenen Bevölkerung macht darüber hinaus häufig eine Koexistenz bei vorliegendem zentralen Schlafapnoesyndrom wahrscheinlich. Das Symptom unregelmäßiges Schnarchen schließt daher ein zentrales Schlafapnoesyndrom keinesfalls aus.

▶ **Praxistipp** Das Symptom Schnarchen schließt das Vorliegen eines zentralen Schlafapnoesyndroms genauso wenig aus wie die erfolgreiche Beseitigung der Geräusche durch eine Therapie.

In den meisten Fällen werden Konzentrationsstörungen und eine verminderte Leistungsfähigkeit am Tage beklagt. Diese Tagessymptome werden allerdings nicht selten den vorhandenen Komorbiditäten zugeschrieben, ohne dass an ein zentrales Schlafapnoesyndrom gedacht wird.

Da die **Cheyne-Stokes-Atmung** fast ausschließlich beim Vorliegen einer manifesten Linksherzinsuffizienz oder eines zerebralen Insults auftritt, können die Symptome der Grunderkrankung im Vordergrund stehen. Hierzu wird auf die entsprechenden Lehrbücher der Inneren Medizin und der Neurologie verwiesen. Es wird eher selten über Tagesmüdigkeit oder gar -schläfrigkeit geklagt.

Die **periodische Atmung in großer Höhe** ist die beim geringsten Höhenunterschied auftretende und blandeste der 4 Formen der Höhenkrankheit. Sie kann sich lediglich in insomnischen Beschwerden, vermehrter Erschöpfbarkeit, Kopfschmerzen und

Appetitlosigkeit äußern. Die akute Höhenkrankheit mit Erbrechen und eingeschränkter Diurese, das höhenbedingte Lungenödem und das höhenbedingte Hirnödem sind die 3 weiteren Formen und stellen einen lebensbedrohlichen Zustand dar. Interessanterweise haben weder körperliche Fitness noch Rauchen oder Alter einen Einfluss auf das Entstehen der Höhenkrankheit.

Es existieren kaum Untersuchungen zu **Prognose** und **Komorbiditäten** der zentralen Schlafapnoesyndrome. Einzig das Kollektiv der herzinsuffizienten Patienten wurde daraufhin untersucht. Es gilt als gesichert, dass eine Cheyne-Stokes-Atmung am Tage mit einer erhöhten Mortalität einhergeht. Es gibt außerdem einige prospektive Kohortenstudien, die auch dann eine Zunahme der Mortalität bei herzinsuffizienten Patienten fanden, wenn ausschließlich nachts eine Cheyne-Stokes-Atmung nachgewiesen werden konnte. Mehr als 30 zentrale Ereignisse pro Stunde Schlaf werden in diesem Zusammenhang als relevant betrachtet. Ob die erfolgreiche Beseitigung der Cheyne-Stokes-Atmung die Mortalität reduziert, ist aufgrund widersprüchlicher Studienergebnisse unklar.

▶ **Praxistipp** Die Symptome der zentralen Schlafapnoesyndrome sind typischerweise unspezifisch, der Leidensdruck der Patienten ist meist gering. Die Bedeutung der zentralen Schlafapnoesyndrome für die allgemeine Morbidität und Mortalität ist nicht eindeutig geklärt.

4.1.4.2 Hypoventilations- bzw. Hypoxämiesyndrome

Diese Erkrankungsgruppe geht immer mit einer **chronisch-ventilatorischen Insuffizienz** einher.

Die Betroffenen bemerken in der Frühphase allenfalls eine gering ausgeprägte Dyspnoe bei Belastung. Im Vordergrund stehen die Symptome, welche durch die Blutgasveränderungen im REM-Schlaf bedingt sind:

- Ein- und Durchschlafstörungen,
- morgendliche Kopfschmerzen,
- Tagesmüdigkeit,
- Konzentrationsstörungen,
- eingeschränkte Leistungsfähigkeit am Tage.

Da diese Symptome jedoch unspezifisch sind und sich langsam entwickeln, werden sie von den Patienten häufig nicht mit schlafbezogenen Atmungsstörungen in Verbindung gebracht. Besonders übergewichtige Patienten führen ihre Beschwerden einzig auf ihr erhöhtes Körpergewicht zurück.

Mit der Entwicklung einer manifesten chronisch-ventilatorischen Insuffizienz tritt die zunehmend rasche körperliche Erschöpfbarkeit am Tage in den Vordergrund. Die Patienten sind in ihrer Mobilität deutlich eingeschränkt. Eine Dyspnoe bei Belastung oder sogar in Ruhe ist nicht obligat, findet sich aber häufig. Es kommt im weiteren Verlauf regelhaft zu einer sekundären Polyglobulie, kardialen Arrhythmien und zur Entwicklung eines Cor pulmonale mit Zeichen der Rechtsherzinsuffizienz. Bei neuromuskulären Erkrankungen sind darüber hinaus eine Orthopnoe, ein abgeschwächter Hustenstoß und eine abnehmende Phonationsdauer typisch.

Die weitaus größte Zahl der Patienten entwickelt die Hypoventilation auf dem Boden einer durch Inhalationsrauchen entstandenen **COPD,** meist besteht gleichzeitig ein Lungenemphysem. Schon eine geringe Zunahme der Atemarbeit, z. B. im Rahmen eines leichten Infektes der oberen Atemwege, kann zu einem akuten Versagen der Atempumpe mit ausgeprägter respiratorischer Azidose führen, die eine intensivmedizinische Behandlung notwendig macht. Leider fallen viele Patienten erst nach einer solchen dramatischen Exazerbation auf. Da das Rauchen nur selten aufgegeben wird, schreitet die Schädigung der Atempumpe und des Lungenparenchyms in den meisten Fällen kontinuierlich fort. Die Prognose ist daher als schlecht zu bezeichnen.

Dies gilt in gleicher Weise für alle Hypoventilationssyndrome, es sei denn, die Grunderkrankung ist reversibel. Das **Obesitas-Hypoventilationssyndrom** ist in diesem Zusammenhang an erster Stelle zu nennen, wenn eine relevante Reduktion des Körpergewichtes gelingt. Es kann allerdings bisher nicht vorhergesagt werden, ab welchem Gewicht genau ein Obesitas-Hypoventilationssyndrom auftritt oder durch eine Gewichtsreduktion wieder verschwindet.

Neuromuskuläre Erkrankungen führen zu sehr unterschiedlichen Zeitpunkten im Krankheitsverlauf und Lebensalter zur Atmungsinsuffizienz. Eine nicht invasive Beatmung über eine Maske bis hin zur invasiven Beatmung über ein Tracheostoma kann notwendig werden ab der Geburt (spinale Muskelatrophie Typ I), während der Adoleszenz (Muskeldystrophie Duchenne), im Erwachsenenalter (myotone Dystrophie Curschmann-Steinert) oder erst im höheren Alter (spinale Muskelatrophie Typ IV). Die amyotrophe Lateralsklerose manifestiert sich häufig initial durch eine akute Ateminsuffizienz. Bestimmte Erkrankungen aus dieser Gruppe verlaufen hingegen nur selten mit einer Ateminsuffizienz (z. B. Post-Polio-Syndrom, mitochondriale Myopathien, Central Core Disease). Die Schwäche der Atemmuskulatur beeinträchtigt jedoch nicht nur die Atempumpe, sondern auch die Kraft des Hustenstoßes und folglich die bronchiale Clearance, was die Prognose heute wesentlich beeinflusst. Eine genaue Diagnosestellung der Grunderkrankung ist daher erforderlich, um die schlafmedizinischen und pneumologischen Kontrollintervalle sinnvoll planen zu können.

4.2   Atmungsstörungen mit Obstruktion

Die schlafbezogenen Atmungsstörungen mit Obstruktion, nach der Klassifikation der ICSD-3 gleichbedeutend mit der obstruktiven Schlafapnoe, sind weit verbreitet. In der ICD-11 findet sich das Krankheitsbild 7A41 „obstruktive Schlafapnoe" im Kapitel 7 („Schlaf-Wach-Störungen"). Aufgrund der Zunahme des wichtigsten Risikofaktors, der Adipositas, ist mit einer weiteren Zunahme zu rechnen.

Patienten mit einer obstruktiven Schlafapnoe sind einem höheren kardiovaskulären Risiko ausgesetzt und oft erheblich in ihrer Lebensqualität beeinträchtigt.

Das isolierte Schnarchen ist hingegen nach derzeitigem Wissensstand nicht mit einer relevanten gesundheitlichen Beeinträchtigung verbunden. Der oft ausgeprägte Leidensdruck der Schnarcher und die weite Verbreitung unterstreichen jedoch die Bedeutung. Im Folgenden werden die schlafbezogenen Atmungsstörungen des Erwachsenen thematisiert. Auch wenn die obstruktive Schlafapnoe im Kindesalter in der ICSD-3 unter den SBAS aufgeführt ist, wird dieses Krankheitsbild im Kap. 11 („Schlafstörungen im Kindesalter") erläutert (Abschn. 11.2).

4.2.1 Definitionen

Unter dem Begriff der schlafbezogenen Atmungsstörungen mit Obstruktion wurden in der Vergangenheit die obstruktive Schlafapnoe mit ihren verschiedenen Schweregraden sowie eine Frühform, das Upper Airway Resistance Syndrome (UARS), subsumiert.

Unter einem **UARS** wurde eine Erkrankung verstanden, die mit einem pathologisch gesteigerten Widerstand der oberen Atemwege einhergeht und zu respiratorischen Arousals mit Beeinträchtigung der Schlafqualität führt, ohne jedoch von polysomnografisch erkennbaren Einschränkungen der Atemflusskurven im Sinne einer Apnoe oder Hypopnoe begleitet zu sein. Die breite Einführung der Staudruckmessungen zur Atemflussregistrierung und das zunehmende Verständnis der Flusslimitationen haben jedoch zu einer neuen Definition der respiratorischen Ereignisse geführt. In diesem Zusammenhang sei auf die Bedeutung der respiratorischen Arousals (RERAs) verwiesen (Abb. 2.20), die nun ebenfalls in die Berechnung der Atmungsereignisse mit aufgenommen werden. Zur Erkennung der respiratorischen Ursache von Arousals kann eine Ösophagusdruckmessung hilfreich sein, häufig finden sich jedoch auch sekundäre Zeichen der Atemwegsobstruktion, wie eine Flusslimitation oder ein zunehmendes Schnarchen, das von einem Arousal terminiert wird. Weitere Erläuterungen zur aktuellen Definition der respiratorischen Ereignisse finden sich in Kap. 2.

Auch wenn die Begrifflichkeit des UARS noch immer weitverbreitet ist, wurde dieses Krankheitskonzept daher in den letzten Jahren verlassen. Bereits in der ICSD-2 ist dieses Syndrom nicht mehr aufgeführt und in der obstruktiven Schlafapnoe aufgegangen. Der Wegfall des UARS ist konsequent, da die Abgrenzung von der obstruktiven Schlafapnoe letztlich willkürlich gewählt war und sich keine relevanten Unterschiede in der Diagnostik und Therapie ergaben.

Nicht alle Patienten, die eine **obstruktive Schlafapnoe** aufweisen, leiden auch unter entsprechenden subjektiven Symptomen, also einem obstruktiven Schlafapnoe-Syndrom. In diesem Kapitel wird daher einheitlich der Begriff obstruktive Schlafapnoe verwendet, wie dies auch in der ICSD-3 der Fall ist.

Diagnostische Kriterien der obstruktiven Schlafapnoe gemäß der American Academy of Sleep Medicine (AASM)

Die Diagnose der obstruktiven Schlafapnoe ist erfüllt, wenn entweder die Bedingungen A und B oder alternativ die Bedingung C erfüllt sind.

A. Mindestens einer der folgenden Punkte ist erfüllt:
  - Der Patient berichtet über Schläfrigkeit, nicht erholsamen Schlaf, Müdigkeit oder Ein- und Durchschlafstörungen.
  - Der Patient erwacht mit Atempausen, Schnappen nach Luft oder Erstickungsanfällen.
  - Der Bettpartner oder ein anderer Beobachter berichtet über Schnarchen, Atempausen oder beides während des Schlafes des Patienten.
  - Bei dem Patienten wurde ein Hypertonus, eine Störung der Stimmung, eine kognitive Störung, eine koronare Herzkrankheit, ein Schlaganfall, eine Herzinsuffizienz, ein Vorhofflimmern oder ein Typ-2-Diabetes diagnostiziert.

B. Eine polysomnografische oder eine ambulante Schlafuntersuchung* zeigt die folgenden Auffälligkeiten:
  - 5 oder mehr vornehmlich obstruktive respiratorische Ereignisse, z. B. obstruktive oder gemischte Apnoen, Hypopnoen oder RERAs (respiratory effort related arousal, im Folgenden als respiratorisches Arousal übersetzt) pro Stunde Schlaf oder pro Stunde Aufzeichnungszeit
  - Alternativ ist für die AASM die Diagnose auch dann gesichert, wenn das folgende Kriterium erfüllt ist (C):
    Eine polysomnografische oder eine ambulante Schlafuntersuchung* zeigt die folgenden Auffälligkeiten:
  - 15 oder mehr vornehmlich obstruktive respiratorische Ereignisse (z. B. Apnoen, Hypopnoen oder RERAs) pro Stunde Schlaf oder pro Stunde Aufzeichnungszeit

* im amerikanischen Original als „out of center sleep testing" (OCST) bezeichnet

Für die Diagnosestellung sind demnach polygrafische bzw. polysomnografische und klinische Kriterien von Bedeutung. Ferner ist nicht für alle Atmungsereignisse eine klar erkennbare obstruktive Genese gefordert, was der Tatsache Rechnung trägt, dass bei der obstruktiven Schlafapnoe häufig auch zentrale oder gemischte Apnoen zu finden sind. Die ICSD-3 kennt im Übrigen den Begriff des gemischten Schlafapnoesyndroms nicht, der immer noch häufig verwendet wird.

Verglichen mit der Vorgängerversion der ICSD finden sich Neuerungen in den diagnostischen Kriterien, die für die Diagnostik der Schlafapnoe von erheblicher Bedeutung sind. Zum einen finden sich definierte Komorbiditäten als alternatives Kriterium zu den klinischen Symptomen. Dies bedeutet, dass bei Vorliegen einer dieser Komorbiditäten die obstruktive Schlafapnoe auch dann diagnostiziert werden kann, wenn mehr als 5 respiratorische Ereignisse pro Stunde Schlaf vorliegen, aber vom Patienten keine subjektiven Symptome beklagt werden. Dies trägt der Bedeutung der genannten komorbiden Störungen Rechnung, sowohl was die kardiovaskulären Folgen der Schlafapnoe angeht als auch in Bezug auf die klinische Symptomatik und die Lebensqualität der Betroffenen. Darüber hinaus ermöglicht diese Definition eine Therapie der (leichtgradigen) obstruktiven Schlafapnoe auch dann, wenn keine Symptome vorliegen, aufgrund der (kardiovaskulären) Begleiterkrankung jedoch eine Therapie angezeigt scheint.

Während in der ICSD-2 die Polysomnografie (PSG) noch als alleinige objektivierende Untersuchung genannt wird, verweist die ICSD-3 alternativ auf ein „out of center sleep testing" (OCST). Entsprechend beziehen sich die Grenzwerte für die respiratorischen Ereignisse nun neben der Schlafzeit auch auf die Untersuchungszeit. Die ICSD-3 regt an, den Begriff des „respiratory event index" (REI) zu verwenden, wenn auf ein OCST Bezug genommen wird, und verweist darauf, dass ein OCST dazu neigt, die Schwere der Atmungsstörung zu unterschätzen, und ein Ausschluss des Krankheitsbildes damit nicht möglich ist. Dies ist auch dadurch bedingt, dass respiratorische Arousal mit einem OCST nicht erfasst werden. Was sich hinter dem OCST verbirgt, wird in der ICSD-3 nicht klar definiert, sodass eine Übertragung auf deutsche Verhältnisse nicht ohne Weiteres möglich ist. Durch die derzeit geltenden Richtlinien des Gemeinsamen Bundesausschusses (Qualitätssicherungsvereinbarung gemäß § 135 Abs. 2 SGB V zur Diagnostik und Therapie schlafbezogener Atmungsstörungen) ist zumindest im Versorgungsbereich der gesetzlichen Krankenversicherung die ambulante Diagnostik der obstruktiven Schlafapnoe auf die Polygrafie begrenzt, auch wenn es zunehmend innovative und gut validierte Alternativen gibt. Letztlich erfahren die ambulanten Untersuchungsverfahren jedoch durch diese Klassifikation eine erhebliche Aufwertung.

Häufig wird eine Einteilung der obstruktiven Schlafapnoe in bestimmte Schweregrade vorgenommen. Eine verbindliche Definition hierzu existiert jedoch nicht und die Bedeutung der subjektiven Symptome schlägt sich bereits in der zweigeteilten Definition der obstruktiven Schlafapnoe in der ICSD-3 nieder. Oft wird jedoch

- eine leichtgradige obstruktive Schlafapnoe mit einem Respiratory Disturbance Index (RDI) von 5–15,
- eine mittelgradige mit einem RDI von 15–30 und
- eine schwergradige Schlafapnoe mit einem Index von über 30 kategorisiert.

Letztlich muss diese Einteilung aber immer unbefriedigend bleiben, solange sie sich lediglich an der Anzahl der Atmungsereignisse orientiert und das komplexe klinische Bild der Erkrankung außer Acht lässt. Insbesondere die Frage, ob ein Patient mit einer obstruktiven Schlafapnoe überhaupt einer Therapie bedarf, lässt sich nicht ausschließlich mit einem auf den RDI bezogenen Schweregrad beantworten.

▶ **Praxistipp** Die Definition der obstruktiven Schlafapnoe orientiert sich an klinischen und poly(somno)grafischen Kriterien. Die Diagnose kann jedoch auch allein aufgrund der Anzahl der respiratorischen Ereignisse gestellt werden.

4.2.2 Ätiologie und Pathophysiologie

Die Ursache der obstruktiven Schlafapnoe ist letztlich eine funktionelle Instabilität des oberen Atemweges.

Während der Einatmung kommt es durch die Ausdehnung des Thorax zu einem Unterdruck in den Atemwegen, sodass die Luft in den Brustkorb entlang dieses Druckgradienten einströmen kann. Während die Nase und die unteren Atemwege durch zahlreiche rigide Strukturen (Knochen, Knorpel) stabilisiert werden, sind für die Stabilisierung des pharyngealen Abschnittes des oberen Atemweges lediglich die muskulären Strukturen des Pharynx verantwortlich. In diesem Bereich, also zwischen Choanen und Trachea, liegt demnach ein Segment, welches sich durch eine vergleichsweise hohe Kollapsibilität auszeichnet. Kann dieses pharyngeale muskuläre Segment den Atemweg während der Inspiration nicht mehr ausreichend offen halten, erhöht sich der Atemwegswiderstand und es kommt zu Vibrationen, dem Schnarchen, oder zu einer zunehmenden Einengung des Atemweges bis hin zur obstruktiven Apnoe.

Der Mensch ist in diesem Zusammenhang verglichen mit anderen Säugetieren besonders gefährdet. Die im Tierreich beispiellosen Möglichkeiten des Menschen zur Artikulation setzen eine besondere Mobilität der pharyngealen Strukturen voraus. Der Mensch erkauft sich diese erhöhte Mobilität und Artikulationsfähigkeit mit einer Instabilität der oberen Atemwege.

▶ **Praxistipp** Das Phänomen der obstruktiven Schlafapnoe liegt in der speziellen Anatomie des oberen Atemweges begründet. Der pharyngeale Abschnitt dieses Atemweges fungiert als kollapsibles Segment, das bei Inspiration lediglich durch die Aktivität der Pharynxmuskulatur offen gehalten werden kann.

Dieses Prinzip erklärt auch, warum eine obstruktive Schlafapnoe in aller Regel nur im Schlaf zu finden ist. Mit dem Einsetzen des Schlafs kommt es zu einer Abnahme des Muskeltonus auch im Bereich der Dilatatoren des oberen Atemweges in Abhängigkeit von der Schlaftiefe. Dies alleine kann, insbesondere im REM-Schlaf, die Kompensationsmöglichkeiten der Muskulatur des oberen Atemweges übersteigen und eine Obstruktion des Atemweges bedingen. Darüber hinaus kommt es im Schlaf durch die liegende Position zu einer individuell unterschiedlich ausgeprägten Umverteilung von Flüssigkeit („fluid shift") aus den abhängigen Körperpartien in die Halsweichteile, die eine Einengung des oberen Atemweges bedingen und damit die Kollapsibilität erhöhen.

All dies erklärt, warum eine Obstruktion bei Inspiration überhaupt auftreten kann, warum der obere Atemweg hierfür besonders vulnerabel ist und warum die Störung nur im Schlaf auftritt. Über diese grundsätzlichen Erwägungen hinaus müssen jedoch noch weitere auslösende Faktoren hinzutreten, da eine obstruktive Schlafapnoe ja nicht bei allen, sondern nur bei besonders disponierten Menschen und dies auch in unterschiedlichem Ausmaß auftritt.

Mehrere auslösende Faktoren sind hierfür identifiziert worden, wobei anatomische Erklärungsmodelle und funktionelle Auslösemechanismen von Bedeutung sind.

4.2.2.1 Anatomische Erklärungsmodelle

Die anatomischen Erklärungsmodelle betrachten vornehmlich die anatomischen Gegebenheiten und damit die physikalischen Gesetzmäßigkeiten am oberen Atemweg. Häufig wird hier auf strömungsphysiologische Überlegungen zurückgegriffen und der obere Atemweg als Starling-Resistor betrachtet. Dieses Modell geht von der Ausgangsbedingung aus, dass ein kollapsibiles Segment (beim Menschen der pharyngeale Muskelschlauch) zwischen 2 starren Rohren (beim Menschen die Nase auf der einen und die Trachea auf der anderen Seite) zu liegen kommt und dieses kollapsibile Segment von einem abgeschlossenen Raum umgeben ist (beim Menschen die pharyngealen Weichteile).

Der Zustand dieses kollapsibilen Segments hängt hierbei vom intraluminalen Druck (also vom Atemwegsdruck bei Inspiration) und vom Gewebsdruck ab. Übersteigt der intraluminale Druck den Umgebungsdruck deutlich, so bleibt das Segment offen. Übersteigt hingegen der Umgebungsdruck den intraluminalen Druck, so kommt es zu einem Kollaps des Segments, was klinisch einer obstruktiven Apnoe entspricht. Auf diesen Überlegungen beruht das Konzept (und die Messung) des kritischen Verschlussdrucks. Der kritische Verschlussdruck gibt den Druck im Atemweg an, bei dem sich dieser verschließt. Beim Gesunden ist dieser Druck stark negativ und demnach negativer als der bei der Einatmung physiologischerweise auftretende negative inspiratorische Atemwegsdruck. Bei Patienten mit einer SBAS hingegen zeigt sich in der Regel mit zunehmender Schwere der Erkrankung ein zunehmend weniger negativer bis positiver kritischer Verschlussdruck.

▶ **Praxistipp** Das Verhalten des kollapsibilen Segmentes des oberen Atemweges unterliegt zahlreichen allgemeinen strömungsphysiologischen Gesetzmäßigkeiten. Damit es zur klinischen Ausprägung einer obstruktiven Schlafapnoe kommt, sind immer individuelle auslösende Faktoren zu berücksichtigen.

Bei dieser anatomischen Betrachtung spielt auf der einen Seite die **Zunahme des Gewebsdrucks** eine entscheidende Rolle. Hierfür ist bei der obstruktiven Schlafapnoe in erster Linie die Adipositas als wichtigster Risikofaktor verantwortlich.

Zahlreiche Studien konnten, basierend auf unterschiedlichen bildgebenden Verfahren, belegen, dass bei Adipositas nicht nur das Körperfett insgesamt erhöht ist, sondern sich auch gerade im Bereich des Pharynx Fetteinlagerungen finden, die zu einer Einengung des Atemweges in diesem Segment führen. Weitere Faktoren, die zu einer Zunahme des Gewebsdrucks führen können, sind z. B. ein Gewebsödem, das durch das Schnarchen häufig ausgelöst wird, oder das Myxödem, das sich bei einer Hypothyreose findet und gelegentlich Ursache für eine obstruktive Schlafapnoe in dieser Patientengruppe sein kann.

Auf der anderen Seite sind Faktoren von Bedeutung, die zu einer **Erhöhung des negativen inspiratorischen Drucks** führen. Hierzu gehören u. a. anatomische Besonderheiten, die eine Einengung des oberen Atemweges bedingen,

- wie z. B. eine nasale Obstruktion (Septumdeviation, Muschelhyperplasie),
- eine Gewebsvermehrung im Oropharynx (Tonsillenhyperplasie, Uvulahyperplasie),
- eine Retrognathie,
- Mittelgesichtsanomalien (dolichozephale Gesichtstypen) oder
- eine Anomalie der Epiglottis.

Auf dieser Basis lässt sich die Wirksamkeit einiger operativer Therapieverfahren zumindest anteilig erklären.

Diese anatomischen Erklärungsmodelle erklären das Krankheitsbild jedoch nicht vollumfänglich. Gerade in jüngster Zeit wurden vermehrt funktionelle Modelle vorgestellt, die eine alternative oder ergänzende Erklärung für das Auftreten einer obstruktiven Schlafapnoe liefern.

4.2.2.2 Funktionelle Erklärungsmodelle

Bei der funktionellen Betrachtung des oberen Atemweges sind 3 Faktoren von Bedeutung: die Fähigkeit der muskulären Dilatatoren, auf Druckschwankungen im oberen Atemweg zu reagieren, die Arousal-Schwelle und das Phänomen des „loop gain".

Grundsätzlich verfügt der obere Atemweg über die Möglichkeit, intraluminale Druckschwankungen zu registrieren und einer Zunahme des Atemwegswiderstandes durch eine Erhöhung des Muskeltonus entgegenzuwirken. Hierbei konnte jedoch gezeigt werden, dass insbesondere die **muskuläre Antwort** des wichtigsten Dilatators des oberen Atemweges, des M. genioglossus, individuell unterschiedlich ausgeprägt ist. Reagiert der M. genioglossus nur wenig auf die Zunahme des negativen intraluminalen Drucks, begünstigt dies das Auftreten von Obstruktionen.

Tritt eine Obstruktion des oberen Atemweges auf, so wird diese in aller Regel von einem Arousal terminiert. Verantwortlich für die Auslösung des Arousals ist hierbei vornehmlich die Zunahme des Atemwegswiderstandes. Aktuelle Untersuchungen zeigen jedoch, dass die Schwelle zur Auslösung eines Arousals individuell unterschiedlich ist. Ist die **Arousal-Schwelle** niedrig, wird die Atemwegsobstruktion früh terminiert und damit noch bevor die regulatorischen Mechanismen (z. B. die reflektorische Zunahme des Muskeltonus) der Atemwegsobstruktion entgegenwirken kann. Dies trägt durch die starke Schlaffragmentierung zur Symptomatik der OSA bei. Das Konzept der Arousalschwelle kann eine Erklärung dafür liefern, warum bei einem Teil der Patienten zumindest im Rahmen entsprechender Studien Sedativa paradoxerweise zu einer Besserung der Schlafapnoe führen, da sie die Arousal-Schwelle heraufsetzen.

Das Phänomen des **„loop gain"** beschreibt die respiratorische Antwort auf ein respiratorisches Ereignis, z. B. eine Atempause. Reagiert das Atemzentrum sehr stark auf dieses Ereignis, entsteht eine ausgeprägte Hyperventilation während des den Pharynx öffnenden Arousals. Dies kann eine starke Absenkung des CO_2 zur Folge haben, die die muskuläre Antwort des oberen Atemweges reduziert und das Auftreten von Apnoen begünstigt. Patienten mit einem hohen „loop gain" weisen damit eine funktionelle Instabilität des oberen Atemweges auf.

> ▶ **Praxistipp** Die Ätiologie der obstruktiven Schlafapnoe ist in aller Regel multi-
> faktoriell, sodass auch therapeutische Ansätze die Komplexität dieses Krank-
> heitsbildes berücksichtigen müssen.

Die genannten Erklärungsmodelle und auslösenden Faktoren sind nicht bei allen Patienten in gleicher Weise bedeutsam. So gibt es Patientenkollektive, bei denen anatomische Faktoren und damit ein pathologischer kritischer Verschlussdruck im Vordergrund stehen. Bei anderen Patientengruppen hingegen spielen die genannten funktionellen Aspekte eine vordringliche Rolle. Letztlich liegt nahe, dass sich dies auch auf die Wirksamkeit unterschiedlicher therapeutischer Verfahren auswirkt und das z. B. operative Verfahren für Patienten mit vornehmlich funktioneller Störung weniger erfolgversprechend sind. Daher wird in den letzten Jahren vermehrt versucht, eine Endotypisierung des Krankheitsbildes zu etablieren, welches die Auswahl des therapeutischen Verfahrens optimieren soll.

4.2.3 Epidemiologie

Die **Prävalenz** der obstruktiven Schlafapnoe ist alters- und geschlechtsabhängig. Darüber hinaus gibt es erhebliche Unterschiede im Hinblick auf genetische bzw. ethnische Faktoren.

Die höchste Prävalenz findet sich bei Männern im mittleren bis höheren Lebensalter, die Angaben zur Prävalenz variieren jedoch deutlich zwischen den Studien. Dies ist unter anderem durch die unterschiedlichen diagnostischen Methoden und Grenzwertdefinitionen in den Untersuchungen begründet. Zweifelsohne hat die Prävalenz im Laufe der letzten Jahrzehnte zugenommen, was unter anderem auch mit der Zunahme des wichtigsten Risikofaktors, der Adipositas, in Zusammenhang gebracht wird. Eine aktuelle Studie zur Prävalenz der Erkrankung in Deutschland verweist auf eine über alle Altersgruppen gemittelte Prävalenz für einen Apnoe-Hypopnoe-Index größer 15 von 30 % bei Männern und 13 % bei Frauen, wobei nicht alle Betroffenen symptomatisch oder therapiebedürftig sind. Hierbei ist jedoch zu berücksichtigen, dass sich die Definitionen für die verschiedenen respiratorischen Ereignisse stetig gewandelt haben und sich parallel hierzu die Messtechnik verbessert hat, die Grenzwerte für die Diagnose der obstruktiven Schlafapnoe jedoch unverändert geblieben sind.

In der afroamerikanischen Bevölkerung ist die Prävalenz insgesamt höher als in der kaukasischen oder asiatischen, auch unabhängig von Ungleichheiten in der Verteilung der Risikofaktoren (Adipositas).

In den letzten Jahren wurde immer wieder auf genetische Aspekte der obstruktiven Schlafapnoe hingewiesen. Letztlich ist eine familiäre Häufung zu beobachten und es mehren sich die Hinweise auf eine (multifaktorielle) genetische Disposition zu dieser Erkrankung. Praktische Konsequenzen lassen sich hieraus derzeit jedoch nicht ableiten.

4.2.4 Klinisches Bild

Das klinische Bild der obstruktiven Schlafapnoe ist vielgestaltig und kann

- in unmittelbar schlafbezogene Symptome,
- Beschwerden im Zusammenhang mit nicht erholsamem Schlaf und
- sekundäre Symptome durch entsprechende Folgeerkrankungen

unterschieden werden.

Zu den schlafbezogenen Symptomen gehören zahlreiche Phänomene, die häufig nicht vom Patienten selbst, sondern vom Bettpartner beobachtet und berichtet werden. So zeigen die Patienten in der Regel

- lautes und unregelmäßiges Schnarchen,
- wahrnehmbare Unregelmäßigkeiten der Atmung bis hin zu Atempausen,
- eine allgemeine Bewegungsunruhe und
- starkes Schwitzen in der Nacht.

Die Patienten erwachen häufig ruckartig und schnappen nach Luft. Da die Arousals bzw. Wachphasen jedoch nur von kurzer Dauer sind, erinnern sich die Patienten nicht immer bzw. nicht an alle atmungsbezogenen Weckreaktionen. Gerade die nächtlichen Atempausen und das dramatisch anmutende Ringen nach Luft verängstigt regelhaft die Bettpartner, sodass diese häufig der Anstoß für eine ärztliche Konsultation sind.

Diese nächtlichen schlafbezogenen Symptome sind oft – aber nicht immer – von einer entsprechenden Tagessymptomatik, allen voran einer Hypersomnie, begleitet. Das

Ausmaß der Tagessymptomatik zeigt naturgemäß einen Zusammenhang mit dem Ausmaß der schlafbezogenen Atmungsstörung, letztlich finden sich aber auch immer wieder Patienten mit grenzwertigen Befunden, die eine deutliche Einschränkung ihrer Tagesbefindlichkeit beklagen bzw. Patienten mit einer schwergradigen Schlafapnoe, die nur auf Nachfrage entsprechende Symptome angeben bzw. diese als „normal" erachten. Hier findet man häufig einen Zusammenhang mit den beruflichen und intellektuellen Anforderungen an die Betroffenen während des Tages.

▶   **Praxistipp** Die erhöhte Tagesschläfrigkeit ist das Leitsymptom der obstruktiven Schlafapnoe. Sie geht mit einer erhöhten Einschlafneigung am Tage einher und ist von einer Müdigkeit bzw. Antriebslosigkeit abzugrenzen, wie sie z. B. bei einer Insomnie oder depressiven Störungen zu finden ist.

Die **erhöhte Tagesschläfrigkeit** bei der obstruktiven Schlafapnoe ist häufig von erheblicher sozialer Bedeutung. Die Patienten berichten, dass sie bei jeder sich bietenden Gelegenheit einschlafen, z. B. im Wartezimmer ihres Arztes, aber auch am Nachmittag nach der Arbeit, bei Arbeitspausen im Betrieb oder an Wochenenden, wenn sie nicht durch starke körperliche Aktivität wachgehalten werden. Als besonders problematisch wird häufig das Einschlafen in sozial nicht erwünschten Situationen geschildert, z. B. bei Sitzungen oder Besprechungen in Anwesenheit des Vorgesetzten, im Theater oder im Kino. Die starke Schläfrigkeit hat häufig erhebliche Auswirkungen auf die sozialen und familiären Beziehungen und die Patienten zeigen sich frustriert über ihre eigene Schläfrigkeit und ihre eingeschränkte körperliche und geistige Leistungsfähigkeit. Nicht selten trägt eine obstruktive Schlafapnoe zu einer Stagnation einer beruflichen Karriere bei. Dies alles kann beim Vollbild der Erkrankung zu einer erheblichen Veränderung der Persönlichkeitsstruktur und depressiver Symptomatik führen. Die Lebensqualität der Betroffenen ist häufig in relevantem Maße eingeschränkt.

Die Tagesschläfrigkeit kann darüber hinaus auch zu einer erheblichen Gefährdung der Gesundheit bzw. des Lebens der Betroffenen und Außenstehender führen. Gerade im Straßenverkehr, z. B. beim Autofahren, sind **Mikroschlafattacken**, über die viele Patienten berichten, höchst problematisch. Häufig können die Patienten das Fahrzeug noch zum Stehen bringen oder an Rastplätzen entsprechende Pausen einlegen. Eine Vielzahl von z. T. schweren Unfällen im Straßenverkehr wird jedoch auf erhöhte Schläfrigkeit zurückgeführt. Dies hat dazu geführt, dass zahlreiche öffentliche Verkehrsbetriebe Untersuchungen auf schlafbezogene Atmungsstörungen zum Bestandteil ihrer arbeitsmedizinischen Vorsorgeuntersuchungen gemacht haben. Über den Straßenverkehr hinaus sind auch Arbeiter an potenziell gefährlichen Maschinen, die unter einer obstruktiven Schlafapnoe leiden, in besonderem Maße gefährdet.

Fallbeispiel

In der schlafmedizinischen Sprechstunde wird ein 45-jähriger leitender Angestellter einer Bank vorstellig, der von seiner Frau gedrängt wurde, endlich zur Behandlung seiner Schlafprobleme einen Arzt aufzusuchen.

Die Ehefrau beklagt ein lautstarkes Schnarchen, welches in den letzten Jahren, einhergehend mit einer erheblichen Gewichtszunahme (aktueller BMI: 31), letztlich unerträglich geworden sei. Hinzu komme eine unregelmäßige Atmung im Schlaf, die mit langen Atempausen verbunden sei, sodass die Ehefrau ihren Mann früher häufig im Schlaf wachgerüttelt habe, aus Angst, er könne ersticken. Aufgrund der genannten Symptomatik schlafen die beiden seit einiger Zeit in getrennten Zimmern.

Der Mann berichtet weiter, dass er tagsüber oft von einer bleiernen Schläfrigkeit befallen werde, die ihn zwinge, sich auch tagsüber hinzulegen. Er schlafe dann auch tagsüber länger, als er sich vorgenommen habe. In jüngster Zeit schlafe er auch in Besprechungen am Arbeitsplatz ein. Bereits mehrfach hätte sich auch bei der Autofahrt ein Sekundenschlaf eingestellt, sodass er am Nachmittag auf der Fahrt nach Hause häufig eine Pause einlegen müsse, um kurz zu schlafen. Im Betrieb sei er bereits mehrfach von seinem Vorgesetzten auf die nachlassende Leistung angesprochen und auch schon nach Hause geschickt worden, weil er am Arbeitsplatz eingeschlafen sei. An den Wochenenden verschlafe er in der Regel die Tage, sodass auch seine sozialen Beziehungen und Aktivitäten stark eingeschränkt seien. Mit der Gewichtszunahme einhergehend habe sich ein hartnäckiger Bluthochdruck eingestellt, der auch durch eine antihypertensive 3-fach-Medikation nicht befriedigend eingestellt werden konnte.

In der weiteren schlafmedizinischen Abklärung ergibt sich die Diagnose einer obstruktiven Schlafapnoe. ◄

Die dargestellten Symptome beschreiben die klassische klinische Präsentation der obstruktiven Schlafapnoe, die sich typischerweise auf männliche Betroffene bezieht. Hierbei ist jedoch zu beachten, dass sich die Symptomatik zwischen den Geschlechtern unterscheidet und Frauen häufig weniger charakteristische Beschwerden, insbesondere weniger Schnarchen und Tagesschläfrigkeit, angeben. Hier stehen nicht selten unspezifische Symptome, aber auch insomnische Beschwerden oder eine depressive Symptomatik im Vordergrund. Patienten mit kardiovaskulären Erkrankungen, die in hohem Maße von einer obstruktiven Schlafapnoe betroffen sind, zeigen häufig kaum entsprechende klinische Symptome, was u. a. die Anwendung von Fragebögen zu diagnostischen Zwecken in diesem Kollektiv erschwert.

Neben den subjektiven Beschwerden sind auch die **gesundheitlichen Langzeitfolgen** der Erkrankung zu bedenken. Die obstruktive Schlafapnoe ist mit einer Vielzahl von kardiovaskulären und metabolischen Erkrankungen bzw. Störungen vergesellschaftet, wie z. B. arterieller Hypertonie, Herzrhythmusstörungen, Arteriosklerose, koronarer Herzkrankheit und den damit einhergehenden Folgeerkrankungen wie Herzinfarkt und Schlaganfall.

Über die reine Assoziation hinaus ist die obstruktive Schlafapnoe zwischenzeitlich aber auch als unabhängiger Risikofaktor für diese Erkrankungen anerkannt. Gerade bei Patienten mit einer arteriellen Hypertonie und einer obstruktiven Schlafapnoe zeigt sich der Bluthochdruck häufig als nur schwer therapeutisch beeinflussbar. Typisch ist hierbei die fehlende Absenkung des Blutdruckes in der Nacht (sogenanntes „non-dipping"). Wird die zugrunde liegende Schlafapnoe erfolgreich therapiert, kann mit einer Verbesserung des Blutdrucks bzw. einer Verbesserung der medikamentösen Einstellbarkeit der Hypertonie gerechnet werden, auch wenn die absolute Reduktion des Blutdrucks meist nur moderat ausfällt und sich gerade bei länger bestehender Hypertonie keine Normalisierung der Blutdruckwerte alleine durch eine Therapie der Schlafapnoe erreichen lässt.

Durch die wechselseitige Interaktion sind schlafbezogene Atmungsstörungen bei kardiologischen Patienten besonders häufig, insbesondere bei Patienten mit Herzinsuffizienz, die neben der typischen zentralen Atmungsstörung mit Cheyne-Stokes-Atmung auch häufig unter einer obstruktiven Schlafapnoe leiden. Liegt eine derartige Atmungsstörung vor, so hat dies erheblichen negativen Einfluss auf die Morbidität und Mortalität dieser Patientengruppe. Ein **„non-dipping"** oder das Vorliegen entsprechender kardiologischer Krankheitsbilder sollte daher im Umkehrschluss auch Anlass zu einer Abklärung hinsichtlich des Vorliegens einer schlafbezogenen Atmungsstörung sein.

Neben den kardiovaskulären Erkrankungen konnte auch eine erhöhte Insulinresistenz bei Patienten mit obstruktiver Schlafapnoe festgestellt werden.

Die obstruktive Schlafapnoe ist daher mit einer erhöhten Mortalität assoziiert; Patienten mit einer unbehandelten obstruktiven Schlafapnoe sterben früher als entsprechende Vergleichskollektive. Ob sich durch eine Therapie der obstruktiven Schlafapnoe hingegen die (kardiovaskuläre) Morbidität und Mortalität reduzieren lässt, ist umstritten. In einer aktuellen randomisierten klinischen Studie mit einem großen Kollektiv neu diagnostizierter Patienten mit obstruktiver Schlafapnoe konnte z. B. keine Reduktion der kardiovaskulären Ereignisse nachgewiesen werden, wobei die Patienten in diesem Kollektiv nicht schwer tagesschläfrig waren (sonst wäre auch eine Randomisierung in eine Kontrollgruppe kaum zu rechtfertigen) und die Compliance der Positivdrucktherapie unzureichend war.

▶ **Praxistipp** Über die nächtliche Atmungsstörung und die assoziierte Tagessymptomatik hinaus ist die obstruktive Schlafapnoe ein erheblicher kardiovaskulärer Risikofaktor und mit einer erhöhten kardiovaskulären Morbidität und Mortalität assoziiert.

An dieser Stelle sei bereits darauf hingewiesen, dass nicht zuletzt aufgrund der hohen Prävalenz der obstruktiven Schlafapnoe das gleichzeitige Auftreten mehrerer schlafmedizinischer Krankheitsbilder bei einem Patienten nicht ungewöhnlich ist. Diese komorbiden schlafmedizinischen Erkrankungen können das klinische Bild verändern und sich gegenseitig beeinflussen bzw. das Risiko für ein Auftreten erhöhen. So zeigt sich häufig eine Insomnie als komorbide Störung bei der obstruktiven Schlafapnoe. Das

Auftreten dieses Phänomens, welches als **„Comorbid Insomnia and Sleep Apnea (CO-MISA)"** eine eigenständige Begrifflichkeit erlangt hat, ist häufiger, als es sich allein durch die Prävalenz beider Erkrankungen erklären ließe. Die Erkennung solcher komorbider schlafmedizinischer Krankheitsbilder ist nicht nur in diesem Fall von Bedeutung, da diese einen erheblichen Einfluss auf die Auswahl und den Erfolg therapeutischer Maßnahmen haben können.

4.3   Schnarchen

In der aktuellen Ausgabe des Klassifikationssystems der Schlafstörungen (ICSD-3) wird das Schnarchen wieder zu den schlafbezogenen Atmungsstörungen gezählt. Das Schnarchen wird hier unter dem Abschnitt „Isolierte Symptome und Normvarianten" aufgeführt. In der ICD-11 hingegen findet sich das Schnarchen im Kap. 21 („Symptome oder klinische Befunde, anderenorts nicht klassifiziert") unter der Rubrik MD11 („Abnormalitäten der Atmung") als MD11.Y „Andere spezifizierte Abnormalitäten der Atmung", also nicht im Kapitel 7 („Schlaf-Wach-Störungen") bzw. nicht im Unterkapitel „Schlafbezogene Atmungsstörungen". Eher verwirrend erscheint uns in der ICD-11 die Einführung des Begriffes „Stertor" (MD11.80) als ein besonders starkes Schnarchen und Unterform der Mundatmung (MD11.8). Die Aspekte Definitionen, Ätiologie und Pathophysiologie, Epidemiologie und klinisches Bild werden im Folgenden getrennt von der obstruktiven Schlafapnoe dargestellt. Hinsichtlich der Aspekte Diagnostik und Therapie ergeben sich jedoch so große Überschneidungen mit der Schlafapnoe, dass beide Phänomene diesbezüglich im weiteren Verlauf gemeinsam besprochen werden sollen.

4.3.1   Definitionen

Für das **Schnarchen** als akustisches Phänomen existiert keine befriedigende Definition. Dies liegt nicht zuletzt daran, dass das akustische Phänomen Schnarchen immer subjektiv ist und grundsätzlich nicht klar definiert werden kann. (Die Antwort auf die Frage, was denn Schnarchen sei bzw. welche Atemgeräusche als Schnarchen zu bezeichnen sind, wird immer subjektiv und deskriptiv bleiben.) Wird vom Patienten oder dem Bettpartner über eine entsprechende akustische Belästigung im Schlaf berichtet und finden sich keine Hinweise auf eine obstruktive Schlafapnoe bzw. bleibt eine Abklärung hinsichtlich einer obstruktiven Schlafapnoe unauffällig, kann mit hinreichender Sicherheit ein Schnarchen diagnostiziert werden. Es wurde vielfach versucht, eine begriffliche Abgrenzung des akustischen Phänomens Schnarchen gegenüber dem Epiphänomen Schnarchen im Rahmen einer obstruktiven Schlafapnoe zu etablieren. In diesem Rahmen wurden verschiedenste Begrifflichkeiten wie primäres Schnarchen, harmloses Schnarchen, nicht apnoeisches Schnarchen, habituelles Schnarchen oder molestes Schnarchen (von lat. molestus: harmlos, aber störend) vorgeschlagen.

▶ **Praxistipp** Schnarchen wird dann als solches definiert, wenn entsprechende akustische Phänomene im Schlaf berichtet werden, ohne dass die o. g. Kriterien für eine obstruktive Schlafapnoe erfüllt sind.

4.3.2 Ätiologie und Pathophysiologie

Die Ursachen des Schnarchens sind vermutlich weniger komplex als bei der obstruktiven Schlafapnoe. Der Umstand, dass das Schnarchen vornehmlich im oberen Atemweg und im Schlaf auftritt, lässt sich jedoch in vergleichbarer Weise auf die anatomischen Besonderheiten des menschlichen Atemweges und auf das Absinken des Muskeltonus im Schlaf zurückführen (Abschn. 4.2). Der obere Atemweg begünstigt demnach mit seinem kollapsiblen Segment nicht nur eine Einengung bzw. Obstruktion, sondern ermöglicht auch das Auftreten von Vibrationen und damit Schnarchgeräuschen. Diese Schnarchgeräusche können grundsätzlich an den Weichteilen des gesamten oberen Atemweges auftreten, im Vordergrund stehen jedoch die Weichteile des Gaumens und des Zungengrundes. Anatomische Faktoren spielen beim Schnarchen verglichen mit der obstruktiven Schlafapnoe eine übergeordnete Rolle.

4.3.3 Epidemiologie

Auch die **Prävalenz** des Schnarchens ist alters- und geschlechtsabhängig. Die höchste Prävalenz findet sich bei Männern im mittleren bis höheren Lebensalter. Die Angaben zur Häufigkeit in dieser Gruppe schwanken zwischen 20 und 46 %. Die Tatsache, dass es für das Schnarchen weder eine verlässliche Definition noch eine objektive Diagnostik gibt, erklärt die Variationsbreite der Angaben. Entgegen der allgemeinen Annahme ist die Prävalenz bei Frauen im entsprechenden Alter mit 8–25 % nicht unerheblich, wenn auch deutlich geringer als bei den Männern.

4.3.4 Klinisches Bild

Das klinische Bild des Schnarchens ergibt sich unmittelbar: Die Betroffenen (bzw. die Bettpartner) berichten über sozial störendes Schnarchen. Grundsätzlich handelt es sich um ein singuläres Phänomen. Kommen weitere relevante Beschwerden wie z. B Tagesschläfrigkeit oder nicht erholsamer Schlaf hinzu, so muss dies zu weiterer Diagnostik hinsichtlich möglicher Auslöser der Hypersomnie oder der Schlafstörung im Allgemeinen Anlass geben. Gelegentlich kann das Schnarchen mit einer extrinsischen Schlafstörung mit Tagesschläfrigkeit assoziiert sein – nämlich dann, wenn der Schnarcher durch den Bettpartner geweckt oder anderweitig stimuliert wird, um das Schnarchen zu beenden.

Auch wenn das Schnarchen aus medizinischer Sicht in aller Regel harmlos ist, leiden die Betroffenen doch häufig erheblich unter den sozialen Folgen. Nicht selten werden gerade die schnarchenden Männer dann vorstellig, wenn sie aus dem häuslichen Schlafzimmer vertrieben werden. Aber auch Geschäfts- oder Urlaubsreisen mit Kollegen oder Freunden können für alle Beteiligten zur Belastung werden. Letztlich gilt Schnarchen bei Männern in der Regel als wenig attraktiv und gerade jüngere Männern wünschen daher häufig eine entsprechende Behandlung.

▶ **Praxistipp** Das Schnarchen des Erwachsenen ist aus medizinischer Sicht harmlos. Die Betroffenen fühlen sich jedoch häufig durch die sozialen Folgen erheblich belastet.

4.4 Diagnostische Maßnahmen

Eine Diagnostik hinsichtlich schlafbezogener Atmungsstörungen wird eingeleitet, wenn Symptome wie Schnarchen, Atempausen oder nicht erholsamer Schlaf vorliegen, insbesondere, wenn typische Risikoerkrankungen wie Adipositas, arterielle Hypertonie oder eine Herzinsuffizienz angegeben werden oder sich Hinweise auf eine schlafbezogene Hypoventilation ergeben.

Für den Bereich der gesetzlichen Krankenversicherung unterliegt die Diagnostik der Schlafapnoe der Qualitätssicherungsvereinbarung gemäß § 135 Absatz 2 des 5. Sozialgesetzbuches (SGB V) zur Diagnostik und Therapie schlafbezogener Atmungsstörungen, in der die fachlichen, apparativen, räumlichen und organisatorischen Voraussetzungen zur Durchführung und zum Erhalt einer entsprechenden Genehmigung (bzw. Ermächtigung) durch die Kassenärztliche Vereinigung definiert sind. Der Ablauf der entsprechenden Stufendiagnostik ist in der Anlage I Nr. 5 der Richtlinie des gemeinsamen Bundesausschusses zu Untersuchungs- und Behandlungsmethoden der vertragsärztlichen Versorgung (Richtlinie Methoden vertragsärztliche Versorgung) unverändert seit 2004 wie folgt festgelegt (Kap. 2):

- Anamnese (Stufe 1),
- klinische Untersuchung (Stufe 2),
- kardiorespiratorische Polygrafie (Stufe 3),
- Polysomnografie (Stufe 4).

Hierbei ist zu beachten, dass die Polysomnografie nach den genannten Richtlinien nur dann durchgeführt werden kann, wenn auf Basis der Stufe 1–3 einschließlich der Polygrafie keine eindeutige Diagnose gestellt werden kann bzw. nicht klar ist, ob oder wie der Patient zu behandeln ist. Entsprechend ist im Umkehrschluss eine kardiorespiratorische Polygrafie im Rahmen der gesetzlichen Krankenversicherung stets eine Voraussetzung für die Durchführung einer Polysomnografie.

Als schlafbezogene Atmungsstörungen im Sinne der Qualitätssicherungsvereinbarung gelten die zentrale und die obstruktive Schlafapnoe sowie „die obstruktive Rhonchopathie". Die genannten Richtlinien gelten entsprechend nicht für die Hypoventilations- und Hypoxämiesyndrome.

4.4.1 Diagnostik bei zentralen Schlafapnoesyndromen

Zentrale Schlafapnoesyndrome sind durch meist **geringe schlafmedizinische Beschwerden** gekennzeichnet und fallen daher über längere Zeiträume nicht auf. Sie werden häufig im Rahmen der Abklärung einer anderen Schlafstörung, z. B. einer obstruktiven Schlafapnoe oder Insomnie, entdeckt. Sind zentrale Apnoen ein unerwarteter Befund in der schlafmedizinischen Diagnostik, dann sind nicht nur eine Herz- oder Niereninsuffizienz und ein Zustand nach zerebralem Insult, sondern auch die weiteren möglichen Auslöser (Abschn. 4.1.2) durch die entsprechenden Fachdisziplinen auszuschließen bzw. deren Schweregrad oder Residualzustand zu definieren.

Bei ähnlicher Risikokonstellation ist die **Cheyne-Stokes-Atmung** abzugrenzen, was aufgrund des typischen Atmungsmusters und der klaren Definition in aller Regel keine Schwierigkeiten bereitet (Abschn. 4.1). Besteht umgekehrt eine häufig mit zentraler Schlafapnoe assoziierte Erkrankung, sollte auch bei geringer Symptomatik eine schlafmedizinische Abklärung erfolgen. Dies umso mehr, da nicht nur zentrale Apnoen, sondern v. a. bei Herzinsuffizienz bei ca. 30 % und nach Schlaganfall langfristig bei ca. 15 % der Patienten eine obstruktive Schlafapnoe gefunden wird.

▶   **Praxistipp** Prinzipiell besteht der Verdacht auf ein zentrales Schlafapnoesyndrom, wenn über rezidivierendes Aufwachen mit Luftnot berichtet wird.

Zeigt die **arterielle Blutgasanalyse** am Tag einen niedrigen bis normalen CO_2-Partialdruck <40 mmHg, so liegt eine primäre zentrale Schlafapnoe vor, wenn in der Polygrafie oder PSG die typischen zentralen Apnoen (Abschn. 4.1) auftreten, jedoch keine verantwortliche Erkrankung festgestellt werden kann.

Zentrale Apnoen finden sich am häufigsten im Leichtschlaf und nehmen über den Tiefschlaf zum REM-Schlaf hin in ihrer Anzahl ab.

Einzelne zentrale Apnoen im Gefolge der Erkrankung innerer Organe, die nicht im Rahmen eines Cheyne-Stokes-Atmungsmusters auftreten, können jedoch im REM-Schlaf am längsten dauern, da in diesem Schlafstadium die CO_2-Arousal-Schwelle reduziert ist. In diesen Fällen kann auch eine Hyperkapnie in der Blutgasanalyse gefunden werden. Im Rahmen einer Cheyne-Stokes-Atmung zeigt sich keine Verlängerung der einzelnen Apnoen im REM-Schlaf. Die Cheyne-Stokes-Atmung ist im REM-Schlaf vielmehr häufig vollständig unterdrückt.

▶   **Praxistipp** Die Abnahme der Apnoen im REM-Schlaf unterscheidet die zen-
    tralen Schlafapnoesyndrome von den Hypoventilations- bzw. Hypoxämie-
    syndromen und der obstruktiven Schlafapnoe, bei denen eine Zunahme der
    pathologischen Atmung im REM-Schlaf typisch ist.

Es ist nicht ungewöhnlich, in der **Polygrafie** sowohl zentrale als auch obstruktive
Atmungsstörungen in derselben Nacht beim selben Patienten zu registrieren. Liegen
überwiegend eindeutig obstruktive Atmungsstörungen vor, wird eine obstruktive Schlafapnoe diagnostiziert.

Finden sich mehr als 50 % zentrale Ereignisse, so sollte eine **PSG** in einer Weise abgeleitet werden, die eine Zuordnung der Ereignisse eindeutig erlaubt. Kennzeichnend für
obstruktive Ereignisse sind insbesondere

- inspiratorische Flusslimitationen in der nasalen Staudruckmessung während der Hypopnoen,
- Schnarchen während der Hypopnoe,
- paradoxe Atembewegungen während der Apnoe bzw. Hypopnoe.

Erfüllt der Patient auch unter Beachtung dieser besonderen Messparameter die
Diagnosekriterien für beide Krankheitsentitäten, so sind beide Diagnosen anzugeben.
In diesen Fällen wird zunächst die obstruktive Schlafapnoe therapiert, da zentrale Ereignisse häufig verschwinden, wenn die obstruktiven Ereignisse die Atemregulation nicht
mehr aus dem Gleichgewicht bringen.

Eine schlafmedizinische Abklärung ist beim Verdacht auf eine periodische Atmung in
großer Höhe und bei einer zentralen Schlafapnoe durch Medikamente oder Drogen in
aller Regel nicht erforderlich, da die Anamnese bereits zielführend ist und eine weitergehende Diagnostik keine therapeutischen Konsequenzen nach sich ziehen würde.

4.4.2   Diagnostik bei schlafbezogenem Hypoventilations- bzw. Hypoxämiesyndrom

Art sowie Ausmaß der Schädigung des gesamten gasaustauschenden Systems müssen bei
dieser Erkrankungsgruppe erfasst werden.

Nach einer **Dyspnoe** in Ruhe bzw. nur bei Belastung und einem morgendlichen Aus-
wurf muss aktiv gefragt werden.

In der **klinischen Untersuchung** werden Zyanose, Einsatz der Atemhilfsmuskulatur,
Skoliose, Adipositas und periphere Ödeme erfasst und es wird perkutorisch und aus-
kultatorisch nach Hinweisen für eine Bronchitis, ein Emphysem oder eine Zwerchfellparese gefahndet.

Im **Blutbild** ist das Vorliegen einer Polyglobulie von Bedeutung.

Das **Röntgenbild** oder ggf. die **Computertomografie** des Thorax sowie die **Bronchoskopie** sind für die Stellung der pulmonalen Diagnose im Einzelfall hilfreich.

Das **EKG** kann Hinweise auf eine Rechtsherzbelastung geben. Die Rechtsherzbelastung kann nicht invasiv mittels **Echokardiografie, Kardio-MRT** oder mittels **Rechtsherzkatheters** quantifiziert werden.

Es ist in jedem Fall eine **Lungenfunktionsprüfung,** z. B. Spirometrie oder Bodyplethysmografie, durchzuführen, um das Ausmaß der Obstruktion bzw. Restriktion zu ermitteln. Bei einer Vitalkapazität unter 50 % sind z. B. respiratorische Probleme zu erwarten, bei einem Abfall unter 30 % besteht bereits eine ventilatorische Insuffizienz, auch wenn eine Hyperkapnie am Tage noch nicht vorliegt. Liegt die Einsekundenkapazität (FEV1) unter 70 % der Vitalkapazität, so ist von einer relevanten bronchialen Obstruktion auszugehen.

Ebenso erforderlich ist eine kapilläre oder arterielle **Blutgasanalyse** im Wachzustand in Ruhe, die in Frühstadien allerdings noch normal sein kann. Bei einer beginnenden chronisch-ventilatorischen Insuffizienz zeigt sich jedoch wenigstens eine Hyperkapnie unter Belastung und im REM-Schlaf. In unklaren Fällen wird der CO_2-Partialdruck während des Schlafes kontinuierlich gemessen. Hierfür hat sich die nicht invasive transkutane Messung gegenüber der endtidalen oder der kapillären Blutgasanalyse als Standard durchgesetzt. Die Pulsoximetrie im Schlaf stellt nur dann einen zuverlässigen Parameter der Ventilation im Schlaf dar, wenn keine Diffusionsstörung vorliegt, was praktisch fast nur bei neuromuskulären Erkrankungen ohne rezidivierende Pneumonien der Fall ist.

▶   **Praxistipp**
    Bei Verdacht auf ein schlafbezogenes Hypoventilations- bzw. Hypoxämiesyndrom müssen mindestens
    • die Lungenfunktionsprüfung,
    • die arterielle Blutgasanalyse am Tage und
    • die Polygrafie

    durchgeführt werden.
    Die Bestimmung des CO_2-Partialdruckes während der PSG ist bei unklaren Fällen die entscheidende Untersuchung.
       Für weitergehende diagnostische Verfahren sind je nach vermuteter oder bekannter Grunderkrankung und den therapeutischen Überlegungen die Fachdisziplinen der Pneumologie, Endokrinologie, Hämatologie, Neurologie und Orthopädie hinzuzuziehen.

Bei Hypoventilationssyndromen ist die chronisch-ventilatorische Insuffizienz entweder durch eine primäre Muskelschwäche oder eine Überlastung und konsekutive Ermüdung der Atemmuskulatur bis hin zur Erschöpfung bedingt (Abschn. 4.2).

Muskelkraft und Belastung der Atemmuskulatur können mit der **Mundverschluss-druckmethode** nicht invasiv bestimmt werden. Mit der Mundverschlussdruckmethode lässt sich in unklaren Fällen besser einschätzen, ob eine nicht invasive Heimbeatmung eingeleitet werden sollte, um das Versagen der Atempumpe zu vermeiden. Da die Atemarbeit im Schlaf vornehmlich vom Diaphragma getragen wird, kann die Bestimmung des transdiaphragmalen Drucks im Einzelfall sinnvoll sein.

In der **Polygrafie** können Hypoxämiesyndrome anhand des charakteristischen tonischen Abfalls der Sauerstoffsättigung über lange Zeiträume während der Nacht ohne eine eindeutige Abnahme des Atemflusses erkannt werden (Abb. 4.3). Findet man intermittierende Hypoxämien lediglich in 60- bis 120-minütigen Abständen, so handelt es sich mit größter Wahrscheinlichkeit um eine REM-assoziierte Hypoxämie, die in der PSG gesichert werden kann. Ein Hypoventilationssyndrom, insbesondere wenn es bei normalem Gasaustausch lediglich eine isolierte Hyperkapnie aufweist, kann in der Standardmontage allenfalls vermutet werden, wenn es zu einem Abfall der Sauerstoffsättigung gegenüber dem Wachzustand in Verbindung mit einem gleichzeitigen tonischen Anstieg der Herzfrequenz kommt. Zur genauen Diagnosestellung ist die Bestimmung des CO_2-Partialdrucks während des Schlafes erforderlich. Die transkutane wird dabei gegenüber der endtidalen Messung bevorzugt, da aufgrund des offenen oder halboffenen Systems bei der endtidalen Messung eher unbemerkt Fehler auftreten können. Eine kapilläre Blutgasanalyse führt durch den Weckreiz bei der Blutentnahme zu fehlerhaften Ergebnissen und sollte daher auf Wachstationen beschränkt sein.

4.4.3   Diagnostik bei obstruktiver Schlafapnoe

Im Rahmen der Anamnese sind die typischen Symptome der obstruktiven Schlafapnoe (Schnarchen, Atempausen etc.) und des nicht erholsamen Schlafes zu erfassen, insbesondere eine bestehende Tagesschläfrigkeit sowie mögliche Einschränkungen der Lebensqualität. Eine Lageabhängigkeit und die Zunahme der Atmungsstörung unter dem Einfluss von Alkohol und im Zusammenhang mit einer möglichen Gewichtszunahme sind aktiv zu erfragen. Eine Anamnese bei schlafbezogenen Atmungsstörungen sollte jedoch auch generelle schlafbezogene Fragestellungen beinhalten, um alternative Diagnosen oder komorbide Störungen zu erfassen. Hierzu gehört auch die Frage nach Ein- und Durchschlafstörungen und nach Hinweisen auf Bewegungsstörungen im Schlaf bzw. auf ein Restless-Legs-Syndrom. Insbesondere bei ausgeprägter Tagesschläfrigkeit sollte gezielt nach Symptomen von zentralen Störungen mit Hypersomnolenz wie der Narkolepsie gefragt werden. Eine Erfassung des Schlaf-Wach-Rhythmus einschließlich der Zubettgeh- und Aufstehzeiten gibt Hinweise auf die Schlafdauer und Schlaf-Wach-Rhythmusstörungen. Eine strukturierte Anamnese hinsichtlich bestehender Begleiterkrankungen bzw. Folgeerkrankungen, insbesondere im kardiovaskulären System, gibt Hinweise auf mögliche Folgen einer bestehenden Schlafapnoe und hat große Bedeutung für eine spätere Therapieentscheidung. Die Frage nach dem Beruf klärt mögliche

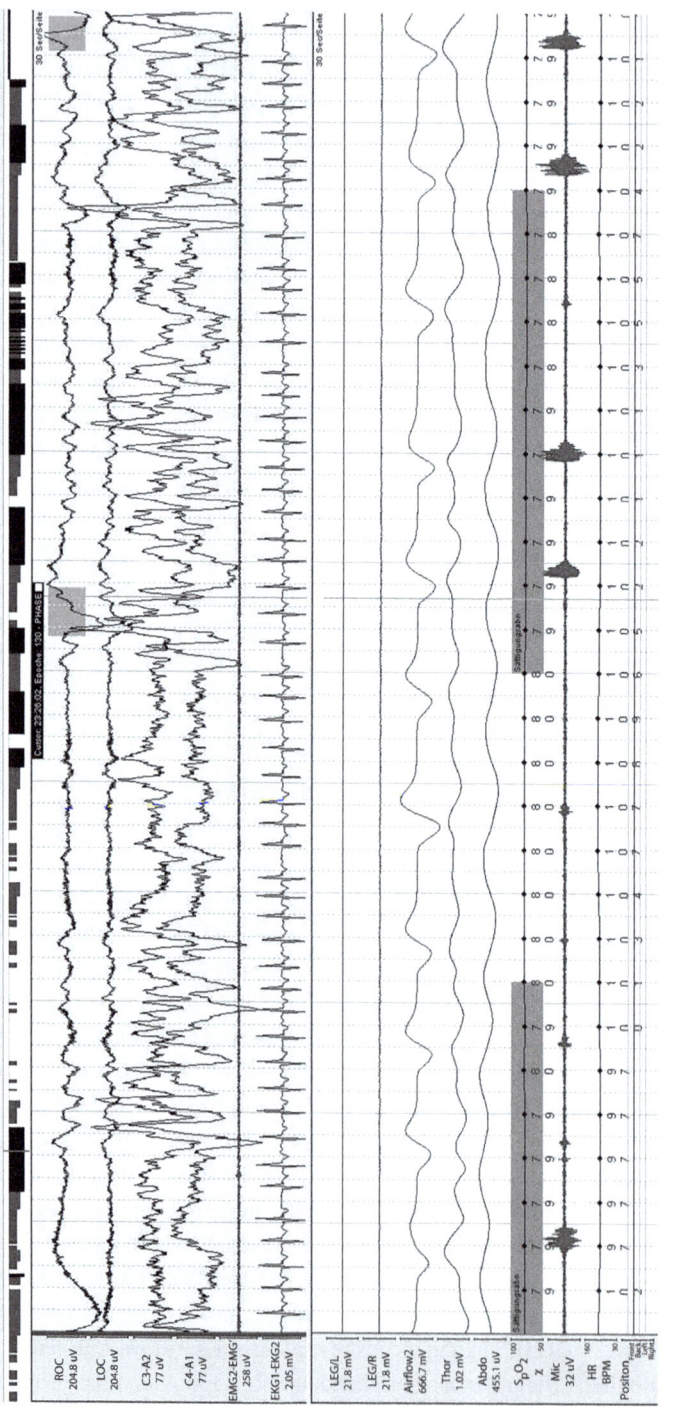

Abb. 4.3   Polysomnografischer Auszug einer Hypoventilationsphase

Risikokonstellationen für einen nicht erholsamen Schlaf. Eine ausführliche Darstellung der schlafmedizinischen Anamnese findet sich in Kap. 2.

Um die Symptome *während* des Schlafes zu erfassen, ist besonders die **Fremdanamnese** hilfreich, da die Betroffenen meistens weder die Atemstillstände noch das unregelmäßige Schnarchen oder die Weckreaktionen bewusst wahrnehmen.

Es empfiehlt sich, die Anamnese durch Fragebögen zu ergänzen. Insbesondere die Tagesschläfrigkeit sollte quantifiziert werden, z. B. anhand der Epworth Sleepiness Scale (ESS), da bei ausgeprägter Einschlafneigung am Tage eine Arbeitsunfähigkeit bestehen und die Fahrtauglichkeit eingeschränkt sein kann (Kap. 12). Mit standardisierten Fragebögen (z. B. Landecker Inventar für Schlafstörungen, LISST) können nicht nur die Symptome, sondern auch die typischen assoziierten Erkrankungen, v. a. arterielle Hypertonie, Arteriosklerosefolgen, Herzinsuffizienz, Diabetes mellitus und COPD, umfassend und strukturiert abgefragt werden (Kap. 2).

▶   **Praxistipp** Anamnese, klinische und apparative Untersuchungen sollen bei Verdacht auf eine obstruktive Schlafapnoe sowohl die Diagnose als auch Begleiterkrankungen sichern und therapeutische Hinweise geben.

Klinische und apparative Untersuchungen sind auf die Erkennung der Begleit- und Folgeerkrankungen der obstruktiven Schlafapnoe und die Untersuchung der oberen Atemwege konzentriert (Kap. 2).

Wesentliche Elemente sind hierbei, auch unter Bezugnahme auf die aktuelle S3-Leitlinie, die Untersuchung der Mundhöhle und des Rachens sowie eine orientierende Beurteilung der skelettalen Morphologie des Gesichtsschädels, um relevante Obstruktionen bzw. anatomische Besonderheiten im oberen Atemweg zu erkennen. Eine orientierende Erhebung des Zahnstatus und eine Erfassung der möglichen Unterkieferprotrusion sind bedeutsam, wenn im Verlauf eine Therapie mit einer Unterkiefer-Protrusionsschiene erwogen wird. Auch eine klinische Untersuchung der Nase ist empfehlenswert, insbesondere wenn vom Patienten eine Nasenatmungsbehinderung beklagt wird. In allen Fällen sollte der Körpermasseindex berechnet werden.

Die genannten Basisuntersuchungen können bzw. müssen je nach klinischer Konstellation und je nach Fachdisziplin des Untersuchers erweitert werden. Insbesondere bei Hyperventilations- und Hypoxämiesyndromen gehört hierzu auch die Erfassung der Lungenfunktion. Ist der Untersucher aufgrund seiner Fachzugehörigkeit nicht in der Lage, notwendige Untersuchungsverfahren selbst durchzuführen, sind entsprechende konsiliarische Mitbeurteilungen in Betracht zu ziehen.

Die **klinisch-endoskopische Untersuchung** der oberen Atemwege ist besonders dann von Bedeutung, wenn eine Positivdrucktherapie nicht toleriert wird und alternative Therapiemöglichkeiten erwogen werden (Abschn. 4.6.4, 4.7). Die Untersuchung der Nase im Besonderen ist v. a. auch deshalb wichtig, weil eine nasale Positivdruckbeatmung erleichtert wird, wenn eine bestehende Nasenatmungsbehinderung beseitigt werden kann. Therapeutische Konsequenzen haben große Tonsillen (Tonsillektomie) und eine Retrognathie von Mandibula und/oder Maxilla (Unterkiefer-Protrusionsschienen, maxillomandibuläres Advancement).

Um den dynamischen Vorgängen während der Apnoeentstehung gerecht zu werden und sowohl deren Ort als auch Mechanismus erkennen zu können, kann die **Videoendoskopie** in Sedierung bzw. die Medikamenten-induzierte Schlafendoskopie (MISE) (bevorzugt mit Propofol und überwachter Sedierungstiefe) eingesetzt werden, insbesondere wenn mögliche Therapiealternativen bei CPAP-Unverträglichkeit abgeklärt werden sollen. Es wird jeweils getrennt für die Ebenen Velum, Tonsillen, Zungengrund und Larynx beurteilt, ob es zu einer anterio-posterioren, lateralen oder konzentrischen Obstruktion kommt und in einem entsprechenden Klassifikationssystem dokumentiert. Eine Verbesserung der Patientenselektion mit einer Steigerung der Erfolgsrate konnte für einzelne operative Verfahren gezeigt werden, insbesondere für die atemsynchrone Stimulation des Nervus hypoglossus ist die Untersuchung eine Voraussetzung.

Auf Basis der Anamnese und klinischen Untersuchung kann die Wahrscheinlichkeit für das Vorliegen einer obstruktiven Schlafapnoe abgeschätzt werden. Bei hoher Prätestwahrscheinlichkeit wird in der Regel eine Bestätigungsdiagnostik mittels einer kardiorespiratorischen **Polygrafie** oder einer validierten **tonometriebasierten Diagnostik** durchgeführt (Kap. 2), wobei Letztere zwar eine leitlinienkonforme diagnostische Alternative darstellt, jedoch nicht der Stufendiagnostik nach der Qualitätssicherungsvereinbarung entspricht. Hierin zeigen Patienten mit obstruktiver Schlafapnoe typischerweise repetitive obstruktive Apnoen und Hypopnoen in Verbindung mit Desaturationen und sympathischen Aktivierungen (Abb. 4.4).

Letztere können fehlen, wenn Betablocker eingenommen werden oder ein Herzschrittmacher den Herzschlag vorgibt. Bei einer gleichzeitig bestehenden Herz- oder Lungenerkrankung fallen die Desaturationen bezogen auf die Apnoedauer ausgeprägter aus als bei Herz- oder Lungengesunden.

Kann auf Basis der Anamnese, der klinischen Untersuchungen und der ambulanten schlafmedizinischen Diagnostik das Vorliegen einer obstruktiven Schlafapnoe gesichert werden und es zeigen sich keine Hinweise auf relevante komorbide Störungen oder Differenzialdiagnosen, ist nach den aktuellen Leitlinien und den Klassifikationskriterien der ICSD-3 bzw. den geltenden Regeln des gemeinsamen Bundesausschusses eine Polysomnografie nicht erforderlich. Hierbei ist jedoch zu beachten, dass insbesondere in der kardiorespiratorischen Polygrafie die Schwere des Krankheitsbildes, zumindest in Bezug auf die Anzahl der respiratorischen Ereignisse, tendenziell unterschätzt wird. Dies erklärt sich dadurch, dass bei der Polygrafie der Index bzw. die Anzahl der respiratorischen Ereignisse auf die Stunde Aufzeichnungszeit bezogen wird. Da der Schlaf mittels Polygrafie nicht zuverlässig erfasst werden kann, führen längere Wachphasen während der Aufzeichnung zu einer systematischen Unterschätzung des Schweregrades. Darüber hinaus können respiratorische Arousal oder sympathische Aktivierung, die nicht das Kriterium einer Apnoe oder einer Hypopnoe erfüllen, mittels Polygrafie nicht zuverlässig erfasst werden. Entsprechend ist eine Ausschlussdiagnostik mittels Polygrafie nicht möglich. Ist eine **PSG** (Kap. 2) erforderlich, so zeigt diese bei obstruktiver Schlafapnoe meist

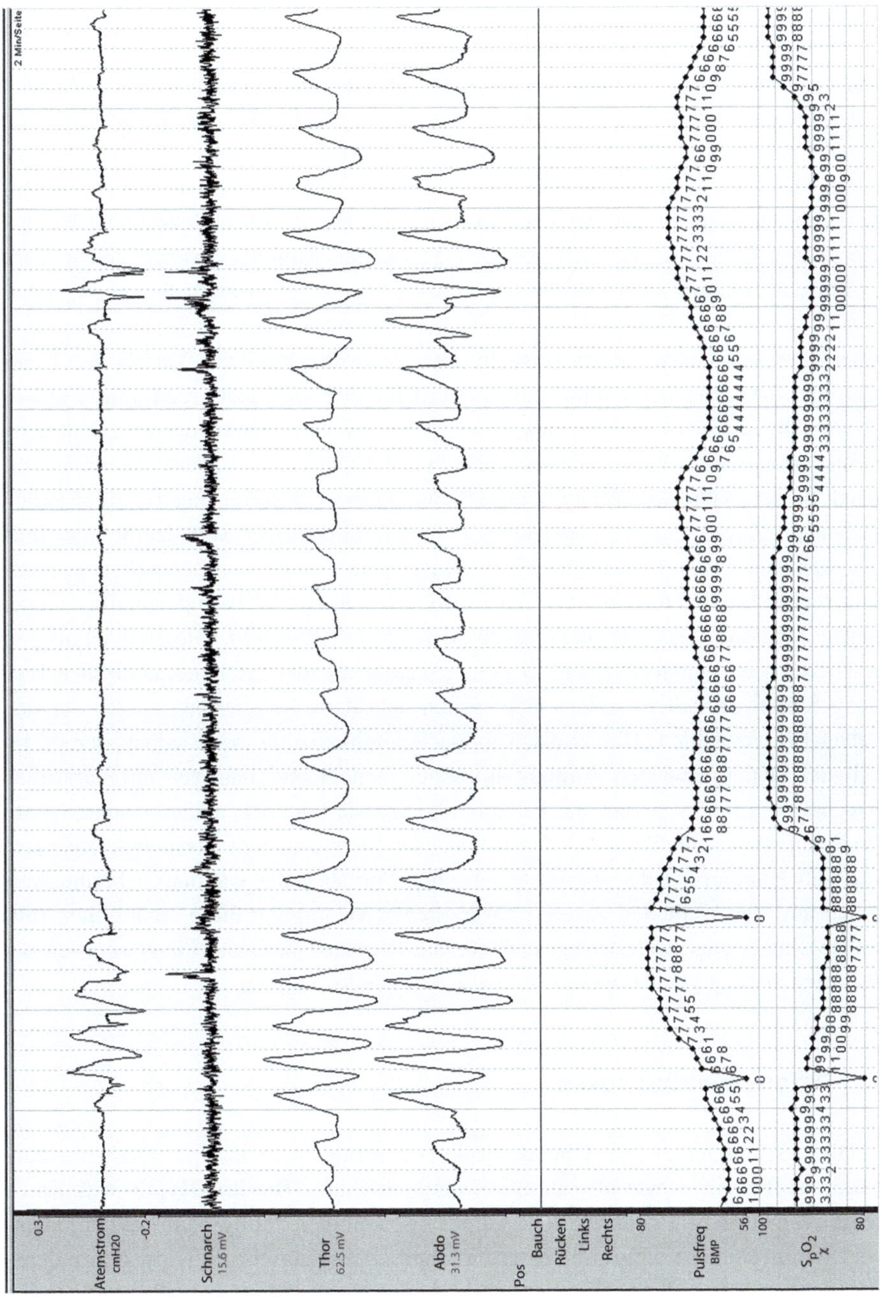

Abb. 4.4 Polygrafie: obstruktive Schlafapnoe, 2 min

eine Reduktion des Tief- und des Traumschlafes. Das Schlafprofil ist fragmentiert durch die wiederholten respiratorischen Arousals. Im Extremfall ist überhaupt keine Schlafzyklik mehr erkennbar.

Bei den klassischen diagnostischen Verfahren (Polygrafie und PSG) ist jedoch zu bedenken, dass diese für den Patienten mit erheblichen Unannehmlichkeiten verbunden sind und insbesondere die Polysomnografie, aber auch die Polygrafie aufgrund der technischen Notwendigkeiten zu einer relevanten Veränderung der natürlichen Schlafumgebung führt. Darüber hinaus sind die Untersuchungen in der Regel auf eine Nacht begrenzt, und die zunehmend knapper werdenden diagnostischen Ressourcen können den steigenden Bedarf im Bereich der schlafbezogenen Atmungsstörungen nicht mehr decken, was an zunehmenden Wartezeiten auf die diagnostischen Maßnahmen erkennbar wird.

Daher wird seit vielen Jahren versucht, alternative diagnostische Verfahren zu entwickeln, und die technischen Innovationen werden hier häufig nicht mehr durch klassische Unternehmen der Medizintechnik, sondern seitens der Giganten der Unterhaltungselektronik vorangetrieben. So können z. B. Smartwatches oder andere Wearables zunehmend besser zwischen Wachen und Schlafen bzw. verschiedenen Schlafstadien unterscheiden. Auch gelingt es zunehmend, mittels alternativer Signalaufnehmer teils auch kontaktfrei relevante Biosignale zu erfassen oder mittels maschinellen Lernens und künstlicher Intelligenz eine vergleichsweise zuverlässige Erfassung schlafbezogener Störungen z. B. auf Basis der akustischen Analyse zu realisieren. Die Entwicklung in diesem Bereich ist dynamisch, und es gelingt kaum, mit der raschen technischen Entwicklung Schritt zu halten, sodass nicht selten belastbare Validierungsstudien für den klinischen Einsatz fehlen. Der klinisch tätige Schlafmediziner wird jedoch gerade im Bereich der schlafbezogenen Atmungsstörungen zunehmend häufiger mit derartigen Untersuchungsverfahren seitens der Patienten konfrontiert werden, sodass es unumgänglich erscheint, sich regelmäßig mit den technischen Möglichkeiten auseinanderzusetzen. Ob vor dem Hintergrund der starren technischen Vorgaben der Qualitätssicherungsvereinbarung und der Methoden zur vertragsärztlichen Versorgung diese technischen Entwicklungen kurz- oder mittelfristig auch für die Patienten in Deutschland zulasten der Krankenversicherung genutzt werden können, bleibt jedoch unklar.

4.4.4 Differenzialdiagnosen

Obstruktive Schlafapnoe und **Cheyne-Stokes-Atmung** (gemeinsame Prädisposition: Linksherzinsuffizienz) sowie obstruktive Schlafapnoe und **Obesitas-Hypoventilationssyndrom** (gemeinsame Prädisposition: Adipositas) kommen häufig beim selben Patienten vor. **Schnarchen** ist aufgrund seiner enormen Häufigkeit ebenfalls oft mit anderen Schlafstörungen vergesellschaftet. Es muss daher eine sorgfältige visuelle Analyse der Polygrafie bzw. PSG erfolgen, damit alle schlafbezogenen Atmungsstörungen erkannt werden können.

Finden sich **Schnarchgeräusche** bei einem Patienten mit Cheyne-Stokes-Atmung, so zeigen sich akustische Signale klassischerweise auf dem Maximum der Ventilation. Eine Zunahme der Geräusche während der Hypoventilation spricht hingegen für ihre obstruktive Genese.

Der **Sauerstoffsättigungsverlauf** bei der obstruktiven Schlafapnoe und bei den meisten zentralen Schlafapnoesyndromen ist charakterisiert durch ein langsames Sinken und einen schnellen Wiederanstieg nach Einsetzen der Atmung. Bei der Cheyne-Stokes-Atmung verläuft die Sauerstoffsättigungskurve hingegen sinusförmig. Tonische Desaturationen mit Exazerbation im REM-Schlaf sprechen für ein Hypoventilations- bzw. Hypoxämiesyndrom.

Im Rahmen der Arousals treten häufig **Beinbewegungen** auf, die zur Diagnose eines Syndroms der periodischen Beinbewegungen verleiten können. Ob die Beinbewegungen unabhängig von respiratorischen Ereignissen auftreten, kann nur in einer sehr detaillierten Analyse der PSG-Registrierung erkannt werden. Die Beinbewegungen werden nur dann abgeklärt, wenn sie nach erfolgreicher Therapie der obstruktiven Schlafapnoe persistieren und Beschwerden verursachen (siehe Abschn. 8.1 und 8.2).

▶ **Praxistipp** Eine intensive schlafmedizinische Differenzialdiagnostik ist insbesondere dann von Bedeutung, wenn trotz erfolgreicher Beseitigung einer schlafbezogenen Atmungsstörung weiter über nicht erholsamen Schlaf geklagt wird.

4.5 Therapeutische Prinzipien

Die Therapie der schlafbezogenen Atmungsstörungen ist häufig komplex und kann keinesfalls nach starren Vorgaben verlaufen. Die Erkrankungen sind multifaktoriell bedingt und bedürfen grundsätzlich einer individuellen Abwägung der therapeutischen Alternativen. Die therapeutischen Optionen lassen sich in konservative, apparative und operative Verfahren untergliedern. Selbstverständlich ist eine Kombination mehrerer Verfahren möglich und häufig hilfreich.

Im günstigsten Fall ist der Behandler in der Lage, selbst das gesamte Spektrum der möglichen Therapieformen anzubieten. Ist dies nicht der Fall, sollten im Interesse des Patienten ggf. externe Spezialisten zurate gezogen oder die Patienten entsprechend überwiesen werden. Da sich das Ziel der therapeutischen Intervention zwischen dem Schnarchen und der Schlafapnoe grundsätzlich unterscheidet, werden die therapeutischen Prinzipien beider Phänomene im Folgenden getrennt diskutiert.

Es sei auch an dieser Stelle darauf hingewiesen, dass bei einem Patienten nicht selten mehr als eine schlafmedizinische Erkrankung vorliegt. Gerade in Anbetracht der hohen Prävalenz sind **schlafmedizinische Komorbiditäten** bei schlafbezogenen Atmungsstörungen besonders häufig. Hierzu gehören u. a. Bewegungsstörungen im Schlaf (periodische Beinbewegungen) oder auch Ein- und Durchschlafstörungen (COMISA). Insbesondere dann, wenn sich die geschilderten Beschwerden (z. B. Tagesschläfrigkeit bei obstruktiver Schlafapnoe) unter adäquater Therapie nicht bessern, sollten entsprechende differenzialdiagnostische Überlegungen angestellt und ggf. weitere diagnostische Maßnahmen veranlasst werden.

4.5.1   Therapeutische Prinzipien beim Schnarchen

Wie bereits dargestellt, handelt es sich beim Schnarchen nicht um eine Erkrankung im engeren Sinne. Eine echte medizinische Gefährdung liegt nicht vor und es besteht ganz grundsätzlich **keine medizinische Indikation** zur Behandlung. Dies deckt sich z. B. mit kosmetischen Eingriffen, sodass sich hier eine Reihe von Überschneidungen in den prinzipiellen Überlegungen ergeben. Die oftmals durchaus relevante Belastung der Betroffenen und der z. T. erhebliche Leidensdruck sollen hier nicht herabgewürdigt werden, es bleibt jedoch festzuhalten, dass vor diesem Hintergrund insbesondere die Indikation zu invasiven Maßnahmen streng gestellt werden muss.

Selbstverständlich besteht beim Schnarchen nur dann eine Behandlungsindikation, wenn vonseiten des Betroffenen ein Therapiewunsch geäußert wird. Häufig stellen sich z. B. Patienten vor, die aufgrund ihres starken Schnarchens beunruhigt sind und fürchten, unter einer obstruktiven Schlafapnoe zu leiden. Kann in der schlafmedizinischen Untersuchung eine obstruktive Schlafapnoe ausgeschlossen werden, sind diese Patienten oft bereits ausreichend beruhigt und es besteht kein Wunsch zu weiterer Diagnostik oder Therapie. Keinesfalls sollte hier ein Patient zur Therapie seines Schnarchens gedrängt oder eine Notwendigkeit zur Therapie suggeriert werden. Es existieren derzeit keine überzeugenden Belege, dass eine frühe Therapie des Schnarchens eine mögliche Progression hin zu einer obstruktiven Schlafapnoe verhindern könnte.

▶   **Praxistipp** Ein sicherer Ausschluss einer obstruktiven Schlafapnoe alleine auf Basis der Anamnese und klinischen Untersuchung ist nicht möglich. Vor interventionellen Maßnahmen zur Therapie des Schnarchens ist daher in der Regel eine schlafmedizinische Diagnostik erforderlich.

Wird ein Patient mit der Beschwerde „Schnarchen" vorstellig, so ist auch ohne Vorliegen weiterer Risikofaktoren bzw. Hinweise auf eine Schlafapnoe eine kompetente **schlafmedizinische Abklärung** erforderlich.

Eine objektivierende schlafmedizinische Untersuchung (z. B. mittels einer Polygrafie) sollte in den Fällen erfolgen, in denen der Verdacht auf eine schlafbezogene Atmungsstörung besteht, in denen relevante Komorbiditäten vorliegen oder wenn ein Therapiewunsch bezüglich des Schnarchens besteht. Zeigen sich hier keine Hinweise auf eine Atmungsstörung und ist die weitere strukturierte schlafmedizinische Anamnese leer, kann die Diagnose mit ausreichender Sicherheit gestellt werden.

Besteht nach entsprechender Diagnostik bei einem Schnarcher ein Therapiewunsch, ist es die Aufgabe des Schlafmediziners, die derzeit vorhandenen Therapieoptionen mit dem Betroffenen zu diskutieren. Grundsätzlich sollten invasive Maßnahmen besonders kritisch betrachtet und der Patient entsprechend beraten werden. Für die Auswahl eines möglichen operativen Verfahrens bedeutet dies, dass minimalinvasiven Verfahren grundsätzlich den Vorzug zu geben ist. Aber auch bei konservativen Verfahren (z. B. Unterkiefer-Protrusionsschienen) sollten langfristige Risiken besonders berücksichtigt werden. Hat sich der Betroffene für eine therapeutische Intervention entschieden, muss er die entstehenden Kosten hierfür in der Regel selbst tragen.

Im Gegensatz zur obstruktiven Schlafapnoe ist eine objektivierende schlafmedizinische Kontrolluntersuchung nach erfolgter Therapie nicht erforderlich, da das Ergebnis letztlich unerheblich ist. Ist der Betroffene bzw. der Partner mit dem Ergebnis zufrieden, ist das therapeutische Ziel erreicht.

Es hat in den letzten Jahren zahlreiche, meist vergebliche Versuche gegeben, das Schnarchen bzw. seine akustischen Komponenten zu objektivieren. Für die klinische Anwendung jedoch ist die Zufriedenheit des Patienten bzw. des Bettpartners entscheidend. Der Patient sollte jedoch darauf hingewiesen werden, dass auch nach erfolgreicher Therapie ein Wiederauftreten des Schnarchens mit den Jahren bzw. eine Progression hin zu einer obstruktiven Schlafapnoe möglich ist, sodass bei entsprechenden Symptomen oder Beschwerden eine Wiedervorstellung beim Schlafmediziner angezeigt sein kann.

4.5.2   Therapeutische Prinzipien bei der Schlafapnoe

Auch bei der Schlafapnoe ist nicht in jedem Fall eine therapeutische Notwendigkeit gegeben. Im Einzelfall kann auf eine Therapie ganz verzichtet und eine Verlaufskontrolle empfohlen werden.

▶ **Praxistipp**
   Ob sich bei Vorliegen einer Schlafapnoe eine Therapieindikation ergibt bzw. wie dringlich diese ist, hängt grundsätzlich von 3 Faktoren ab:
   - von der subjektiven Symptomatik, insbesondere der Tagesschläfrigkeit,
   - den individuellen Komorbiditäten bzw. vorliegenden kardiovaskulären oder pulmonalen Grunderkrankungen und
   - dem Ausmaß der Atmungsstörung gemessen an der Anzahl der respiratorischen Ereignisse.

Wie bereits dargestellt, ergibt sich zwar eine Korrelation zwischen der objektiv gemessenen Schwere der Atmungsstörung und der subjektiven Symptomatik, im Einzelfall finden sich jedoch häufig erstaunliche Abweichungen.

So kann je nach individuellem kognitiven Anforderungsprofil des Patienten eine vergleichsweise **leichtgradige** oder **grenzwertige obstruktive Schlafapnoe** eine relevante

Einschränkung des Tagesbefindens mit erhöhter Tagesschläfrigkeit zur Folge haben, die bereits für sich eine Therapienotwendigkeit darstellt. Selbstverständlich sollte eine derartige Konstellation jedoch Anlass sein, nach weiteren Ursachen einer Tagesschläfrigkeit zu suchen.

Liegt jedoch eine, gemessen an der Anzahl der respiratorischen Ereignisse, **höhergradige obstruktive Schlafapnoe** vor, ergibt sich in aller Regel auch dann eine therapeutische Notwendigkeit, wenn keine subjektive Beeinträchtigung des Schlafes oder der Tagesbefindlichkeit vorliegt.

Entsprechend epidemiologischen Studien zeigt sich bei der obstruktiven Schlafapnoe bereits ab einem **Respiratory Disturbance Index (RDI)** von 5 eine Zunahme der kardiovaskulären Morbidität. Hinsichtlich der Einschätzung der therapeutischen Notwendigkeit bzw. Dringlichkeit muss jedoch eine ganzheitliche Betrachtung erfolgen. Keinesfalls genügt es, die therapeutischen Entscheidungen ausschließlich an der Anzahl der Atmungsereignisse festzumachen. So kann im Einzelfall z. B. bei einem ansonsten gesunden jungen Mann, der keine weiteren Symptome beklagt, auch bei einem Index über 5 zunächst auf eine Therapie verzichtet werden. Dies wird auch durch eine aktuelle randomisierte Studie mit einer großen Patientenkohorte unterstützt (SAVE-Studie). Hier konnte bei Patienten ohne relevante Tagesschläfrigkeit keine Reduktion kardiovaskulärer Ereignisse durch eine CPAP-Therapie gezeigt werden. Die Reduktion des erhöhten kardiovaskulären Risikos von Patienten mit obstruktiver Schlafapnoe durch eine Therapie ist daher zumindest für nicht schläfrige Patienten nicht hinreichend belegt. Auf der anderen Seite jedoch sollte z. B. bei einem Patienten mit schweren kardiovaskulären Vorerkrankungen schon frühzeitig auf eine zeitnahe Therapie der obstruktiven Schlafapnoe gedrängt werden.

Es wurde versucht, die dargestellten Kriterien für eine Therapieeinleitung bei einer obstruktiven Schlafapnoe schematisch zu erfassen (Baveno-Klassifikation) und die Patienten in Abhängigkeit von der subjektiven Symptomatik und den eingetretenen bzw. vorliegenden kardiovaskulären Folgeerkrankungen in Gruppen einzuteilen. Hier zeigte sich, dass eine Reduktion relevanter Endpunkte (z. B. Tagesschläfrigkeit und Blutdruck) nur in der Gruppe der symptomatischen oder kardiovaskulär erkrankten Patienten zu verzeichnen war.

Bei Patienten mit nicht obstruktiven schlafbezogenen Atmungsstörungen hingegen liegen in aller Regel bereits relevante kardiovaskuläre oder pulmonale Erkrankungen vor. Hier ergibt sich eine eindeutige Therapieindikation zur Verbesserung der Symptomatik bzw. der Morbidität und Mortalität der Grunderkrankung bei Hypoventilations- und Hypoxämiesyndromen, wohingegen bei zentralen Schlafapnoesyndromen eine Behandlungsindikation bis zu einem AHI von 30/h kritisch diskutiert wird, wenn keine klinischen Symptome angegeben werden.

▶ **Praxistipp** Ein allgemeingültiger Grenzwert für den Respiratory Disturbance Index (RDI), ab dem eine Therapie grundsätzlich und unabhängig von subjektiven Faktoren und begleitenden Erkrankungen notwendig ist, lässt sich nicht sicher definieren.

Dies trifft nicht nur für die obstruktive Schlafapnoe, sondern auch für die Hypoventilationssyndrome und insbesondere die zentrale Schlafapnoe zu, da hier der Zusammenhang zwischen objektivem Ausmaß der Atmungsstörung, subjektiver Symptomatik, kardiovaskulärer Morbidität und vor allem Mortalität noch weniger eindeutig ausfällt als bei der obstruktiven Schlafapnoe. Aus der klinischen Erfahrung heraus und in Anbetracht der internationalen Empfehlungen kann ein Index von 15 jedoch eine gewisse Orientierung bieten.

Bezüglich der Indikation zur Therapie einer obstruktiven Schlafapnoe im **höheren Lebensalter** erscheint in Anbetracht der in dieser Altersgruppe hohen Prävalenz eine größere Zurückhaltung vertretbar. Auch wenn die ICSD-3 keine unterschiedlichen Definitionen oder Grenzwerte für die verschiedenen Altersgruppen im Erwachsenenalter kennt, so scheint eine gering erhöhte Anzahl respiratorischer Ereignisse gerade bei Patienten jenseits der 80 in gewisser Hinsicht Ausdruck einer physiologischen Abnahme der Stabilität des Atemweges zu sein. Beklagen die Betroffenen keine Symptome im Sinne einer erhöhten Tagesschläfrigkeit, so kann bei leichter bis moderater obstruktiver Schlafapnoe häufig auf eine Therapie verzichtet werden. Dies gilt gerade vor dem Hintergrund, dass bei einem Patienten jenseits der 80 die langfristigen kardiovaskulären Folgen der Schlafapnoe kritischer diskutiert werden müssen und nur vereinzelt Studien zur Reduktion des kardiovaskulären Risikos im höheren Lebensalter vorliegen. Selbstverständlich sollten jedoch Beschwerden im Sinne einer bestehenden Tagesschläfrigkeit oder verminderten Leistungsfähigkeit auch im höheren Lebensalter eine Indikation zur Therapie darstellen.

Das **Ziel der Therapie** bei der Schlafapnoe unterscheidet sich erheblich vom Therapieziel des Schnarchens. Neben der Verbesserung der subjektiven Beschwerden sollte durch die Therapie auch

- die Anzahl der respiratorischen Ereignisse reduziert,
- das kardiovaskuläre Risiko verbessert und
- letztlich das Überleben des Patienten verlängert werden.

Dies bedeutet, dass bei der Schlafapnoe in jedem Fall nach erfolgter Therapie eine entsprechende, auch **objektivierende schlafmedizinische Kontrolle** erfolgen muss. Keinesfalls ist die subjektive Schilderung des Patienten alleine ausreichend. Darüber hinaus ist für die zur Verfügung stehenden therapeutischen Optionen aber auch zu fordern, dass sie hinsichtlich aller Aspekte der Erkrankung wirksam sind. Dies ist jedoch bisher nicht für alle Therapien hinreichend nachgewiesen worden.

4.6   Positivdrucktherapie

Die nächtliche, nicht invasive Positivdrucktherapie stellt den Goldstandard in der Behandlung schlafbezogener Atmungsstörungen dar, da sie in der Lage ist, jede Form der Atmungsstörung unabhängig von deren Genese zu beseitigen. Sie stellt eine symptomatische und keine kausale Therapie dar. Beatmungsgerät, Schlauch und Maske werden dauerhaft benötigt. Voraussetzung für die Wirksamkeit dieser symptomatischen Therapie sind Akzeptanz und regelmäßige Nutzung durch den Patienten. Die Einstellung auf die Positivdrucktherapie erfolgt unter polysomnografischer Kontrolle. Die Beseitigung der schlafbezogenen Atmungsstörung muss unabhängig von der Indikation in einer kardiorespiratorischen PSG sicher belegt werden.

Die Entwicklung des 1. Gerätes zur nasalen Positivdrucktherapie mit kontinuierlichem positivem Atemwegsdruck (nasal Continuous Positive Airway Pressure, nCPAP) im Jahre 1981 durch Colin Sullivan in Australien stellte einen Meilenstein in der Behandlung der schlafbezogenen Atmungsstörungen dar. Bis dahin waren weder die Beatmungsgeräte für den Gebrauch in häuslicher Umgebung geeignet, noch existierten Masken, mit denen eine nicht invasive Beatmung über mehrere Stunden möglich gewesen wäre.

Während das 1. Gerät lediglich zur Behandlung der obstruktiven Schlafapnoe geeignet war, entwickelten sich in den vergangenen Jahrzehnten immer kleinere, leistungsstärkere und flexiblere Geräte sowie eine Vielzahl an Zubehör, was sowohl die Akzeptanz verbesserte als auch die Einsatzmöglichkeiten der nicht invasiven Positivdrucktherapie erheblich erweiterte. Die Entwicklung ist immer noch im Gang, sodass neben mittlerweile auf hohem Evidenzniveau abgesicherten Behandlungen ständig neue Verfahren und Indikationen überprüft werden.

4.6.1   Formen der nicht invasiven Positivdrucktherapie

Alle in der Schlafmedizin eingesetzten Verfahren arbeiten mit Überdruck, der von einem Gebläse erzeugt und über einen Schlauch und eine Maske auf die Atemwege übertragen wird. Es handelt sich also um eine **Positivdruckbeatmung** in einem potenziell oder geplant halboffenen System. Die Vielzahl der heute existierenden Beatmungsgeräte ist kaum noch überschaubar. Grundsätzlich lassen sich jedoch 2 Prinzipien unterscheiden:

- Positivdruckbeatmung bei einem spontan atmenden Patienten,
- Positivdruckbeatmung bei gestörtem Atemantrieb des Patienten.

Für beide Prinzipien existieren automatische Systeme, die in vom Arzt vorgegebenen Grenzen pathologische Atmungsmuster oder Atemwegsveränderungen des Patienten durch spezielle Sensoren erkennen und gemäß firmenspezifischer Algorithmen selbsttätig darauf reagieren.

Sämtliche in der Schlafmedizin relevanten Beatmungsvarianten sind zur besseren Übersicht zusammengefasst (Tab. 4.2).

4.6.1.1   Positivdruckbeatmung bei einem spontan atmenden Patienten

Die Verfahren können nur dann eingesetzt werden, wenn der Patient noch über einen ausreichenden Atemantrieb verfügt.

4.6.1.1.1   CPAP

Die Positivdruckbeatmung mit kontinuierlichem positiven Atemwegsdruck (CPAP) ist die einfachste, älteste und am häufigsten eingesetzte Technik bei schlafbezogenen Atmungsstörungen.

Der applizierte Druck ist bei der In- und Exspiration gleich hoch und kann in der Regel von 4–20 mbar eingestellt werden. Durch einen ausreichenden Überdruck werden

Tab. 4.2 Schematische Darstellung der verschiedenen Beatmungsvarianten

Name und Kürzel	Beschreibung	Wesentliche Einstellparameter
Kontinuierlicher positiver Atemwegsdruck (CPAP)	Identischer positiver Druck bei In- und Exspiration	Atemwegsdruck
Automatischer positiver Atemwegsdruck (APAP, Auto-CPAP)	Automatische Erhöhung des Drucks bei der Detektion obstruktiver Ereignisse	Untere und obere Druckgrenze
Positiver Atemwegsdruck mit 2 Druckniveaus (Bilevel-S)	Unterschiedlicher Druck bei In- und Exspiration in Spontanatmung	EPAP, IPAP, Trigger, Anstiegszeit/Flanke
Positiver Atemwegsdruck mit 2 Druckniveaus und Hintergrundatemfrequenz (Bilevel-S/T)	Unterschiedlicher Druck bei In- und Exspiration in Spontanatmung; druckkontrollierte Beatmung nur bei Unterschreiten einer Mindestatemfrequenz	EPAP, IPAP, Trigger, Anstiegszeit/Flanke, Mindestatemfrequenz, I/E-Verhältnis
Positiver Atemwegsdruck mit 2 Druckniveaus und fester Atemfrequenz (Bilevel-T)	Druckkontrollierte Beatmung	EPAP, IPAP, Anstiegszeit/Flanke, feste Atemfrequenz, I/E-Verhältnis
Adaptive Servoventilation (Autoset-CS, Auto-SV)	An die Cheyne-Stokes-Atmung angepasste druckkontrollierte Beatmung	EPAP, maximaler IPAP

E: Expiration; *EPAP* exspiratorischer positiver Atemwegsdruck; *I:* Inspiration; *IPAP* inspiratorischer positiver Atemwegsdruck; Firmen verwenden häufig unterschiedliche Begriffe für prinzipiell gleiche Beatmungsvarianten und entwickeln ständig neue Modifikationen. Es besteht daher kein Anspruch auf Vollständigkeit. Aus einer fehlenden Nennung kann nicht auf eine mangelnde Qualität geschlossen werden die oberen Atemwege so weit offen gehalten, dass im Sinne einer pneumatischen Schienung die Obstruktion beseitigt wird. Der notwendige Druck wird unter polysomnografischer Kontrolle ermittelt, um die Wirksamkeit der Behandlung in allen Körperlagen und Schlafstadien sicherzustellen. Der Patient kann mit effektivem CPAP während des Schlafes regelmäßig atmen. Eine **obstruktive Schlafapnoe** wird zuverlässig beseitigt.

Der Patient kann selbst bestimmen, ob das System sofort mit dem effektiven oder mit einem niedrigeren Druck beginnen soll (Rampenfunktion). Wird die Rampe aktiviert, steigt der Druck über eine Zeitspanne von 5–45 min auf den effektiven Druck, was das Einschlafen erleichtern kann.

Über den offenen Atemweg erhöht CPAP außerdem den positiven endexspiratorischen Druck (PEEP), führt dadurch zu einer Senkung der Vorlast bei herzinsuffizienten Patienten und kann über diesen Mechanismus die Herzleistung und eine pulmonale Stauung reduzieren (Abschn. 4.1). CPAP kann deshalb in einem Drittel der Fälle auch bei **zentralen Schlafapnoesyndromen** erfolgreich die Atmungsstörung beseitigen.

4.6.1.1.2 APAP

Bei der Anwendung von konstantem CPAP hat sich gezeigt, dass der zur Offenhaltung der Atemwege erforderliche Druck sowohl in Rückenlage als auch im REM-Schlaf häufig höher ist als in den übrigen Körperlagen und Schlafstadien. Aus dieser Überlegung heraus wurden Geräte entwickelt, die den notwendigen **Druckbedarf** kontinuierlich ermitteln und **automatisch einstellen**. Sie werden deshalb Auto-CPAP oder APAP (Automatic Positive Airway Pressure) genannt.

Die eingesetzten Systeme müssen zuverlässig und ausreichend schnell mit einer Druckerhöhung reagieren, bevor obstruktive respiratorische Ereignisse auftreten. Sie dürfen andererseits nicht bei zentralen Ereignissen oder Hypoventilationen reagieren. Dies wird anhand der Messung des **Atemflusssignals, der schnellen Druckschwankungen bei Schnarchgeräuschen** und der **oszillatorischen Impedanz** ermöglicht.

Am weitesten verbreitet ist die Analyse des Atemflusssignals. Zeichnen die in die Geräte integrierten Pneumotachografen eine inspiratorische Flusslimitation oder kleine, fürs Schnarchen typische Druck-oder Flussschwankungen auf, wird der Druck in kleinen Schritten (z. B. 0,2 mbar/s) so lange erhöht, bis die Flusskurve wieder ihre normale Form aufweist. In Ergänzung dazu kann zusätzlich der Atemwegswiderstand bestimmt werden, indem den Atemwegen eine oszillierende Druckwelle über Beatmungsschlauch und Maske aufgeprägt wird. Bei offenen Atemwegen lässt sich dabei ein messbarer Volumenstrom erzeugen, was bei einer vollständigen pharyngealen Obstruktion nicht möglich ist. Nach einer gewissen Zeit mit normaler Atmung senken alle APAP-Geräte langsam und in kleinen Schritten den Druck, bis wieder pathologische Signale erkannt werden und der Druck erneut angehoben wird (Abb. 4.5).

Die im Einzelfall verwendeten Algorithmen zur Steuerung des Druckverlaufs unterscheiden sich zwischen den Firmen z. T. erheblich. Die Effektivität einer APAP-Therapie muss daher immer mit dem Gerät des Patienten überprüft werden. Ein Gerätewechsel,

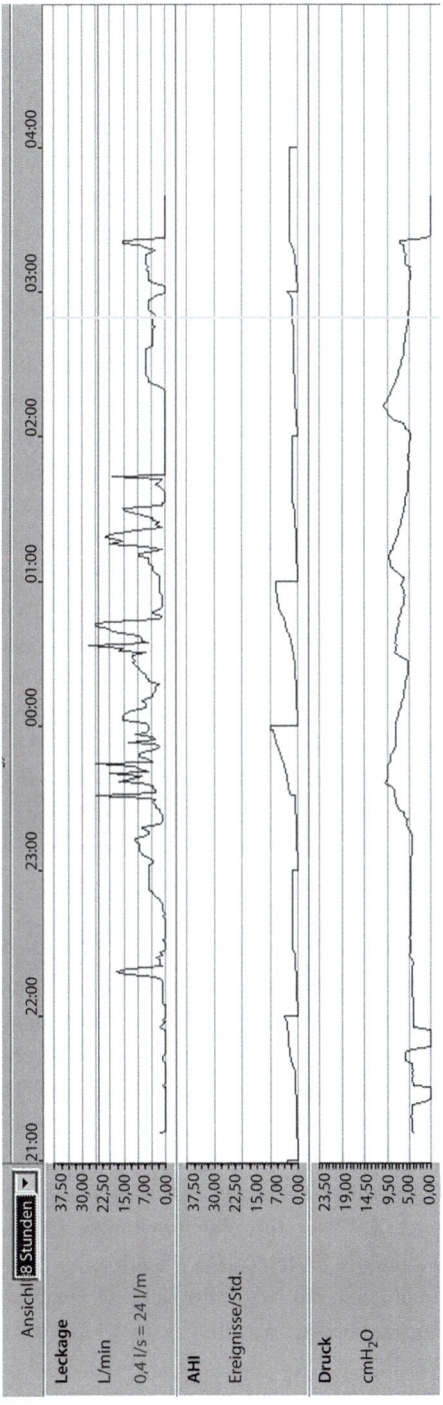

Abb. 4.5   Beispiel einer Nachtregistrierung eines APAP-Gerätes

z. B. durch einen Wechsel des Versorgers, ohne zumindest polygrafische Überprüfung kann somit für eine insuffiziente Therapie verantwortlich sein.

Beide Techniken bewirken, dass der mittlere Druckbedarf der Nacht um ca. 1–2 mbar niedriger ausfällt als mit konstantem CPAP, der maximale Druck jedoch durchaus höher liegen kann. Fehlsteuerungen sind v. a. durch Maskenleckagen bedingt und können zu hohen Spitzendrücken führen. Um dies zu vermeiden, werden für den dauerhaften Gebrauch aufgrund der in der 1. Nacht gefundenen Druckverläufe eine untere und obere Druckgrenze eingestellt, die den besten Kompromiss aus Effektivität und Verträglichkeit erwarten lassen.

4.6.1.1.3 Bilevel-S

Sowohl der **inspiratorische (IPAP)** als auch der **exspiratorische (EPAP)** Druck können getrennt auf Werte zwischen in der Regel 4 und 20 mbar eingestellt werden (daher Bilevel). Die Inspiration wird durch den höheren und die Exspiration durch den niedrigeren Druck erleichtert. Die Druckdifferenzen können beliebig groß gewählt werden. Die Spontanatmung des Patienten wird auf diese Weise durch das Gerät aktiv unterstützt (daher Bilevel-S). Damit dies möglich ist, muss der notwendige Druck- oder Atemflusswechsel einerseits vom Gerät korrekt und mit der erforderlichen Empfindlichkeit (Trigger) erkannt werden. Andererseits muss der Druckanstieg bzw. -abfall (Flanke) ausreichend steil verlaufen, um eine optimale Atmungsunterstützung zu gewährleisten, ohne jedoch für den Patienten als zu abrupt empfunden zu werden. Die eingestellten Drücke werden dann bis zum Ende der jeweiligen Atmungsphase konstant gehalten.

Eine **Modifikation (Auto-Bilevel)** ermittelt den EPAP variabel wie ein APAP-Gerät, um einen offenen Pharynx sicherzustellen. Dazu wird eine feste inspiratorische Druckerhöhung eingestellt, sodass der IPAP sich parallel zum EPAP verändert und einer Hypoventilation begegnet wird. Die Auto-Bilevel-Therapie kann analog zur APAP-Therapie bei lage- und schlafstadienabhängiger Atmungsstörung eingesetzt werden.

4.6.1.1.4 C-Flex, EPR, SoftPAP

C-Flex, EPR (Exspiratory Pressure Relief) und SoftPAP sind firmenspezifische Varianten zwischen CPAP und Bilevel-S, bei denen der **Exspirationsdruck** zu Beginn der Exspiration proportional zum Ausatemfluss abgesenkt wird. Während der Exspiration nähert sich der Druck dann asymptotisch dem eingestellten CPAP-Druck, welcher zu Beginn der nächsten Inspiration erreicht ist.

Der exspiratorische Druck kann also im Gegensatz zur klassischen Bilevel-Therapie nicht frei gewählt werden, sondern variiert von Atemzug zu Atemzug. Es können in der Regel 3 Stufen eingestellt werden, die zu einer maximalen Druckabsenkung von etwa 3 mbar führen. Der Patient kann die Stufen selbst wählen.

Manche Geräte bieten nicht nur die exspiratorische Druckabsenkung, sondern auch eine frühinspiratorische Druckanhebung, was im Einzelfall die Verträglichkeit verbessern kann.

4.6.1.2 Positivdruckbeatmung bei gestörtem Atemantrieb

Bei zentralen Schlafapnoesyndromen und Hypoventilations- bzw. Hypoxämiesyndromen ist der Atemantrieb gestört oder die Atempumpe selbst ist geschädigt.

In diesen Fällen muss die Positivdruckbeatmung die Ventilation entweder vorübergehend (z. B. nur während des Schlafs) oder intermittierend (z. B. nur unter bestimmten Atmungsbedingungen) vollständig übernehmen. Es können daher in- und exspiratorische Drücke und Zeitverhältnisse sowie Atemfrequenzen durch die Beatmung vorgegeben werden. Die kontrollierte Positivdruckbeatmung ist komplex und gestaltet sich sehr viel schwieriger als eine einfache CPAP-Beatmung.

4.6.1.2.1 Bilevel-T

Es handelt sich um eine zeitgetaktete („timed"), druckkontrollierte Beatmung, bei der sowohl die Atemfrequenz als auch das Zeitverhältnis von In- zu Exspiration vom Behandler fest vorgegeben werden. Der Patient muss sich vollständig in seinem Atemrhythmus dem Beatmungssystem anpassen bzw. vom System beatmen lassen.

▶ **Praxistipp** Bei der zeitgetakteten druckkontrollierten Beatmung (Bilevel-T) kann der Patient die eingestellten Parameter nicht durch seine Eigenventilation verändern.

Die Ventilation steigt mit zunehmender Druckdifferenz zwischen In- und Exspiration und zunehmender Atemfrequenz. Bei dieser Beatmungsvariante kann eine fehlerhafte Einstellung sehr schnell zu einer relevanten Verschlechterung der Blutgase oder zu einer völligen Unverträglichkeit und Therapieablehnung führen.

4.6.1.2.2 Bilevel-S/T

Bei dieser Variante erfolgt die Positivdruckbeatmung wechselnd im **assistierten** (spontanen) oder **kontrollierten** (zeitgetakteten) Modus. Das System beginnt zunächst im spontanen Modus. Tritt eine Atempause mit einer vom Behandler bestimmten Mindestdauer auf oder wird eine vorgegebene Atemfrequenz unterschritten, wechselt das System selbsttätig in den kontrollierten Modus. Triggert der Patient die Atmung wieder in ausreichendem Maße selbst, springt das System wieder in den assistierten Modus zurück.

4.6.1.3 Positivdruckbeatmung bei Cheyne-Stokes-Atmung

Bei der Cheyne-Stokes-Atmung werden die CPAP-Therapie (siehe oben) und die adaptive Servoventilation eingesetzt.

Bei der **adaptiven Servoventilation** werden der EPAP und die maximal erlaubte inspiratorische Druckunterstützung fest vorgegeben. Der inspiratorische Druck ist nahe dem EPAP, wenn keine Atmungsstörungen auftreten. Sinkt das Atemminutenvolumen langsam ab, dann wird der IPAP von Atemzug zu Atemzug schrittweise erhöht, sodass immer 90 % des vorangegangenen Atemminutenvolumens erreicht werden. Rutscht der Patient in eine zentrale Apnoe hinein, werden weiterhin 90 % des Atemminutenvolumens durch das System gewährleistet, dann jedoch im kontrollierten Modus, wobei sich die Atemfrequenz am vorhergehenden Atemrhythmus orientiert. Bei zunehmender Ventilation wird der IPAP in umgekehrter Weise schrittweise abgesenkt.

Durch die der eigenen Ventilation bei Cheyne-Stokes-Atmung entgegenlaufende, adaptive Servoventilation wird die tatsächliche pulmonale Ventilation ausgeglichener. Sowohl Hyperventilationen als auch ein Absinken des CO_2 unter die hypokapnische Apnoeschwelle werden dadurch vermieden.

Beide Verfahren beseitigen die Cheyne-Stokes-Atmung recht zuverlässig, werden jedoch insgesamt bezüglich ihres Therapieeffektes noch evaluiert.

▶ **Praxistipp** Die nicht invasive Positivdruckbeatmung ist in der Lage, jegliche Form der schlafbezogenen Atmungsstörung zu beseitigen, denn sie wirkt unabhängig von der Genese der Atmungsstörung. Je nach Indikation werden jedoch verschiedene Beatmungsvarianten benötigt.

4.6.1.4 Praktische Aspekte

Grundvoraussetzung für eine gute Therapieakzeptanz und -compliance ist die **intensive Betreuung** der Patienten, insbesondere in der Anfangsphase.

An 1. Stelle steht die **Aufklärung** über die Art und Durchführung der Positivdrucktherapie, die unterstützt werden kann durch verschiedene Medien. Es ist hilfreich, wenn der Patient darauf bereits im Rahmen der Stufendiagnostik behutsam vorbereitet wird.

Am Tag vor der 1. Nacht mit Positivdrucktherapie muss der Patient mit Gerät und Zubehör vertraut gemacht werden. Wurde eine passende Maske gefunden, hat es sich bewährt, den Patienten im Wachzustand sowohl bei einem niedrigen (z. B. 4 mbar) als auch dem gerade noch tolerierbaren Druck in verschiedenen Körperlagen atmen zu lassen, um optimale Startbedingungen für die Positivdrucktherapie zu ermöglichen.

Von besonderer Bedeutung ist dies für Patienten, bei denen eine Bilevel-Beatmung erforderlich ist. Das Gefühl eines zu hohen Druckes kann zwar auch dabei durch einen unnötig hohen EPAP oder IPAP verursacht sein. Genau so gut können jedoch ein zu empfindlicher Trigger für die Einatmung, ein zu unempfindlicher Trigger für die Ausatmung, ein zu schneller Druckanstieg oder zu langsamer Druckabfall für entsprechende Unverträglichkeiten verantwortlich sein. Eine zu langsame Atemfrequenz verursacht Dyspnoe, eine zu schnelle Atemfrequenz ruft eine Hyperventilation mit einer möglichen Hypokapnie und Tetanie hervor. Ist eine Bilevel-Beatmung im assistiert-kontrollierten oder kontrollierten Modus erforderlich, ergibt die vom Patienten als subjektiv verträglich empfundene Einstellung der Adaptationsphase am Tage die Druckeinstellung zu Beginn der 1. Nacht.

Die Trainingsphase mit automatischen Systemen hingegen beschränkt sich im Wesentlichen auf das Anpassen einer gut sitzenden Maske und eine kurze Atmungsphase im Wachzustand.

Im **Schlaflabor** wird bei den manuell zu titrierenden Verfahren mit einem geringen, für den Patienten verträglichen Druck begonnen. Ist der Patient eingeschlafen, wird der Druck gesteigert, bis sich die Atmung vollständig normalisiert hat. Wacht der Patient wegen eines subjektiv als zu hoch empfundenen Druckes auf, muss die Titration eventuell mit einem niedrigeren Druck wieder aufgenommen werden. Es sollten alle Körperlagen und Schlafstadien durchlaufen werden.

Die therapeutische Breite einer effektiven Einstellung von gerade noch ineffektiver zu nicht mehr tolerierbarer Einstellung ist in Abhängigkeit von der vorliegenden Atmungsstörung und anderen individuellen Faktoren unterschiedlich. Die Effektivität des gefundenen Druckes wird üblicherweise während einer 2. Nacht überprüft. Dieses Vorgehen reicht bei der Behandlung einer obstruktiven Schlafapnoe in aller Regel aus. Bei zentralen Atmungsstörungen oder Hypoventilations- und Hypoxämiesyndromen sind häufig mehrere Nächte zur optimalen Einstellung aller Parameter erforderlich.

Bei Einschlafproblemen wegen der ungewohnten Situation helfen meist 25–50 mg Trimipramin oder bei einer bestehenden Herzerkrankung auch ein Hypnotikum, wie z. B. Zolpidem oder Eszopiclon.

Wirksamkeit und Verträglichkeit von C-flex, EPR bzw. SoftPAP bieten für das Gesamtkollektiv keinen Vorteil gegenüber konstantem CPAP, die Verfahren können aber im Einzelfall bei dem Gefühl eines zu hohen Druckes sinnvoll sein. Wird der Druck nur während kurzer Wachphasen in der Nacht als zu hoch empfunden, kann der Patient ihn durch Aktivierung der Rampenfunktion auf ein vom Behandler eingestelltes Niveau absenken, um das Wiedereinschlafen zu erleichtern. Der Druck steigt dann langsam innerhalb von typischerweise 10–20 min auf den effektiven Druck an.

Bisher nicht etabliert haben sich Versuche der Gerätehersteller, Wachphasen über das Atemflusssignal automatisch zu erkennen, um genau dann gezielt den Druck auf ein niedrigeres Niveau abzusenken.

4.6.1.5 Gerätezubehör und Masken

Da die Positivdrucktherapien nur dann ihre volle Wirkung entfalten können, wenn sie ausreichend lange in jeder Nacht eingesetzt werden, kommt der Verträglichkeit der Therapie eine große Bedeutung zu.

Eine entscheidende Rolle spielt das Finden der idealen **Maske** für den Patienten. Silikonhaltige Masken sind in aller Regel gut verträglich. Am meisten werden nasale Masken eingesetzt, die die Nase dicht umschließen. Alternativ, v. a. jedoch bei Platzangst oder Druckstellen, kann eine Nasenolivenmaske verwendet werden, bei der die Luft des Gebläses über weiche Nasenoliven direkt in die Naseneingänge gelangt.

Bei Mundleckagen wird ein Kinnband ergänzt, welches die Kieferöffnung verhindert, oder sofort auf eine Mund-Nasen- oder auch Vollgesichtsmaske umgestellt (Abb. 4.6). Letztere haben auch ihren Platz, wenn eine ausgeprägte Nasenatmungsbehinderung vorliegt und entweder der Patient eine Korrektur dauerhaft oder vorübergehend ablehnt oder sie aus medizinischen Gründen nicht erfolgen kann. Vollgesichtsmasken können durch das Festzurren der unteren Haltebänder eine Retrusion des Unterkiefers verursachen,

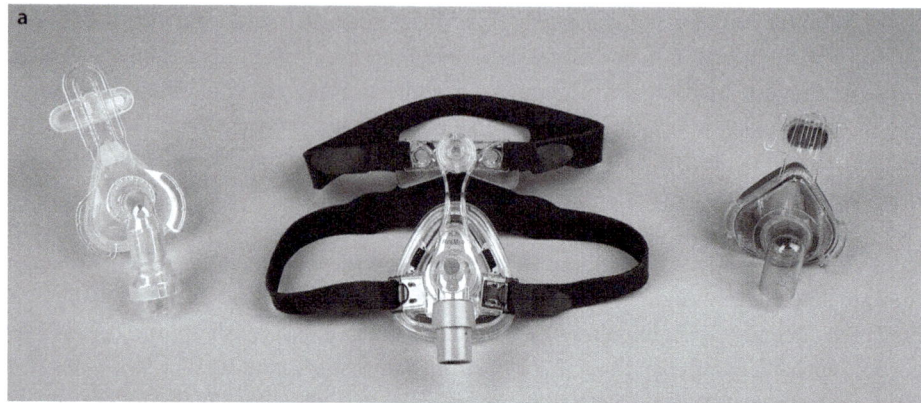

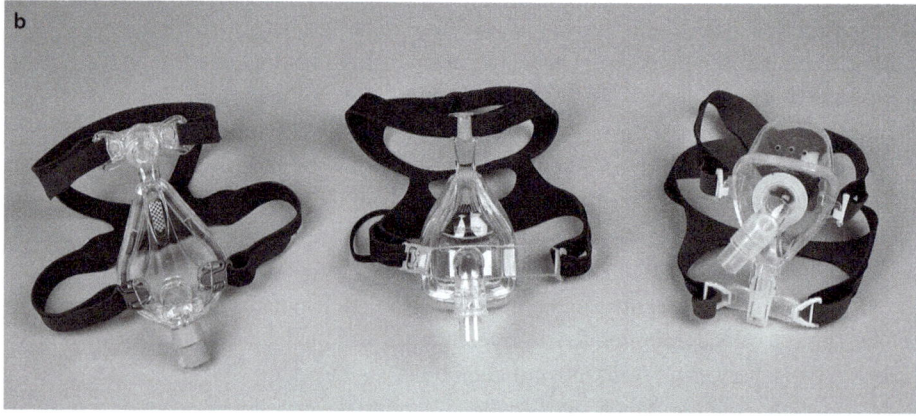

Abb. 4.6   **a** Verschiedene Nasenmasken. **b** Verschiedene Vollgesichtsmasken

was gelegentlich zu einer erheblichen Einengung des Pharynx und dadurch notwendigen Drucksteigerungen führen kann. Die resultierenden Undichtigkeiten lösen dann weitere Drucksteigerungen aus, was die Therapie unmöglich machen kann.

Extrem selten entschließen sich Patient und Arzt alternativ zu einer Mundmaske, die über ein im Vestibulum oris platziertes Silikonschild fixiert wird. In der Schlafmedizin hat die in der Intensivmedizin gebräuchliche Beatmungshaube, welche den gesamten Kopf umschließt und zervikal abdichtet, bisher keine Bedeutung.

Die große Auswahl an Masken hat die individuelle Anfertigung von Masken nach Gesichtsabdruck heute extrem selten werden lassen.

▶   **Praxistipp** Die Therapietreue bei nicht invasiver Positivdruckbeatmung hängt nicht nur vom subjektiv erlebten Therapienutzen, sondern auch wesentlich von der intensiven Betreuung des Patienten durch Behandler und Gerätehändler ab.

Um eine ausreichende Abgabe von CO_2 zu ermöglichen, befindet sich in oder an der Maske ein Ventil zur Abgabe der ausgeatmeten Luft. Die Gestaltung der Ventile (Schlitze, Löcher, Poren) und damit deren Geräuschentwicklung (Lautheit und Frequenz) sind unterschiedlich.

Klagen die Patienten über trockene Schleimhäute in Nase und Rachen, dann verschaffen im Einzelfall **Nasensalben** und **-öle** oder in der Mehrzahl ein einfach an das Gebläse anzuschließender und meist integrierbarer **Warmluftbefeuchter** Erleichterung. Genügt dies nicht, kann eine Mundleckage verantwortlich sein, der durch ein Kinnband oder eine Mund-Nasen-Maske begegnet werden kann.

In kalter Umgebung (geöffnetes Schlafzimmerfenster im Winter) kann es zu einer ausgeprägten **Kondenswasserbildung** in Schlauch und Maske kommen, sodass in den durchhängenden Schlauchanteilen regelrechte Pfützen entstehen können. Dies stört nicht nur den Patienten sowie den Bettpartner durch blubbernde Geräusche, sondern kann auch im ungünstigen Fall zu einer Aspiration des Kondenswassers führen. Das Beatmungsgerät mit Befeuchter muss daher tiefer als der Kopf des Patienten stehen, damit keine Pfützen entstehen, sondern die Kondenswassertropfen wieder in den Befeuchter zurücklaufen können. Alternativ einsetzbare, beheizbare Schläuche reduzieren bzw. beseitigen die Kondenswasserbildung.

Der Patient muss darüber aufgeklärt werden, dass Maske, Ventil, Schlauch und Befeuchter täglich gereinigt werden müssen. Für das Beatmungsgerät und die Kopfhaube bzw. -bänder sind größere Intervalle ausreichend.

Größe und Gewicht der Geräte spielen heute kaum noch eine Rolle. Sie wurden im Laufe der Jahrzehnte erheblich kleiner und wiegen fast alle unter 3 kg, vereinzelt sogar unter 1 kg. Für den Transport im Flugverkehr existieren Hilfsmittelpässe in verschiedenen Sprachen, die die Geräte als medizinische Geräte auszeichnen. Alle Geräte können sowohl bei einer Netzspannung von 220 V als auch bei 110 V betrieben werden. Für den Betrieb im Lkw und Wohnwagen bzw. Wohnmobil existieren Adapter für 24- und 12-V-Steckdosen. Vereinzelte Hersteller bieten akkubetriebene Geräte an. Die modernen CPAP- und Bilevel-Geräte können somit ohne große Schwierigkeiten nahezu überall hin mitgenommen werden.

Bilevel-Geräte zur nicht invasiven, lebenserhaltenden Heimbeatmung sind im Durchschnitt größer und schwerer als CPAP-Geräte, insbesondere da sie einen Akku beinhalten müssen, um auch bei Stromausfall mehrere Stunden weiterarbeiten zu können.

4.6.1.6 Unerwünschte Wirkungen der Positivdruckbeatmung

Bereits in der 1. Nacht unter nicht invasiver Positivdruckbeatmung können Nebenwirkungen auftreten. Sie sind meistens harmlos (Tab. 4.3), können jedoch die Druckanpassung erschweren oder unmöglich machen. Gelegentlich muss die Maske trotz Trainings am Tage wegen **Leckagen** oder **Klaustrophobie** noch einmal gewechselt werden, oder eine exspiratorische Druckabsenkung wird erforderlich, da der Patient den

Tab. 4.3 Nebenwirkungen der nasalen Positivdruckbeatmung im Langzeitgebrauch (mod. nach Verse 2000)

Nebenwirkung	Häufigkeit	Therapiemöglichkeiten
Trockener Mund und Rachen	53 %	Kinnband, Mund-Nasen-Maske, Warmluftbefeuchter
Trockene Nase	52 %	Nasensalbe, Warmluftbefeuchter
Borkenbildung	38 %	Nasensalbe, Warmluftbefeuchter
Nasale Obstruktion	36 %	Nasale Corticoide, Nasenchirurgie
Trockene Augen	30 %	Maskenoptimierung
Rhinorrhoe	28 %	Warmluftbefeuchter, topische Anticholinergika, topische Corticoide, Nasenmuschelreduktion
Epiphora	19 %	Maskenoptimierung
Epistaxis	13 %	Nasensalbe, Warmluftbefeuchter
Sinusitis	8 %	Sinusitistherapie, Desinfektion von Schlauch und Maske
Hörminderung, Tinnitus	Ca. 15 %	Otologische Therapie
Druckgefühl auf den Ohren	Ca. 10 %	Otologische Therapie, Drucksenkung, APAP, Bilevel, C-Flex/EPR
Hautirritationen, Druckstellen	>50 %	Maskenoptimierung, täglicher Wechsel zweier verschiedener Masken
Schmerzen	22 %	Lockerung der Kopfhalterung, Maskenoptimierung
Aerophagie	11 %	Drucksenkung, APAP, Bilevel, C-Flex/EPR
Luftleck	36 %	Maskenoptimierung, Kinnband, Mund-Nasen-Maske
Geräuschbelästigung	Ca. 30 %	Schlauchverlängerung, Maskenoptimierung, Ventilwechsel
Gerät zu groß	Ca. 20 %	Kleineres Gerät, wenn Folgeverordnung notwendig
Erschwerte Exspiration	Ca. 10 %	Drucksenkung, APAP, Bilevel, C-Flex/EPR

Ausatmungsdruck als zu hoch empfindet. Durch die Luftströmung können die **Nasenschleimhäute** akut anschwellen und die Nasenatmung relevant behindern. Ein abschwellendes Nasenspray schafft kurzfristig Abhilfe.

Sehr selten kommt es zum Auftreten von **zentralen Apnoen** und langen **Hypoventilationen** unter CPAP-Einleitung, die meist durch einen Wechsel auf den Bilevel-S/T-Modus beseitigt werden können, im Einzelfall jedoch zunächst durch Erwecken des Patienten unterbrochen werden müssen, um eine CO_2-Narkose zu verhindern. Da es während der CPAP-Einleitung zu einer akuten **Atemwegsverlegung** durch eine in den Kehlkopf prolabierende weiche Epiglottis und zu einer Linksherzdekompensation

Abb. 4.7 Patient mit
Druckstelle am Nasenrücken
durch Nasenmaske

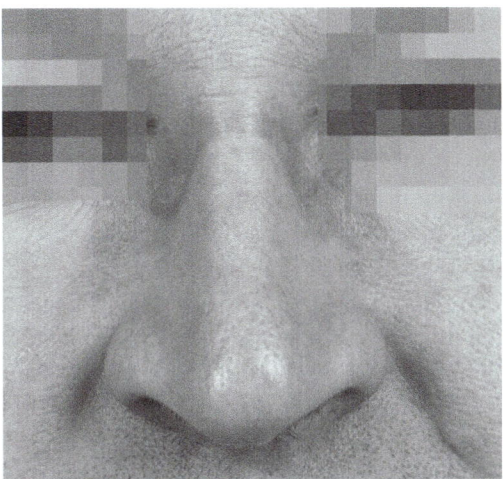

(druckbedingt) oder zu einer hypertensiven Entgleisung (psychisch bedingt) kommen kann, ist eine Anpassung unter überwachten Bedingungen mit vorhandener Arztbereitschaft erforderlich.

Im Langzeitverlauf werden unerwünschte Wirkungen zwar häufig angegeben, sind aber als ungefährlich einzuschätzen (Tab. 4.3, Abb. 4.7). Es handelt sich im Wesentlichen um **Reizungen der Haut und Schleimhäute** im Kopfbereich und um direkt masken- bzw. gerätebedingte Beschwerden. Sie sind in den meisten Fällen durch einfache Maßnahmen zu beheben. Lassen sie sich jedoch nicht beseitigen, ist eine Vorstellung beim Hals-Nasen-Ohren-Arzt oder Hautarzt geboten.

Da die Geräte heute sehr leise (unter 30 dB, vereinzelt sogar nur 24 dB Schallpegel bei 10 mbar) sind, wird der Bettpartner meist nur durch die maskennahen Abluftventile gestört. Der Patient hört gelegentlich das Turbinengeräusch über die Luftsäule in Schlauch und Maske.

Der regelmäßigen Betreuung der Patienten durch kompetente Ärzte und Versorger kommt eine entscheidende Rolle zu, um einen Therapieabbruch wegen dieser lästigen Nebenwirkungen zu vermeiden. Lassen sich die Nebenwirkungen nicht beseitigen und besteht aufgrund dessen eine relevante Insomnie oder Therapieunverträglichkeit, müssen die alternativen Therapiemöglichkeiten überprüft werden (Abschn. 4.7).

4.6.2 Positivdrucktherapie bei zentralen Schlafapnoesyndromen

An 1. Stelle steht bei zentralen Schlafapnoesyndromen die kausale Therapie.

Deshalb werden die periodische Atmung in großer Höhe und die zentrale Schlafapnoe bei Medikamenten- oder Substanzmissbrauch sinnvollerweise nicht mit einer Positivdruckbeatmung behandelt.

Auch die zentrale Schlafapnoe bei einer organischen Erkrankung oder die Cheyne-Stokes-Atmung können durch eine Besserung der zugrunde liegenden Ursachen, z. B. durch eine optimierte medikamentöse Therapie der Herzinsuffizienz, eine operative Beseitigung einer Nasenatmungsbehinderung oder die neurologische Rehabilitation nach Schädel-Hirn-Trauma, relevant reduziert werden.

Persistieren dennoch mehr als 30 zentrale Apnoen pro Stunde Schlaf und ist der Patient weiterhin symptomatisch (Abschn. 4.1), ist in der Regel die Indikation zur spezifischen Positivdrucktherapie gegeben.

Die Datenlage zur prognostischen Bedeutung der Therapie der zentralen Schlafapnoesyndrome und insbesondere der Cheyne-Stokes-Atmung ist weiterhin unklar. Seit eine große kontrollierte Studie für Patienten mit einer Ejektionsfraktion unter 45 %, die zusätzlich zu einer optimalen kardialen Therapie mit einer adaptiven Servoventilation behandelt wurden, eine erhöhte Mortalität ergab, werden solche Patienten nunmehr mit anderen Positivdruckverfahren oder ausschließlich medikamentös behandelt.

4.6.2.1 Primäre zentrale Schlafapnoe und zentrale Schlafapnoe bei organischen Erkrankungen

Haben

- die Verbesserung der Nasenatmung bei Nasenatmungsbehinderung,
- die Vermeidung der Rückenlage bei Rückenlagebezogenheit oder
- die nächtliche Sauerstoffgabe

nicht zu einer Beseitigung der symptomatischen zentralen Schlafapnoe geführt, stehen verschiedene nicht invasive Positivdruckbeatmungsverfahren zur Verfügung.

Bei bis zu 30 % der Patienten können die Apnoen durch eine **CPAP-Therapie** beseitigt werden. Die dafür notwendigen Drücke liegen in aller Regel zwischen 5 und 10 mbar. Verschiedene Wirkmechanismen werden für den atmungsstabilisierenden Effekt der CPAP-Therapie diskutiert: Zum einen sollen die durch eine pharyngeale Obstruktion getriggerten Reflexe vermieden werden, zum anderen durch die Vergrößerung des Lungenvolumens die Sauerstoffspeicher stärker gefüllt werden, wodurch der Atemantrieb reduziert wird.

Bei Versagen der CPAP-Therapie wird die **Bilevel-Therapie** im spontanen oder assistiert-kontrollierten Modus eingesetzt, welcher die besten Ergebnisse zu ergeben scheint. Allerdings nehmen leider bei manchen Patienten darunter die respiratorischen Ereignisse noch weiter zu. Bis heute ist dieses unvorhersehbare Ansprechen der Patienten mit zentraler Schlafapnoe auf die therapeutischen Interventionen nicht verstanden. Probatorische Anpassungen einer Positivdruckbeatmung sind daher oft nicht zu vermeiden.

Da die primäre zentrale Schlafapnoe in etwa 20 % der Fälle eine **Spontanremission** zeigt, sind in jedem Fall schlafmedizinische Verlaufskontrollen ohne Therapie in gewissen Abständen zu empfehlen.

4.6.2.2 Cheyne-Stokes-Atmung

Die Cheyne-Stokes-Atmung wird nach einem **Stufenkonzept** therapiert. Nach jedem therapeutischen Schritt kann sich die Atmung normalisieren. In der Mehrzahl der Fälle geht damit eine subjektive oder objektive Verbesserung der Schlafqualität und der Tagesmüdigkeit oder -schläfrigkeit einher.

Die **Therapie der Grunderkrankung** (Herzinsuffizienz, Diabetes mellitus, Niereninsuffizienz) steht an 1. Stelle, gefolgt von der **Sauerstofftherapie** (2–4 l/min), welche bei ca. einem Drittel der Patienten die Atmungsstörungen erfolgreich beseitigt.

Vergleichbar erfolgreich stellt sich die **CPAP-Therapie** dar. Es existiert jedoch im Gegensatz zur obstruktiven Schlafapnoe weder eine Kenngröße, an der sich der notwendige Druck zur Beseitigung der Cheyne-Stokes-Atmung ablesen ließe, noch gibt es Studien, die einen optimalen Druck für alle Patienten gefunden hätten. In der Praxis wird meist ein Druck zwischen 8 und 10 mbar eingesetzt.

Neben den bei der primären zentralen Schlafapnoe angeführten Aspekten wird der Verbesserung der Hämodynamik des Herzinsuffizienten eine wesentliche Bedeutung für die Wirksamkeit der CPAP-Therapie beigemessen. Die Verbesserung der Herzfunktion unterstützt außerdem die Leistungsfähigkeit am Tage. Bei Patienten mit Herzinsuffizienz und Cheyne-Stokes-Atmung handelt es sich jedoch um ein Risikokollektiv, da es während der Einleitung der CPAP-Therapie aufgrund des erhöhten intrathorakalen Drucks zu einer Senkung der Vorlast und in der Folge zu einer akuten systemisch-arteriellen Hypotonie kommen kann. Besonders gefährdet sind Patienten mit Volumenmangel und Vorhofflimmern.

Sind Sauerstoff und CPAP nicht ausreichend wirksam, wird die **Bilevel-Therapie** meist im assistiert-kontrollierten Modus eingesetzt. Die Einstellung der Beatmungsparameter orientiert sich initial an der Verträglichkeit für den Patienten und während der Anpassungsnächte primär an den respiratorischen Parametern. Letztlich erfolgt die Auswahl des Drucks genau wie bei der CPAP-Therapie empirisch. Die Verträglichkeit der Bilevel-Therapie ist in aller Regel schlechter als die der CPAP-Therapie.

Ob ausschließlich bei Versagen dieser Bilevel-Techniken die **adaptive Servoventilation** eingesetzt werden sollte, ist bisher unklar. Sie scheint zumindest nicht nur besser vertragen zu werden, sondern beseitig die zentralen Apnoen auch am effektivsten. Auch weitere kardiale Parameter (Ejektionsfraktion, 6-min-Gehstrecke, Nykturie, Lebensqualität) wurden mit der adaptiven Servoventilation am ausgeprägtesten verbessert. Im Gegensatz dazu zeigte sich bei Patienten mit schwerer Herzinsuffizienz (NYHA III–IV) eine um 34 % erhöhte Mortalität unter adaptiver Servoventilation gegenüber einer unbehandelten Kontrollgruppe. Die ASV-Therapie ist seitdem bei solchen Patienten kontraindiziert.

Es ist zu beachten, dass es bei der Cheyne-Stokes-Atmung mehrere Nächte bis Wochen dauern kann, bis die Atmung sich nach Einleitung der Positivdruckbeatmung stabilisiert hat. Eine allenfalls geringe Verbesserung während der Einstellungsphase auf ein Beatmungsverfahren bedeutet also nicht, dass damit keine Beseitigung der Cheyne-Stokes-Atmung gelingen kann. Die Wirksamkeit der Therapie ist in jedem Fall nach den ersten 3–6 Monaten zu überprüfen, um Therapieversager rechtzeitig erkennen und anderen Verfahren zuführen zu können.

▶ **Praxistipp** Die Therapie der zugrunde liegenden Erkrankung steht bei der Cheyne-Stokes-Atmung an 1. Stelle. Für alle eingesetzten Formen der Positivdrucktherapie konnte bisher keine Verbesserung der Mortalität bei Cheyne-Stokes-Atmung nachgewiesen werden.

4.6.3 Positivdrucktherapie bei schlafbezogener Hypoventilation und Hypoxämie

Wie bei den zentralen Schlafapnoesyndromen steht die **Optimierung der Grunderkrankung** im Vordergrund, da fast alle Hypoventilationssyndrome im Erwachsenenalter sekundären Ursprungs sind. Da es sich meist um progrediente Erkrankungen handelt, tritt bei fast allen Patienten die Hypoventilation im weiteren Verlauf trotz optimaler ursachenorientierter Behandlung oder Rehabilitation wieder bzw. verstärkt auf.

Hypoventilationssyndrome werden assistiert, assistiert-kontrolliert oder kontrolliert beatmet. Negativdruckverfahren (Eiserne Lunge) werden praktisch nicht mehr, die volumenkontrollierte Beatmung selten (z. B. bei schwachem Hustenstoß) eingesetzt. Der Trend geht weiter zu den druckkontrollierten Verfahren.

Die tägliche **Beatmungsdauer** nimmt bei weiterer Progredienz der Grunderkrankung in aller Regel zu. Während zu Beginn die ausschließliche Beatmung in der Nacht ausreicht, da sie eine relevante Erholung der Atempumpe und damit verbunden eine Verbesserung der Atmungsfunktion am Tage nach sich zieht, ist eine intermittierende oder kontinuierliche Beatmung auch am Tage später häufig nicht zu vermeiden.

Dann ist eine invasive Beatmung über ein **Tracheostoma** der nicht invasiven Beatmung allein schon aus praktischen Gründen in vielen Fällen vorzuziehen. So ist beispielsweise die Nahrungsaufnahme unter Dauerbeatmung mit einer Nasen- oder Mund-Nasen-Maske nahezu unmöglich und bei Aspirationsneigung besteht die Gefahr einer Zunahme von Aspirationspneumonien.

Das Ziel der Beatmung ist

- nicht nur eine Beseitigung der Hyperkapnie und Hypoxämie in der Nacht,
- sondern auch eine Verbesserung der Schlafqualität sowie
- der Blutgase, der Leistungsfähigkeit und der Lebensqualität am Tage.

Die Symptome am Tage können allerdings häufig nicht vollständig und dauerhaft beseitigt werden.

Da die Positivdrucktherapie bei den nun folgenden Indikationen komplizierter anzuwenden ist und häufig bei schwerkranken und pflegebedürftigen Patienten notwendig wird, die sich nicht selbstständig versorgen können, ist besonderes Augenmerk auf das häusliche Umfeld der Patienten und die vorhandene Betreuung zu richten.

4.6.3.1 Schlafbezogene Hypoventilations- und Hypoxämiesyndrome, nicht durch bronchiale Obstruktion ausgelöst

Prinzipiell kann die assistierte bis hin zur kontrollierten nicht invasiven Positivdruckbeatmung sowohl im Wachzustand als auch während des Schlafes eingesetzt werden. Die **Indikation zur Beatmung** während des Schlafes wird jedoch sehr viel großzügiger gestellt. Das Auftreten von REM-assoziierten Hypoventilationen und einer gestörten Schlafqualität mit konsekutiver Tagesmüdigkeit bzw. Tagesschläfrigkeit ohne Hyperkapnie am Tage wird bei gesicherter Grunderkrankung von vielen Fachleuten bereits als ausreichend für die Einleitung einer Beatmung im Schlaf gesehen, da die Entlastung der Atempumpe in der Nacht häufig schon eine Steigerung der Leistungsfähigkeit am Tage bewirkt.

Kommen weitere Symptome (Abschn. 4.1.4) hinzu, sind die zu erwartenden positiven Effekte für den Patienten initial umso deutlicher spürbar. Die Beatmung empfinden die Betroffenen meist ganz unmittelbar als sehr erholsam. Die Compliance ist daher im Allgemeinen als gut zu bezeichnen.

Die Beatmung wird auf jeden Fall empfohlen, wenn der CO_2-Partialdruck am Tage über 45 mmHg oder die Sauerstoffsättigung während des Schlafes mindestens 5 min oder 10 % der Aufzeichnungszeit unter 88 % liegt und der Patient symptomatisch ist.

▶ **Praxistipp** Die Indikation zur nicht invasiven Beatmung ergibt sich aus den Symptomen des nicht erholsamen Schlafes, den klinischen Zeichen der Rechtsherzinsuffizienz in Verbindung mit einer nächtlichen Hyperkapnie und Hypoxämie oder einer Hyperkapnie auch am Tage.

Grundvoraussetzung für die Einleitung einer nicht invasiven Positivdrucktherapie ist in jedem Fall die ausführliche schriftliche **Aufklärung** unter Berücksichtigung der Alternative der Palliativtherapie (Sauerstoff, Benzodiazepine, Opioide) und der Behandlungswunsch des Patienten. Im Endstadium vieler neuromuskulärer oder thorakal-restriktiver Erkrankungen muss auch der Wunsch der Betroffenen nach Beendigung der bereits begonnenen Positivdrucktherapie respektiert werden.

Die **Bilevel-Beatmung** wird am Tage eingeübt. Mit einer gut sitzenden Maske wird der niedrigste Exspirationsdruck gewählt, den das Beatmungsgerät erlaubt, meist 3 oder 4 mbar. Der Inspirationsdruck wird initial 5 mbar höher gewählt und dann bis auf eine Druckdifferenz von 8–10 mbar eingestellt. Das Verhältnis von Inspirations- zu Exspirationsdauer wird auf 1:2 gesetzt. Je nach Beatmungsmodus müssen optimal verträgliche Druckwerte, Trigger, Flanken und/oder Beatmungsfrequenzen mit sehr viel Fingerspitzengefühl und in enger Interaktion mit dem Patienten festgelegt werden.

Während des Schlafes wird von der am Tage gefundenen optimalen Einstellung ausgehend der inspiratorische Druck so weit erhöht, bis die Sauerstoffsättigung unter Raumluftbedingungen auch im REM-Schlaf über 90 % liegt. Meist genügen Druckdifferenzen von 10–15 mbar, um ebenfalls eine Abnahme der Hyperkapnie in der Nacht und am Tage zu erreichen. In Einzelfällen können jedoch Differenzen von mehr als 20 mbar notwendig werden. Dies ist vor allem beim Obesitas-Hypoventilationssyndrom der Fall. Hier muss auch der exspiratorische Druck oft auf Werte über 10 mbar erhöht werden, da häufig eine gleichzeitige pharyngeale Obstruktion vorliegt. Der CO_2-Partialdruck soll durch die Therapie auf mindestens 50 mmHg, besser unter 45 mmHg sinken. Persistiert die Hypoxämie, muss eine **Sauerstofftherapie** ergänzend erwogen werden. Diese ist allerdings meist nur dann sinnvoll, wenn eine Schädigung der Lunge vorliegt, und wird daher z. B. selten bei Obesitas-Hypoventilation benötigt.

Während bei einer frühzeitigen Einleitung der Positivdrucktherapie auch eine assistierte Beatmung ausreichen kann, profitieren die Patienten im Verlauf mehr von der **Bilevel-T-Beatmung,** da die Atempumpe noch stärker entlastet wird, wenn der Druckwechsel durch den Patienten nicht mehr getriggert werden muss. Um diesen Effekt dennoch im assistiert-kontrollierten (Bilevel-S/T) Modus zu erreichen, muss die Atemfrequenz des Respirators leicht über der Eigenfrequenz des Patienten eingestellt werden.

Je nach Dynamik der Grunderkrankung ist eine regelmäßige **Kontrolle** der Positivdrucktherapie in unterschiedlichen Abständen notwendig. Bei der amyotrophen Lateralsklerose erfolgt sie beispielsweise alle 3 Monate, bei stabilen neuromuskulären Erkrankungen, Skoliosen oder Obesitas-Hypoventilation kann sie auch jährlich erfolgen.

Durch die nicht invasive Positivdruckbeatmung konnten die Schlafqualität, die Tagesschläfrigkeit, die Lebensqualität, die Lungenfunktion und Blutgase am Tage, die Häufigkeit respiratorischer Komplikationen und die Hospitalisierungsrate sowie die Überlebenszeit der Patienten dramatisch verbessert werden. Auch eine sekundäre pulmonale Hypertonie, wie sie bei thorakal-restriktiven Erkrankungen häufig zu finden ist, kann sich zurückbilden.

▶ **Praxistipp** Die nicht invasive Beatmung ist heute eine nicht mehr wegzudenkende Therapie bei einer diagnostizierten Atempumpenschwäche.

Kontrollierte Studien fehlen zwar, sind jedoch aus ethischen Gründen heute nicht mehr vertretbar.

4.6.3.2 Schlafbezogene Hypoventilation und Hypoxämie durch bronchiale Obstruktion

Unter allen heimbeatmeten Patienten leidet in Europa etwa ein Drittel unter einer chronisch obstruktiven Lungenerkrankung (COPD), häufig vergesellschaftet mit einem Emphysem. Die Patienten sind im Durchschnitt älter und häufiger männlichen Geschlechts als bei den übrigen Indikationen. In den stabilen Phasen gelingt es den Betroffenen, die Ventilation mit maximal möglicher Anstrengung der Atemmuskulatur einigermaßen aufrechtzuerhalten. Hypoxämie und Hyperkapnie werden dafür in Kauf genommen.

Die in vielen Fällen zur Verbesserung der Hypoxämie eingesetzte, für den Patienten durchaus komfortable **Sauerstoffgabe** über eine Nasenbrille ist jedoch nicht ausreichend, um eine relevante Entlastung der Atempumpe zu ermöglichen. So kommt es bereits bei geringen Zusatzanforderungen (z. B. im Rahmen eines Infektes) zur Dekompensation der Atempumpe. Am häufigsten wird die **nicht invasive Beatmung** daher zur Therapie einer in diesem Zusammenhang aufgetretenen akuten respiratorischen Insuffizienz eingeleitet, die in einen intensivmedizinischen Aufenthalt mündet. Für diese Indikation ist der Nutzen der nicht invasiven Beatmung belegt. Unter diesem Aspekt erhofft man sich durch die Überleitung in eine dauerhafte nächtliche **Heimbeatmung** auch eine Abnahme der COPD-Exazerbationen und folglich eine reduzierte Hospitalisierungsrate.

Wird eine nächtliche Heimbeatmung bei einer chronisch-ventilatorischen Insuffizienz auf dem Boden einer stabilen COPD begonnen, ist die Datenlage bezüglich Atemarbeit, Pulmonalarteriendrucks, Blutgasveränderungen, Schlafstruktur und körperlicher Belastbarkeit uneinheitlich. Lediglich die Lebensqualität scheint sich zu verbessern. Insbesondere eine Abnahme der Mortalität im Vergleich zu einer konservativen Therapie konnte jedoch nicht nachgewiesen werden.

Dies erstaunt einerseits nicht, da die Ventilationstherapie die ursächliche Lungenparenchymschädigung nicht rückgängig machen kann. Es werden jedoch andererseits eine teilweise geringe Nutzungsdauer, ein zu geringer Spitzendruck und eine zu kurze Nachbeobachtungsdauer in den Studien bemängelt. Es scheint immerhin so, dass bessere klinische Ergebnisse erzielt werden können, wenn prätherapeutisch eine ausgeprägte Hyperkapnie vorliegt und wenn die Druckdifferenz zwischen In- und Exspiration hoch, d. h. über 18 mbar, gewählt wird.

Darüber hinaus hat sich gezeigt, dass die Absenkung des CO_2-Partialdruckes mit der täglichen Beatmungsdauer korreliert. Die Beatmung im kontrollierten Modus vermag die Diaphragmaaktivität stärker zu reduzieren, als dies im assistierten Modus der Fall ist, was als Hinweis auf eine effektivere Entlastung der Atempumpe gedeutet werden kann. Insgesamt liegt die primäre Akzeptanz der Heimbeatmung etwa bei 80 %, die tägliche Nutzungsdauer im Mittel über 6 h, was als ausgesprochen gut bezeichnet werden darf.

All dem trägt eine zurückhaltende Indikationsstellung Rechnung. Es werden folgende Kriterien für die Einleitung einer **nicht invasiven Beatmung bei COPD** empfohlen:

- eine klare Symptomatik der chronisch-ventilatorischen Insuffizienz (Abschn.4.1.4) und
- pathologische Blutgase mit entweder
  a) CO_2-Partialdruck über 55 mmHg am Tage oder
  b) CO_2-Partialdruck 50–54 mmHg am Tage und Sauerstoffsättigung unter 88 % über mindestens 5 min während der Nacht trotz Gabe von 2 l/min Sauerstoff oder
  c) CO_2-Partialdruck 50–54 mmHg am Tage und mindestens 2 Hospitalisationen pro Jahr wegen hyperkapnischer Exazerbationen.

Von diesen Kriterien sollte nur bei ausgeprägter Symptomatik abgewichen werden.

Die Positivdrucktherapie wird grundsätzlich vergleichbar zu den oben angeführten Indikationen im assistiert-kontrollierten oder kontrollierten Modus initiiert. Der Übungs- und Gewöhnungsphase am Tag schließt sich die Überprüfung in der Nacht an. Blutige oder unblutige Kontrollen des CO_2-Partialdruckes unter Therapie sind sowohl am Tage als auch in der Nacht erforderlich. In allen Fällen muss vor der Entscheidung für eine dauerhafte Heimbeatmung eine Probephase über 1–2 Monate erfolgen, um den Therapieerfolg, die Akzeptanz und die Compliance berücksichtigen zu können.

Fallbeispiel

Eine 67-jährige, adipöse Nichtraucherin (BMI = 39 kg/m²), die aufgrund einer stabilen vorderen Beckenringfraktur hoch dosiert Opioide erhält, wird mit massiver Dyspnoe und respiratorischer Globalinsuffizienz intensivpflichtig. Die Opioidtherapie wird durch nicht atemdepressive Analgetika substituiert, worunter sich der Zustand der Patientin bessert, sodass sie mit einer Sauerstofftherapie von 2 l/min nach Hause entlassen werden kann. Eine weitergehende Diagnostik wird von ihr abgelehnt.

Eine erneute Aufnahme wenige Wochen später erfordert eine Intubation und invasive Beatmung über 48 h, da eine massive Hyperkapnie (pCO_2 90 mmHg) und Hypoxämie (pO_2 48 mmHg) vorliegen, was als Folge der von der Patientin eigenmächtig wieder aufgenommenen Opioidtherapie betrachtet wird. Die Patientin wird nach der Respiratorentwöhnung und ohne Opioide weiter ununterbrochen mit 2 l/min Sauerstoff über eine Nasenbrille versorgt, klagt jedoch nach wie vor über Ruhedyspnoe, morgendliche Zephalgien und eine schwere Einschränkung der körperlichen Leistungsfähigkeit. Beinödeme sind nicht zu erkennen. An Begleiterkrankungen existiert ein Diabetes mellitus Typ 2, eine systemisch-arterielle Hypertonie, eine Arrhythmia absoluta und eine leicht- bis mittelgradig reduzierte linksventrikuläre Pumpfunktion.

In der Blutgasanalyse am Tage zeigt sich eine respiratorische Globalinsuffizienz (pCO_2 46 mmHg, pO_2 50 mmHg) mit metabolisch teilweise kompensierter Azidose. Die Lungenfunktion ergibt eine restriktive Ventilationsstörung (VC 53 %, FEV1/FVC 105 %). In der kardiorespiratorischen PSG kann eine schwere Hypoxämie mit einer mittleren Sauerstoffsättigung von 80 % und einem Minimum von 68 % im REM gemessen werden. Die Sauerstoffsättigung liegt während 93,6 % der Gesamtschlafzeit unter 90 %. Es werden 173 Hypopnoen gezählt, der RDI beträgt 35.

Die Patientin schnarcht während ¾ der Aufzeichnungszeit und es fällt eine Tachykardie mit einer mittleren Herzfrequenz von 101 pro Minute auf. Das Schlafprofil zeigt eine Reduktion des REM-Anteils auf 6 %, Tief- und Leichtschlaf sind ausreichend vorhanden. Es werden viele Schlafstadienwechsel, aber wenige Arousals (14/h) gefunden. Während des Tiefschlafes wird die Blutgasanalyse wiederholt: Der pCO_2 liegt dabei bei 60 mmHg und der pO_2 bei 46 mmHg (Abb. 4.8).

Die Diagnose lautet: Obesitas-Hypoventilationssyndrom mit initial zusätzlicher zentraler Schlafapnoe bei Opioidüberdosierung.

Über 3 Nächte wird eine Bilevel-Therapie mit Mund-Nasen-Maske im assistiert-kontrollierten Modus eingeleitet mit einem inspiratorischen Druck von 15 mbar, einem exspiratorischen Druck von 5 mbar und einer Atemfrequenz von 14/min. Eine weitere Drucksteigerung oder Atemfrequenzänderung wird von der Patientin nicht akzeptiert. Unter dieser Einstellung steigt die mittlere Sättigung während des Schlafes unter Raumluft auf 87 % (Abb. 4.9) und die Hyperkapnie in der Nacht sinkt auf 50 mmHg. Die Sauerstoffsättigung liegt allerdings immer noch während 42 % der Schlafzeit unter 90 %. Außerdem zeigt sich eine Abnahme der mittleren Herzfrequenz auf 93 pro Minute. Sollte sich die Patientin nach der Probephase für eine Fortführung der Therapie entscheiden, müssen eine weitere Druckoptimierung und gegebenenfalls eine kontrollierte Beatmung mit adjuvanter Sauerstoffgabe versucht werden. ◄

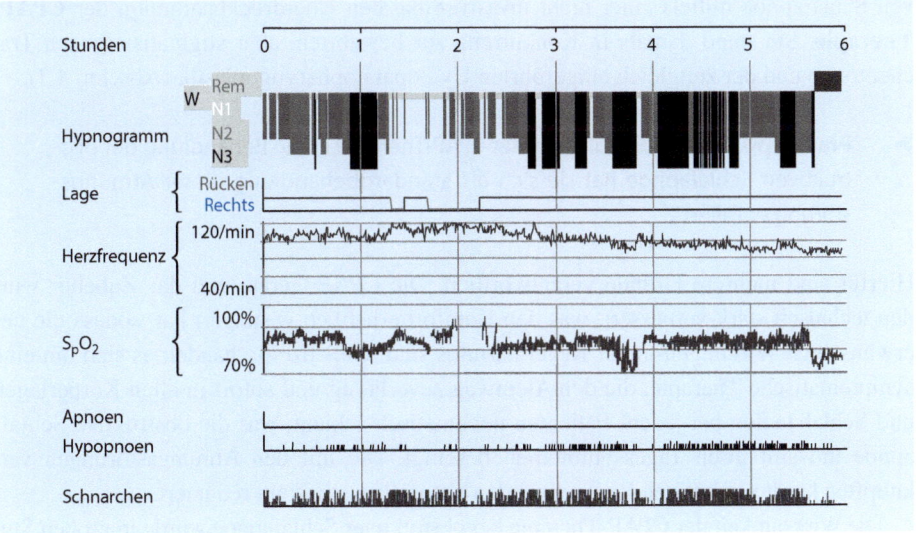

Abb. 4.8 Nachtreport der Patientin mit ausgeprägter Obesitas-Hypoventilation

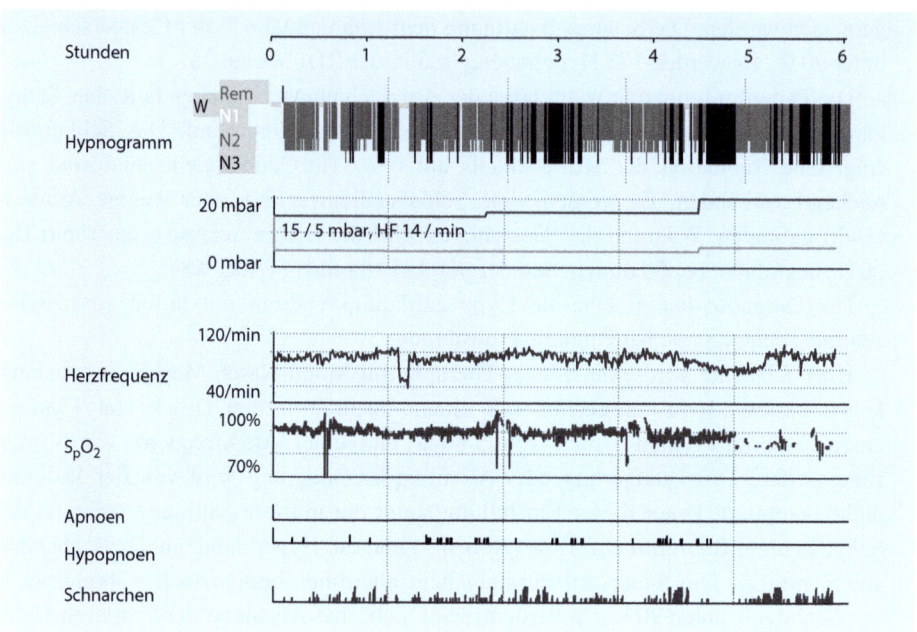

Abb. 4.9 Nachtreport der Patientin mit ausgeprägter Obesitas-Hypoventilation unter Therapie

4.6.4   Positivdrucktherapie bei obstruktiver Schlafapnoe

1981 veröffentlichte Colin Sullivan erstmals die Beseitigung einer schweren obstruktiven Schlafapnoe mittels einer nicht invasiven nasalen Überdruckbeatmung, der **CPAP-Therapie.** Sie stand damals in Konkurrenz zur bewährten, aber stigmatisierenden Tracheotomie und der zeitgleich eingeführten Uvulopalatopharyngoplastik (Abschn. 4.7).

▶ **Praxistipp** Seit der Einführung der CPAP-Therapie in die Behandlung der obstruktiven Schlafapnoe hat sie sich als Standardbehandlung dieser Atmungsstörung etabliert.

Hierfür sind mehrere Gründe verantwortlich. Die CPAP-Geräte und das Zubehör wurden technisch stark verbessert, was den Komfort erheblich gesteigert hat, sodass die unerwünschten Wirkungen in der Regel harmlos sind. Gleichzeitig handelt es sich um eine symptomatische Therapie, die den Atemweg zuverlässig und sofort in allen Körperlagen und Schlafstadien bei jedem Patienten pneumatisch schient, was die obstruktive Schlafapnoe mitsamt ihren Tagessymptomen beseitigt. Die mit den Atmungsstörungen verknüpften kardiovaskulären Risiken werden ebenfalls signifikant reduziert.

Die Wirksamkeit der CPAP-Therapie bei obstruktiver Schlafapnoe wurde in großen Studien mit höchstem Evidenzniveau nachgewiesen, was bisher bei keiner anderen Therapie in diesem Umfang gelang. Sie hat damit das günstigste Verhältnis von Nutzen zu Risiko.

4.6.4.1 Indikation

Die CPAP-Therapie kann prinzipiell bei allen Ausprägungsgraden der obstruktiven Schlafapnoe eingesetzt werden. Sie kommt jedoch bevorzugt bei mittel- bis schwergradiger obstruktiver Schlafapnoe zum Einsatz, wohingegen bei leichtgradigen Formen alternative Therapien unter Berücksichtigung ihrer Morbidität und der individuellen Gegebenheiten des Patienten ebenfalls einen festen Platz einnehmen.

Allerdings existiert bisher keine allgemein akzeptierte Schweregradeinteilung der obstruktiven Schlafapnoe. Der Schweregrad wird vielmehr nach individuellen Kriterien anhand der folgenden 3 Aspekte bestimmt:

- Ausmaß der Atmungsstörung während des Schlafes, d. h. RDI (Respiratory Disturbance Index), Sauerstoffsättigung, Schlafstruktur;
- Tagessymptomatik und soziodemografischer Status. d. h. Tagesschläfrigkeit, Alter, Beruf;
- Begleiterkrankungen, z. B. arterielle Hypertonie, Diabetes mellitus.

Es ist beispielsweise bei einem jungen Lkw-Fahrer mit einem RDI von nur 10, aber einer relevanten Tagesschläfrigkeit eine CPAP-Therapie indiziert, während sie bei einem 70-jährigen Rentner mit medikamentös gut eingestellter Hypertonie und ansonsten gleicher Konstellation nicht Therapie der 1. Wahl sein muss.

Ab einem RDI von 30 besteht ein gesichertes Risiko für die Entwicklung von kardiovaskulären Folgeerkrankungen, sodass unter diesen Bedingungen in jedem Fall eine CPAP-Therapie indiziert ist.

▶ **Praxistipp** Die nasale CPAP-Therapie ist die Therapie der 1. Wahl bei mittel-bis schwergradiger obstruktiver Schlafapnoe, denn sie beseitigt die Atmungsstörung zuverlässig und birgt als Dauertherapie keine gravierenden Risiken für den Patienten.

Es gibt keine absoluten Kontraindikationen. Patienten mit einer akuten Herzinsuffizienz sollten zunächst kurzfristig medikamentös stabilisiert werden, bevor die CPAP-Therapie eingeleitet wird.

4.6.4.2 Praktische Aspekte

Die Therapie wird, wie in Abschn. 4.6.1 beschrieben, eingeleitet. In der Nacht wird der Anfangsdruck nach dem Einschlafen des Patienten erst erhöht, wenn obstruktive Ereignisse auftreten. Er wird so weit angehoben, bis sämtliche obstruktiven Apnoen und Hypopnoen, Flusslimitationen, respiratorischen Arousals, Desaturationen und Schnarchgeräusche verschwunden sind. Dies kann in Abhängigkeit von der Verträglichkeit der Therapie im Idealfall innerhalb weniger Minuten oder auch nur langsam innerhalb von Stunden geschehen. Der effektive Druck muss in Rückenlage und im REM-Schlaf häufig noch weiter erhöht werden, um die in diesen Phasen erhöhte Kollapsneigung des Pharynx zu überwinden (Abb. 4.10).

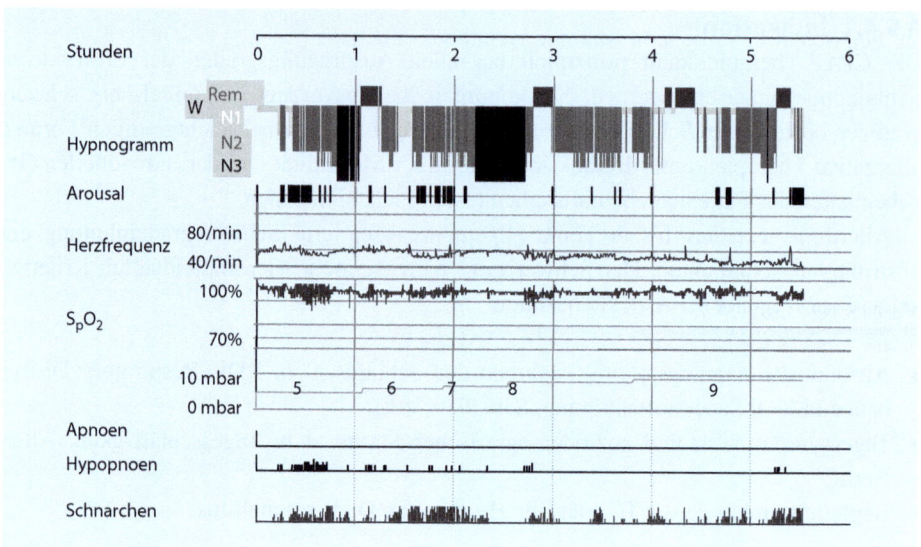

Abb. 4.10 Nachtreport eines Patienten mit einer obstruktiven Schlafapnoe unter CPAP-Titration

Kommt es bei Patienten mit einer obstruktiven Schlafapnoe mit einem geringen REM-Schlafanteil unter einer CPAP-Einleitung zu einer besonders langen REM-Phase (REM-Rebound), so kann dies als Orientierung für eine gute Einstellung dienen.

Leckagegeräusche können dem Nachtpersonal hingegen als Schnarchgeräusche erscheinen und irrtümlicherweise zu einer weiteren Erhöhung des Druckes verleiten. Wird der Druck dann zu sehr erhöht, treten verstärkt Geräusche, v. a. exspiratorische, und zentrale Apnoen und Hypopnoen auf. Idealerweise wird der gefundene optimale Druck in einer weiteren Nacht polysomnografisch auf seine Effektivität hin überprüft.

Wird der erforderliche Druck vom Patienten nicht vertragen, stehen mit Auto-CPAP, C-Flex/EPR/SoftPAP und Bilevel-S weitere Therapiemöglichkeiten zur Verfügung, die in dieser Situation erfolgreich eingesetzt werden können.

Anschließend beginnt für den Patienten die **Probephase in häuslicher Umgebung.** Gerade zu Beginn der Therapie können mehrere Maskenwechsel, Nasensalben, Warmluftbefeuchter etc. notwendig werden, um dem Patienten die häufig als lästig empfundene CPAP-Therapie zu erleichtern und eine regelmäßige Nutzung während der gesamten Schlafzeit (mindestens jedoch 4–5 h) in jeder Nacht zu ermöglichen.

▶ **Praxistipp** Die kompetente und intensive Betreuung des Patienten durch Schlaflabor, niedergelassene Schlafmediziner und Firmenpersonal ist besonders in der Anfangsphase der Therapie essenziell für die Akzeptanz und damit Wirksamkeit der Positivdrucktherapie.

Bei komplikationslosem Verlauf wird der Patient ohne erhöhtes Risikoprofil (z. B. Herz-insuffizienz, exzessive Tagesschläfrigkeit, Berufskraftfahrer) nach 6 Monaten zu einer **Kontrolle** mit klinischer Untersuchung und ambulanter Polygrafie inkl. Erfassung der subjektiven Schläfrigkeit (Epworth-Schläfrigkeitsskala) unter CPAP-Therapie ein-bestellt. Besonders wichtig ist dann die Erfassung der Therapietreue und Compliance, die heute bei fast allen Geräten aus den eingebauten Speicherchips ausgelesen werden kann und die die Angaben des Patienten sinnvoll ergänzt.

Bei vorhandenem Risikoprofil muss die 1. CPAP-Kontrolle früher stattfinden. Musste ein Patient aufgrund exzessiver Schläfrigkeit wegen obstruktiver Schlafapnoe arbeitsun-fähig geschrieben werden, sollte die Kontrolle unbedingt eine PSG mit anschließender Vigilanzdiagnostik beinhalten (Kap. 2 und 12).

Weitere Kontrollen erfolgen bei komplikationslosem Verlauf polygrafisch alle 12–18 Monate, um den Therapieerfolg subjektiv und objektiv zu erfassen. Bei einer pathologischen Polygrafie erfolgt eine PSG im Schlaflabor, wo bei Bedarf eine Druck-optimierung vorgenommen werden kann.

Treten im Verlauf der Therapie wieder die ursprünglichen Symptome auf, sind therapiebezogene (unzureichende Nutzung, Leckagen, Gerätedefekt) von patienten-bezogenen (Gewichtszunahme, Progredienz der obstruktiven Schlafapnoe, Auftreten von anderen Schlafstörungen oder schlafbezogenen Atmungsstörungen) Ursachen abzu-grenzen. Während therapiebezogene Ursachen in der Regel ambulant beseitigt werden können, ist bei patientenbezogenen Ursachen eine PSG erforderlich, da sie unter laufen-der CPAP-Therapie mit einer Polygrafie entweder nicht erkannt und/oder nicht behandelt werden können. Bei etwa einem Drittel der Patienten mit effektiver CPAP-Therapie und wieder aufgetretener Tagesschläfrigkeit findet sich jedoch keine Ursache und eine symptomatische Behandlung ist im Einzelfall erforderlich.

Die **Langzeitcompliance** der CPAP-Therapie konnte durch technische Ver-besserungen der Beatmungsgeräte und -masken gesteigert werden und liegt zwischen 50 und 80 %. Wird die Therapie unterbrochen, treten die Atmungsstörungen meist be-reits in der 1., spätestens in der 2. Nacht wieder in der vollen Ausprägung auf.

4.6.4.3 Therapeutische Effekte

Durch die Positivdrucktherapie werden die schlafbezogenen, obstruktiven Atmungs-störungen bei fast allen Patienten zuverlässig eliminiert. Ein RDI von unter 5 pro Stunde ist üblicherweise zu erzielen. Die Beseitigung der respiratorischen Arousals bewirkt so-fort eine Zunahme des Anteils von Tief- und REM-Schlaf und eine Abnahme des Anteils von Wachphasen und Leichtschlaf. Die Makro- und Mikrostruktur des Schlafes norma-lisiert sich. Die Verbesserung der Tagesschläfrigkeit und der Lebensqualität konnte in randomisierten Studien nachgewiesen werden. Allerdings werden nicht immer die prä-morbiden Werte erreicht. Man vermutet, dass für diese Residualzustände irreversible Schädigungen des zentralen Nervensystems verantwortlich sind.

Die Beseitigung der obstruktiven Ereignisse durch CPAP unterdrückt ebenfalls so-fort die assoziierten Blutdruck- und Herzfrequenzanstiege, die ansonsten durch das

Arousal angestoßen werden und Ausdruck der Sympathikusaktivierung sind. Eine signifikante Absenkung des Katecholaminspiegels unter CPAP konnte gezeigt werden. Die Verbesserung der Oxygenierung durch CPAP wird außerdem für die Absenkung des Katecholaminspiegels verantwortlich gemacht, die nach längerer Therapie auch am Tage nachgewiesen werden konnte. In mehreren placebokontrollierten Studien ließ sich bei Hypertonikern eine Senkung des systolischen, diastolischen und mittleren Blutdrucks um 5–10 mmHg durch eine effektive CPAP-Therapie nachweisen, was dem Effekt eines potenten Antihypertensivums entspricht.

Mehrere prospektive Studien konnten eine deutliche Zunahme der kardiovaskulären Morbidität und Mortalität (Schlaganfälle, Herzinfarkte) bei einer relevanten obstruktiven Schlafapnoe zeigen. Patienten unter effektiver CPAP-Therapie hatten jedoch im Einklang mit den obigen Ergebnissen so niedrige Werte, wie sie bei Schnarchern zu finden waren. Im Gegensatz dazu gelang dies einer aktuellen, großen, randomisiert-kontrollierten Studie nicht, wofür einerseits die geringe Nutzungsdauer von nur 3,3 h pro Nacht und andererseits die prätherapeutisch fehlende Tagesschläfrigkeit als mögliche Ursachen gelten.

Bei Patienten mit Herzinsuffizienz senkt die CPAP-Therapie nachgewiesenermaßen sowohl die Vor- als auch die Nachlast. Dadurch kommt es zu einer Verbesserung der Herzfunktion, die sich in mehreren nicht kontrollierten Studien in einer Zunahme der Ejektionsfraktion um etwa 10 % dokumentieren ließ. Vorsicht ist allerdings geboten bei der Einleitung der CPAP-Therapie bei dieser Patientengruppe, da die Herzinsuffizienz dekompensieren kann, insbesondere bei Drücken über 10 mbar.

Neuere Untersuchungen legen eine Verbesserung der Insulinempfindlichkeit und damit der diabetischen Stoffwechsellage durch die CPAP-Therapie nahe.

Insgesamt ist die CPAP-Therapie die am besten untersuchte Therapie in der Behandlung der obstruktiven Schlafapnoe, deren positive Effekte in Studien mit höchstem Evidenzniveau belegt wurden.

Fallbeispiel

Bei dem 45-jährigen Bankangestellten aus dem Beispiel in Abschn. 4.2.4 zeigt sich in der PSG ein RDI von 37 mit einer mittleren Sauerstoffsättigung von 93 % und einem Minimum von 88 %.

Am selben Tag wird eine Nasenmaske angepasst und die Positivdrucktherapie mit CPAP geübt. In der Nacht wird der Druck manuell auf 7 mbar titriert, worunter keine respiratorischen Ereignisse mehr registriert werden. Die Sauerstoffsättigung liegt bei diesem Druck über 92 %. Der Patient berichtet allerdings, nicht besonders gut mit der Maske zurechtzukommen, da sie auf seinen Nasenrücken drücke. Oft blase ihm die Luft in die Augen. Er sei umso mehr verwundert, dass er sich weniger müde fühle als sonst. Der Patient wird über die vorerst noch fehlende Fahrtüchtigkeit aufgeklärt und ihm wird eine CPAP-Therapie mit einem Druck von 7 mbar für einen Probezeitraum von 4 Wochen empfohlen.

Die betreuende Firma liefert ihm das Gerät nach Hause, weist ihn ein und nimmt eine nochmalige Maskenanpassung vor. Nach 2 Wochen muss nochmals ein Maskenwechsel vorgenommen werden, womit der Patient schließlich 5 h durchschlafen kann.

Während einer ambulanten Vorstellung nach 4 Wochen in der schlafmedizinischen Sprechstunde gibt der Patient an, sich mit dem Gerät angefreundet zu haben und es weiter verwenden zu wollen, da er sich am Tag bereits deutlich besser fühle. Manchmal schnarche er noch. Jedoch belästige ihn vor allem sein trockener Rachen. Nasensalbe habe ihm nur teilweise Linderung verschafft. Daraufhin wird ein Warmluftbefeuchter verordnet.

Acht Wochen nach Einleitung der CPAP-Therapie berichtet der Patient, dass er sich mittlerweile wie ein neuer Mensch fühle und auf das Gerät und den Befeuchter nicht mehr verzichten wolle. Druckstellen habe er keine. Sein Blutdruck habe sich gebessert, er brauche weniger Schlaf und sei trotzdem so leistungsfähig wie seit vielen Jahren nicht mehr. Auf der Arbeit laufe es auch wieder „rund" und er schlafe nicht mehr ein. Das Autofahren traue er sich ebenfalls wieder zu. Sogar seine vor Einleitung der CPAP-Therapie vorhandenen Potenzstörungen seien verschwunden.

In der ambulanten polygrafischen Kontrolle finden sich bei einem konstanten Druck von 7 mbar lediglich noch 5 Hypopnoen und 2 zentrale Apnoen. Die Nacht sei nach Angaben des Patienten repräsentativ für die letzten Wochen gewesen. Der ESS wird mit 8 Punkten deutlich besser als vor Therapie angegeben und die Pupillografie am Morgen nach der Messung ergibt einen Normalbefund. Die Fahrtüchtigkeit ist somit wieder gegeben.

Weitere Kontrollen werden in 12- bis 18-monatigen Intervallen vereinbart. ◄

4.7 Therapeutische Alternativen

Die Positivdrucktherapie ist beim Schnarchen weder medizinisch indiziert noch unter praktischen Gesichtspunkten angemessen. Zahlreiche konservative und operative Therapien kommen in Betracht. Auch bei darüberhinausgehenden schlafbezogenen Atmungsstörungen können die Beatmung flankierende oder alternative Maßnahmen angezeigt sein. Die meisten therapeutischen Optionen werden identisch oder modifiziert sowohl für das Schnarchen als auch für weitere schlafbezogene Atmungsstörungen, v. a. für die obstruktive Schlafapnoe, eingesetzt. Daher sollen die therapeutischen Alternativen und ihre Indikationen im Folgenden gemeinsam dargestellt werden.

Grundsätzlich kann jedoch festgehalten werden, dass therapeutische Verfahren, die zu einer mechanischen Stabilisierung oder Erweiterung des Atemweges entwickelt wurden, nur für das Schnarchen bzw. für schlafbezogene Atmungsstörungen mit mechanischer Obstruktion geeignet sein können. Den operativen Verfahren ist ein eigenes Kapitel gewidmet.

Im Folgenden werden ausschließlich Verfahren dargestellt, für die in klinischen Studien zumindest für bestimmte Indikationsgebiete eine gewisse Wirksamkeit gezeigt wurde, oder Verfahren, zu denen belastbare Studien existieren und daher wissenschaftlich fundierte Aussagen getroffen werden können.

Gerade im Bereich Schnarchen und obstruktive Schlafapnoe wird eine Vielzahl von fragwürdigen und häufig auch unseriösen Therapieverfahren angeboten und in der Laienpresse teils recht offensiv beworben. Dies betrifft in erster Linie vermeintliche Hilfsmittel, die im Gegensatz zu Medikamenten keiner aufwendigen klinischen Prüfung unterzogen werden und weitgehend unkontrolliert auf den Markt gebracht werden. Hierzu zählen insbesondere verschiedenste Sprays, Tropfen oder Öle, Kissen und Brillen oder auch diverse Weckapparate und anderweitige teils kuriose Konstruktionen. In aller Regel liegen für diese Produkte keine klinischen Studien vor, und die Erfahrung der Autoren zeigt, dass die Hersteller in aller Regel auch kein Interesse an einer wissenschaftlichen Überprüfung der Produkte haben. Trotz allem ist eine kritische Auseinandersetzung mit diesen Produkten notwendig, da die Patienten häufig entsprechende Therapieversuche hinter sich haben oder fachlichen Rat hierzu suchen.

4.7.1 Konservative Verfahren

Unter den konservativen Nicht-CPAP-Verfahren werden folgende Therapiealternativen subsumiert:

- Körpergewichtsreduktion,
- Verhaltensänderung,
- medikamentöse Therapie,
- nächtliche Sauerstofftherapie.

4.7.1.1 Körpergewichtsreduktion

Ein erhöhtes Körpergewicht ist mit Ausnahme der zentralen Schlafapnoe mit allen schlafbezogenen Atmungsstörungen und auch dem Schnarchen assoziiert. Die pathophysiologische Bedeutung der Adipositas für das obstruktive Schlafapnoesyndrom wurde bereits ausführlich dargestellt, für das Obesitas-Hypoventilationssyndrom ist sie unmittelbar evident. Korrespondierend hierzu wurde für praktisch alle diese Atmungsphänomene auch eine Verbesserung nach einer Körpergewichtsreduktion in klinischen Studien dokumentiert. Eine Ausnahme bildet hier allerdings das Schnarchen, zu dem grundsätzlich deutlich weniger belastbare Therapiestudien existieren.

▶ **Praxistipp** Bei bestehendem Übergewicht sollte eine Gewichtsreduktion angestrebt werden. Mit Ausnahme der zentralen Schlafapnoesyndrome verbessern sich praktisch alle anderen schlafbezogenen Atmungsstörungen unter einer Reduktion des Körpergewichts.

Die Anamnese zeigt häufig, dass sich ein bereits vorbestehendes Schnarchen oder eine bereits bekannte nächtliche Atmungsstörung im Rahmen einer zurückliegenden Gewichtszunahme deutlich verschlechtert haben. Eine entsprechende Therapieempfehlung ist in diesen Fällen den Patienten meist unmittelbar plausibel. Natürlich kann bei den entsprechenden Krankheitsbildern mit Ausnahme der rein durch eine Adipositas bedingten Hypoventilation nicht garantiert werden, dass die Erkrankung nach erfolgter Gewichtsreduktion komplett beseitigt ist. Eine Verbesserung kann jedoch in fast allen Fällen in Aussicht gestellt werden. Mitunter wird nach einer derartigen Verbesserung die Atmungsstörung dann auch einer alternativen Therapie zugänglich, die zuvor wegen der Adipositas nicht Erfolg versprechend war.

In klinischen Studien zeigen sich häufig deutliche Verringerungen der respiratorischen Ereignisse bei relativ geringer Gewichtsreduktion. Dies ist deshalb bedeutsam, weil unrealistische Forderungen an eine Gewichtsreduktion bis zum Normalgewicht bei sehr adipösen Patienten selten motivierend und zielführend sind. Außerdem ist eine Gewichtsreduktion auch deshalb von Bedeutung, weil die Adipositas als weiterer unabhängiger Risikofaktor in Kombination mit einer schlafbezogenen Atmungsstörung überadditive Effekte auf die kardiovaskuläre Morbidität und Mortalität aufweist.

Trotz der Bedeutung der Gewichtsreduktion in der Therapie schlafbezogener Atmungsstörungen sind die klinischen Erfahrungen meist frustrierend. Korrespondierend zur Adipositastherapie im Allgemeinen schaffen es in der Regel nur wenige Patienten, eine relevante Gewichtsreduktion zu erzielen bzw. das erreichte Gewicht dann auch über einen längeren Zeitraum stabil zu halten. Hilfreich ist es, den Betroffenen gezielte therapeutische Angebote zu unterbreiten, da diese in der Regel bereits selbst erfolglos versucht haben, ihr Körpergewicht zu reduzieren. Hier kann, sofern vorhanden, auf strukturierte Gewichtsreduktionsprogramme z. B. durch die Krankenversicherungen o. Ä. verwiesen werden. Eine zusätzliche Möglichkeit bieten hier digitale Gesundheitsanwendungen zur Gewichtsreduktion. Mit den neu zugelassenen GLP-1-Rezeptoragonisten steht zudem nun auch eine medikamentöse Therapie der Adipositas zur Verfügung, die in Ergänzung zur kalorienreduzierten Ernährung und verstärkten körperlichen Aktivität angewendet werden können. Bei diesen Medikamenten ist bei den gewichtsbedingten Begleiterkrankungen, die zur Indikationsstellung benötigt werden, die obstruktive Schlafapnoe explizit aufgeführt und es liegen bereits erste Studien zum Effekt dieser Substanzen auf die obstruktive Schlafapnoe vor.

Bei massiver Adipositas sollte nach Ausschöpfung aller konservativen Maßnahmen auch eine chirurgische Maßnahme (Magenteilresektion, Magenbypass etc.) diskutiert werden. Eigene Erfahrungen bestätigen die positiven Daten in der Literatur hinsichtlich einer entsprechenden Reduktion des Körpergewichts und auch der nächtlichen respiratorischen Ereignisse.

4.7.1.2 Verhaltensänderung

Häufig werden Patienten mit schlafbezogenen Atmungsstörungen zahlreiche allgemeine Verhaltensänderungen empfohlen. Hierzu zählen meist die Vermeidung von **Schlafmitteln** oder einer abendlichen **Alkoholeinnahme** sowie die Einhaltung eines stabilen

Tag-Nacht-Rhythmus mit entsprechender **Schlafhygiene.** Die Vermeidung von Schlafmitteln und abendlichem Alkoholkonsum wird in der Regel damit begründet, dass
die muskelrelaxierende Wirkung dieser Substanzen eine bestehende schlafbezogene
Atmungsstörung, v. a. eine obstruktive Schlafapnoe, verschlechtern könne.

Die Studienlage hierzu ist jedoch widersprüchlich. Es ist eher unwahrscheinlich, dass
die abendliche Alkoholzufuhr tatsächlich eine bestehende schlafbezogene Atmungsstörung in klinisch relevantem Umfang verschlechtert oder demaskiert, auch wenn es
immer wieder Einzelfälle gibt, in denen eine obstruktive Schlafapnoe auch im Schlaflabor erst nach einer entsprechenden Alkoholprovokation manifest wird. Gleiches gilt
analog auch für die Einnahme von Sedativa.

Letztlich ist jedoch weder ein abendlicher Alkoholkonsum noch die Einnahme von
Sedativa aus schlafmedizinischer Sicht wünschenswert. Hier muss mit einer Beeinträchtigung des Schlafprofils bzw. einer Einschränkung der Tagesbefindlichkeit gerechnet werden. Eine längerfristige Einnahme von Sedativa ist nur in seltenen Fällen indiziert. Aus allgemeiner schlafmedizinischer Sicht kann daher die Forderung, auf eine
abendliche Alkoholzufuhr bzw. auf die Verwendung von Schlafmitteln zu verzichten,
Unterstützung finden. Dies gilt analog auch für die Einhaltung eines stabilen Schlaf-
Wach-Rhythmus und eine ausreichende Schlafhygiene (Abschn. 3.7.1).

4.7.1.3 Medikamentöse Therapie

Insbesondere zur Therapie des **Schnarchens** wird eine Vielzahl von teils dubiosen The-
rapeutika angeboten, hierzu gehören auch verschiedenste Rachensprays, die zu einer Verbesserung des Schnarchens führen sollen. Für keines dieser Medikamente konnte bisher
ein Wirksamkeitsnachweis vorgelegt werden.

Auch bei den **schlafbezogenen Atmungsstörungen** wurde vielfach versucht, eine
medikamentöse Therapie zu etablieren. Selbstverständlich kann jedoch eine medikamentöse Therapie der Grunderkrankungen bei verschiedenen (sekundären) schlafbezogenen
Atmungsstörungen (z. B. bei chronisch-obstruktiver Lungenerkrankung oder bei Herzinsuffizienz) eine Verbesserung der schlafbezogenen Atmungsstörung bewirken, dies gilt
analog für die medikamentöse Gewichtsreduktion.

Eine spezifische medikamentöse Therapie der schlafbezogenen Atmungsstörungen ist
allerdings derzeit nicht möglich.

▶   **Praxistipp** Eine wirksame medikamentöse Therapie des Schnarchens und der
schlafbezogenen Atmungsstörungen existiert in der klinischen Praxis derzeit
nicht.

An dieser Stelle muss jedoch darauf hingewiesen werden, dass auch die obstruktive
Schlafapnoe kein homogenes Krankheitsbild darstellt und entsprechend versucht wird,
eine Endotypisierung zu erreichen (Abschn. 4.2.2). Für ausgewählte Endotypen konnte
in klinischen Studien eine Reduktion der respiratorischen Ereignisse mit verschiedenen
Medikamenten gezeigt werden. Vor dem Hintergrund der noch offenen Fragen hinsicht-

lich der Endotypisierung im klinischen Alltag, der heterogenen Studienergebnisse und des Nebenwirkungsprofils der eingesetzten Substanzen steht eine medikamentöse Therapie für die klinische Praxis derzeit jedoch noch nicht zur Verfügung.

4.7.1.4 Nächtliche Sauerstofftherapie

Eine nächtliche Sauerstoffgabe kann bei allen schlafbezogenen Atmungsstörungen angezeigt sein, die mit einer nächtlichen Entsättigung einhergehen. Während sich nächtliche respiratorische Ereignisse durch die Gabe von Sauerstoff in der Regel nicht verhindern lassen, kann es jedoch gelingen, die damit einhergehenden Desaturationen zu verhindern bzw. abzumildern.

Eine Indikation bei der obstruktiven oder zentralen Schlafapnoe ist jedoch nur in Ausnahmefällen gegeben, obwohl aufgrund der Erhöhung des Sauerstoffangebots in der Atemluft auch in der Phase der Apnoe das Ausmaß der Entsättigungen vermindert werden kann. Hier sind die zur Verfügung stehenden therapeutischen Alternativen, allen voran die nächtliche Positivdrucktherapie, in der Regel gut wirksam, sodass eine nächtliche Sauerstoffgabe eigentlich nicht erforderlich ist bzw. lediglich als adjuvante Maßnahme bei Patienten mit begleitenden pulmonalen Erkrankungen in Betracht kommt. Eine alleinige Therapie der Schlafapnoe mit Sauerstoff wird in diesen Fällen nicht empfohlen.

Die Therapie von Hypoventilationssyndromen kann jedoch auch mit einer Positivdrucktherapie schwierig werden, sodass hier der begleitende Einsatz von nächtlichem Sauerstoff durchaus in Betracht kommen kann. In der Praxis betrifft dies v. a. Patienten mit einer sekundären alveolären Hypoventilation bei bzw. in Verbindung mit einer chronischen Lungenerkrankung, z. B. COPD. Gerade wenn weniger die respiratorischen Arousals, sondern primär die assoziierten Desaturationen im Vordergrund stehen, kann eine nächtliche Sauerstofftherapie erwogen werden.

4.7.2 Apparative Verfahren

Die apparativen Verfahren wurden entwickelt, um einer Obstruktion des Atemweges bei der obstruktiven Schlafapnoe entgegenzuwirken bzw. die Vibrationen der Weichteile beim Schnarchen zu verbessern. Die derzeit verfügbaren apparativen Verfahren sind daher auch auf diese Indikationen begrenzt. Dazu gehören:

- Verfahren zur Erhöhung des Muskeltonus,
- Hilfsmittel zur Rückenlageverhinderung sowie
- Unterkiefer-Protrusionsschienen.

4.7.2.1 Erhöhung des Muskeltonus

Es wurden verschiedenste Verfahren zur Stimulation und Tonisierung der Muskulatur erprobt, die alle das Ziel hatten, Schnarchen und obstruktive Atmungsstörungen zu verbessern. Der therapeutische Ansatz gründet auf den Überlegungen zur Pathophysiologie der Atemwegsobstruktion (Abschn. 4.2). Letztlich sind es die Dilatatoren des pharyngealen Muskelschlauches, die dem negativen inspiratorischen Druck entgegenwirken und den Atemweg offenhalten müssen. Darüber hinaus konnte gezeigt werden, dass bei Patienten mit einer obstruktiven Schlafapnoe bereits im Wachzustand ein erhöhter Muskeltonus der Mundbodenmuskulatur nachweisbar ist. Dieser erscheint notwendig, um im Wachzustand einem Atemwegskollaps entgegenzuwirken. Die Vermutung lag daher nahe, dass eine Stärkung bzw. Tonisierung dieser Dilatatoren zur Behandlung der obstruktiven Atmungsstörungen genutzt werden könnte.

Zahlreiche Arbeiten existieren beispielsweise zur **elektrischen Muskelstimulation**. Die klinischen Ergebnisse zur intraoralen Muskelstimulation waren allerdings enttäuschend. Während einige Studien eine Verbesserung des Schnarchens bei Patienten mit Schnarchen und mit obstruktiver Schlafapnoe zeigten, blieben die Effekte auf die respiratorischen Störungen hinter den Erwartungen zurück. Auch für ein seit einigen Jahren in Deutschland kommerziell erhältliches Hilfsmittel zur intraoralen Muskelstimulation, mit dem durch ein Training am Tag eine Verbesserung von Schnarchen und obstruktiver Schlafapnoe erreicht werden soll, stehen Ergebnisse kontrollierter Studien noch aus. Positive Ergebnisse, auch aus randomisierten Studien, liegen hingegen für die transkutane Muskelstimulation (transcutaneous electrical nerve stimulation, TENS) vor, auch wenn sich hier in der klinischen Praxis noch keine Anwendung bzw. Technik etabliert hat.

Einen vergleichbaren Ansatz verfolgen letztlich auch Verfahren, die ein **Training** der Pharynxmuskulatur propagieren. Größere Aufmerksamkeit hat in diesem Kontext eine Publikation zum regelmäßigen Spielen eines Didgeridoos (röhrenförmiges Blasinstrument der australischen Ureinwohner) erfahren. Sowohl für diese Form der Therapie als auch für ein spezielles Training der oralen und pharyngealen Muskulatur liegt derzeit eine randomisierte Studie vor, die die Wirksamkeit gegenüber einer Kontrollgruppe belegt. Ob sich die dort gezeigten Erfolge jedoch in der Praxis umsetzen lassen, erscheint fraglich, auch wenn die Dauer der Übungs- bzw. Trainingsphasen, die zur Aufrechterhaltung des Effektes erforderlich sind, reduziert werden konnte. Gerade zur myofunktionellen Therapie gibt es zunehmend wissenschaftliche Aktivität, so dass dies aufmerksam verfolgt werden sollte, insbesondere aufgrund des günstigen Nebenwirkungsprofils dieser Therapie.

4.7.2.2 Rückenlageverhinderung

Eine Verschlechterung der obstruktiven Schlafapnoe in Rückenlage wird regelhaft beobachtet und tritt nach Literaturangaben bei etwa der Hälfte der Betroffenen mit obstruktiver Schlafapnoe in unterschiedlichem Ausmaß auf. In der Regel wird unter einer lagebezogenen obstruktiven Schlafapnoe (Positional Obstructive Sleep Apnea, POSA) eine Verdopplung des AHI in der schlechteren Körperposition (i. d. R. der Rückenlage) verstanden. Viele Patienten, die unter einem Schnarchen leiden, berichten z. B. über eine Verstärkung des Schnarchens in dieser Position. Hierfür werden in der Regel mechanische Faktoren verantwortlich gemacht, allen voran die schwerkraftbedingte Atemwegsobstruktion durch ein Zurückfallen der Weichteile (Weichgaumen, Zunge) in den Pharynx, aber auch das Zurückfallen des Unterkiefers. Eine Verbesserung des Schnarchens in Seitenlagen dürfte zur Alltagserfahrung der meisten Erwachsenen zählen, die einmal unter einem Schnarcher zu leiden hatten.

Eine Rückenlageverhinderung erscheint vor diesem Hintergrund für die Patienten von besonderem Interesse, die unter einer Atmungsstörung bzw. einem Schnarchen leiden, das sich vornehmlich bzw. ausschließlich in Rückenlage manifestiert. Bei der obstruktiven Schlafapnoe würde dies bedeuten, dass die Patienten in Rückenlage und im Gesamtdurchschnitt der Nacht einen therapiebedürftigen Respiratory Disturbance Index (RDI) aufweisen, während in Seit- oder Bauchlage keine oder zumindest von ihrer Anzahl her nicht therapiebedürftige Atmungsereignisse auftreten. Aus praktischen Erwägungen sollten diese Patienten in Seitenlage auch nicht schnarchen, da die Akzeptanz vonseiten der Bettpartner sonst trotz einer eventuell erfolgreichen Reduktion der respiratorischen Ereignisse häufig eingeschränkt ist. Eine Rückenlageverhinderung kann jedoch auch dann Teil des therapeutischen Konzeptes sein, wenn sich die Atmungsstörung in Seitenlage lediglich verbessern, wenn auch nicht komplett beseitigen lässt. Hier können Verfahren zur Rückenlageverhinderung ergänzend wirksam sein und in Kombination mit anderen Verfahren gute Dienste leisten.

▶ **Praxistipp** Bei in Rückenlage verstärktem Schnarchen bzw. bei lagebezogener obstruktiver Schlafapnoe kann eine Lagetherapie, in der Regel in Form einer Rückenlageverhinderung, als alleinige oder adjuvante Maßnahme hilfreich sein.

Zur Durchführung der Rückenlageverhinderung existieren zahlreiche anekdotische und auch historische Berichte. Selbst konstruierte Hilfsmittel (z. B. durch Einnähen eines Tennisballs in das Rückenteil des Pyjamas) jedoch bieten in der Regel keine ausreichend zuverlässige Vermeidung der Rückenlage. Auch sollte ein Drehen um die eigene Achse noch möglich sein.

Einige Hersteller haben daher entsprechende **Hilfsmittel** vorgestellt. Hierzu gehören z. B. Westen, in die ein Schaumstoff-Halbzylinder eingenäht bzw. eingebracht wird und die auch in klinischen Studien eine Wirksamkeit in diesem speziellen Patientenkollektiv dokumentieren konnten. Die langfristige Therapietreue bei diesen passiven Hilfsmitteln (im Englischen unter „tennis ball technique" subsumiert) hat in den klinischen Studien allerdings enttäuscht. Auch können gelegentlich Erkrankungen des Bewegungsapparates bzw. der Wirbelsäule eine Anwendung unmöglich machen. Aktuelle Publikationen beschreiben eine Therapie der lagebezogenen Schlafapnoe mit einem elektronischen Hilfsmittel, welches mit einem Gurt an der Brustwand befestigt wird und welches die Körperlage registriert und bei Rückenlage einen Vibrationsreiz mit ansteigender Intensität generiert (Schlafpositionstrainer). Diese Technik ist auch aus praktischen Erwägungen eine interessante Alternative zu bisherigen Hilfsmitteln und die vorliegenden Studien belegen die Wirksamkeit und gute Compliance. Vor diesem Hintergrund wird eine Therapie mit validierten Verfahren zur aktiven Lagetherapie bei lagebezogener obstruktiver Schlafapnoe in der aktuellen Leitlinie empfohlen. Vergleichbare Therapieansätze werden derzeit mit verschiedenen Smartphone-Apps angeboten, auch wenn hier eine wissenschaftliche Evaluation mehrheitlich noch aussteht.

Wird bei einem Patienten eine rückenlagebezogene obstruktive Schlafapnoe diagnostiziert, sollte daher eine Therapie mit einem validierten Verfahren zur Lagetherapie erwogen werden. Gerade bei der obstruktiven Schlafapnoe jedoch sind eine objektivierende Kontrolle des Therapieeffektes und eine regelmäßige Überprüfung der Compliance von Bedeutung. Darüber hinaus erschwert die limitierte Verfügbarkeit aktiver Hilfsmittel die Therapie im klinischen Alltag.

4.7.2.3 Unterkiefer-Protrusionsschienen

Die Unterkiefer-Protrusionsschienen (UPS) verfolgen das Ziel, den oberen Atemweg mechanisch zu erweitern und zu stabilisieren. Sie werden in den Mund eingebracht und haften an der Zahnreihe des Ober- und Unterkiefers. Die beiden Bissflächen sind entweder in einem Block fest miteinander fixiert (sog. Monoblocksysteme) oder über Schienen, Bänder oder Gelenke beweglich miteinander verbunden. Die beiden Bissflächen werden derartig zueinander positioniert, dass das Einsetzen der Schiene nur dann möglich ist, wenn der Unterkiefer nach vorne verlagert (also progeniert) wird. Wird die Schiene in dieser Weise eingesetzt, resultiert eine Vorverlagerung des Unterkiefers und damit eine mechanische Erweiterung des Atemweges auf Höhe des Weichgaumens und des Zungengrundes.

Während die retrolinguale Erweiterung durch Fixierung der Zunge an der Innenfläche der Mandibula über den M. genioglossus direkt verständlich wird, muss man sich hinsichtlich der Erweiterung des Atemweges auf Höhe des weichen Gaumens die besonderen anatomischen Beziehungen vergegenwärtigen. Zum einen liegt der weiche Gaumen mit der anhängenden Uvula in der Regel dorsal dem Zungengrund auf, sodass eine Vorverlagerung des Zungengrundes auch den Raum für die palatalen Weichteile erweitert. Zum anderen ist der vordere Gaumenbogen über den Ursprung des M. palatoglossus am M. transversus linguae ebenfalls mit dem Zungengrund verbunden, sodass in zweifacher Hinsicht eine Erweiterung des Atemweges resultiert. Darüber hinaus werden funktionelle Effekte diskutiert, da über eine Erhöhung der Vorspannung der genannten Muskelgruppen auch eine Veränderung ihrer Funktion resultiert.

4.7.2.3.1 Praktische Aspekte

Die progenierenden Schienen werden sowohl in der Therapie des Schnarchens als auch der obstruktiven Schlafapnoe eingesetzt. Am erfolgversprechendsten ist der Einsatz, wenn der Patient über einen guten **Unterkiefervorschub** verfügt, denn in diesen Fällen lässt sich am ehesten eine therapeutisch wirksame Vorverlagerung erreichen. Auch wenn hierzu natürlich keine auf alle Patienten übertragbaren Empfehlungen gegeben werden können, ist eine maximal mögliche Vorverlagerung von weniger als 1 cm nur selten mit befriedigenden Ergebnissen verbunden. Hierbei ist zu bedenken, dass die Anpassung der progenierenden Schiene nicht in der maximalen Progenie erfolgt, da sich sonst Störungen der Kiefergelenksfunktion ergeben können und der Tragekomfort reduziert ist.

> ▶ **Praxistipp** Die Therapie mit einer Unterkiefer-Protrusionsschiene ist nur bei ausreichendem Unterkiefervorschub möglich. Insbesondere bei der dauerhaften Versorgung ist die Zusammenarbeit mit einem schlafmedizinisch ausgebildeten Zahnarzt anzustreben.

Neben einem ausreichenden Unterkiefervorschub und einer ausreichenden Mundöffnung setzt die Therapie voraus, dass ausreichend gesunde bzw. fest verankerte Zähne bzw. Implantate vorhanden sind, um die Schiene einzusetzen. Was im konkreten Einzelfall noch ausreichend ist, hängt auch von der individuellen Konstellation, der Compliance des Patienten und den Erfahrungen des Anwenders ab. Auch Erkrankungen bzw. Beschwerden im Bereich des Kiefergelenkes können einer Versorgung entgegenstehen. Die Zusammenarbeit mit einem schlafmedizinisch qualifizierten Zahnmediziner ermöglicht häufig jedoch auch in schwierigen Befundkonstellationen noch eine angemessene Versorgung und ist insbesondere bei einer dauerhaften Versorgung mit einer UPS die Voraussetzung für eine sichere und effektive Therapie.

Des Weiteren sei darauf hingewiesen, dass neben den auf Abdruck gefertigten progenierenden Schienen auch **thermoplastische Schienen** auf dem Markt sind, die sich relativ einfach individuell anpassen lassen und in aller Regel kostengünstiger sind. Auch für diese thermoplastischen Schienen (sog. Boil-and-bite-Schienen) sind gute Ergebnisse in der klinischen Versorgung dokumentiert, sie sollten jedoch mit Bedacht eingesetzt werden. Auch wenn im Rahmen der Anpassung große Sorgfalt angewandt wird, was die Einstellung der Progenie angeht, kann auf die individuellen Besonderheiten der Zähne und des Zahnhalteapparates nur begrenzt Rücksicht genommen werden. Darüber hinaus ist die Haltbarkeit dieser Schienen begrenzt und eine mangelnde Friktion, also Haftung der Schiene an den Zähnen, kann die Wirksamkeit limitieren.

Die thermoplastischen Schienen können jedoch als Testsysteme wertvolle Dienste leisten. Der Patient kann zeitnah mit verhältnismäßig geringem finanziellen Aufwand versorgt werden und die Anwendung unter Alltagsbedingungen für einen begrenzten Zeitraum testen. Ferner kann eine erste Abschätzung der Wirksamkeit der progenierenden Schiene erfolgen, bevor eine dauerhafte Versorgung eingeleitet wird. Ein Ausbleiben des Therapieerfolges mit einer thermoplastischen Schiene bedeutet jedoch nicht zwangsläufig, dass progenierende Schienen bei dem Patienten grundsätzlich nicht wirksam wären.

Seit 2021 können auf Abdruck angefertigte, individuell adjustierbare Unterkiefer-Protrusionsschienen auf Basis eines entsprechenden Beschlusses des Gemeinsamen Bundesausschusses und der damit verbundenen Richtlinie zur vertragsärztlichen Versorgung zulasten der gesetzlichen Krankenversicherung eingesetzt werden, allerdings nur dann, wenn eine PAP-Therapie nicht erfolgreich war (Zweitlinientherapie). Die Reduktion auf eine solche Zweitlinientherapie steht damit im Widerspruch zur aktuellen Leitlinie zu den schlafbezogenen Atmungsstörungen, in der eine UPS bei leichter und mittelgradiger obstruktiver Schlafapnoe alternativ zur PAP-Therapie empfohlen wird und wird auch nicht durch die vorhandene Evidenz gedeckt. Soll eine Unterkiefer-Protrusionsschiene jedoch zulasten der gesetzlichen Krankenversicherung eingesetzt werden, ist diese Einschränkung zu beachten. Während die Qualifikation des Verordners im Kontext der vertragsärztlichen Versorgung vergleichsweise streng bzw. restriktiv definiert wird (er muss über eine Genehmigung zur Durchführung einer Polysomnografie durch die Kassenärztliche Vereinigung verfügen), gibt es hinsichtlich der Qualifikation des Vertragszahnarztes keine Vorgaben. All dies wirkt sich zumindest nach Erfahrung der Autoren derzeit nachteilig auf die Zugangsmöglichkeiten und die Qualität der Versorgung mittels Unterkiefer-Protrusionsschienen aus.

4.7.2.3.2 Patientenselektion

Bei der Auswahl geeigneter Patienten müssen die anatomischen Verhältnisse berücksichtigt werden. Besonders geeignet sind Patienten, die die folgenden Merkmale aufweisen:

- Normalgewicht oder leichtes Übergewicht (BMI<30kg/m^2),
- ausreichender Unterkiefervorschub,
- intakter Zahnstatus bzw. belastbare Implantatversorgung,
- keine relevanten weiteren Obstruktionsorte in der klinischen Untersuchung,
- Schnarchen bzw. leicht- bis mittelgradige (lageabhängige) obstruktive Schlafapnoe (RDI ≤30).

Nach den Empfehlungen der aktuellen S3-Leitlinien der DGSM zu den schlafbezogenen Atmungsstörungen können Unterkiefer-Protrusionsschienen insbesondere bei leichter bis mittelschwerer obstruktiver Schlafapnoe alternativ zur CPAP/APAP-Therapie eingesetzt werden. Bei schwergradiger Schlafapnoe können Unterkiefer-Protrusionsschienen erwogen werden, wenn die Positivdrucktherapie trotz Ausschöpfung aller unterstützenden Maßnahmen nicht ausreichend effektiv ist oder nicht hinreichend toleriert wird.

Fallbeispiel

In der schlafmedizinischen Sprechstunde wird ein 37-jähriger Mann vorstellig, der seit vielen Jahren als starker Schnarcher berüchtigt ist (auf privaten Urlaubsreisen mit seinem Tauchklub weigern sich seine Kameraden, ein Zimmer mit ihm zu teilen). Darüber hinaus ist der Patient jedoch nicht symptomatisch, insbesondere beklagt er keine Tagesschläfrigkeit. Der Schlaf wird als erholsam empfunden. In einer auswärtigen schlafmedizinischen Untersuchung wurde eine leichtgradige obstruktive Schlafapnoe mit einem RDI von 17 diagnostiziert und eine Positivdrucktherapie eingeleitet. Nicht zuletzt aufgrund der fehlenden Symptomatik profitiert der Patient jedoch subjektiv nicht von der Therapie und verwendet das Beatmungsgerät nur sehr unregelmäßig. Er interessiert sich für eine therapeutische Alternative.

In der klinischen Untersuchung des gering übergewichtigen Patienten (BMI 27) zeigen sich keine anatomischen Auffälligkeiten. Aufgrund eines guten Unterkiefervorschubs von 1,5 cm und eines guten Zahnstatus wird die Indikation zur Therapie mit einer Unterkiefer-Protrusionsschiene gestellt. Der Patient wird bei einem schlaf-medizinisch ausgebildeten Zahnarzt vorgestellt, der ihn mit einer individuell an-gefertigten Unterkiefer-Protrusionsschiene versorgt.

Nach einer Tragezeit von 4 Wochen berichtet der Patient, dass anfängliche Schwierigkeiten mit der Schiene weitgehend überwunden seien und seine Freundin über eine wesentliche Verbesserung des Schnarchens berichtet habe. In der Kontroll-PSG mit Unterkiefer-Protrusionsschiene ergibt sich ein RDI von 3. ◄

4.7.2.3.3 Akzeptanz und Nebenwirkungen

Nicht alle Patienten tolerieren eine Unterkiefer-Protrusionsschiene in der dauerhaften Versorgung. Berichtet werden Langzeit-Complianceraten zwischen 48 und 90 %, wobei die Erfassung der Compliance z. B. mit integrierten Temperatursensoren bisher nicht im Alltagsbetrieb implementiert wurde. Vergleichende Studien bescheinigen der Unter-kiefer-Protrusionsschiene jedoch eine bessere Compliance im Vergleich zur CPAP-Therapie.

Gelegentlich tritt eine für den Patienten störende Hypersalivation auf oder die Schie-nen werden im Schlaf unbewusst entfernt. Darüber hinaus berichten zahlreiche Patienten über störende Verkrampfungen der Kaumuskulatur am Morgen, sodass nach Entnahme der Schiene der Unterkiefer bzw. das Gelenk zunächst einmal einige Zeit „gelockert" werden muss. Zusätzlich können auch klinisch relevante Störungen der Funktion des Kiefergelenkes auftreten bzw. vorbestehende Störungen verschlechtert werden. Ins-besondere bei längerer Tragezeit kann es darüber hinaus zu Lockerungen des Zahnhalte-apparates einzelner Zähne kommen, an denen besonders starke Kräfte wirken oder es können sich Okklusionsstörungen entwickeln.

Die Mehrzahl der initial auftretenden Beschwerden klingt mit der Zeit ab, die Angaben zu bleibenden bzw. klinisch relevanten Nebenwirkungen in der Literatur schwanken erheblich (zwischen 0 und 75 %). In einer Langzeitstudie konnte nach 5 Jah-ren immerhin bei 14 % der behandelten Patienten eine Veränderung der Zahnstellung mittels wiederholter Abdrücke dokumentiert werden. Auch aus diesem Grund sollte eine regelmäßige Kontrolle durch einen entsprechend geschulten Zahnmediziner erfolgen.

4.7.2.3.4 Therapeutische Effekte

Mit der fachgerechten Versorgung mittels einer Unterkiefer-Protrusionsschiene kann sowohl ein sozial störendes Schnarchen als auch eine obstruktive Schlafapnoe erfolg-reich behandelt werden. Das Spektrum der verfügbaren Schienensysteme hat sich hier-bei stetig erweitert, und es bestehen zum Teil erhebliche Unterschiede zwischen den angebotenen Produkten, wobei nicht alle entsprechend wissenschaftlich untersucht wur-den. Studienergebnisse zu spezifischen Schienensystemen lassen sich daher nicht unein-geschränkt auf andere Produkte bzw. Hersteller übertragen.

Die Angaben zu den Erfolgsraten beim Schnarchen sind naturgemäß subjektiv und die Datenlage ist hier weniger belastbar als bei der Therapie der obstruktiven Schlafapnoe.

Eine substanzielle Besserung des Schnarchens kann in geeigneten Kollektiven jedoch erwartet werden. In Anbetracht der Tatsache, dass es sich beim Schnarchen nicht um eine Krankheit im engeren Sinne handelt, sollten hier jedoch etwaig auftretende Komplikationen bei der Versorgung besonders kritisch betrachtet werden.

Bezüglich der Therapie der obstruktiven Schlafapnoe liegen umfangreiche, teils auch (placebo-)kontrollierte Studien vor, die die Wirksamkeit auf subjektiver und objektiver Ebene dokumentieren. Während wie dargestellt die Compliance gegenüber den Unterkiefer-Protrusionsschienen in klinischen Studien im Vergleich zur CPAP-Therapie günstiger ausfällt, zeigt sich die Positivdrucktherapie bezüglich der Reduktion der respiratorischen Ereignisse überlegen. In Vorbereitung des Beschlusses des Gemeinsamen Bundesausschusses zu den Unterkiefer-Protrusionsschienen erfolgte eine umfangreiche Bewertung des Verfahrens durch das Institut für Qualität und Wirtschaftlichkeit im Gesundheitswesen (IQWiG). Hierin wurden sämtliche verfügbaren randomisierten kontrollierten Studien zur Wirksamkeit der Unterkiefer-Protrusionsschienen in Bezug auf patientenrelevante Ergebnisparameter, insbesondere in Bezug auf die Reduktion der Tagesschläfrigkeit, untersucht. Die Unterkiefer-Protrusionsschienen zeigten sich in der Metaanalyse der Kontrollgruppe überlegen und es ergab sich keine Unterlegenheit gegenüber der CPAP-Therapie.

▶   **Praxistipp** Für die leicht- bis mittelgradige Schlafapnoe gelten Unterkiefer-Protrusionsschienen nach aktuellen Leitlinien als gleichwertige therapeutische Ansätze zur Positivdrucktherapie. Eine schlafmedizinische objektivierende Kontrolle des Therapieerfolges ist unerlässlich.

4.8   Operative Therapie

Konservative Therapiemaßnahmen, v. a. die Positivdrucktherapie, sind noch immer Standard und in der Regel das Mittel der 1. Wahl in der Therapie schlafbezogener Atmungsstörungen. Trotzdem ist das Patienteninteresse an operativen Alternativen ungebrochen. Dies erklärt sich aus der eingeschränkten Akzeptanz und oft mangelhaften Compliance gegenüber konservativen Verfahren. Häufig wünschen sich Patienten eine Beseitigung ihrer Erkrankung, ohne dass täglich bzw. nächtlich ein Eingreifen (z. B. Unterkiefer-Protrusionsschiene, Positivdrucktherapie) nötig ist. Operative Verfahren können beim Schnarchen oder obstruktiver Schlafapnoe eine interessante Alternative darstellen (nicht obstruktive Atmungsstörungen sind für chirurgische Therapieverfahren – abgesehen von der Implantation eines Zwerchfell- bzw. N. phrenicus-Schrittmachers bei zentraler Schlafapnoe – generell nicht geeignet). Ihr Einsatz sollte jedoch kritisch abgewogen werden und individuell abgestimmt erfolgen.

4.8.1 Indikationen und Kontraindikationen

Die generellen Aspekte der Indikationsstellung zur Therapie schlafbezogener Atmungsstörungen wurden bereits ausführlich diskutiert (Abschn. 4.4.2). Im Hinblick auf eine
chirurgische Therapie gilt, dass nur dann eine **Indikation** besteht, wenn konservative
Verfahren vom Patienten abgelehnt oder nicht toleriert werden oder wenn sich kein ausreichender Therapieerfolg erzielen lässt. Das bedeutet, dass eine chirurgische Therapie
in der Regel nicht Therapie der 1. Wahl ist und zunächst einmal konservative Therapieverfahren mit dem Patienten diskutiert werden müssen. Bezüglich der obstruktiven
Schlafapnoe bieten die Autoren den Patienten grundsätzlich zunächst eine konservative
Therapie an, und in aller Regel gelingt es auch, die Patienten zu einem entsprechenden
Versuch zu motivieren. Häufig entfällt dann der zunächst bestehende Wunsch nach einer
chirurgischen Therapie.

Auf der anderen Seite sollten konsequent die verfügbaren therapeutischen und damit
auch operativen Alternativen abgeklärt bzw. zum Einsatz gebracht werden, wenn keine
ausreichende Wirksamkeit oder Compliance gegenüber den konservativen Verfahren erreicht werden kann. Nicht alle Patienten tolerieren z. B. eine nächtliche Positivdrucktherapie, auch wenn initial durchaus eine positive Grundeinstellung zu dieser Therapieform vorhanden war. Hier sollte eine interdisziplinäre Zusammenarbeit angestrebt
werden, um im Interesse des Patienten alle verfügbaren therapeutischen Alternativen
anbieten zu können. Eine operative Therapie kann in diesen Fällen, selbst wenn sie die
zugrunde liegende Atmungsstörung nicht komplett beseitigt und lediglich zu einer Reduktion der respiratorischen Ereignisse führt, häufig eine substanzielle Verbesserung des
Befindens des Patienten bedingen. Wenn daher vonseiten des Patienten eine konservative
Therapie abgelehnt wird, ist auch bei weniger günstigen Voraussetzungen eine operative
Therapie häufig besser als ein therapeutischer Nihilismus. Eine Vorstellung bei einem
operativ ausgerichteten Schlafmediziner (in der Regel einem HNO-Arzt oder Mund-
Kiefer-Gesichtschirurgen) kann vor diesem Hintergrund hilfreich sein.

Bezüglich der **Kontraindikationen** zur chirurgischen Therapie ist in erster Linie
die Adipositas zu nennen. Mit zunehmendem Übergewicht nehmen die Erfolgsraten für
praktisch alle operativen Therapien ab. Auch wenn kein allgemeingültiger Grenzwert definiert werden kann und immer der individuelle Befund in seiner Gesamtheit betrachtet
werden muss, kann festgehalten werden, dass ab einem BMI von 32 kg/m^2 Zurückhaltung angezeigt ist. Schließlich gelten die allgemeinen Kontraindikationen für einen
chirurgischen Eingriff, insbesondere dann, wenn eine Vollnarkose erforderlich wird.
Hier müssen die zu erwartenden therapeutischen Effekte immer mit dem individuell bestehenden Risiko abgeglichen werden.

▶ **Praxistipp** Operative Therapiestrategien sind grundsätzlich nur bei schlafbezogenen Atmungsstörungen mit Obstruktion bzw. beim Schnarchen indiziert. Eine höhergradige Adipositas ist in der Regel eine Kontraindikation für
die zur Verfügung stehenden Verfahren.

Die Erfolgsraten vieler operativer Therapiealternativen sind begrenzt, häufig liegen nur wenige oder keine Langzeitergebnisse vor und nicht alle Verfahren wurde bisher ausreichend evaluiert. Allerdings hat sich in den vergangenen Jahren die Zahl an hochwertigen Therapiestudien zu operativen Verfahren deutlich erhöht, sodass für eine Reihe von Eingriffen nun auch randomisierte kontrollierte Studien verfügbar sind. Darüber hinaus setzt sich zunehmend die Erkenntnis durch, dass die Compliance bei der Beurteilung der Wirksamkeit von Therapieverfahren nicht außer Acht gelassen werden kann, da sie sich für operative Verfahren in der Regel überlegen zeigt.

4.8.2 Auswahl der chirurgischen Therapie

Der Auswahl der geeigneten Therapieform kommt vorrangige Bedeutung zu. Hat ein durchgeführter Eingriff nicht den gewünschten Effekt erbracht, liegt das selten an einer technisch insuffizienten Durchführung, sondern häufig an der ungeeigneten Auswahl des Verfahrens. Sollte die geeignete Therapie dem Operateur nicht zur Verfügung stehen, darf nicht gezögert werden, den Patienten an eine andere Einrichtung zu überweisen.

Bei der Auswahl des Verfahrens muss in allen Fällen berücksichtigt werden:

- Art der Atmungsstörung,
- Schwere der Atmungsstörung,
- individueller anatomischer Befund.

Die Bedeutung der **Art der Atmungsstörung** wird z. B. beim Schnarchen deutlich. Zur chirurgischen Therapie des Schnarchens sollten nach Ansicht der Autoren vornehmlich minimalinvasive Verfahren zur Anwendung kommen, die sich in Lokalanästhesie durchführen lassen und mit einer geringen intra- und postoperativen Morbidität behaftet sind. Aus diesem Grund muss die Indikation z. B. zu einer Uvulopalatopharyngoplastik (UPPP) bei einem Schnarchen besonders streng gestellt werden und sollte Ausnahmen vorbehalten bleiben, insbesondere da für das Schnarchen in aller Regel weniger invasive Alternativen zur Verfügung stehen.

Mit zunehmender **Schwere der Krankheitsbilder** nimmt die Erfolgswahrscheinlichkeit einer chirurgischen Therapie bei der obstruktiven Schlafapnoe ab. Auch hier kann naturgemäß kein starrer Grenzwert festgelegt werden. Im Einzelfall kann z. B. bei einer ausgeprägten Tonsillenhyperplasie auch im Erwachsenenalter eine Tonsillektomie ggf. in Verbindung mit einer UPPP auch bei schwerer Schlafapnoe erfolgreich sein.

Schließlich ist die klinische Beurteilung des **individuellen anatomischen Befundes** entscheidend für die erfolgreiche chirurgische Therapie. Hier gilt es, alle infrage kommenden anatomischen Engstellen zu erfassen:

- skelettale Besonderheiten/Retrognathie,
- klinisch relevante Nasenatmungsbehinderung,

- Hyperplasie der Gaumenmandeln,
- Hyperplasie der Uvula/Weichgewebsüberschuss am weichen Gaumen,
- retrolinguale Obstruktion,
- laryngeale Obstruktion/„floppy epiglottis".

Nur auf Basis dieser Untersuchungsergebnisse kann eine sinnvolle Auswahl des operativen Verfahrens erfolgen.

Darüber hinaus werden Zusatzuntersuchungen diskutiert, mit denen sich die Auswahl der geeigneten Therapie verbessern lassen soll. Diese haben prinzipiell das Ziel, den Ort bzw. den Mechanismus der Atemwegsobstruktion näher einzugrenzen, um die Auswahl des chirurgischen Verfahrens daran anzupassen:

- klinische **Scoring-Systeme,**
- **Mehrkanaldrucksonden,**
- **akustische Analyse von Schnarchgeräuschen,**
- medikamentös induzierte **Schlafendoskopie** (MISE).

Für einige Eingriffe konnte gezeigt werden, dass mithilfe klinischer Scoringsysteme (insbesondere zur Einteilung der Größe der Tonsillen und der Position der Zunge) der Erfolg einer operativen Behandlung am Weichgaumen, insbesondere der Tonsillektomie mit Uvulopalatopharyngoplastik (TE-UPPP), vorhergesagt werden kann. Derartige Klassifikationssysteme können darüber hinaus dabei helfen, klinische Befunde nachvollziehbarer zu dokumentieren.

Mithilfe von Mehrkanaldrucksonden, welche im Ösophagus und im Pharynx platziert werden, kann die Atemwegsobstruktion in verschiedene Ebenen eingeteilt werden (man unterscheidet z. B. zwischen einer hohen und einer tiefen Obstruktion), je nachdem, zwischen welchen Sensoren ein Druckgradient entsteht. Auch wenn in randomisierten Studien gezeigt werden konnte, dass der Einfluss auf objektive Schlafkennwerte durch eine solche Sonde geringer ausfällt als gemeinhin angenommen, werden diese jedoch nicht von allen Patienten toleriert und die Verfügbarkeit ist eingeschränkt. Obwohl es Hinweise gibt, dass sich dadurch eine bessere Patientenselektion erreichen lassen könnte (Patienten mit hoher Obstruktion sprechen z. B. besser auf eine Weichgaumenchirurgie an als Patienten mit einer tiefen Obstruktion), ist diese Technik im klinischen Alltag wenig verbreitet.

Wie bereits im Kapitel zu den diagnostischen Methoden dargestellt (Kap. 2), ermöglicht die Auswertung von akustischen Aufzeichnungen während des Schlafes nicht nur eine gewisse diagnostische Vorhersagemöglichkeit für das Vorliegen einer obstruktiven Schlafapnoe, sondern kann auch dabei helfen, den Ort der Entstehung von Schnarchgeräuschen bei Patienten mit obstruktiver Schlafapnoe näher einzugrenzen. Auch hier werden mithilfe eines komplexen Algorithmus die aufgezeichneten Schnarchgeräusche mit Schnarchgeräuschen in einer umfangreichen Datenbank verglichen. Die Schnarchgeräusche in dieser Datenbank wurden im Rahmen einer medikamentös-induzierten

Schlafendoskopie gewonnen (siehe nachfolgender Abschnitt), sodass jeweils definiert ist, ob es sich um Geräusche handelt, die im Rahmen einer Atemwegsobstruktion mit definierter Lokalisation und definiertem Obstruktionsmuster entstanden sind. Auf diese Weise können die Schnarchgeräusche, die über mehrere Tage mittels eines handelsüblichen Smartphone aufgezeichnet werden, bestimmten Obstruktionsmustern zugeordnet werden.

Bei der medikamentös-induzierten Schlafendoskopie (MISE, im Englischen als Drug Induced Sleep Endoscopy, DICE, bezeichnet) werden im induzierten Schlaf (in der Regel mit Propofol, seltener auch mit Midazolam induziert) über eine transnasale flexible Endoskopie die Lokalisation und das Muster des Atemwegsverschlusses dokumentiert. Entsprechend einer international verbreiteten Klassifikation (VOTE-Klassifikation) wird die Obstruktion auf der Ebene des Weichgaumens, des Oropharynx, der Zunge und der Epiglottis erfasst, das Ausmaß der Obstruktion (reine Vibration, partielle oder komplette Obstruktion) quantifiziert und einem Obstruktionsmuster zugeordnet (anterior-posterior, latero-lateral, konzentrisch). Auch hier konnte gezeigt werden, dass das Obstruktionsmuster in gewisser Weise eine Vorhersage über den zu erwartenden Therapieerfolg bei verschiedenen operativen Maßnahmen ermöglicht. Besondere Bedeutung hat die Schlafendoskopie im Rahmen der Abklärung einer möglichen Therapie mit einem Hypoglossus-Schrittmacher (siehe nachfolgendes Kapitel). Hier spielt das Obstruktionsmuster insbesondere bei der Durchführung der atemsynchronen Hypoglossus-Stimulation eine wesentliche Rolle. Die Untersuchung ist im klinischen Alltag inzwischen gut etabliert, die fehlende Vergütungsmöglichkeit limitiert jedoch die Anwendung.

4.8.3   Chirurgie der Nase

Die chirurgischen Verfahren zur Behandlung einer nasalen Obstruktion sind mit den auch ansonsten in der klinischen Routine eingesetzten Verfahren identisch. Es existieren keine spezifischen operativen Verfahren an der Nase zur Behandlung der schlafbezogenen Atmungsstörungen. Die gängigsten Verfahren sind:

- operative Korrektur einer Septumdeviation (Septumplastik),
- operative Korrektur einer funktionell relevanten Schiefnase (funktionelle [Septo-] Rhinoplastik),
- Reduktion hyperplastischer unterer Nasenmuscheln (Muschelreduktion bzw. Turbinoplastik).

Im Falle verlegender entzündlicher Prozesse (chronische Rhinosinusitis mit Polyposis nasi) kann auch eine operative Therapie der Nasennebenhöhlen angezeigt sein. Auf die unterschiedlichen chirurgischen und technischen Möglichkeiten zur Korrektur nasaler Formveränderungen soll hier nicht eingegangen werden.

Die Chirurgie der nasalen Obstruktion verbessert in der Regel die subjektive Nasenatmung und die subjektiv erlebte Schlafqualität und häufig konsekutiv auch die Tagesschläfrigkeit. Sie kann darüber hinaus auch eine Therapie mit einer nasalen Beatmungsmaske (z. B. nCPAP) verbessern bzw. erst ermöglichen. Gerade in den Fällen einer CPAP-Unverträglichkeit bei nasaler Obstruktion ist eine Vorstellung bei einem operativ tätigen Hals-Nasen-Ohren-Arzt häufig hilfreich und eine operative Intervention kann entscheidend zur Steigerung der Akzeptanz der nasalen Positivdrucktherapie beitragen.

Die chirurgische Therapie der nasalen Obstruktion alleine ist allerdings in der Behandlung der schlafbezogenen Atmungsstörungen nur selten effektiv. Bei der Behandlung des Schnarchens kann in bis zu 40 % der Fälle bei Vorliegen einer nasalen Obstruktion eine substanzielle Verbesserung des Schnarchens erwartet werden. Bezüglich der Wirksamkeit bei einer obstruktiven Schlafapnoe existiert eine randomisierte kontrollierte Studie, die eine Septumplastik mit einer „Scheinoperation" vergleicht. Hierbei konnte keine Überlegenheit der Operation mit der Kontrolle nachgewiesen werden, und die respiratorischen Ereignisse in der OP-Gruppe zeigten deutliche Schwankungen in beide Richtungen, wobei nur in seltenen Fällen eine deutliche Verbesserung der Schlafapnoe erreicht werden konnte. Zusammenfassend kann daher festgehalten werden, dass die operative Korrektur einer nasalen Obstruktion die Nasenatmung und die subjektive Schlafqualität verbessern und eine nasale CPAP-Therapie optimieren oder erst ermöglichen kann. Bei einem Teil der Patienten kann sich hierdurch auch das Schnarchen bzw. die nächtliche Schlafapnoe verbessern. Aufgrund der geringen Erfolgsraten ist jedoch eine Therapie nur dann angezeigt, wenn auch subjektiv vonseiten des Patienten eine störende Nasenatmungsbehinderung besteht. Eine Indikation zur nasalen Chirurgie alleine aufgrund eines auffälligen klinischen Befundes oder einer auffälligen Funktionsmessung (z. B. Rhinomanometrie) besteht in aller Regel nicht.

▶ **Praxistipp** Eine Indikation zur chirurgischen Korrektur einer Formstörung der äußeren oder inneren Nase ist grundsätzlich nur bei bestehender subjektiver Nasenatmungsbehinderung gegeben.

4.8.4 Weichgaumenchirurgie

Der weiche Gaumen hat eine besondere Bedeutung, wenn über die chirurgische Therapie schlafbezogener Atmungsstörungen diskutiert wird. Dies hat sicherlich mehrere Gründe. Zum einen ist beim Schnarchen der Weichgaumen in aller Regel Ursprung der Geräuschentstehung und eine Obstruktion auf Höhe des weichen Gaumens ist eine der häufigsten anatomischen Auffälligkeiten bei Patienten mit schlafbezogenen Atmungsstörungen. Zum anderen waren die ersten chirurgischen Techniken, insbesondere die Uvulopalatopharyngoplastik (UPPP), zu Beginn häufig lediglich Erweiterungen der konventionellen Tonsillektomie, sodass diese Eingriffe recht schnell Akzeptanz bei den operativ tätigen Hals-Nasen-Ohren-Ärzten fanden.

Verglichen mit den ersten Publikationen hat sich die Chirurgie des Weichgaumens jedoch wesentlich gewandelt. Während zu Beginn noch sehr radikale Operationstechniken angewandt wurden, ist diese Radikalität zunehmend einer funktionserhaltenden, schonenden Operationstechnik gewichen. Radikale Resektionen am weichen Gaumen, die in der Vergangenheit immer wieder schwere Störungen dieser funktionell so wichtigen Strukturen zur Folge hatten, sind obsolet. Hier hat eine schonende und funktionserhaltende Chirurgie oberste Priorität.

Im Folgenden sollen die chirurgischen Verfahren zur Therapie des Schnarchens und zur Therapie der obstruktiven Schlafapnoe getrennt dargestellt werden, da die minimalinvasiven Verfahren tendenziell eher für das Schnarchen und die invasiveren Techniken eher für die obstruktive Schlafapnoe geeignet sind. Im Einzelfall kann allerdings auch einmal bei einem Patienten mit einem Schnarchen eine Tonsillektomie oder eine UPPP indiziert sein und minimal-invasive Techniken können auch bei ansonsten nicht beeinträchtigten, gesunden Patienten mit leichtgradiger obstruktiver Schlafapnoe angezeigt sein, wenn das Schnarchen im Vordergrund der Beschwerden steht.

4.8.4.1 Chirurgische Therapie des Weichgaumens beim Schnarchen

Bezüglich der chirurgischen Therapie des weichen Gaumens beim Schnarchen sind die verschiedenen minimalinvasiven Verfahren zu nennen. Sie haben zum Ziel, eine mechanische Versteifung des weichen Gaumens zu erreichen bzw. überschüssige Schleimhaut zu entfernen, um die Vibrationen des weichen Gaumens und damit das Schnarchen zu reduzieren.

Neben zahlreichen Modifikationen und Varianten sind dies v. a. die elektrochirurgischen Verfahren (Radiofrequenzchirurgie) und die Weichgaumenimplantate. Die **laserassistierte Chirurgie** des weichen Gaumens (Laser-assistierte Uvulopalatoplastik, LAUP) hat aufgrund technischer Nachteile und einer höheren postoperativen Morbidität und Komplikationsrate kaum noch einen Platz in der Chirurgie des weichen Gaumens. Sie ist bereits bei leichtgradiger obstruktiver Schlafapnoe kontraindiziert, da sie aufgrund der einhergehenden Vernarbung zu einer Verringerung des Pharynxquerschnittes und einer Verschlimmerung der Atemwegsobstruktion führen kann.

4.8.4.1.1 Radiofrequenzchirurgie

Die Radiofrequenz-Chirurgie ist ein elektrochirurgisches Verfahren. Je nach Konfiguration der Elektroden und technischen Einstellungen können damit im Gewebe (interstitiell) definierte thermische Läsionen gesetzt oder die Elektroden zum Schneiden von Gewebe verwendet werden.

Um interstitiell eine thermische Destruktion im Weichgaumen zu erzielen, wird in Lokalanästhesie die Applikationsnadel an definierten Stellen in den Weichgaumen eingestochen und die Energie submukös appliziert. Hieraus ergibt sich eine **Vernarbung des Gewebes** bei nur minimaler Traumatisierung der Schleimhautoberfläche. Die entstehende Vernarbung führt zu einer Versteifung des Gewebes mit daraus resultierender Verringerung der Vibrationsneigung und schließlich klinisch zu einer Reduktion des Schnarchens.

Die Wirksamkeit des Verfahrens bei nur minimaler intra- und postoperativer Morbidität konnte auch mithilfe placebokontrollierter Studien nachgewiesen werden. Auch wenn sich auf diese Weise das Schnarchen lediglich reduzieren und nicht wirklich beseitigen lässt, handelt es sich doch um ein sicheres und wirksames Verfahren.

Die Effektivität dieser Therapie lässt sich noch steigern, wenn darüber hinaus mittels radiofrequenzgestützter Verfahren eine **Resektion** vorhandener **überschüssiger Schleimhaut** durchgeführt wird (radiofrequenzgestützte Uvulopalatoplastik, RF-UPP). Die Resektion bezieht sich hierbei ausschließlich auf die überschüssige Schleimhaut, z. B. am hinteren Gaumenbogen oder an der Uvula. Resektion oder Destruktionen der Gaumenmuskulatur müssen hierbei strikt unterbleiben. Die postoperativen Schmerzen sind durch die zusätzliche Resektion deutlich höher, aber auch hier sind die postoperativen Komplikationen bei sachgerechter Durchführung minimal.

Die Reduktion des Schnarchens ist in diesem Fall jedoch deutlicher als bei der alleinigen interstitiellen Behandlung (schematische Übersicht über das operative Vorgehen, Abb. 4.11).

Bei beiden Verfahren (der interstitiellen wie der kombinierten Radiofrequenzchirurgie) ist in Langzeituntersuchungen bei einem Teil der Patienten ein wieder auftretendes bzw. ein sich im Zeitverlauf wieder verstärkendes Schnarchen dokumentiert. Hier muss ggf. nach einigen Jahren ein erneuter Eingriff erfolgen. Welche Patienten dauerhaft von diesem Eingriff profitieren, ist noch Gegenstand wissenschaftlicher Untersuchungen.

4.8.4.1.2 Weichgaumenimplantate
Unter der Vorstellung, damit eine **dauerhafte Versteifung des weichen Gaumens** und eine dauerhafte Verbesserung des Schnarchens zu erzielen, wurden stiftförmige Implantate für den Weichgaumen entwickelt. Diese aus Dacron bestehenden Implantate werden in Lokalanästhesie derzeit an 3 Stellen in den weichen Gaumen eingebracht. Die Versteifung wird einerseits durch die mechanische Wirkung der Implantate erzielt, zum anderen aber auch durch die starke Vernarbung erklärt, die die Stifte im Rahmen des Einheilungsprozesses induzieren.

Abb. 4.11 Durchführung der RF-UPP

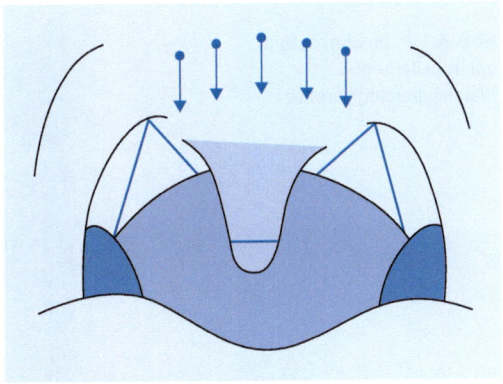

Auch mit diesen Stiften lässt sich bei minimaler postoperativer Morbidität und bei praktisch fehlenden Komplikationen eine Verbesserung des Schnarchens erzielen. Bei einem Teil der Patienten wird eine wieder einsetzende Verstärkung des Schnarchens im Verlauf nach initial erfolgreicher Therapie beschrieben. Überschüssiges Gewebe lässt sich mit den Stiften nicht reduzieren. In solchen Fällen kann beispielsweise flankierend eine vorsichtige Weichteilresektion vorgenommen werden.

4.8.4.2 Chirurgische Therapie des Weichgaumens bei obstruktiver Schlafapnoe

Während die o. g. Verfahren primär auf eine Versteifung des weichen Gaumens abzielen, sollen die Verfahren zur Behandlung der obstruktiven Schlafapnoe eine **Erweiterung des Pharynx** erreichen. In praktisch allen Fällen trägt bei noch vorhandenen Gaumenmandeln eine Tonsillektomie signifikant zum Therapieerfolg bei, weshalb entsprechende Verfahren regelhaft mit einer **Tonsillektomie** kombiniert werden. Gelegentlich hat eine Tonsillektomie als alleinige Maßnahme bei entsprechender Tonsillenhyperplasie bereits eine Beseitigung der Atemwegsobstruktion zur Folge (Abb. 4.12).

Wichtigstes Verfahren zur Erweiterung des Pharynx auf Ebene des Gaumens ist die **Uvulopalatopharyngoplastik (UPPP)**. Die UPPP war eines der ersten Verfahren und ist auch heute noch Standard in der chirurgischen Therapie der obstruktiven Schlafapnoe. Nach erfolgter Tonsillektomie werden die hinteren Gaumenbögen mit den vorderen so vernäht, dass eine Erweiterung des Pharynx resultiert. Zusätzlich wird in der Regel eine Kürzung einer verlängerten bzw. hyperplastischen Uvula vorgenommen.

Die Tonsillektomie mit UPPP hat sich zwischenzeitlich auch in kontrollierten Therapiestudien und in Metaanalysen als effektiv in der Reduktion der respiratorischen Ereignisse und in der Verbesserung der Tagessymptomatik erwiesen. Darüber hinaus wurden zahlreiche weitere positive Effekte z. B. in Bezug auf die kardiovaskuläre Funktion und das Gesamtüberleben dokumentiert. Die Effekte haben sich auch bei Langzeituntersuchungen bis zu 10 Jahre nach dem Eingriff als stabil erwiesen. Vor dem Hintergrund des Wandels in der Operationstechnik hin zu einer muskelschonenden, funktionserhaltenden Chirurgie zeigen sich in größeren Kollektiven vergleichbare geringe

Abb. 4.12 Pharynxbefund mit Tonsillen- und Weichgaumenhyperplasie

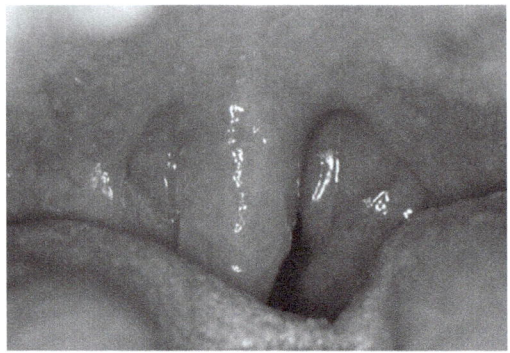

Komplikationsraten, die vornehmlich den Komplikationsraten nach Tonsillektomie entsprechen.

Zur klassischen UPPP sind in der Vergangenheit zahlreiche Modifikationen und Varianten beschrieben worden (laterale Pharyngoplastik, Barbed Reposition Pharyngoplasty [BRP] o. ä.), auf die hier jedoch nicht näher eingegangen werden soll. Hierzu sei auf die entsprechenden Übersichtsarbeiten verwiesen.

Fallbeispiel

Der im vorangegangenen Beispiel genannte, mit einem CPAP-Gerät versorgte 45-jährige Bankangestellte toleriert die Positivdrucktherapie nach einigen Monaten immer schlechter, auch wenn sich zunächst die Positivdrucktherapie sehr positiv entwickelt hatte. Das Ausprobieren weiterer Masken und die Verordnung eines CPAP-Gerätes mit exspiratorischer Druckabsenkung können seine Beschwerden (Druckstellen, konjunktivale Reizungen, Aerophagie) nur mäßig verbessern. Innerlich verspürt er eine immer größere Abneigung gegenüber der Positivdrucktherapie, sodass er sie in letzter Zeit kaum noch verwendet. Die zunächst wesentlich verbesserte Tagesschläfrigkeit habe nach seinen Angaben entsprechend wieder zugenommen.

In der klinischen Untersuchung zeigt sich eine deutliche Hyperplasie der Gaumenmandeln mit einer Vergrößerung des Zäpfchens und ein erheblicher Schleimhautüberschuss (Abb. 4.12).

Trotz des erhöhten Körpergewichts wird die Indikation zu einer operativen Intervention gestellt und ein Operationstermin vereinbart. Der Patient wird angehalten, bis zum Operationstermin sein Körpergewicht zu reduzieren.

Der Patient unterzieht sich einer Tonsillektomie mit einer UPPP in Intubationsnarkose. Am 5. postoperativen Tag ereignet sich eine Nachblutung aus dem Mandelbett, die jedoch konservativ gestillt werden kann. Der weitere postoperative Verlauf gestaltet sich komplikationslos, die Schmerzen klingen nach 1 Woche langsam ab. Sechs Wochen postoperativ wird eine Kontroll-PSG durchgeführt, die einen RDI von 17 ergibt, wobei sich jetzt eine rein rückenlagebezogene Schlafapnoe zeigt. Der Patient wird daher zusätzlich mit einer Weste zur Rückenlageverhinderung versorgt, die schließlich eine Beseitigung der noch bestehenden Atempausen zur Folge hat.

Die subjektive Symptomatik ist rückläufig und das Schnarchen beseitigt, sodass auf die Fortführung der Positivdrucktherapie verzichtet werden kann. ◄

4.8.5 Chirurgie des retrolingualen Raumes

Insbesondere bei mittel- oder höhergradiger **obstruktiver Schlafapnoe** findet sich isoliert oder häufiger auch in Kombination mit einer Obstruktion auf Höhe des Weichgaumens eine Verlegung des Atemwegs auf Höhe des Zungengrundes. Da dieser Bereich nicht unmittelbar klinisch einsehbar ist (ein wichtiges diagnostisches Kriterium ist die Endoskopie des oberen Atemweges) und hier resezierende Verfahren mit einer hohen

Morbidität behaftet sind, ist die chirurgische Therapie dieser retrolingualen Obstruktion noch immer problematisch. Die genannten Verfahren sind daher auch der Therapie der obstruktiven Schlafapnoe vorbehalten.

Verschiedenste Verfahren wurden entwickelt, um diesen Bereich zu versteifen und zu stabilisieren (z. B. die Radiofrequenzchirurgie des Zungengrundes) oder auch um für diesen Bereich relevante anatomische Strukturen zu verlagern, um eine Erweiterung des Atemweges zu erreichen (z. B. das Genioglossus Advancement, die Zungenschlinge, das Tongue Advancement oder auch die Hyoidsuspension).

Bei der **Radiofrequenzchirurgie** wird entsprechend der dargestellten Technik (Abschn. 4.8.4) versucht, eine Vernarbung und Versteifung des Zungengrundes herbeizuführen, um die Kollapsibilität in diesem Bereich zu reduzieren. Das Verfahren, welches als einziges als minimalinvasiv zu bezeichnen ist, kann in Lokalanästhesie bzw. in Sedierung durchgeführt werden, die Wirksamkeit bei der obstruktiven Schlafapnoe ist jedoch begrenzt.

Die übrigen Verfahren bedürfen in aller Regel einer Vollnarkose.

Beim **Genioglossus Advancement** wird der Teil der Mandibula kastenförmig ausgestanzt, an dem der M. genioglossus seinen Ursprung hat. Dieser Knochenteil wird dann nach ventral verlagert, ausgedünnt und an der Außenfläche der Mandibula fixiert. Auf diese Weise wird der Ansatz des Muskels nach ventral verlagert und der Atemweg erweitert.

Einen ähnlichen Ansatz verfolgen verschiedene Verfahren zur **Vorverlagerung der Zunge.** Hierbei werden je nach Anbieter unterschiedliche Materialien (z. B. ein nicht resorbierbarer Faden oder verschiedene Schlingen) in die Zunge eingebracht und an der Innenseite der Mandibula fixiert. Ziel dieser Verfahren ist weniger, die Zunge in relevantem Maße nach ventral zu verlagern, sondern die Zunge zu stabilisieren, um ein Zurückfallen im Schlaf zu verhindern. Durch die zunehmende Verbreitung der elektrischen Stimulation des N. hypoglossus ist die Bedeutung dieser Verfahren jedoch rückläufig.

Die elektrische Stimulation des N. hypoglossus (**Hypoglossus-Stimulation oder auch Atemwegsstimulation** ist ein relativ neues und in diesem Kontext innovatives chirurgisches Verfahren, das nicht auf einer Resektion oder Verlagerung, sondern auf einer funktionellen Stimulation beruht. Bei diesem Verfahren wird mithilfe eines Schrittmachers eine Stimulation des N. hypoglossus vorgenommen, welche zu einer Aktivierung und geringfügigen Protrusion der Zunge führt und damit den pharyngealen Atemweg erweitert. Die verfügbaren Stimulationssysteme unterscheiden sich unter anderem in der Art der Stimulation. Ziel ist es, den N. hypoglossus als wichtigsten Dilatator des oberen Atemweges so zu stimulieren, dass die Zunge eine Protrusionsbewegung ausführt, wobei hierbei zu bedenken ist, dass der N. hypoglossus auch retrahierende Fasern enthält, die eine gegenteilige Bewegung induzieren. Dies kann dadurch gewährleistet werden, dass in der Präparation des Nerven die Retraktoren gezielt identifiziert werden und die Stimulationselektrode an einer Stelle des Nerven platziert wird, an der er nur noch protrahierende Fasern enthält. Eine Alternative hierzu stellt die stammnahe Stimulation dar, bei der durch gezielte Ansteuerung verschiedener Elektroden eines um den

Nerv gewickelten Elektrodenträgers ein elektrisches Feld erzeugt wird, was primär die protrahierenden Fasern stimuliert oder die terminale Stimulation am distalen Ende des Nerven, der ausschließlich eine Protrusionsbewegung induziert.

Die umfangreichen Daten und die längste klinische Erfahrung liegen zur „upper airway stimulation" vor. Hierbei wird der Cuff nach Ausschluss der Retraktoren einseitig am in der Regel rechten N. hypoglossus platziert, darüber hinaus wird im Bereich des Schrittmachers eine Drucksonde interkostal positioniert, die die Inspiration erkennt und entsprechend eine atemsynchrone Stimulation des Nerven ermöglicht. Auf Basis der initialen Studie, die einen randomisierten Therapieentzugsarm beinhaltete, liegen inzwischen Langzeitergebnisse von mehr als 5 Jahren vor. Zahlreiche weitere prospektive Studien konnten die Daten ergänzen und eine Vielzahl an Patienten in ein entsprechendes Register inkludiert werden. Das Verfahren hat sich im Bereich der Hypoglossus-Stimulation als Standard etabliert und zeigt eine deutliche Reduktion der respiratorischen Parameter und der Tagessymptomatik bei guter Compliance.

Ebenfalls verfügbar ist das teilimplantierbare System zur bilateralen terminalen Stimulation des N. hypoglossus, bei der der Impulsgeber nicht implantiert, sondern während der Nacht von außen am Kinn aufgeklebt wird. In Kürze ist mit der Verfügbarkeit eines 3. Systems zur stammnahen Stimulation zu rechnen.

Entscheidend ist jedoch gerade bei diesem technisch relativ aufwendigen Verfahren die strenge Selektion der Patienten. So sind vornehmlich Patienten ohne bzw. mit nur geringer Adipositas und mittel- bis schwergradiger Schlafapnoe geeignet. Zugelassen ist dieses Verfahren entsprechend nur bis zu einem BMI von 35 kg/m^2 und in einem Schweregradbereich von einem AHI von 15–65 und auch nur als Zweitlinientherapie, wenn eine Therapie mittels PAP nicht erfolgreich durchgeführt werden kann. Diese Verfahren sind demnach einer selektierten Subgruppe von Schlafapnoepatienten und erfahrenen operativen Zentren vorbehalten.

Häufig werden die genannten Verfahren in Kombination mit Weichgaumenverfahren angewandt (sog. Multi-Level-Chirurgie), um die Effektivität noch zu erhöhen.

4.8.6 Kieferchirurgie

Auf die Bedeutung skelettaler Besonderheiten bei Patienten mit schlafbezogenen Atmungsstörungen wurde bereits hingewiesen (Abschn. 4.2.2). Es liegt daher nahe, bei Patienten mit skelettalen Fehlstellungen auf bekannte Verfahren der Dysgnathiechirurgie bzw. der Kieferchirurgie zurückzugreifen. In diesem Kontext sind Verfahren zur Vorverlagerung des Unterkiefers (z. B. die Distraktionsosteoneogenese), aber auch Verfahren zur bimaxillären Vorverlagerung (maxillomandibuläre Umstellungsosteotomie) zu nennen. Bei Patienten mit auch kosmetisch ungünstiger Gesichtsmorphologie oder behandlungsbedürftiger Dysgnathie können diese Verfahren nicht nur kosmetisch und funktionell, sondern auch im Hinblick auf eine schlafbezogene Atmungsstörung wertvolle Dienste leisten.

Auch bei Patienten ohne äußerlich erkennbare skelettale Fehlstellung kann durch eine bimaxilläre Vorverlagerung der Atemweg erheblich erweitert werden. Die Akzeptanz vonseiten der Patienten ist aufgrund der nicht unerheblichen Invasivität der Verfahren jedoch begrenzt. Trotzdem gehören die kieferchirurgischen Verfahren zu den effektivsten chirurgischen Verfahren in der Behandlung der obstruktiven Schlafapnoe. Hierbei werden Erfolgsraten von bis zu 90 % beschrieben und die Wirksamkeit der bimaxillären Vorverlagerung zeigte sich in einer randomisierten Studie auch bei Patienten mit schwerer obstruktiver Schlafapnoe gleichwertig zur CPAP-Therapie. Bei Patienten mit einer obstruktiven Schlafapnoe, die eine konservative Therapie nicht akzeptieren oder tolerieren, sollte daher auch immer die Möglichkeit kieferchirurgischer Verfahren diskutiert und die Patienten einer entsprechenden Einrichtung zur Beurteilung vorgestellt werden.

▶ **Praxistipp** Im Bereich der chirurgischen Therapie der obstruktiven Schlafapnoe konnten in den letzten Jahren zahlreiche anspruchsvolle klinischen Studien publiziert werden. Evidenzbasiert und leitlinienkonform können insbesondere die Tonsillektomie mit UPPP, das bimaxilläre Advancement und die Stimulationstherapie des N. hypoglossus zur Anwendung kommen.

4.9   Fragen

1. Erläutern Sie die Einteilung der schlafbezogenen Atmungsstörungen und geben Sie jeweils ein Beispiel!
2. Was sind die wesentlichen pathophysiologischen Unterschiede zwischen zentralen Schlafapnoesyndromen im Vergleich zu schlafbezogener Hypoventilation und Hypoxämie?
3. Nennen Sie die pathophysiologischen Prinzipien und auslösenden Faktoren für eine obstruktive Schlafapnoe!
4. Schildern Sie die diagnostischen Schritte beim Verdacht auf eine schlafbezogene Atmungsstörung!
5. Welche Arten der Positivdrucktherapie kennen Sie und bei welchen Indikationen setzen Sie diese ein?
6. Welche Möglichkeiten haben Sie, wenn eine Positivdrucktherapie bei mangelnder Compliance abgebrochen werden muss?

Literatur

American Academy of Sleep Medicine (2023) International classification of sleep disorders, 3-TR Aufl. American Academy of Sleep Medicine, Darien, IL
Troester MM, Quan SF, Berry RB et al for the American Academy of Sleep Medicine (2023) The AASM manual for the scoring of sleep and associated events: rules, terminology and technical specifications, version 3. www.aasmnet.org. American Academy of Sleep Medicine, Darien, IL

Bassetti CL, Milanova M, Gugger M (2006) Sleep-disordered breathing and acute ischemic stroke: diagnosis, risk factors, treatment, evolution, and long-term clinical outcome. Stroke 37:967–972

Dolan DC, Okonkwo R, Gfullner F, Hansbrough JR, Strobel RJ, Rosenthal L (2009) Longitudinal comparison study of pressure relief (C-Flextrade mark) vs. Sleep Breath 13:73–77

Owens RL, Edwards BA, Eckert DJ, Jordan AS, Sands SA, Malhotra A, White DP, Loring SH, Butler JP, Wellman A (2015) An integrative model of physiological traits can be used to predict obstructive sleep apnea and response to non positive airway pressure therapy. Sleep 38:961–970

Hörmann K, Verse T (2010) Surgery for Sleep-disordered breathing, 2. Aufl. Springer, Heidelberg

Mayer G, Arzt M, Braumann B, Ficker JH, Fietze I, Galetke W, Maurer JT, Orth M, Penzel T, Pistner HP, Randerath W, Rösslein M, Sitter J, Stuck BA (2017) S3-Leitlinie Nicht erholsamer Schlaf/Schlafstörungen, Kapitel „Schlafbezogene Atmungsstörungen bei Erwachsenen". Somnologie 20(Suppl 2):97–180

Peter H, Penzel T, Peter JH (2007) Enzyklopädie der Schlafmedizin. Springer, Heidelberg

Rösslein M, Bürkle H, Walther A, Stuck BA, Verse T (2015) Positionspapier zum perioperativen Management von erwachsenen Patienten mit obstruktiver Schlafapnoe bei HNO-ärztlichen Eingriffen. Laryngo-Rhino-Otol 94:516–523

Schäfer T (1998) Variability of vigilance and ventilation: studies on the control of respiration during sleep. Respir Physiol 114:37–48

Schönhofer B (2006) Nicht-invasive Beatmung – Grundlagen und moderne Praxis. Uni-Med, Bremen

Schulz R, Blau A, Börgel J et al, working group Kreislauf und Schlaf of the German Sleep Society (DGSM) (2007) Sleep apnea in heart failure. Eur Respir J 29:1201–1205

Sommer JU, Heiser C, Gahleitner C, Herr RM, Hörmann K, Maurer JT, Stuck BA (2016) Tonsillectomy with uvulopalatopharyngoplasty in obstructive sleep apnea – a two center randomized controlled trial. Dtsch Arztebl Int 113:1–8

Stuck BA, Maurer JT (2008) Airway evaluation in obstructive sleep apnea. Sleep Med Rev 12:411–436

Stuck BA, Schöbel C, Wiater A, Triché D (2021) Obstruktive Schlafapnoe: Klug entscheiden, das Richtige tun. Somnologie 25:294–300

Stuck BA, Dreher A, Heiser C, Herzog M, Kühnel T, Maurer JT, Pistner H, Sitter H, Steffen A, Verse T (2013) S2k-Leitlinie „Diagnostik und Therapie des Schnarchens des Erwachsenen". HNO 61:944–957

Stuck BA, Weeß HG (2015) Die neue „International Classification of Sleep Disorders". Eine kritische Würdigung der diagnostischen Kriterien für schlafbezogene Atmungsstörungen. Somnologie 19:126–132

Stuck BA, Maurer JT (2016) Aktuelle Aspekte in der Diagnostik und Therapie der obstruktiven Schlafapnoe. HNO 64:75–81

Teschler H, Werther S, Bassenge-Sauer Z, Weinreich G, Stuck BA (2016) Elektrische Atemwegsstimulation zur Therapie der obstruktiven Schlafapnoe. Pneumologe 13:376–387

Verse T (2000) Nebenwirkungen der nasalen CPAP-Therapie. HNO 48:706–715

Verse T, Dreher A, Heiser C et al (2016) Leitlinie: „HNO-spezifische Therapie der obstruktiven Schlafapnoe bei Erwachsenen", Kurzfassung. HNO 64:310–319

Yumino D, Bradley TD (2008) Central sleep apnea and Cheyne-Stokes respiration. Proc Am Thorac Soc 15:226–236

Zentrale Störungen mit Hypersomnolenz

5

Michael Schredl und Anna Heidbreder

▶ Tagesschläfrigkeit ist Symptom verschiedener schlafmedizinischer Erkrankungen. Im Zusammenhang der zentralen Störungen mit Hypersomnolenz wird der Begriff Hypersomnolenz als exzessive Steigerung der
Tagesschläfrigkeit verstanden und beinhaltet neben der Unfähigkeit, sich
am Tag adäquat wach zu halten, auch das krankhaft erhöhte Bedürfnis nach
Schlaf während des Tages, sowie einen exzessiv gesteigerten Schlafbedarf.
Der Begriff Hypersomnie ist spezifischen Erkrankungen wie z. B. der idiopathischen Hypersomnie vorbehalten. Um die Diagnose einer zentralen Störung mit Hypersomnolenz stellen zu können, müssen andere Erkrankungen,
die mit einer exzessiven Tagesschläfrigkeit einhergehen (z. B. obstruktive
Schlafapnoe, zirkadiane Störungen), adäquat ausgeschlossen oder behandelt
sein.

Kardinalsymptom der zentralen Störungen mit Hypersomnolenz ist eine erhöhte **Tagesschläfrigkeit** oder ein exzessiv **gesteigerter Schlafbedarf**, der nicht durch einen gestörten Nachtschlaf, z. B. Ein- und Durchschlafstörungen bzw. nicht erholsamen Schlaf,
alleine zu erklären ist. Das bedeutet, dass den Nachtschlaf beeinträchtigende Störungen
wie z. B. eine Schlafapnoe und/oder periodische Beinbewegungen im Schlaf als Ursache
für die Hypersomnolenz ausgeschlossen oder behandelt werden müssen, bevor die Diagnose einer zentralen Störung mit Hypersomnolenz gestellt werden kann (Differenzialdiagnose der Narkolepsie, Abschn. 5.1.7; Differenzialdiagnose der idiopathischen
Hypersomnie, Abschn. 5.2.7).

Tagesschläfrigkeit ist abzugrenzen von der **Tagesmüdigkeit/Tageserschöpfung
oder Fatigue**. Im Gegensatz zur Hypersomnolenz geht die Tagesmüdigkeit oder

Tageserschöpfung meist nicht mit einer erhöhten Einschlafbereitschaft in monotonen Situationen (Lesen, Fernsehen, Vortrag, Besprechung, Autofahren) einher, sondern mit dem primären Gefühl, sich müde und erschöpft zu fühlen (siehe Abschn. 2.1.3; Kap. 7).

Overview Start

Einteilung der Störungen mit Hypersomnolenz nach ICDS-3 RT
- Narkolepsie Typ 1 (mit Kataplexie)
- Narkolepsie Typ 2 (ohne Kataplexie)
- Idiopathische Hypersomnie
- Kleine-Levin-Syndrom
- Schlafmangelsyndrom
- Hypersomnien aufgrund bzw. assoziiert mit somatischen oder psychischen/ psychiatrischen Erkrankungen oder bedingt durch Medikamente oder durch Substanzmissbrauch

Zu den bedeutsamsten zentralen Störungen mit Hypersomnolenz werden die Narkolepsie (Typ 1 und Typ 2) und die idiopathische Hypersomnie gezählt.

Darüber hinaus ist das Kleine-Levin Syndrom eine zwar sehr seltene, aber häufig nicht als solche erkannte Erkrankung. Die beiden vorgenannten Störungsbilder werden mit ihren Unterformen nachfolgend ausführlich dargestellt. In der Differenzialdiagnostik ist darüber hinaus das Schlafmangelsyndrom in der Praxis von großer Bedeutung.

5.1   Narkolepsie

5.1.1   Definitionen

Die Narkolepsie ist eine chronische Schlaf-Wach-Störung. Nach der internationalen Klassifikation für Schlafstörungen (ICSD) werden zwei Typen der Narkolepsie unterschieden. Bei der **Narkolepsie Typ 1** treten neben der Tagesschläfrigkeit andere Zeichen einer REM-Schlaf-Dissoziation auf, wobei die **Kataplexie** (plötzlicher durch Emotionen getriggerter Muskeltonusverlust) das spezifischste Symptom ist. Bei der **Narkolepsie Typ 2** treten **keine Kataplexien** auf. Andere assoziierte Symptome wie Schlafparalysen, Halluzinationen während des Einschlafens (hypnagoge) oder Erwachens (hypnopompe) können in beiden Formen auftreten, dieses auch in Kombination. Die Erstmanifestation der Erkrankung ist meist zwischen dem 15. und 25. Lebensjahr, ein zweiter Erkrankungsgipfel findet sich in der 4. Lebensdekade. Männer sind von der Narkolepsie Typ 1, Frauen von der Narkolepsie Typ 2 häufiger betroffen.

5.1.2 Ätiologie und Pathophysiologie

Pathophysiologisch liegt bei der Narkolepsie Typ 1 ein Mangel des Neuropeptids Orexin, das auch als Hypokretin bezeichnet wird, vor. Dieses spielt eine zentrale Rolle in der Schlaf-Wach-Regulation, hat aber auch Einfluss auf metabolische und motorische Funktionen. Für das Auftreten von Kataplexien, Schlaflähmungen und hypnagoge Halluzinationen, die auch als REM-Schlaf-Symptome bezeichnet werden, führt der Mangel des Hypokretins zu einer Überaktivität des den **REM-Schlaf steuernden Systems**. Dieses System schaltet sich deshalb in Situationen ein, in denen es eigentlich nicht aktiv sein soll. Ein klassisches Beispiel für eine solche Situation ist die emotionale Erregung, bei der es dann zu Kataplexien kommen kann.

Das REM-Schlaf-System hat mit seinen im Hirnstamm gelegenen Zentren (Locus coeruleus, Raphe-Kerne und tuberomammilläre Nuclei) neben der Aktivierung des Gehirns (intensives Träumen) auch die Funktion, den Muskeltonus des Körpers herabzusetzen. Beim Gesunden sorgt dies für eine Muskelatonie während des REM-Schlafes. Bei der Kataplexie schaltet sich das System hingegen unphysiologisch ein und führt zum emotional ausgelösten Muskeltonusverlust im Wachzustand. Während der Schlafparalyse erwacht die Person, der Körper bzw. das REM-Schlaf-System schaltet jedoch nicht um, d. h., dass trotz vollem Bewusstsein die Muskelblockade des REM-Schlafes noch anhält, obwohl die Person bereits wach ist. Nur die Augen, die auch im normalen REM-Schlaf nicht blockiert sind, können bewegt werden. Die lebhaften Vorstellungsbilder (hypnagoge Halluzinationen) beim Einschlafen sind wahrscheinlich ebenfalls auf eine Aktivierung des REM-Schlaf-Systems zurückzuführen, Narkolepsiepatienten haben darüber hinaus häufig sog. Sleep-Onset-REM-Phasen (SOREM-Phasen, Kap. 2) als Ausdruck des erhöhten REM-Drucks.

Insbesondere für die Narkolepsie Typ 1 besteht eine hohe Assoziation zum Genotyp HLA DQB1*0601, der bei über 95 % der von einer Narkolepsie Typ 1 Betroffenen vorliegt. Diese zeigt eine hohe genetische Prädisposition für die Narkolepsie an. Die Bestimmung des HLA-Typs ist aber für die Diagnosesicherung allein nicht ausreichend, da dieser Genotyp bei fast 40 % der Allgemeinbevölkerung vorhanden und somit relativ unspezifisch ist. Auch bei der Narkolepsie Typ 2 liegt dieser Genotyp nur bei ca. 40 % vor. Bei der Entstehung der Narkolepsie spielen mit hoher Wahrscheinlichkeit autoimmunologische Prozesse eine zentrale Rolle, die zu einem Untergang oder zumindest einer Funktionsstörung orexinerger/hypokretinerger Zellen im dorsolateralen Hypothalamus führen. Das Polypeptid Orexin/Hypokretin ist bei der Narkolepsie Typ 1 stark erniedrigt und beträgt <110 pg/ml im Liquor, bei der Narkolepsie Typ 2 ist dieses normal oder in einem intermediären Bereich zwischen 110 und 200 pg/ml. Die Bestimmung von Orexin/Hypokretin ist nur durch die Untersuchung des Liquors, nicht im Blut möglich. Angenommen wird, dass der autoimmunlogische Prozess durch einen Umwelteinfluss (z. B. Infekt) getriggert wird. Dies erklärt vielleicht auch, warum im März Geborene häufiger betroffen sind, da sie möglicherweise anderen **Umweltfaktoren** ausgesetzt sind (z. B. eine Influenza- oder Rhinovirusinfektion im 2. Trimester der Schwangerschaft).

Sekundäre Formen der Narkolepsie sind nach schweren Schädel-Hirn-Traumen, Tumoren im Bereich des Hypothalamus, bei multipler Sklerose, Morbus Parkinson und multipler Systematrophie beschrieben worden.

5.1.3   Epidemiologie

Die Narkolepsie ist eine seltene chronische Erkrankung. Die Prävalenz der Narkolepsie wird in Westeuropa und in den USA auf zwischen 0,026 und 0,035 % geschätzt. Die Narkolepsie Typ 2 tritt seltener als die Narkolepsie Typ 1 auf. Sind Angehörige 1. Grades (Eltern, Kind, Geschwister) von einer Narkolepsie betroffen, steigt das Risiko einer Erkrankung um 1 % an. Diese Information kann in der Beratung von Menschen mit Kinderwunsch große Bedeutung haben, da das Risiko möglicherweise höher eingeschätzt wird.

5.1.4   Klinisches Bild

Gemeinsam ist beiden Formen der Narkolepsie das Kardinalsymptom der exzessiv gesteigerten Tagesschläfrigkeit. Die Kataplexie tritt nur bei der Narkolepsie Typ 1 auf und definiert diese. Andere fakultative Symptome treten ebenfalls in unterschiedlicher Ausprägung und Häufigkeit in beiden Formen auf. Früher wurde das Auftreten von Tagesschläfrigkeit, Kataplexien, Schlaflähmungen und hypnagogen Halluzinationen als **narkoleptische Tetrade** bezeichnet. Das Spektrum der Symptome ist mittlerweile erweitert und schließt nun auch die Nachtschlaffragmentierung mit ein.

Meist beginnt die Narkolepsie mit dem Auftreten der **Tagesschläfrigkeit,** dem Leitsymptom der Narkolepsie. Während es bei Übermüdung in monotonen Situationen (Fernsehen, Lesen, Vortrag etc.) auch bei Gesunden zum Einnicken kommt, tritt dies bei der Narkolepsie trotz ausreichendem Nachtschlaf und auch in sozial inadäquaten Situationen auf, wie z. B. während eines Gespräches oder während des Essens. Die Einschlafneigung kündigt sich zwar meist an, kann aber gelegentlich nicht kontrolliert werden (imperativer Schlafdrang). Dann hilft in der Regel nur ein kurzes Nickerchen (5–10 min), um wieder leistungsfähig zu werden. Diese Erholung hält in der Regel 1–2 h an. Danach kann es wieder zu einer erhöhten Einschlafneigung kommen (Abschn. 5.1.8).

Bei der Narkolepsie Typ 1 treten im Verlauf von Monaten bis Jahre **Kataplexien** hinzu (Narkolepsie mit Kataplexie (Typ 1) vs. Narkolepsie ohne Kataplexie (Typ 2)). Während früher vermutet wurde, dass 90 % aller Patienten mit Narkolepsie Kataplexien aufweisen, geht man heute davon aus, dass bei ca. 30 % der Patienten die Diagnose Narkolepsie ohne Kataplexie zu stellen ist.

Bei der Kataplexie kommt es bei emotionaler, vor allem positiver, Erregung (Lachen, Freude, Überraschung, Scham, Ärger, Erschrecken) zu einem plötzlichen sich von kranial nach kaudal propagierenden Muskeltonusverlust. Dieser Tonusverlust kann nur partiell oder komplett auftreten, es kann daher auch sein, dass Betroffene regelrecht zu Boden gehen. Meist wird von einem Verlust des Muskeltonus im Nacken und Gesicht berichtet, der dann bis zu den Beinen propagieren kann. Das Bewusstsein ist während einer Kataplexie völlig unbeeinträchtigt. In der Regel dauert eine Kataplexie nur wenige Augenblicke bis Minuten an. Verletzungen treten im Zusammenhang von Kataplexien äußerst selten auf, meist können sich die Betroffenen noch rechtzeitig in eine sichere Position bringen. Nicht selten werden als Konsequenz Situationen, in denen Kataplexien auftreten könnten, gemieden, was mit einem sozialen Rückzug verbunden sein kann. Die Kataplexie endet spontan, die Betroffenen sind in der Regel wieder sofort fit.

treten **Schlaflähmungen** bei ca. 50 % der Fälle auf. Hierbei kommt es während des Erwachens zu einer Lähmung der kompletten Körpermuskulatur, nur die Augenmuskulatur ist davon ausgenommen. Auch dieser Zustand dauert nur wenige Sekunden bis Minuten an, wird aber oft als sehr angstbesetzt und bedrohlich erlebt. Nicht selten werden auch Vorstellungsbilder beschrieben, z. B. eine am Bett stehende Person.

Auch bei den **hypnagogen Halluzinationen** handelt es sich um lebhafte Vorstellungsbilder, die während des Einschlafens auftreten und meist negativ getönt sind. Diese Halluzinationen unterscheiden sich von normalen Einschlafträumen durch Einbeziehung der realen Umgebung und sehr intensive Erlebnisqualität. Üblicherweise treten beim Einschlafen – sofern man sich daran erinnern kann (meist nur, wenn man gleich wieder erwacht) – bizarre Gedanken und/oder neutrale Traumbilder auf.

Weitere Symptome sind ein **gestörter/fragmentierter Nachtschlaf**, wobei das Einschlafen meist problemlos möglich ist.

Bei einigen tritt auch ein **automatisches Verhalten/Handeln** am Tage auf. Beim automatischen Verhalten werden Tätigkeiten während des Einnickens fortgesetzt, die gerade ausgeübt werden, z. B. Schreiben, Posten von Nachrichten/Inhalten etc., ohne dieses bewusst wahrzunehmen. Dies kann mit einem erhöhten Unfallrisiko oder unangenehmen Konsequenzen verbunden sein (z. B. Verbrennungen am Herd).

Die Narkolepsie ist zudem mit anderen schlafmedizinischen Erkrankungen assoziiert; so konnten polysomnografische Untersuchungen das häufige Auftreten schlafbezogener Atmungs- und Bewegungsstörungen, aber auch REM-Schlaf-Verhaltensstörungen, die jedoch meist nur mild ausgeprägt sind, nachweisen. Eine adäquate Diagnostik dieser begleitenden schlafmedizinischen Erkrankungen ist für ein optimales Therapiemanagement dringend erforderlich.

Auch Träume während der Nacht sind bei Menschen mit Narkolepsie oft negativer getönt. Insgesamt können sie sich häufiger an Träume erinnern als Gesunde. Dies kann im Anamnesegespräch als wichtige zusätzliche Information dienen, da das Vorliegen einer **guten Traumerinnerung** und **vorwiegend negativer Träume** bei gleichzeitiger Tagesschläfrigkeit ein Hinweis auf das Vorliegen einer Narkolepsie sein kann. Ca. 30 % leiden auch unter einer Albtraumstörung, sodass die in Abschn. 7.3.8 beschriebene Intervention auch hier eingesetzt werden kann.

Typischerweise beginnt die Narkolepsie zwischen dem 15. und 25. Lebensjahr. Sehr selten ist ein Beginn vor dem 15. Lebensjahr. Tritt die Narkolepsie erstmalig nach dem 25. Lebensjahr auf, ist eine sekundäre Form (Abschn. 5.1.2) auszuschließen.

▶   Der Verlauf der Narkolepsie ist chronisch und bedarf einer lebenslangen Behandlung.

5.1.5   Untersuchungsverfahren

Die **Anamnese** ist die Grundlage für die Diagnosestellung, hierbei sollten die Kernsymptome der Narkolepsie genau erfasst werden. Zentral ist das Vorhandensein der gesteigerten Tagesschläfrigkeit, die klar von Müdigkeit, Erschöpfung oder Antriebslosigkeit abgegrenzt werden muss (siehe Abschn. 2.1.3).

▶   Nicht immer wird von Kataplexien spontan berichtet, insbesondere wenn die Kataplexien nur mild und vielleicht nur partiell auftreten. Bei partiellen Kataplexien können nur die Gesichts- und die Nackenmuskulatur betroffen sein. Bei Menschen mit dem Symptom der exzessiven Tagesschläfrigkeit sollte daher gezielt nach Kataplexien, aber auch nach anderen fakultativen Symptomen der Narkolepsie gefragt werden.

Das Gefühl einer Muskelschwäche/Atonie der Knie bei massivem Ärger oder heftigem Lachen kann hingegen auch bei gesunde Personen auftreten, sodass eine detaillierte Beschreibung der Ereignisse notwendig ist. Auch lebhafte Einschlafbilder können bei Gesunden auftreten, weshalb dieses Kriterium für die Diagnose nicht spezifisch ist. Gleiches gilt für Schlaflähmungen. Diese müssen zusätzlich von morgendlichen Antriebsstörungen, die nicht mit einer kompletten Lähmung der Muskulatur verbunden sind, differenziert werden. Schlaflähmungen treten auch bei bis zu 40 % der Gesunden einmalig im Verlauf des Lebens auf, darüber hinaus können Schlaflähmungen auch als isoliertes Symptom auftreten (Abschn. 7.5).

Zur Erfassung des Ausmaßes der Tagesschläfrigkeit wird häufig zur Ergänzung der Anamnese die **Epworth Sleepiness Scale** (siehe Abschn. 2.8.1, Abschnitt „Epworth Sleepiness Scale") eingesetzt. Dieser Fragebogen dient der Selbsterfassung der Einschlafwahrscheinlichkeit in 8 typischen Alltagssituationen, z. B. beim Lesen, im Sitzen, beim Fernsehen, während einer Unterhaltung. Hierbei kann ein Maximalwert von 24 Punkten erreicht werden. Werte >10 weisen auf eine erhöhte Einschlafbereitschaft hin. Bei Menschen mit Narkolepsie beträgt der Summenscore häufig Werte von 15–18 Punkten.

Laboruntersuchungen wie die Bestimmung von Orexin/Hypokretin im Liquor und HLA-Klasse-II-Typisierung können im diagnostischen Prozess eingesetzt werden, um die anamnestischen Daten und die polysomnografischen Befunde zu ergänzen. Bei der

Genotypisierung weisen fast alle Menschen mit einer Narkolepsie Typ 1 den Haplotyp DQB1*0602 auf. Eine sichere Diagnose wird dadurch allerdings nicht möglich. Nur ein negativer Befund erhöht die diagnostische Sicherheit zum Ausschluss einer Narkolepsie.

Bei der Narkolepsie Typ 1 finden sich meist Orexin/Hypokretin Liquorwerte von <110 pg/ml, weshalb diese Form auch Hypokretindefizienz-Syndrom genannt wird. Die Diagnose einer Narkolepsie Typ 1 kann auch auf der Basis von gleichzeitigem Auftreten der typischen Tagesschläfrigkeit und dem Nachweis eines Orexin/Hypokretinmangels gestellt werden, auch wenn keine typischen Kataplexien auftreten.

▶ Die für Narkolepsie typische HLA-Konstellation ist auch in der Normal-bevölkerung relativ häufig und kann somit nur die Suszeptibilität nachweisen, an einer Narkolepsie zu erkranken. Da es sich bei dieser Untersuchung um eine genetische Untersuchung handelt, unterliegt diese der Aufklärungs-pflicht (Gendiagnostikgesetz).

Eine umfassende internistische und **neurologische Untersuchung**, inklusive Bildgebung des Kopfes, ist v. a. bei Menschen mit untypisch spätem Beginn (nach dem 25. Lebens-jahr) zu empfehlen.

5.1.6 Schlafmedizinische Diagnostik

Anamnese und klinische Untersuchung reichen bei der Narkolepsie zur sicheren Diagnosestellung und zum Ausschluss von Differenzialdiagnosen nicht aus. Eine poly-somnografische Untersuchung über 2 Nächte mit einer Tagesschlaftestung, dem Multip-len Schlaflatenz-Test (MSLT), ist erforderlich. Der MSLT muss immer nach einer Poly-somnografie-Nacht durchgeführt werden (s. unten).

Von besonderer diagnostischer Bedeutung ist hierbei das verfrühte Auftreten von REM-Schlaf in der **Polysomnografie und/oder im MSLT** (PSG, Abb. 5.1).

Sehr deutlich ist die 1. REM-Periode zu erkennen, die vor dem 1. Non-REM-Schlaf-stadium 2 auftritt. Das verfrühte Auftreten (<15 min nach dem Einschlafen) von Sta-dium REM wird als SOREM (Sleep-onset-REM) bezeichnet.

Ansonsten ist der Schlaf wenig fragmentiert, zeigt jedoch viele Körperbewegungen (Body Movement, BM). In Abb. 5.2 ist der **Multiple Schlaflatenz-Test (MSLT)** des-selben Patienten zu sehen.

Grundsätzlich sind für den MSLT 5 Durchgänge (9.00, 11.00, 13.00, 15.00 und 17.00 Uhr) vorgesehen. Beim vorliegenden Patienten war die Diagnose jedoch bereits nach 4 Testdurchläufen klar, sodass der Test bereits frühzeitig beendet wurde. Es ist zu sehen, dass der Patient bei jedem Test eingeschlafen war, die längste Einschlaflatenz be-trug lediglich 2,5 min. In allen Durchgängen zeigte sich eine SOREM-Periode. Reprä-sentative Studien fanden bei Menschen mit Narkolepsie eine durchschnittliche mittlere Einschlaflatenz von 3,1 min (Standardabweichung: 2,9 min) mit mindestens 2 SOREMs

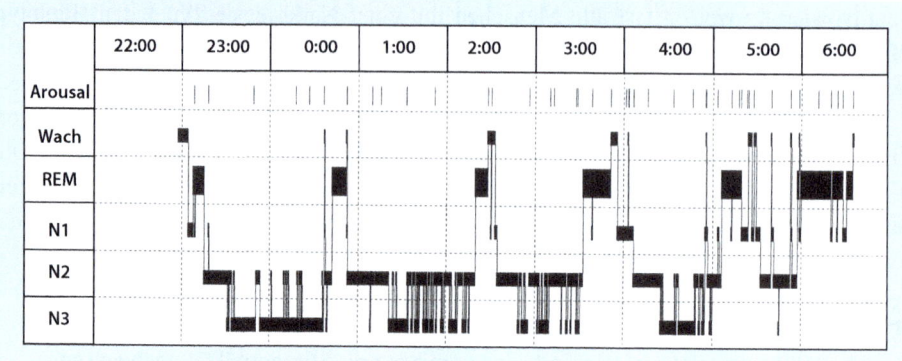

Abb. 5.1 Nachtschlafprofil eines Narkolepsiepatienten

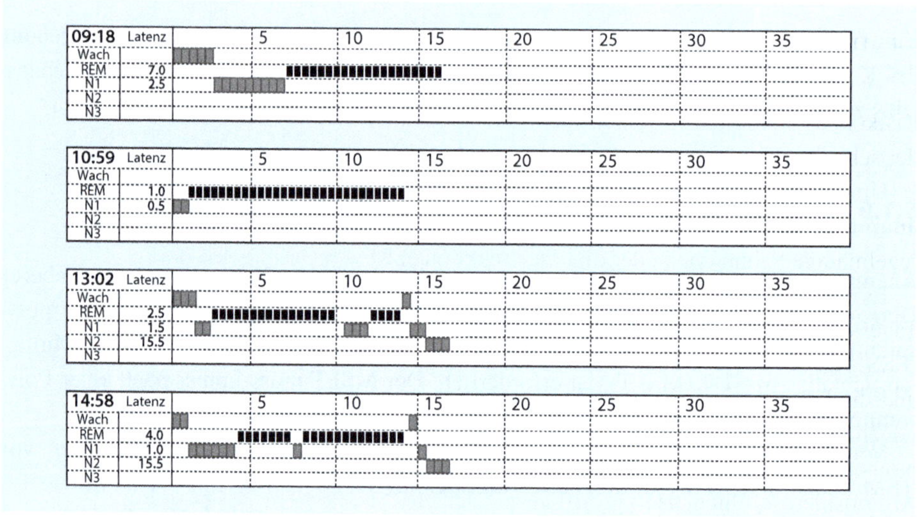

Abb. 5.2 Multipler Schlaflatenz-Test eines Narkolepsiepatienten

in 5 Testdurchläufen. Für den dargestellten Patienten ist die Diagnose der Narkolepsie nach dem Schlaflaboraufenthalt daher gesichert.

In der Praxis sollten 5 Durchgänge (9:00, 11:00, 13:00, 15:00 und 17:00 Uhr) geplant und durchgeführt werden, da das Auftreten von SOREM-Phasen nicht immer einfach zu erkennen ist und gelegentlich eine weiterführende Auswertung durch einen Somnologen oder Schlafmediziner notwendig wird.

Für die Diagnosesicherung der Narkolepsie müssen neben einer mittleren Einschlaflatenz von <8 min mindestens 2 sicher identifizierte SOREM-Perioden nachgewiesen werden. Diese können auch eine SOREM-Periode während des Nachtschlafes inkludieren (d. h. $1 \times$ SOREM in der Nachtschlafregistrierung plus $1 \times$ SOREM im MSLT ist ausreichend, um die Diagnose zu sichern). Die neuen Diagnosekriterien der AASM, die 2023 publiziert wurden, sehen für die Diagnose der Narkolepsie Typ 1 (Narkolepsie mit Kataplexie) sogar die Aufzeichnung von nur einer SOREM-Periode in der Nachtschlafregistrierung als ausreichend an, dies wird international noch diskutiert, sodass es bisher in der Praxis noch nicht umgesetzt wurde. Um einen ausreichenden Nachtschlaf vor Durchführung des MSLT sicherzustellen, muss dem MSLT eine Nachtschlafregistrierung mit einer dokumentierten Schlafdauer von mindestens 6 h vorausgehen. Die zu Untersuchenden sollten außerdem in den Tagen zuvor einen regelmäßigen Schlaf-Wach-Rhythmus einhalten. Dieser ist im besten Fall durch das Führen eines Schlaf-Wach-Tagebuches, noch besser durch die Durchführung einer Aktigrafie möglich. Bei der Aktigrafie handelt es sich um die Aufzeichnung des Ruhe- und Aktivitätsmusters durch das 14-tägige Tragen eines Akzelerometers am Handgelenk des nicht dominanten Armes.

Die Polysomnografie dient darüber hinaus auch dazu, mögliche andere Ursachen der Tagesschläfrigkeit abzugrenzen, v. a. wenn sich anamnestisch keine sicheren Hinweise auf Kataplexien oder andere fakultative Symptome einer Narkolepsie ergeben. Wichtig ist der Ausschluss einer Schlafapnoe oder von periodischen Beinbewegungen im Schlaf, die allerdings auch komorbid auftreten können. Bei schwer ausgeprägten schlafbezogenen Atmungs- und oder Bewegungsstörungen kann ein gestuftes Vorgehen notwendig werden, also zunächst die Behandlung der schlaffragmentierenden Erkrankung und dann die nochmalige schlafmedizinische Untersuchung unter Behandlung der komorbiden Störung.

Zur technischen Durchführung und grundsätzlichen Anmerkungen zum MSLT siehe Abschn. 2.7.1.

Diagnostische Kriterien der Narkolepsie Typ 1 gemäß der American Academy of Sleep Medicine (AASM, ICSD-3 RT)
Kriterien A–C müssen erfüllt sein:

A. Betroffene haben tägliche Episoden von nicht unterdrückbarem Schlafbedürfnis, Tagesschläfrigkeit oder Schlafattacken.
B. Das Auftreten von einem der folgenden Kriterien
  1. Kataplexien und mindestens eines der beiden genannten:
    - Mittlere Einschlaflatenz im MSLT ≤ 8 min und zwei oder mehr SOREM-Perioden (SOREMPs) im MSLT, der nach den aktuellen Empfehlungen durchgeführt wird
    - Ein SOREMP (innerhalb von 15 min nach Einschlafen) in der nächtlichen Polysomnografie

2. Die Hypokretin-1-Konzentration des Liquors, gemessen mit dem Radioim-
munassay (RIA), beträgt <110 pg/ml (Stanford-Referenzproben) oder weniger als ein Drittel des Mittelwertes, der in normalen Kontrollen mit gleichem
Verfahren gemessen wird.

C. Die Symptome sind nicht durch andere Ursachen wie unzureichenden Schlaf,
eine zirkadiane Rhythmusstörung oder andere Schlafstörungen, eine psychische
Erkrankung oder durch Medikamente oder Substanzgebrauch oder -entzug zu
erklären

Für die Diagnose einer **Narkolepsie Typ 2 (ohne Kataplexie)** gelten nahezu identische
Kriterien, allerdings treten dabei keine Kataplexien auf. Personen, bei denen eine Ore-
xin/Hypokretin Defizienz nachgewiesen wird, kann auch ohne das Auftreten von Kataplexien die Narkolepsie Typ 1 diagnostiziert werden, d. h., dass bei der Narkolepsie Typ
2 das Orexin/Hypokretin im Liquor nicht erniedrigt ist (oder nicht gemessen wurde).
Treten im Krankheitsverlauf der Narkolepsie Typ 2 Kataplexien auf, ändert sich die Diagnose und wird dann als Narkolepsie Typ 1 klassifiziert.

5.1.7 Differenzialdiagnostik

Differenzialdiagnostisch sind andere schlafmedizinische Erkrankungen, die mit einer
erhöhten Tagessschläfrigkeit assoziiert sind, auszuschließen bzw. zu behandeln. Hierzu
zählen neben den **schlafbezogenen Atmungsstörungen** (Kap. 4) die **Bewegungsstörungen im Schlaf** (Kap. 8). Aus diesem Grund ist neben einer entsprechenden Anamnese auch die Polysomnografie über 2 Nächte mit Messung der nächtlichen Atemtätig-
keit und periodischen Beinbewegungen im Schlaf in Ergänzung zum MSLT notwendig.
Dabei muss bedacht werden, dass leichtere Formen dieser beiden Erkrankungen komorbid auftreten können.

Die Abgrenzung der Narkolepsie ohne Kataplexien zur **idiopathischen Hypersomnie**
gelingt nur durch eine präzise Anamnese und den MSLT. Dabei ist darauf zu achten,
dass der Nachtschlaf vor der Tagschlafuntersuchung im normalen Bereich liegt (minimale Schlafdauer 6 h), sodass kein Schlafmangel oder selektiver Schlafmangel (weniger
REM-Schlaf als sonst) das Ergebnis verfälschen kann. In der Regel schläft der Patient
mit idiopathischer Hypersomnie auch jedes Mal ein, weist jedoch nie oder maximal einmal eine REM-Schlaf-Periode im MSLT oder in der Nachtschlafregistrierung auf. Der
Nachtschlaf ist zudem häufig nur wenig fragmentiert und weist in der Regel eine hohe
Schlafeffizienz auf.

Die häufigste und oft unterschätzte Differenzialdiagnose ist das (verhaltensinduzierte)
Schlafmangels-Syndrom(verhaltensinduzierte), da auch das chronische Schlafdefizit zu
einer erhöhten Einschlafneigung führt und es durch das Schlafdefizit nicht selten zu 1–2

REM-Schlaf-Perioden während des Tages kommen kann. Diese REM-Schlaf-Perioden im MSLT können durch den REM-Schlaf-Entzug bei chronisch zu kurzer Gesamtschlafdauer entstehen. Da der REM-Schlaf sich mehr auf die 2. Nachthälfte konzentriert, tritt dieser möglicherweise vor allem in den ersten Testdurchläufen auf.

Differenzialdiagnostisch müssen bei exzessiver Tagesschläfrigkeit auch die mit einer Hypersomnie einhergehenden sekundären Schlafstörungen abgegrenzt werden (Kap. 10). Hierzu zählen neben den psychischen/psychiatrischen Erkrankungen (z. B. depressive Syndrome oder eine Neuroleptikabehandlung bei schizophrenen Erkrankungen) auch sekundäre Schlafstörungen im Rahmen von organischen Erkrankungen (z. B. Stoffwechsel- oder Herz-Kreislauf-Erkrankungen, Schilddrüsenerkrankungen etc.).

5.1.8 Therapie

Therapie der Narkolepsie
- Nicht medikamentöse Therapie
  - Aufklärung der Betroffenen und Angehörigen
  - Tagesstrukturierung, Verhaltensmaßnahmen (regelmäßige Tagesnaps, regelmäßige Nachtschlafzeiten, sportliche Aktivität, ausgewogene Ernährung, Gewichtskontrolle etc.)
  - Begleitende Verhaltenstherapie
- Medikamentöse Therapie
  - Adressiert primär das im Vordergrund stehende Symptom (z. B. Tagesschläfrigkeit, Kataplexien, Nachtschlaffragmentierung)
- Behandlung komorbider Schlafstörungen/Erkrankungen
  - Behandlung von schlafbezogenen Atmungs- und Bewegungsstörungen
  - Behandlung komorbider Erkrankungen (z. B. Restless-Legs-Syndrom, Depression)

5.1.8.1 Nicht medikamentöse Therapie

Zunächst sind die Aufklärung über die Erkrankung und umfassende **Informationen zur Erkrankung essenziell, dabei sollten auch** sozialmedizinische Aspekte über die Erkrankung und deren mögliche Auswirkungen Inhalt sein. Betroffene sollten über den chronischen Verlauf aufgeklärt werden. Im Einzelfall können insbesondere bei Kindern und Jugendlichen in der Persönlichkeitsentwicklung psychotherapeutischen Behandlungen zur Vermittlung von Copingstrategien indiziert sein.

Diese Informationen sind auch für das Umfeld der Betroffenen wichtig, um einer Stigmatisierung entgegenzuwirken oder besser dieser vorzubeugen, da Betroffene vor der Diagnosestellung nicht selten als „Schlafmütze" oder „Faulenzer" bezeichnet werden. Mit dem Patienten sollten außerdem die mit der Erkrankungen verbundenen Risiken für die Ausübung bestimmter Berufe und Sportarten mit hohem Unfallrisiko besprochen werden. Über die Teilnahme am motorisierten Straßenverkehr, besonders im Zusammenhang mit der Einnahme von Medikamenten, muss offen gesprochen werden, da diese eine potenzielle Eigen- sowie Fremdgefährdung bedeutet (Kap. 12). Grundsätzlich ist es möglich, unter guter Behandlung eine Fahrtauglichkeit zu erreichen, in manchen Fällen besteht jedoch keine oder nur eine eingeschränkte Fahrtüchtigkeit.

In Ergänzung zu medikamentösen Therapiestrategien sind verhaltensmodifizierende Maßnahmen bedeutsam, zu denen neben einer sinnvollen **Tagesstrukturierung auch aktivierende Maßnahmen zählen**. Zunächst ist darauf zu achten, dass genügend Zeit für den Nachtschlaf eingeplant wird. Kommt es zu Schlafentzug, können Symptome zunehmen. Viele Betroffene profitieren von 2–3 kurze Nickerchen (maximal 30 min, besser 10 min) im Tagesverlauf, um so die Schläfrigkeit zu reduzieren.

Kaffee, Tee und andere koffeinhaltige Getränke oder Produkte können die Befindlichkeit verbessern, allerdings ist die Wirkung sehr verschieden. Alkohol kann die Einschlafneigung verstärken und wirkt sich zudem ungünstig auf den schon gestörten Nachtschlaf aus.

5.1.8.2 Medikamentöse Behandlung

Bei der medikamentösen Behandlung wird meist das im Vordergrund stehende Symptom primär behandelt und wenn nötig um weitere Medikamente, die andere Symptome adressieren, ergänzt. Zur Behandlung der Tagesschläfrigkeit werden wachheitsfördernde Medikamente und Stimulanzien eingesetzt, die z. T. auch Wirkung auf die Kataplexien zeigen. Für die Behandlung der Kataplexien werden aber nicht selten zusätzliche Medikamente notwendig. Ein weiteres zu adressierende Symptom ist der fragmentierte Nachtschlaf. Da das Ansprechen auf die verschiedenen Medikamente individuell sehr unterschiedlich sein kann, ist vor allem zu Beginn einer Therapie eine engmaschige Kontrolle und wenn nötig Anpassung der Therapie notwendig. Auf mögliche Interaktionen zwischen den jeweiligen Medikamenten muss geachtet werden. In Tab. 5.1 werden die zur Verfügung stehenden Medikamente dargestellt.

Neben den Kataplexien lassen sich auch andere **REM-Schlaf-assoziierte Symptome** (Schlaflähmungen, hypnagoge Halluzinationen) aufgrund der Überaktivität des REM-Schlaf-Systems mit Substanzen behandeln, die den REM-Schlaf unterdrücken. Die Stärke der Kataplexie-Unterdrückung steht in direkter Beziehung zur noradrenergen Wiederaufnahmehemmung der einzelnen Wirkstoffe.

Das früher primär eingesetzte **trizyklische Antidepressivum** Clomipramin (Anafranil) zeigt deshalb auch eine starke antikataplektische Wirkung und wird aufgrund seiner Nebenwirkungen, wie Gewichtszunahme, Mundtrockenheit, vermehrtes Schwitzen, Obstipation, Störungen der Libido/Potenz, jedoch oft nicht gut toleriert. In Deutschland ist es derzeit aber immer noch das einzige Antidepressivum, das in dieser Indikation zugelassen ist. Aus diesem Grunde werden im Off-Label-Use **selektive Serotonin-Wiederaufnahmehemmer** und **Noradrenalin-Serotonin-Wiederaufnahmehemmer**

Tab. 5.1 Medikamentöse Behandlung der Narkolepsie

	Tagesschläfrigkeit alleinstehend/oder Hauptsymptom	Tagesschläfrigkeit und Kataplexien	Tagesschläfrigkeit, Kataplexien und gestörter Nachtschlaf
Medikamente 1. Wahl	**Monotherapie:** • Modafinil 100–400 mg oder • Pitolisant 9–36 mg oder • Solriamfetol 75–150 mg	**Monotherapie:** • Sodiumoxybat 4,5–9 g oder • Pitolisant 9–36 mg (bei milden oder moderaten Kataplexien) **Kombinationstherapie:** • Venlafaxin 75–300 mg/Clomipramin 25–200 mg und Medikament aus der Gruppe der wachheitsfördernden Medikamente der 1. Wahl oder • Sodiumoxybat 4,5–9 g und Medikament aus der Gruppe der wachheitsfördernden Medikamente der 1. Wahl	**Monotherapie:** • Sodiumoxybat 75–150 mg **Kombinationstherapie:** • Sodiumoxybat 4,5–9 g und/oder Venlafaxin75–300 mg/Clomipramin 25–200 mg und Medikament aus der Gruppe der wachheitsfördernden Medikamente der 1. Wahl oder • jegliches wachheitsfördernde Medikament aus der Gruppe der Medikamente der 1. Wahl, Venlafaxin 75–300 mg/Clomipramin 25–200 mg und (nur Ausnahmefällen vorbehalten) 2 Medikamente
	Über eine Titration sollte eine optimale Dosis erreicht werden. Sollten sich nach 4–6 Wochen keine oder nur eine unzureichende Wirkung eingestellt haben, sollte auf ein anderes Medikament der Gruppe umgestellt werden. Erst wenn dies keine Wirkung zeigt, sollte ein Medikament der 2. Wahl eingesetzt werden	Über eine Titration sollte eine optimale Dosis erreicht werden. Sollten sich nach 4–6 Wochen keine oder nur eine unzureichende Wirkung eingestellt haben, sollte auf Medikamente der 2. Wahl umgestellt bzw. ergänzt werden	

(Fortsetzung)

Tab. 5.1 (Fortsetzung)

	Tagesschläfrigkeit alleinstehend/oder Hauptsymptom	Tagesschläfrigkeit und Kataplexien	Tagesschläfrigkeit, Kataplexien und gestörter Nachtschlaf
Medikamente 2. Wahl	**Wechsel zu einer Kombination aus:** • Pitolisant 9–36 mg und Modafinil oder Solriamfetol 75–150 mg • Sodiumoxybat 4,5–9 g und jegliches wachheitsförderndes Medikament aus der Gruppe der Medikamente der 1. Wahl Wechsel zu Monotherapie: • Sodiumoxybat 4,5–9 g oder • Methylphenidat 10–60 mg • Amphetamine (werden in D nur selten eingesetzt)	**Wechsel zu einer Kombination aus:** • Wechsel von Sodiumoxybat zu Venlafaxin/Clomipramin (oder vice versa) oder • Sodiumoxybat, Venlafaxin 75–300 mg/Clomipramin 25–200 mg und jegliches wachheitsförderndes Medikament aus der Gruppe der Medikamente der 1. Wahl oder • Wechsel von Venlafaxin* 75–300 mg/ Clomipramin 25–200 mg zu einem anderen Antidepressivum (z. B. Fluoxetin* 20–60 mg)	

* keine Zulassung in dieser Indikation in Deutschland

eingesetzt. Antriebssteigernde Antidepressiva, wie z. B. Venlafaxin, können neben der positiven Wirkung auf Kataplexien auch eine positive Wirkung auf die Tagesschläfrigkeit haben. Auch hier gilt es, die Wirkung und die Nebenwirkung der einzelnen Substanzen individuell abzuwägen, da häufigere Kataplexien oft eine Dauermedikation notwendig machen. Beim Absetzen von Antidepressiva sollte immer an das Risiko eines Status cataplecticus gedacht werden. Dies ist ein andauernder Zustand von Kataplexien, dem nur durch eine langsame Reduktion der Medikation vorgebeugt werden kann.

▶ Es ist zu beachten, dass das Absetzen einer REM-Schlaf-suppressiven Substanz zu einem massiven Rebound der Kataplexien bzw. Status cataplecticus führen kann.

Natriumoxybat (Xyrem) wurde primär zur Behandlung von Kataplexien zugelassen. Aufgrund seiner Eigenschaften als früheres Narkosemittel übt es zusätzlich eine positive Wirkung auf den Nachtschlaf aus. Auch die Tagesschläfrigkeit kann so positiv beeinflusst werden, sodass einige Patienten keine weitere Medikation benötigen. Zu beachten ist, dass Natriumoxybat BTM-pflichtig ist und aufgrund der kurzen Halbwertszeit unmittelbar vor dem Schlafen, direkt auf der Bettkante sitzend und nochmals nach ca. 4 h während der Nacht eingenommen wird. Die Einnahme muss 2 h nach dem Essen erfolgen (Gefahr des Erbrechens wegen Übelkeit). Der gleichzeitige Konsum von Alkohol ist dringend zu vermeiden.

▶ Auch wenn es sich bei Sodiumoxybat um eine auch missbräuchlich genutzte Partydroge handelt, besteht bei Menschen mit Narkolepsie ein geringes Abhängigkeitsrisiko. Dies liegt wahrscheinlich auch an dem fehlenden Orexin/Hypokretin.

Zur Behandlung der Tagesschläfrigkeit werden derzeit verschiedene Substanzen zur Förderung der Wachheit eingesetzt, die auch als „wake-promoting agents" bezeichnet werden. Dazu gehören neben dem seit Langem eingesetzten Modafinil Pitolisant und Solriamfetol. Alle werden als Mittel der 1. Wahl zur Behandlung der exzessiven Tagesschläfrigkeit empfohlen.

Modafinil hat in Dosierungen von 100–400 mg eine gute Wirksamkeit zur Behandlung der Tagesschläfrigkeit bei Narkolepsie. In schweren Fällen kann eine maximale Dosierung bis 600 mg/Tag erfolgen. Dabei werden typischerweise 400 mg am Morgen und weitere 200 mg am Mittag gegeben. Spätere Einnahmen bergen das Risiko von Schlafstörungen in der Nacht.

Pitolisant zeigt einen Wirkmechanismus als Histamin-H3-Rezeptor-Antagonist, der mittels Blockierung der Histamin-Autorezeptoren die Aktivität von histaminergen Neuronen im Gehirn, einem wichtigen Erregungssystem mit weitläufigen Projektionen in das gesamte Gehirn, verstärkt. In einer Dosierung bis 36 mg zeigt es eine mit Modafinil vergleichbare Wirkung auf die Tagesschläfrigkeit. Darüber hinaus konnte es in Zulassungsstudien Kataplexien in 64 % der Fälle reduzieren. Eine Toleranzentwicklung wurde bisher nicht beschrieben.

Solriamfetol ist das zuletzt zugelassene Medikament zur Behandlung der exzessiv gesteigerten Tagesschläfrigkeit bei der Narkolepsie. Dabei handelt es sich um einen selektiven Noradrenalin-Dopamin-Wiederaufnahmehemmer. Beide Neurotransmitter spielen eine Rolle in der Regulation der Wachheit und Aufmerksamkeit.

Das Suchtpotenzial von Modafinil, Pitolisant und Solriamfetol ist nach jetzigem Wissensstand als gering zu bewerten. In der klinischen Praxis ist die ausreichende Behandlung der Tagesschläfrigkeit eine große Herausforderung. Aus diesem Grunde kommt unterstützenden tages- und nachtstrukturierenden Maßnahmen, wie z. B. regelmäßigen Bettzeiten mit ausreichend Nachtschlaf und strukturierten Kurzschlafepisoden am Tage, eine besondere Bedeutung zu. Es liegen einzelne Berichte in der Literatur vor, dass eine Behandlung mit Immunglobulinen im Frühstadium der Erkrankung (≤9 Monate) einen positiven Effekt auf den Verlauf der Erkrankung haben könnte. Dem liegt die Annahme zugrunde, dass der Erkrankung ein autoimmunologischer Prozess zugrunde liegt.

5.1.8.3 Behandlung komorbider Schlafstörungen

Die Auswirkung einer Behandlung komorbider Schlafstörungen ist bisher unzureichend untersucht. Da jedoch jede weitere Störung die Erholsamkeit des Nachtschlafs beeinträchtigt, scheint eine Behandlung sinnvoll.

5.2   Idiopathische Hypersomnie

5.2.1   Definitionen

Die idiopathische Hypersomnie wird in der aktuellen Klassifikation auch als idiopathische ZNS-Hypersomnolenz bezeichnet. Begriffe wie primäre oder nicht organische Hypersomnie sind mittlerweile obsolet. Sie ist ebenfalls durch eine gesteigerte Tagesschläfrigkeit gekennzeichnet, wobei der nächtliche Schlaf weitgehend ungestört ist und in der Dauer verlängert sein kann. Früher gab es deshalb noch die Einteilung der idiopathischen Hypersomnie mit und ohne verlängerte Schlafdauer. Kataplexien treten bei der idiopathischen Hypersomnie nicht auf. Für die Diagnosesicherung muss neben dem Auftreten von Tagesschläfrigkeit, die über mindestens 3 Monate besteht, entweder eine pathologisch verkürzte Einschlaflatenz im Multiplen Schlaflatenz-Test (MSLT) (<8 min) (s. Abschn. 5.1.6) oder eine erhöhte durchschnittliche Schlafzeit von >660 min pro 24 h, die entweder in einer 24-stündigen Polysomnografie oder in einer Aktigrafie nachgewiesen wurde, vorliegen.

5.2.2   Ätiologie und Pathophysiologie

Im Gegensatz zur Narkolepsie konnten für die idiopathische Hypersomnie bisher keine sicheren pathoätiologischen Ursachen identifiziert werden. Die Orexin/Hypokretinwerte im Liquor sind anders als bei der Narkolepsie normal. Man nimmt jedoch an, dass es bei der idiopathischen Hypersomnie zu einer Beeinträchtigung histaminerger und dopaminerger Signalwege kommt. Eine familiäre Häufung der Erkrankung wird in bis zu 30 % der Fälle beschrieben, jedoch sind spezifische Genloci bisher nicht identifiziert worden. Von der idiopathischen Hypersomnie abzugrenzen sind Hypersomnien, die im Zusammenhang mit anderen Erkrankungen oder dem Gebrauch von Substanzen einzuordnen sind. Außerdem ist ein Schlafmangelsyndrom auszuschließen.

5.2.3   Epidemiologie

Verlässliche Zahlen zur Häufigkeit der idiopathischen Hypersomnie liegen nicht vor. Die Prävalenz wird auf 0,002–0,01 % geschätzt. Sie tritt somit seltener als die Narkolepsie auf. Einige Studien zeigen, dass Frauen häufiger betroffen sind als Männer.

Der Beginn der Störung liegt ähnlich wie bei der Narkolepsie zwischen 15 und 22 Jahren. Meist verläuft die Erkrankung chronisch mit einem weitgehend stabilen Krankheitsverlauf. In Fallserien wurden jedoch auch Remissionsraten von bis zu 30 % innerhalb von 5,5 Jahren berichtet. Die Erkrankung führt meist zu sozialen und beruflichen Einschränkungen, die nicht selten zu Verdienstverlust oder sogar zum Arbeitsplatzverlust führen.

5.2.4   Klinisches Bild

Die idiopathische Hypersomnie ist eine heterogene Erkrankungsgruppe, dies erklärt sich durch die bisher unklare Pathophysiologie und den daraus resultierenden fehlenden objektiven Biomarkern. Anders als bei der Narkolepsie beklagen vor allem Menschen mit einer idiopathischen Hypersomnie und einer langen Schlafzeit häufig eine morgendliche Schlaftrunkenheit und eine fehlende Erholsamkeit von Tagesnaps. Typischerweise findet sich diese Symptomkonstellation häufiger bei Frauen in jüngerem Alter mit niedrigem BMI und Abendtypprädisposition. Liegen bei einer idiopathischen Hypersomnie eher normale Nachtschlafzeiten vor, ist die Differenzierung zur Narkolepsie Typ 2 häufig schwerer und nur über einen MSLT möglich. Die Schlaftrunkenheit ist dadurch gekennzeichnet, dass Betroffene morgens schwer weckbar sind und sich oft über Stunden oder zum Teil über den gesamten Tagesverlauf wie verhangen fühlen.

Bei einer Subgruppe der idiopathischen Hypersomnie treten begleitende vegetative Symptome wie kalte Hände und Füße, orthostatische Hypotonie und Kopfschmerzen auf. Selten tritt wie bei der Narkolepsie automatisches Verhalten/Handeln auf, wobei Verhaltensweisen halb bewusst fortgesetzt werden, ohne dass diese Tätigkeiten dann erinnert werden.

5.2.5   Diagnostik

Die Diagnosestellung umfasst wie bei der Narkolepsie eine umfassende Anamnese und den Ausschluss anderer die Tagesschläfrigkeit erklärender Erkrankungen. Beim Verdacht auf das Vorliegen einer idiopathischen Hypersomnie sollten neben einer polysomnografischen Untersuchung über 2 Nächte mit einem Multiplen Schlaflatenz-Test am Tage nach der 1. oder 2. Polysomnografie-Nacht auch eine Aktigrafie erfolgen (s. folgenden Abschnitt).

In der **Schlafanamnese** ist darauf zu achten, dass zwischen Tagesmüdigkeit und Tagesschläfrigkeit unterschieden wird. Hypersomnische Patienten weisen Tagesschläfrigkeit auf, d. h. eine erhöhte Einschlafneigung in monotonen Situationen, aber auch schwere Erweckbarkeit und Schlaftrunkenheit sollten sehr präzise erfasst werden.

Für die Diagnostik ist es hilfreich, wenn der Patient gebeten wird, ein **Schlaftagebuch** über mindestens 1 Woche zu führen. Die eingetragenen Zubettgehzeiten, Einschlafzeiten, nächtlichen Wachphasen und Aufstehzeiten erlauben eine Abschätzung, ob eine normale Schlafdauer (ca. 7–9 h) oder eine verlängerte Schlafdauer (mehr als 10 h) vorliegt. Dies sollte durch eine Aktigrafie ergänzt werden. Zudem dient die Aktigrafie dem Ausschluss eines Schlafmangelsyndroms. Dessen Ausschluss ist Voraussetzung für die Diagnosesicherung.

Ebenso unabdingbar ist eine umfassende **psychiatrische Anamnese**, da als eine wichtige Differenzialdiagnose eine atypische Depression vorliegen kann. Atypisch deshalb, weil ca. 90 % der depressiven Patienten insomnische Beschwerden beklagen. Ein Teil jedoch – v. a. jüngere Betroffene mit einer saisonal abhängigen Depression – weist ein erhöhtes Schlafbedürfnis ähnlich der idiopathischen Hypersomnie auf. Sollten sich in der Anamnese Hinweise auf das Vorliegen depressiver Symptome (Niedergeschlagenheit, negative Gedanken, Interesseverlust) ergeben, ist eine psychiatrische Mitbeurteilung zu empfehlen.

Da auch organische Erkrankungen wie z. B. eine Hypothyreose oder chronische Niereninsuffizienz hypersomnische Beschwerden verursachen können, müssen diese auch ausgeschlossen werden. Gleiches gilt für hirnorganische Störungen oder Substanzgebrauch. Entsprechende Labordiagnostik (Abschn. 2.2), körperliche Untersuchung und Bildgebung gehören zur Routinediagnostik der idiopathischen Hypersomnie somit dazu.

5.2.6   Schlafmedizinische Diagnostik

Wie bereits ausgeführt, ist eine schlafmedizinische Untersuchung mit 2 nächtlichen **Polysomnografien** in Verbindung mit einem **Multiplen Schlaflatenz-Test** (Kap. 2) für die Diagnosestellung der idiopathischen Hypersomnie unabdingbar.

Darüber hinaus sollte entweder eine 24-stündige Polysomnografie oder eine Aktigrafie zum Ausschluss von chronischem Schlafmangel und zur Objektivierung der Schlafdauer innerhalb von 24 h erfolgen.

Auch wenn relativ häufig sehr kurze Wachphasen über die Nacht auftreten, ist das Schlafprofil von der Abfolge der REM- und NonREM-Phasen als normal zu bewerten (Abb. 5.3). Die Gesamtwachzeit der Nacht ist ebenfalls gering, die Schlafeffizienz liegt bei 89 %, vergleichbar mit den Werten gesunder Schläfer.

In Abb. 5.4 ist der Multiple Schlaflatenz-Test derselben Patientin zu sehen.

Die Patientin schläft in allen 5 Tagschlaftests sehr schnell ein. Im Mittel braucht sie dazu 2 min, sodass die subjektiv angegebene Tagesschläfrigkeit bestätigt werden konnte. Im 1. Test tritt REM-Schlaf auf, was hier als unspezifisch einzuordnen ist, da weder in der Nachtschlafregistrierung noch im weiteren Verlauf des MSLT nochmals früher REM-Schlaf auftritt.

Gemäß den aktuellen diagnostischen Kriterien der ICSD-3 RT muss die mittlere Einschlaflatenz über alle 5 Tests unter 8 min liegen. Als Mittelwert für die Einschlafzeit wird für dieses Störungsbild 6,2 min angegeben. Allerdings muss beachtet werden, dass eine solche mittlere Einschlafzeit auch bei bis zu 30 % der Gesunden beobachtet werden

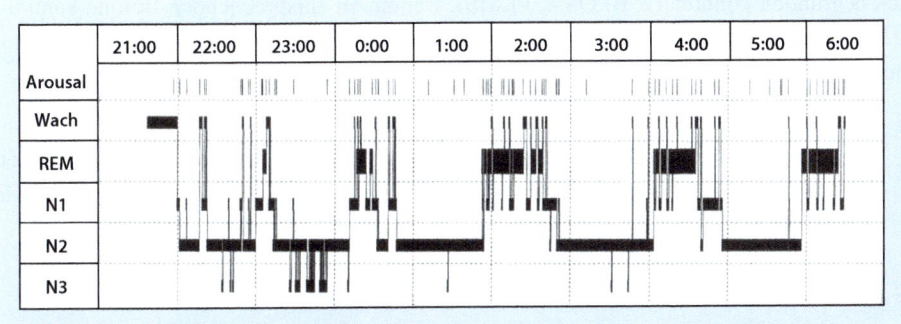

Abb. 5.3 Nachtschlafprofil einer 36-jährigen Patientin mit idiopathischer Hypersomnie

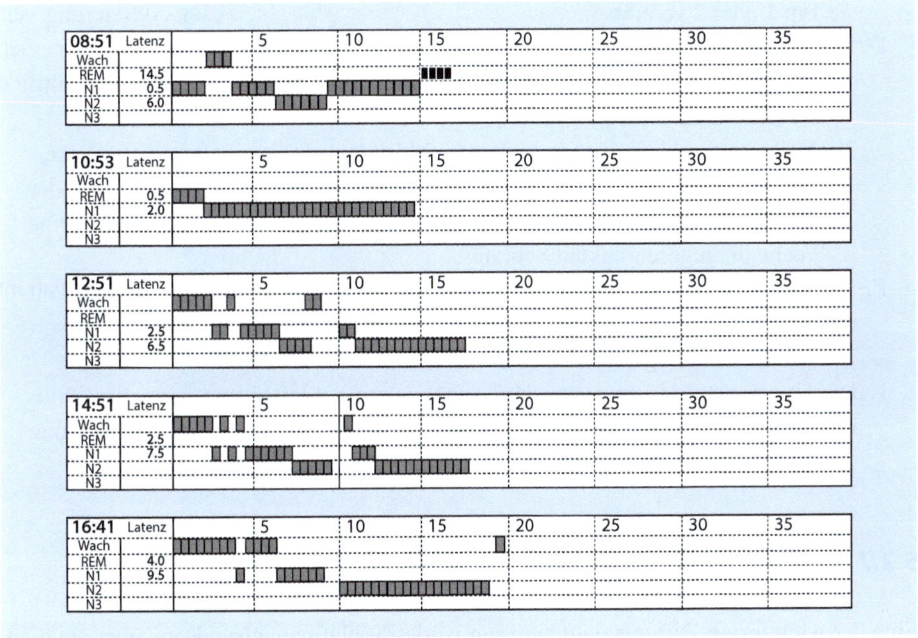

Abb. 5.4 Multipler Schlaflatenz-Test einer Patientin mit idiopathischer Hypersomnie

kann, weshalb gute Anamnesedaten zur erhöhten Tagesschläfrigkeit für die Diagnose-stellung wichtig sind. Zur Abgrenzung gegenüber der Narkolepsie darf nur in maximal einem Durchgang eine REM-Phase auftreten.

Der MSLT sollte immer nach einer normal geschlafenen und polysomnografisch auf-gezeichneten Nacht (zwischen 6 und maximal 10 h) durchgeführt werden. Die Nacht-schlafableitung dient dem Ausschluss anderer Schlafstörungen, die eine Tagesschläfrigkeit begründen könnten (z. B. OSA, PLMS). Bei einem entsprechenden Befund kann die Diagnose einer idiopathischen Hypersomnie nicht gestellt werden und die entsprechende Behandlung der schlafmedizinischen Erkrankung ist einzuleiten.

Diagnostische Kriterien der idiopathischen Hypersomnie gemäß gemäß der American Academy of Sleep Medicine (AASM, ICSD-3 RT)
Für die Diagnose müssen die Kriterien A–F erfüllt sein

A. Betroffene haben täglich Phasen mit einem nicht unterdrückbaren Schlafbedürf-nis oder Einschlafattacken am Tage über einen Zeitraum von mindestens 3 Mo-naten.
B. Kataplexien treten nicht auf.
C. Die Befunde der Polysomnografie und des MSLT sind nicht mit einer Narkolep-sie Typ 1 oder 2 vereinbar.
D. Das Vorhandensein von mindestens einem der beiden folgenden Kriterien:
   1. Der MSLT, durchgeführt nach den aktuellen Empfehlungen, zeigt eine mitt-lere Einschlaflatenz von ≤ 8 min.
   2. Die Gesamtschlafzeit innerhalb von 24 h überschreitet 660 min (typischer-weise 12–14 h) entweder aufgezeichnet in einer 24-h-Polysomnografie oder in einer Handgelenksaktigrafie mit Schlaftagebuch über mindestens eine Woche uneingeschränkten Schlafes.
E. Ein Schlafmangel muss ausgeschlossen sein. Wenn sich die Tagesschläfrigkeit trotz anamnestischer Ausdehnung der Bettliegezeit/Schlafzeit nicht verbessert ist die Durchführung einer Aktigrafie über mindestens 7 Tage wünscheswert).
F. Die Hypersomnie kann nicht durch eine andere Schlafstörung, zirkadiane Stö-rungen, internistische oder neurologische Erkrankung, psychische Erkrankung oder durch Medikamenteneinnahme oder Drogenmissbrauch erklärt werden.

5.2.7   Differenzialdiagnostik

Eine der wichtigsten Differenzialdiagnosen ist das Schlafmangelsyndrom, aber auch an-dere Schlafstörungen, die zu Tagesschläfrigkeit führen können, müssen ausgeschlossen werden. Für die Abgrenzung eines Schlafmangelsyndroms sind die Anlage eines Schlaf-tagebuchs, das die Schlafzeiten erfasst, und bestenfalls eine Aktigrafie angezeigt. Liegen die durchschnittlichen Schlafzeiten deutlich unter ca. 7,5–8 h, könnte ein Schlafmangel-syndrom (Abschn. 5.3.1) vorliegen. Außerdem sollten **periodische Beinbewegungen im Schlaf** (Kap. 8) und **schlafbezogene Atmungsstörungen** ausgeschlossen werden (Kap. 4). Vor allem **leichtgradige Schlafapnoen** können auch bei in der Regel Normal-gewichtigen zu einer relevanten Beeinträchtigung im Hinblick auf die Erholsamkeit des Schlafes führen.

Im Weiteren muss die idiopathische Hypersomnie zur **Narkolepsie** abgegrenzt werden. Dies erfolgt vor allem durch die Polysomnografie, MSLT und Aktigrafie. Die mittlere Einschlafzeit ist bei Narkolepsie meist kürzer als bei der idiopathischen Hypersomnie. Als Diagnosevoraussetzung der Narkolepsie müssen außerdem mindestens zwei Sleep-onset-Perioden nachgewiesen werden. Die Abgrenzung der Narkolepsie Typ 2 zur idiopathischen Hypersomnie ist häufig schwer, da zu Beginn der Narkolepsie, deren Erstsymptom meist die Tagesschläfrigkeit ist, die Überaktivität des REM-Schlaf-Systems nicht immer schon im Vollbild ausgeprägt ist. So kann es sein, dass die Diagnose sich im weiteren Krankheitsverlauf ändert und dann zunächst nur eine zentrale Störung mit Hypersomnolenz diagnostiziert wird, die erst später einer Krankheitsentität zugewiesen werden kann. Bei der Narkolepsie können sich typische Symptome wie Kataplexien, Schlaflähmungen oder hypnagoge Halluzinationen auch erst später im Krankheitsverlauf entwickeln. Eine Wiederholungsuntersuchung im Abstand von ca. 1–2 Jahren führt in der Regel zur Klarheit.

▶ Da die Narkolepsie als Erstsymptom eine der Hypersomnie vergleichbare Tagesschläfrigkeit aufweist und Kataplexien und andere fakultative Symptome der Narkolepsie fehlen, ist die Differenzierung zu Beginn oft schwer. Der MSLT zeigt bei der idiopathischen Hypersomnie und der Narkolepsie Typ 2 eine nur geringe Test-Retest-Reliabilität, sodass sich Diagnosen im Verlauf der Erkrankung ändern können. In diesen Fällen sind Wiederholungsuntersuchungen nach 1–2 Jahren sinnvoll, um eine Einordung im Krankheitsverlauf zu machen.

Die Differenzierung zwischen idiopathischer Hypersomnie und **atypischer Depression** ist in der Praxis nicht immer einfach. Eine ausführliche psychiatrische Anamnese bzgl. der Stimmungslage, der Gedankeninhalte und des Antriebs sind hier notwendig. Insbesondere bzgl. des gestörten Antriebes überlappen sich beide Störungsbilder stark. Auch der MSLT kann hier hilfreich sein, da depressive Patienten zwar tagsüber viel im Bett liegen, aber dabei nicht immer schlafen.

Hypersomnische Phasen treten auch bei der **saisonal abhängigen Depression** auf. Hier sind neben der jahreszeitlichen Gebundenheit (Herbst, Winter) weitere Merkmale (Kohlenhydrathunger, Stimmungsbeeinträchtigung) für die Differenzialdiagnostik zu erfragen.

Auch im Rahmen einer **posttraumatischen Belastungsstörung** kann es in seltenen Fällen zu der Ausprägung einer Hypersomnie kommen, sodass die Vorgeschichte bzgl. belastender Lebensereignisse ebenfalls nicht in der Anamnese fehlen darf.

Ein weiteres Störungsbild, das von der idiopathischen Hypersomnie abgegrenzt werden muss, ist das **chronische Erschöpfungssyndrom** (Chronic Fatigue Syndrome, CFS). Der markanteste Unterschied ist die Schläfrigkeit. Während die CFS meist zu einer andauernden Erschöpfung führt, ist ein schnelles Einnicken unter den kontrollierten Bedingungen des Multiplen Schlaflatenz-Tests eher selten. Dies unterstreicht noch einmal die Wichtigkeit der differenzierten Untersuchung (Verdacht auf das Vorliegen einer idiopathischen Hypersomnie) in einem spezialisierten schlafmedizinischen Zentrum.

Neben den psychischen und psychiatrischen Störungen müssen auch andere medizinische Konditionen, die eine Tagesschläfrigkeit begründen, ausgeschlossen werden (siehe Diagnostik 5.2.5). Gleiches gilt für den Gebrauch oder das Absetzen von Medikamenten oder anderen Substanzen.

5.2.8 Therapie

Über die therapeutischen Möglichkeiten zur Behandlung der idiopathischen Hypersomnie liegen bisher nur wenige und nahezu keine randomisierten kontrollierten Studien vor. In einer groß angelegten Studie konnte die Wirksamkeit von natriumreduziertem Oxybat nachgewiesen werden, das durch die FDA eine Zulassung zur Behandlung der idiopathischen Hypersomnie in den USA bekommen hat. In Europa besteht diese Zulassung bisher nicht. Die Behandlung orientiert sich deshalb meist weiterhin an den Empfehlungen zur Narkolepsie. Im Vordergrund sollten auch bei der idiopathischen Hypersomnie schlafhygienische Maßnahmen mit **ausreichendem und regelmäßigem Nachtschlaf** stehen, da Schlafmangel zu einer Verstärkung der Tagesschläfrigkeit führt. Im Gegensatz zur Narkolepsie werden Tagesnickerchen häufig nicht als erholsam empfunden, sondern verstärken eher die Schlaftrunkenheit die Benommenheit während des Tages.

In der medikamentösen Therapie werden primär wachheitsfördernde Medikamente eingesetzt. Keines der für die Narkolepsie genutzten Medikamente ist für die Indikation der idiopathischen Hypersomnie zugelassen. Sie müssen deshalb im Off-Lable-Use eingesetzt werden. Dabei werden Modafinil, Pitolisant und Solriamfetol mit zum Teil positiven Effekten auf die Tageswachheit eingesetzt.

In der klinischen Praxis werden zur symptomatischen Behandlung auch andere Stimulanzien wie z. B. Methylphenidat oder antriebssteigernde Antidepressiva wie Venlafaxin, Fluoxetin oder Citalopram eingesetzt.

5.3   Andere zentrale Störungen mit Hypersomnolenz

In diesem Abschnitt werden zwei weitere Formen der zentralen Störungen mit Hypersomnolenz,

- das Schlafmangelsyndrom und
- das Kleine-Levin-Syndrom,

zusammenfassend aufgeführt.

5.3.1   Schlafmangelsyndrom

Wie bei den anderen Störungen stellt die **Tagesschläfrigkeit** das Hauptsymptom des Schlafmangelsyndroms dar. Dazu können **Konzentrations-** und **Aufmerksamkeitsprobleme** kommen.

Grund für die Tagesschläfrigkeit ist eine anhaltend verkürzte Schlafzeit. Die Schlafdauer entspricht nicht dem altersentsprechenden Schlafbedarf. Betroffene haben sich angewöhnt, wenig zu schlafen, weil sie denken, dass sie nicht so viel Schlaf brauchen und sie dadurch mehr Zeit mit Arbeit und Freizeittätigkeiten verbringen können. Das kann über Monate und Jahre beschwerdefrei funktionieren. So wird dieses Schlafverhalten zur Gewohnheit und die daraus resultierenden Beschwerden werden nicht in Zusammenhang mit dem chronisch zu kurzen Schlaf gebracht. Häufig wird von morgendlicher Schlaftrunkenheit und Schwierigkeiten, am Morgen aufzustehen, berichtet. Es findet sich außerdem häufig eine starke Diskrepanz zwischen der Schlafzeit im Urlaub oder an Wochenenden im Vergleich zu Wochentagen, was diagnostisch nutzbar sein kann.

Grundsätzlich kann das Schlafmangelsyndrom jedes Alter und Geschlecht betreffen. Häufiger ist es im Jugendalter und frühen Erwachsenalter zu finden. Prävalenzzahlen dazu liegen bis heute nicht vor. Ebenso ist unbekannt, ob es prädisponierende Faktoren für die Entwicklung dieser Symptomatik gibt.

Für die Diagnostik ist das Führen eines **Schlaftagebuchs** über mindestens 1 Woche hilfreich, wenn möglich ergänzt durch eine aktigrafische Messung. Hinweise auf Abweichungen der Schlafdauer zwischen Wochenende und Urlaub sind ebenfalls hilfreich, um das Schlafbedürfnis abzuschätzen. Bei einer durchschnittlichen Schlafzeit von ca. 6 h gibt es durchaus Menschen, die dadurch keine resultierende Tagesschläfrigkeit erleben (gesunde Kurzschläfer). Ist allerdings Tagesschläfrigkeit vorhanden, ist es sehr wahrscheinlich, dass das Schlafbedürfnis dieser Person nicht ausreichend erfüllt ist.

Da das Schlafmangelsyndrom eine wichtige Differenzialdiagnose zur idiopathischen Hypersomnie darstellt, ist die Erfassung der Schlafzeiten im Alltag sehr wichtig. Insbesondere auch deshalb, da ähnlich wie bei der idiopathischen Hypersomnie der polysomnografisch erfasste Nachtschlaf (kurze Einschlafzeit, hohe Schlafeffizienz) und der Multiple Schlaflatenz-Test (mittlere Einschlafzeit unter 8 min) vergleichbare Ergebnisse wie bei der idiopathischen Hypersomnie aufweisen können.

Der therapeutische Ansatz liegt natürlich darin, zu besprechen, wie eine geänderte **Tagesstruktur** geschaffen werden kann, die eine ausreichende Schlafzeit ermöglicht.

5.3.2   Kleine-Levin-Syndrom

Das Kleine-Levin-Syndrom (KLS) wird auch als wiederkehrende Hypersomnie oder periodische Hypersomnolenz bezeichnet und ist eine sehr selten auftretende und oft nicht als solche erkannte Erkrankung. Derzeit geht man von einer Prävalenz von 3–4 Fällen pro 1.000.000 aus. Meist beginnt die Erkrankung in der 2. Lebensdekade und betrifft Männer wahrscheinlich doppelt so häufig wie Frauen.

Beim KLS kommt es zu wiederholten Episoden ausgeprägter Hypersomnolenz in Verbindung mit kognitiven Störungen, Verhaltensauffälligkeiten, Wahrnehmungsstörungen, psychischen Auffälligkeiten, Hyperphagie (Essen von hochkalorischer Nahrung) und Hypersexualität (obszöne Sprache, nacktes Auftreten in der Öffentlichkeit). Die rezidivierenden Phasen mit 15 h bis 21 h Schlaf pro 24 h können einige Tage bis einige Wochen andauern.

Aufgrund der klar abgrenzbaren Phasen mit sehr hohem Schlafbedürfnis und der begleitenden Symptome ist die Diagnose klinisch zu stellen, eine schlafmedizinische Diagnostik im Schlaflabor ist nur selten angezeigt.

Häufig werden Infekte als Auslöser einer ersten Episode beschrieben. Das Durchschnittsalter bei Beginn liegt bei 15 Jahren, es treten meist 7 bis 19 Episoden mit einer durchschnittlichen Dauer zwischen 10 und 13 Tagen auf, die sich alle 3,5 Monate wiederholen. Die mittlere Erkrankungsdauer liegt zwischen 8 und 14 Jahren.

Auch wenn Studien genetische Einflüsse nahelegen (familiäre Häufung, höhere Prävalenz bei Menschen mit jüdischer Abstammung), ist die Ursache der Erkrankung unbekannt. Die Familiarität des KLS liegt schätzungsweise bei 8 %; die HLA-Gene (vgl. Narkolepsie) spielen jedoch wahrscheinlich keine Rolle. Pathophysiologisch könnte den Symptomen eine Funktionsstörung im Hypothalamus zugrunde liegen. Geburtskomplikationen und Entwicklungsstörungen traten bei Patienten mit Kleine-Levin-Syndrom häufiger auf als bei gematchten Kontrollen – ein Hinweis, dass auch Umgebungsfaktoren von Bedeutung sind. Der Genpolymorphismus TANK1 wurde in Assoziation mit Geburtstraumata als prädisponierender Faktor identifiziert. Auch über Autoimmunreaktionen als mögliche Ursache der funktionellen Störung wird spekuliert. Bei chronischen Verläufen hat die prophylaktische Gabe von Lithium positive Effekte (selteneres Auftreten der hypersomnischen Phasen) gezeigt. Während der hypersomnischen Phasen können Stimulanzien wie Modafinil oder Methylphenidat eingesetzt werden. Es liegen auch positive Berichte über den Einsatz von Amantadin vor.

Auch wurde von KLS Episoden von ca. 1 Woche Dauer berichtet, die mit der **Menstruation** verbunden sind und in den ersten Monaten nach der Menarche zum 1. Mal auftreten, diese sind sehr selten. Man vermutet eine Störung im Hormongleichgewicht, da durch Einnahme von Kontrazeptiva die Symptome meist sistieren oder deutlich abgemildert werden.

5.4   Fragen

1. Welches sind die 4 Kernsymptome der Narkolepsie Typ 1?
2. Welche Untersuchungsmethode ist bei der Diagnosesicherung der Narkolepsie unerlässlich?
3. Welches Leitsymptom hat die idiopathische Hypersomnie?
4. Nennen Sie die wichtigsten Differenzialdiagnosen der idiopathischen Hypersomnie!

Literatur

American Academy of Sleep Medicine (2023) International classification of sleep disorders, 3., Aufl., text revision. American Academy of Sleep Medicine, Darien, IL

Arnulf I, Dodet P, Leu-Semenescu S, Maranci JB (2023) Idiopathic hypersomnia and Kleine-Levin syndrome. Rev Neurol (Paris) 179(7):741–754. https://doi.org/10.1016/j.neurol.2023.08.010

Bassetti CLA, Kallweit U, Vignatelli L, Plazzi G, Lecendreux M, Baldin E, Dolenc-Groselj L, Jennum P, Khatami R, Manconi M, Mayer G, Partinen M, Pollmächer T, Reading P, Santamaria J, Sonka K, Dauvilliers Y, Lammers GJ (2021) European guideline and expert statements on the management of narcolepsy in adults and children. J Sleep Res 30(6):e13387. https://doi.org/10.1111/jsr.13387

Dauvilliers Y, Arnulf I, Foldvary-Schaefer N, Morse AM, Šonka K, Thorpy MJ, Mignot E, Chandler P, Parvataneni R, Black J, Sterkel A, Chen D, Skobieranda F, Bogan RK (2022) Safety and efficacy of lower-sodium oxybate in adults with idiopathic hypersomnia: a phase 3, placebo-controlled, double-blind, randomised withdrawal study. Lancet Neurol 21(1):53–65. https://doi.org/10.1016/S1474-4422(21)00368-9

Lammers GJ, Bassetti CLA, Dolenc-Groselj L, Jennum PJ, Kallweit U, Khatami R, Lecendreux M, Manconi M, Mayer G, Partinen M, Plazzi G, Reading PJ, Santamaria J, Sonka K, Dauvilliers Y (2020) Diagnosis of central disorders of hypersomnolence: a reappraisal by European experts. Sleep Med Rev 52:101306. https://doi.org/10.1016/j.smrv.2020.101306

Zirkadiane Rhythmusschlafstörungen

6

Joachim T. Maurer

▶ Die Erkrankungsgruppe ist gekennzeichnet durch eine fehlende Synchronisation des intrinsischen zirkadianen Rhythmus mit dem Hell-Dunkel-Wechsel. Entweder ist der intrinsische Schrittmacher selbst gestört oder der Schlaf-Wach-Rhythmus weicht aufgrund externer Faktoren von einem normalen intrinsischen zirkadianen Rhythmus ab. Insomnische oder hypersomnische Beschwerden bzw. beides sind die Folge. Kann der Betroffene seine Schlafzeiten nach seinem inneren Rhythmus ausrichten, sind Schlafdauer und -qualität ebenso wie die Leistungsfähigkeit in der Wachphase normal. Am häufigsten ist die Schlafstörung bei Schichtarbeit mit negativen gesundheitlichen Auswirkungen und eingeschränktem Leistungsvermögen am Arbeitsplatz. Schlaftagebücher sind Grundlage der Diagnostik, die strenge Einhaltung von festen Bettzeiten in Verbindung mit einer Lichttherapie ist Grundlage der Therapie.

6.1 Grundlagen und Diagnostik

Eine Störung des zirkadianen Schlaf-Wach-Rhythmus liegt vor, wenn der intrinsische zirkadiane Rhythmus eines Menschen nicht mit dem Hell-Dunkel-Wechsel bzw. den sozialen Zeitgebern synchronisiert werden kann. Dies kann in einer Störung des intrinsischen Schrittmachers selbst oder in einem zumeist verhaltensbedingten Abweichen des Schlaf-Wach-Rhythmus von einem normal funktionierenden zirkadianen Rhythmus begründet sein.

Die Beschwerden können sowohl insomnischen (Kap. 3) als auch hypersomnischen (Kap. 5) Charakter haben, häufig sogar beim selben Individuum phasenweise wechselnd und müssen für wenigstens drei Monate bestehen. Die Leistungsfähigkeit am Arbeitsplatz, soziale Kontakte und private Aktivitäten werden stark behindert. Kann

B. A. Stuck et al., *Praxis der Schlafmedizin,* https://doi.org/10.1007/978-3-662-70031-0_6

der Betroffene seine Schlafzeiten nach seinem intrinsischen Rhythmus wählen, ist sein Schlaf erholsam und die Leistungsfähigkeit in den Wachphasen normal.

Ein verhaltensbedingtes Abweichen vom Tag-Nacht-Rhythmus können die Betroffenen meist eindeutig benennen, sofern man gezielt danach fragt. Mit einem grundsätzlich einzufordernden Schlaftagebuch (Abschn. 2.3.1) über mindestens 1, besser 2 Wochen kann die Verdachtsdiagnose gestellt werden, die ggf. mittels Aktigrafie (Abschn. 2.5) über mindestens 1 Woche zu sichern ist. Digitale Tools können hierbei hilfreich sein. Anfang 2024 wurde in den USA erstmals eine Smartwatch zur Schlaferfassung als Medizinprodukt zertifiziert, was die Diagnostik, ggf. über mehrere Wochen, in der Zukunft erheblich vereinfachen könnte. Eine Erhebung ohne und mit sozialen Zeitgebern (z. B. Arbeit, Schule) kann hilfreich sein. Morgen- und Abendtypen können mit dem frei verfügbaren und in deutscher Sprache validierten Morningness-Eveningness-Questionnaire (D-MEQ) nach Horne und Östberg erfasst werden. In unklaren Fällen kann die Erfassung der Körperkerntemperatur und des Melatoninprofils erforderlich sein. In diesem Fall muss auf die Ausschaltung der sozialen Zeitgeber während der Messung geachtet werden. Eine Polysomnografie (PSG) ist in unklaren Fällen sinnvoll, wenn andere Erkrankungen, wie z. B. eine schlafbezogene Atmungsstörung (Kap. 4), vermutet werden.

Zur Therapie der zirkadianen Rhythmusschlafstörungen siehe Abschn. 6.7.

▶   **Praxistipp** Das wesentliche diagnostische Verfahren beim Verdacht auf zirkadiane Rhythmusschlafstörungen ist das Schlaftagebuch über mindestens 1, besser 2 oder mehr Wochen.

6.2   Schlafphasenstörungen

Diese Rhythmusstörungen sind gekennzeichnet durch eine gegenüber dem sozial Üblichen stark verschobene Schlafphase, die das Einschlafen bzw. Erwachen zu den gewünschten Zeiten erschwert bis verhindert. Können die Betroffenen entsprechend ihren Bedürfnissen schlafen, offenbaren sie einen zwar zeitverschobenen, aber stabilen Schlaf-Wach-Rhythmus mit normaler Schlafdauer und -qualität. Die Verschiebung ist üblicherweise länger als 2 h. Die verschobene Schlafphase muss während mindestens 1 Woche im Schlaftagebuch, ggf. ergänzt durch eine Aktigrafie, nachweisbar sein. Sie manifestiert sich auch im zirkadianen Verlauf der Körperkerntemperatur und der Melatoninkonzentration.

6.2.1   Verzögerte Schlafphasenstörung

Das Leitsymptom der Betroffenen stellt meist die **Insomnie** dar, da sie zu den üblichen Zeiten zu Bett gehen, aber nicht einschlafen können. Manche Patienten schlafen erst in den frühen Morgenstunden ein. Nach einer kurzen Schlafperiode müssen sie bereits wieder aufstehen. Am Morgen klagen viele Patienten über Schlaftrunkenheit, am Tage über eine massive Einschränkung ihrer Leistungsfähigkeit, wobei charakterischerweise am Abend ein Leistungshoch angegeben wird. Wenn die innere Uhr nicht befolgt wird, gibt etwa die Hälfte psychosomatische Beschwerden an wie Hitzegefühl, Kopfschmerzen, orthostatische oder gastrointestinale Störungen, etwa ein Drittel zeigt neurotische Züge. Häufig werden im Laufe der Erkrankung Alkohol oder Schlafmittel am Abend und Stimulanzien am Tage eingesetzt, um der Störung zu begegnen. Das während der Arbeitswoche aufgebaute Schlafdefizit lässt viele Patienten am Wochenende oder im Urlaub den gesamten Tag verschlafen, wodurch die verzögerte Schlafphase weiter zementiert wird.

Die Erkrankung beginnt typischerweise in der **Adoleszenz,** was sich meist in schlechten Schulleistungen äußert. Die Abgrenzung zu verhaltensbedingten späten Bettzeiten mit konsekutivem Schlafdefizit kann in diesen Fällen schwierig sein. Sie kann sich im frühen Erwachsenenalter zurückbilden, wenn durch den Eintritt ins Arbeitsleben ein regelmäßiger Schlaf-Wach-Rhythmus eingeübt wird. Gelingt dies nicht, so bleibt die Erkrankung lebenslang bestehen. Mit zunehmendem Alter fällt den Betroffenen allerdings insbesondere das Aufstehen am Morgen leichter.

Die verzögerte Schlafphasenstörung tritt bei etwa 0,5 % der Bevölkerung auf, in Kollektiven insomnischer Patienten und bei Heranwachsenden wurde über eine Häufigkeit von etwa 10 % berichtet. In etwa 40 % der Fälle ist die Familienanamnese positiv, eine Mutation im PER2-Gen wird vermutet. Die Pathogenese der Erkrankung ist bisher ungeklärt.

6.2.2   Vorverlagerte Schlafphasenstörung

Entscheidend für die Diagnosestellung ist die gegenüber dem gewünschten Zeitpunkt nach vorne verschobene Schlafphase mit hohem Schlafdruck bereits am frühen Abend und frühmorgendlichem Erwachen, ohne erneut einschlafen zu können.

Fast alle Betroffenen sind **Morgentypen.** Sie klagen über eine extreme Schläfrigkeit typischerweise bereits zwischen 18.00 und 21.00 Uhr und wachen meist zwischen 2.00 und 5.00 Uhr auf. Auch wenn sie später ins Bett gehen, können sie nicht länger schlafen, sodass sich ebenfalls häufig ein Schlafdefizit mit Tagesmüdigkeit aufbaut, welches die Patienten mit Stimulanzien, wie z. B. Kaffee, bekämpfen. Da die Patienten meist ihr Leistungshoch am Morgen verspüren, sind Schwierigkeiten am Arbeitsplatz eher selten und die soziale Beeinträchtigung durch die erschwerte Teilnahme an abendlichen Aktivitäten steht im Vordergrund. Aufgrund des Wunsches, am Morgen genauso lange wie andere Menschen schlafen zu können, kann eine psychophysiologische Insomnie konditioniert werden. Differenzialdiagnostisch müssen insbesondere die frühen Bettzeiten bei alten Menschen aufgrund der fehlenden sozialen Zeitgeber und das Früherwachen im Rahmen einer Insomnie (Kap. 3) oder einer depressiven Störung (Kap. 10) abgegrenzt werden.

Es wird eine Prävalenz von 1 % in mittleren und höheren Altersgruppen vermutet. Die Erkrankung manifestiert sich in den meisten Fällen im mittleren Lebensalter, selten in der Kindheit. Sie tritt mit zunehmendem Alter häufiger auf und ist eine chronische Erkrankung. Beide Geschlechter sind gleich häufig betroffen. Es gibt eine familiäre Häufung, die einen autosomal-dominanten Erbgang im PER3-Gen nahelegt. Die Pathogenese der Erkrankung ist jedoch bisher ungeklärt.

6.3   Unregelmäßiges Schlaf-Wach-Muster

Patienten mit unregelmäßigem, in der ICD-11 irregulär genanntem Schlaf-Wach-Muster klagen über exzessive Tagesschläfrigkeit, Ein- und Durchschlafstörungen oder über beides. Die Diagnose kann nach der ICSD-3 gestellt werden, wenn außerdem im Schlaftagebuch oder der Aktigrafie mindestens 3 unregelmäßig und nicht vorhersagbar über den 24-h-Tag verteilte kürzere Schlafperioden während eines Zeitraums von 7 Tagen nachgewiesen werden. Die Gesamtschlafmenge pro 24 h ist altersentsprechend.

Die Störung findet sich meist bei Menschen, denen **soziale Zeitgeber** fehlen. Mit zunehmendem Alter und immer selteneren Aufenthalt im Freien trägt auch die reduzierte Lichtmenge am Tage zu einer Abflachung der endogenen zirkadianen Rhythmik bei, was sich in einer Amplitudenreduktion der Körperkerntemperatur zeigt. Ein unregelmäßiges Schlaf-Wach-Muster tritt daher gehäuft bei Bettlägerigkeit, mentaler Retardierung und neurodegenerativen Erkrankungen auf. Bei dementen Patienten spricht man vom sog. Sundowning, wenn sie bei Sonnenuntergang eine Aktivitätszunahme zeigen.

Die Störung muss von einem willkürlich durch mangelnde Schlafhygiene herbeigeführten unregelmäßigen Schlaf-Wach-Muster unterschieden werden.

6.4   Zirkadiane Rhythmusschlafstörung vom freilaufenden Typ

Wenn die innere Uhr eine konstante Dauer aufweist, jedoch nicht mit dem 24-h-Rhythmus synchronisiert werden kann, werden intermittierend insomnische oder hypersomnische Beschwerden geklagt. Schlaftagebuch oder Aktigrafie über mindestens 14 Tage zeigen, wie sich die Schlafperiode jeden Tag um eine konstante Zeitdauer verschiebt. Die meistens 1–2 h betragende Verschiebung nach hinten kann mit der Messung der Körperkerntemperaturprofile oder der Bestimmung des dämmerungsassoziierten Anstiegs der Melatoninsekretion (Dim Light Melatonin Onset, DLMO) objektiviert werden.

Die Patienten zeigen ein regelmäßig wechselndes Beschwerdebild, wenn sie versuchen, sich in den 24-h-Zyklus zu integrieren. Daher wird die Erkrankung in der ICD-11 auch Non-24-h-Schlaf-Wach-Störung genannt. Liegt ihre endogene Schlafphase am Morgen bzw. am Nachmittag, präsentieren sie Symptome vergleichbar der verzögerten bzw. vorverlagerten Schlafphasenstörung. Wenn Hell-Dunkel-Rhythmus und endogener

Rhythmus für einige Tage synchronisiert sind, sind die Betroffenen beschwerdefrei. Manche Patienten passen ihren Tagesablauf dem inneren Rhythmus an, um sich den Folgen des nicht erholsamen Schlafes zu entziehen.

Etwa die Hälfte aller **Blinden** leidet unter dieser Störung (Abschn. 1.5). Der Beginn kann jedoch meist nicht auf den Zeitpunkt der Erblindung datiert werden. Blind geborene Menschen können lebenslang betroffen sein. Sehende sind äußerst selten betroffen, wobei in diesen Fällen meist eine längere Isolation von Zeitgebern oder eine Chronotherapie (Abschn. 6.7) wegen verzögerter Schlafphasenstörung vorausgehen. Es werden jedoch auch fließende Übergänge zur verzögerten Schlafphasenstörung gesehen, was sich in einem über längere Zeiträume wechselnden Störungsbild zeigt.

6.5 Schlafstörungen bei Jetlag bzw. Schichtarbeit

6.5.1 Schlafstörung bei Jetlag

Nach einem Flug über mindestens 2 Zeitzonen handelt es sich um einen Jetlag, der in der ICD-11 zirkadiane Schlaf-Wach-Rhythmusstörung bei Zeitzonenwechsel genannt wird, wenn im Anschluss daran insomnische oder hypersomnische Beschwerden mit eingeschränkter Tagesbefindlichkeit bestehen. Zusätzlich werden somatische Symptome angegeben, wie gastrointestinale Beschwerden oder allgemeines Unwohlsein.

Pro Tag kann sich der endogene Rhythmus etwa 60–90 min verschieben, wobei sich nicht alle Körperfunktionen gleich schnell an die neue Zeitzone anpassen. Herzfrequenz und Natriumkonzentration adaptieren beispielsweise schnell, Schlafarchitektur, Körpertemperatur und Adrenalinsekretion langsamer, Cortisol- und Kaliumkonzentration besonders langsam. Diese interne Dissoziation der endogenen Rhythmen wird von vielen Menschen nicht wahrgenommen, kann jedoch Höchstleistungen verhindern.

Beim Flug nach Osten entstehen eher Einschlafstörungen, nach Westen treten eher Durchschlafstörungen auf. Sie zeigen sich meist erst in der 2. Nacht in der neuen Zeitzone, da in der 1. Nacht das während des Flugs aufgebaute Schlafdefizit abgebaut wird. Dazu kommen Tagesschläfrigkeit und verminderte Leistungsfähigkeit sowie Harndrang in der Nacht, Appetitstörungen, Verstopfung oder Durchfall. Durch die häufig wiederkehrenden Zeitzonenwechsel ist das fliegende Personal bei Interkontinentalflügen besonders betroffen.

Die Beschwerden sind umso ausgeprägter, je mehr Zeitzonen überquert werden, je schneller dies geschieht und je schlechter sich der Betroffene an die neue Zeitzone anpassen kann. Abendtypen, junge Menschen und Menschen mit einem Rhythmus mit niedriger Tagesamplitude können sich schneller umstellen. Die Beschwerden sind jedoch immer selbstlimitierend und haben daher primär einen benignen Charakter.

Flüge nach Westen werden besser verkraftet als Flüge in östliche Richtung, da die meisten Menschen einen inneren Schlaf-Wach-Rhythmus aufweisen, der etwas länger als der 24-h-Tag ist (Abschn. 1.5). Bei Flügen nach Westen muss man im Vergleich zur inneren Uhr etwas länger wach bleiben. Durch den erhöhten Schlafdruck fällt das Einschlafen zumeist leichter, dafür erwacht man entsprechend der inneren Uhr bereits in den frühen Morgenstunden des Zielortes. Die per se längere Wachphase geht in aller Regel mit erhöhter Schläfrigkeit einher. In ausgeprägten Fällen empfehlen sich zur Kompensation 1 oder 2 kleine Schlafepisoden, um den erhöhten Schlafdruck etwas abzubauen.

Bei Flügen nach Osten entstehen häufig Einschlafstörungen, da im Vergleich zur inneren Uhr das Einschlafen am Zielort häufig früher, mit nicht ausreichendem Schlafdruck gefordert ist. In diesen Fällen kann es sinnvoll sein, vorübergehend ein Hypnotikum einzusetzen oder am Zielort in der 1. Nacht auf Schlaf zu verzichten. So erhöht sich der Schlafdruck für die Folgenacht und die Akklimatisierung an den neuen Hell-Dunkel-Rhythmus am Zielort wird erleichtert. Zur Kompensation des durch die verlängerte Wachphase erhöhten Schlafdruckes können auch Kurzschlafepisoden empfohlen werden.

6.5.2 Schlafstörung bei Schichtarbeit

Wenn Schichtarbeiter über eine Insomnie oder eine Hypersomnie klagen, die in zeitlicher Assoziation zu den wiederkehrenden Nachtschichten stehen, kann eine Schlafstörung bei Schichtarbeit vorliegen. Um die Diagnose stellen zu können, müssen die Beschwerden über mindestens 3 Monate andauern und der zeitliche Zusammenhang zur Schichtarbeit im Schlaftagebuch (mindestens 14 Tage), ggf. in Kombination mit einer Aktigrafie, nachweisbar sein.

In der uropäischen Union waren 2023 18,0 % der Beschäftigten im Schichtdienst eingesetzt, Nachtarbeit leisten 4,6 %. Bis zu 32 % der Schichtarbeiter mit Nachtschicht geben Schlafstörungen an, die bei etwa drei Viertel der Betroffenen auch nach Aufgabe der Schichtarbeit persistieren. Es wird von einer Prävalenz der Schlafstörung bei Schichtarbeit von 1–4 % der Gesamtbevölkerung ausgegangen. Die vorliegenden Daten zu den Auswirkungen von Schichtarbeit auf den Schlaf und die Tagesbefindlichkeit, aber auch dem allgemeinen Gesundheitszustand beruhen häufig entweder auf kleinen Fallzahlen bzw. Studien von niedriger Evidenz oder sind im Ergebnis widersprüchlich. Sie erlauben daher zu den meisten Fragestellungen keine eindeutigen Antworten.

Schichtarbeit wird in verschiedenen Arbeitszeitmodellen geleistet. Unter schlafmedizinischen Aspekten sind vor allem permanente Nachtarbeit und Wechselschichtsysteme mit Nachtarbeit von Bedeutung. Wechselschichten können vorwärts (d. h. von Früh- über Spät- zu Nachtdienst) oder rückwärts sowie schnell oder langsam rotieren. Permanente Nachtschichten scheinen weniger Schlafstörungen als Wechselschichtsysteme mit Nachtschichten mit sich zu bringen. Schnell rotierende Schichtsysteme scheinen eine Veränderung der Schlafdauer zu begünstigen: Nach Nachtschichten finden sich verkürzte, nach Spätschichten eher verlängerte Schlafzeiten im Vergleich zu Menschen mit regelmäßigem Nachtschlaf. Es gibt Hinweise auf einen verringerten Anteil von Leicht- und REM-Schlaf, während der Tiefschlafanteil erhalten bleibt. Die Beschwerden bei Schichtarbeit sind grundsätzlich ähnlich denen bei Jetlag und können für die Be-

troffenen zu einer Aufgabe des Arbeitsplatzes führen. Sie sind sowohl durch das akku-
mulierte Schlafdefizit als auch durch den immer wiederkehrenden Zwang, seinen inneren
Rhythmus umzustellen, bedingt. Menschen, die gut entspannen können, leiden seltener
unter einer Schlafstörung bei Schichtarbeit. Gerade während der Nachtschicht ist die
geistige Leistungsfähigkeit phasenweise stark beeinträchtigt und damit auch die Fehler-
und Unfallgefahr erhöht. Morgentypen akkumulieren während der Nachtschicht ein besonders großes Schlafdefizit, da sie bereits zu früh am Tage wieder erwachen. Abendtypen zeigen eine erhöhte Schläfrigkeit und eingeschränkte Leistungsfähigkeit während
der Frühschicht, da sie nicht vorschlafen können.

Bei ausgeprägter Insomnie kann bis zur ausreichenden Behandlung eine teilweise
Schichtunfähigkeit für einzelne Schichten bestehen, ebenso beim schwer behandelbaren
Restless-Legs-Syndrom. Bei schlafbezogenen Atmungsstörungen besteht in der Regel
keine Schichtunfähigkeit, allerdings kann es in Einzelfällen infolge der apparativen Therapie zu ausgeprägten Insomnien kommen, welche ebenfalls bis zur ausreichenden Behandlung eine teilweise Schichtunfähigkeit bedingen können. Bei der Narkolepsie ist in
der Regel keine Schichtfähigkeit gegeben.

Langjährige Schichtarbeit scheint per se zur Genese eines metabolischen Syndroms
beizutragen, weniger zu kardiovaskulären oder gastrointestinalen Erkrankungen. Die
Sorge, dass auch Brustkrebs damit assoziiert sein könnte, konnte in einer Metaanalyse
nicht bestätigt werden.

6.6   Nicht anderweitig spezifizierbare zirkadiane Rhythmusschlafstörung

Kann eine zirkadiane Rhythmusschlafstörung mit insomnischen oder hypersomnischen
Beschwerden (Abschn. 6.2, 6.3 und 6.4) nicht einer der vorgenannten Diagnosen eindeutig zugeordnet werden, fällt sie in diese Gruppe. Zumeist ist sie mit organischen oder
psychiatrischen Erkrankungen assoziiert. Dies muss in der Diagnose entsprechend be-
nannt werden. Typische Beispiele sind die Demenz, die in einigen Fällen eine Umkehr
des Schlaf-Wach-Verhaltens zeigt, mit Schlafphasen am Tage und nächtlichem Umher-
wandern, sowie die hepatische Enzephalopathie, bei der meist ein Muster ähnlich dem
verzögerten Schlafphasensyndrom gefunden wird. Beim Morbus Parkinson können verschiedene Rhythmusschlafstörungen auftreten.

6.7   Therapie

Das Einhalten **fester Bettzeiten** in Kombination mit einer **Lichttherapie** hat sich in der
Therapie der Rhythmusschlafstörungen bei Sehenden etabliert.

Licht wird immer morgens direkt nach dem Aufstehen appliziert. Nur bei der vorverlagerten Schlafphasenstörung wird die Lichttherapie am Abend eingesetzt. Die

Einwirkung von Tageslicht unterdrückt die Melatoninausschüttung und synchronisiert daher die innere Uhr. Es werden mindestens 2000 Lux über eine Dauer von 2 h appliziert, bei 10.000 Lux kann die Dauer auf 45 min verkürzt werden. Die Patienten müssen ihr Gesicht der Lichtquelle zuwenden und ca. 1 m Abstand einhalten.

Melatonin wird in einer Dosierung von 3–5 mg zu einem Zeitpunkt gegeben, der eine Überschneidung des endogenen und exogenen Melatoninmaximums gewährleistet.

- Bei verzögerter Schlafphasenstörung, unregelmäßigem Schlaf-Wach-Muster und freilaufendem Rhythmus wird es etwa 4 h vor dem Lichtlöschen gegeben.
- Bei der vorverlagerten Schlafphasenstörung ist es nicht indiziert.
- Beim Jetlag kann 4 Tage vor der geplanten Ankunft Melatonin zu der Zeit gegeben werden, die der Schlafzeit am Ankunftsort entspricht.

Tasimelteon, ein Melatoninrezeptoragonist, bekam 2015 die EU-Zulassung für die Behandlung von völlig blinden Personen mit Non-24-h-Schlaf-Wach-Rhythmusstörung. Tasimelteon hat den Status eines „orphan drug" (Arzneimittel für seltene Leiden).

In 2 klinischen Studien mit 104 Teilnehmern führte die Behandlung mit Tasimelteon im Vergleich zur Placebobehandlung zu einer verlängerten Nachtschlaf- und verkürzten Tagesschlafdauer. Die am häufigsten berichteten Nebenwirkungen waren Kopfschmerzen, erhöhte Leberenzyme (Alanin-Aminotransferase) im Blut, Albträume oder ungewöhnliche Träume, gestörte Nachtruhe, Infektionen der oberen Atemwege oder Harnwege und Schläfrigkeit.

Der Wirkstoff Tasimelteon kann Aktivitäten beeinträchtigen, die eine vollständige mentale Wachheit erfordern. Tasimelteon sollte daher jede Nacht zur gleichen Zeit und 30 min vor der Schlafenszeit genommen werden; Aktivitäten sollten nach der Einnahme des Medikaments eingeschränkt werden.

Auch 1,5–3 mg aktiviertes **Vitamin B$_{12}$** (Methylcobalamin) zeigte gute Erfolge bei verzögertem Schlafphasensyndrom, unregelmäßigem Schlaf-Wach-Muster und freilaufendem Rhythmus, da es die Empfindlichkeit gegenüber Licht erhöht.

Generell ist von **Hypnotika** abzuraten, da sie in vielen Fällen die Amplitude des endogenen Rhythmus abschwächen und somit eher nachteilige Effekte haben. Modafinil ist aufgrund einer ungünstigen Nutzen-Risiko-Bewertung durch die europäische Arzneimittelagentur seit 2011 nicht mehr für die Schlafstörung bei Schichtarbeit zugelassen.

Unter **Chronotherapie** versteht man das Verzögern der täglichen Schlafphase um jeweils 2–3 h, bis die gewünschte Schlafzeit erreicht ist. Sie wird zur Behandlung der verzögerten Schlafphasenstörung eingesetzt und von den Patienten als sehr angenehm empfunden, da sie ihrem langen endogenen Rhythmus entgegenkommt. Sie sollte jedoch nur in Ausnahmefällen angewandt werden, da durch die Therapie eine Rhythmusschlafstörung vom freilaufenden Typ getriggert werden kann, die dann nur sehr schwer therapierbar ist.

Einfache **Verhaltensmaßnahmen** sind unterstützend hilfreich. In diesem Zusammenhang sind zum einen Sport und Bewegung sowie Alkoholkarenz in den Wachphasen zu nennen. Zum anderen sollten während des Schlafes nach der Nachtschicht Störgeräusche weitgehend minimiert werden. Ist dies nicht möglich, kann leise gestellte Musik oder ein leise mitlaufendes Radioprogramm die Schlafqualität verbessern. Als hilfreich hat sich zudem erwiesen, ein Drittel der individuell üblichen Schlafzeit vor und zwei Drittel nach einer Nachtschicht zu planen.

Bei **Schichtarbeit** sollten die Arbeitspläne die Phasenlage der Mitarbeiter berücksichtigen. Morgentypen sind schlecht für die Nachtarbeit geeignet, Abendtypen schlecht für den Frühdienst. Spätdienst ist für die meisten Menschen eher unproblematisch. Generell können sich ältere Menschen schlechter an Schichtarbeit gewöhnen als jüngere. Erkrankungen wie Diabetes mellitus, chronische Gastritis, Ulkusleiden, Schilddrüsen-, Leber-, Herz-Kreislauf- und Lungenerkrankungen, neuropsychiatrische Erkrankungen einschließlich Suchterkrankungen und bereits bestehende Schlafstörungen stellen in vielen Fällen Kontraindikationen für den Einsatz im Schichtdienst dar. Bei Schichtarbeit sollten nicht mehr als 3 Nachtschichten hintereinander absolviert werden, um eine Umstellung des endogenen Rhythmus des Betroffenen zu vermeiden. Die schnelle Vorwärtsrotation wird unter Berücksichtigung von allen Auswirkungen auf Schlaf und Tagesschläfrig- sowie -müdigkeit im Rahmen einer Gesamtbetrachtung empfohlen. Durch entsprechend angepasste Schichtpläne mit ausreichend langen Ruhezeiten zwischen den Schichten soll die Morbidität der Schichtarbeit reduziert sowie die Leistungsfähigkeit und Zufriedenheit der Mitarbeiter erhöht werden.

Während der Nachtschicht hilft helles Licht in den Arbeitsräumen, die Wachheit der Mitarbeiter zu verbessern. Am Morgen nach der Nachtschicht sollte die Retina durch eine Sonnenbrille und ein dunkles Schlafzimmer vor zu viel Licht geschützt werden, um die Rhythmusverschiebung so gering wie möglich zu halten.

Schlafstörungen bei Schichtarbeit sind häufig von einer psychophysiologischen Insomnie begleitet. Diese gilt es ebenfalls zu behandeln (Kap. 3), denn dadurch kann in vielen Fällen bereits eine wesentliche Linderung der Beschwerden erreicht werden. In jüngeren Studien mit allerdings noch kleinen Fallzahlen konnte der positive Nutzen von psychoedukativen und verhaltenstherapeutischen Interventionen bei Schlafstörungen infolge Schichtarbeit gezeigt werden.

▶ **Praxistipp** Die Grundlage der Therapie von Rhythmusschlafstörungen ist die Einhaltung fester Bettzeiten in Verbindung mit der Lichttherapie.

6.8 Fragen

1. Nennen Sie bitte die Kennzeichen von Rhythmusschlafstörungen!
2. Welche diagnostischen und therapeutischen Prinzipien bei Rhythmusschlafstörungen kennen Sie?
3. Definieren Sie bitte die verschiedenen Rhythmusschlafstörungen!

Literatur

American Academy of Sleep Medicine (2023) International classification of sleep disorders, 3-TR Aufl., American Academy of Sleep Medicine, Darien, IL

Folkard S (2008) Do permanent night workers show circadian adjustment? A review based on the endogenous melatonin rhythm. Chronobiol Int 25:215–224

Griefahn B (2001) Zur Validität der deutschen Übersetzung des Morningness-Eveningness-Questionaires von Horne und Östberg. Somnologie 5:71–80

Employees working shifts as a percentage of the total of employees, by sex and age (%). Eurostat. https://ec.europa.eu/eurostat/databrowser/view/lfsa_ewpshi__custom_11550954/default/table?lang=en.

Pandi-Perumal SR, Trakht I, Spence DW, Srinivasan V, Dagan Y, Cardinali DP (2008) The roles of melatonin and light in the pathophysiology and treatment of circadian rhythm sleep disorders. Nat Clin Pract Neurol 4:436–447

Paridon H, Ernst S, Harth V, Nickel P, Nold A, Pallapies D (2012) Deutsche Gesetzliche Unfallversicherung. Schichtarbeit – Rechtslage, gesundheitliche Risiken und Präventionsmöglichkeiten (= DGUV Report 1/2012). Berlin.

Plavc L, Skubic C, Dolenc Grošelj L, Rozman D (2024) Variants in the circadian clock genes PER2 and PER3 associate with familial sleep phase disorders. Chronobiol Int 41:757–766. https://doi.org/10.1080/07420528.2024.2348016

Roester MM, Quan SF, Berry RB et al. for the American Academy of Sleep Medicine (2023) The AASM manual for the scoring of sleep and associated events: rules, terminology and technical specifications, version 3. American Academy of Sleep Medicine, Darien, IL. http://www.aasmnet.org. Zugegriffen: 30. Apr. 2024

Sack RL, Auckley D, Auger RR, Carskadon MA, Wright KP Jr, Vitiello MV, Zhdanova IV, Academy of Sleep Medicine (2007a) Circadian rhythm sleep disorders: part I, basic principles, shift work and jet lag disorders. An American Academy of Sleep Medicine review. Sleep 30:1460–1483

Sack RL, Auckley D, Auger RR, Carskadon MA, Wright KP Jr, Vitiello MV, Zhdanova IV, Academy of Sleep Medicine (2007b) Circadian rhythm sleep disorders: part II, advanced sleep phase disorder, delayed sleep phase disorder, free-running disorder, and irregular sleep-wake rhythm. An American Academy of Sleep Medicine review. Sleep 30:1484–1501

Toh KL (2008) Basic science review on circadian rhythm biology and circadian sleep disorders. Ann Acad Med Singapore 37:662–668

Travis RC, Balkwill A, Fensom GK, Appleby PN, Reeves GK, Wang XS, Roddam AW, Gathani T, Peto R, Green J, Key TJ, Beral V (2016) Night shift work and breast cancer incidence: three prospective studies and meta-analysis of published studies. J Natl Cancer Inst 108(12):djw169

Parasomnien

7

Michael Schredl

▶ Obwohl Parasomnien nicht direkt die Schlafqualität oder die Erholsamkeit des Schlafes beeinträchtigen, können sie für die betroffenen Personen eine große Belastung darstellen. So können sich Albträume negativ auf die Tagesstimmung auswirken, der Pavor nocturnus und das Schlafwandeln werden von betroffenen Erwachsenen häufig als peinlich erlebt, zudem kann es zu Verletzungen kommen. Insbesondere der Umstand, dass man während des Schlafes Handlungen ausführt, über die man keine Kontrolle hat und an die man sich morgens nicht erinnern kann, wird dabei als unangenehm empfunden. Parasomnien sind häufiger im Kindesalter zu finden, können aber auch im Erwachsenenalter auftreten bzw. bis ins Erwachsenenalter persistieren. Etwa 5 % der Erwachsenen geben an, unter Albträumen zu leiden. Schlafwandeln und Pavor nocturnus sind bei Erwachsenen jedoch recht selten (unter 1 %).

Der Begriff Parasomnie bezeichnet Schlafstörungen, die „neben" (para) dem „Schlaf" (somnus) auftreten. Damit ist gemeint, dass diese Phänomene zwar während des Schlafes auftreten, den Schlaf bzw. die Erholsamkeit des Schlafes jedoch nicht direkt beeinträchtigen.

In der Praxis ist diese Unterscheidung allerdings nicht immer einfach zu treffen. So berichten z. B. Patientinnen mit Albträumen häufig über eine beeinträchtigte Schlafqualität und Erholsamkeit des Schlafes. Dies erklärt sich zum einen durch das Erwachen aus einem negativ getönten Traum, zum anderen durch die Ängste vor dem Einschlafen, dass wieder ein belastender Albtraum auftreten könnte. Auf der anderen Seite sollten organische Faktoren auch bei Veränderungen des subjektiven Erlebens wie dem Träumen nie ausgeschlossen werden. So kann die subjektiv als erschöpfend wahrgenommene Traumaktivität auch auf eine REM-Schlaf-assoziierte Atemregulationsstörung schließen lassen. Die mit dem Ende der im REM-Schlaf auftretenden Apnoephasen verbundenen

Weckreaktionen können dazu führen, dass die betroffene Person sich gut an das Traumgeschehen erinnern kann und die Erschöpfung fälschlicherweise auf die Träume zurückführt. Letztlich ist jedoch in diesen Fällen die Atemregulationsstörung die Ursache für die geringe Erholsamkeit und damit auch die führende Diagnose in diesem Kontext. Dieses Beispiel verdeutlicht, dass bei Verdacht auf das Vorliegen einer Parasomnie eine umfassende schlafmedizinische Differenzialdiagnostik angezeigt sein kann.

Im vorliegenden Kapitel werden die wichtigsten Parasomnien vorgestellt, hierzu zählen die NonREM-Parasomnien Pavor nocturnus und Schlafwandeln sowie die REM-Parasomnien Albträume und REM-Schlaf-Verhaltensstörung. Die anderen Parasomnien treten bei Erwachsenen sehr selten auf, hier wird auf eine kurze Zusammenfassung dieser Störungsbilder, die sich am Ende des Kapitels befindet, verwiesen. Die diagnostischen Kriterien in diesem Kapitel basieren dabei auf der ICSD-3. In der ICD-11 der WHO haben die Schlafstörungen ein eigenes Kapitel erhalten (Code: 07). Die Parasomnien werden hierbei in 3 Gruppen eingeteilt: Arousal-Störungen aus dem NonREM-Schlaf (Code: 7B00), REM-Schlaf-bezogene Parasomnien (Code: 7B01) und sonstige Parasomnien (Code: 7B02). Es sind darüber hinaus neue Codierungen dazugekommen, z. B. REM-Schlaf-Verhaltensstörung (Code: 7B01.0), rezidivierende isolierte Schlaflähmung (Code: 7B01.1) oder schlafbezogene Essstörung (Code: 7B00.3).

Einteilung der Parasomnien
- Aufwachstörungen (NonREM-Schlaf-assoziiert)
  – Pavor nocturnus (Nachtangst)
  – Schlafwandeln (Somnambulismus)
  – Schlaftrunkenheit
- REM-Schlaf-Parasomnien
  – Albträume
  – REM-Schlaf-Verhaltensstörung
  – Isolierte wiederkehrende Schlafparalyse
- Andere Parasomnien
  – Enuresis
  – Schlafbezogene Essstörungen

7.1   Pavor nocturnus

7.1.1 Definitionen

Der Pavor nocturnus () wird im englischen Sprachraum auch als „sleep terror" oder „night terror" bezeichnet. Das Aufschrecken findet aus dem Tiefschlaf und damit aus dem NonREM-Schlaf heraus statt. Oft beginnt es mit einem lauten Schrei, mit Aufsitzen im Bett und weit aufgerissenen Augen. In ca. 30–50 % der Pavor-nocturnus-Fälle kann nach dem Anfall Schlafwandeln auftreten, die beiden Störungen sind ätiologisch sehr eng verbunden. Beruhigt sich die Person wieder und schläft weiter, besteht in der Regel keine Erinnerung an das nächtliche Geschehen. Deshalb werden der Pavor nocturnus und auch das Schlafwandeln als **Aufwachstörung** bezeichnet. Ausführliche Traumberichte können selbst bei Weckung während oder kurz nach dem Aufschrecken nicht wiedergegeben werden, auch wenn durch die von außen beobachtbare Handlung, z. B. wollte der Mann mit dem Pavor-nocturnus-Anfall seine Frau schützen, deutlich wird, dass eine Geschichte während des Aufschreckens von der betroffenen Person erlebt wird (in diesem Beispiel die Bedrohung der Frau). Meist ist lediglich ein einzelnes Bild erinnerlich, z. B. etwas Bedrohliches, ein Angreifer oder Wände, die einstürzen.

7.1.2 Ätiologie und Pathophysiologie

Die starke Abnahme der Frequenz der Pavor-nocturnus-Anfälle etwa ab dem 4. bis 7. Lebensjahr lässt vermuten, dass **Hirnreifungsprozesse** bei der Entstehung eine Rolle spielen. Der genaue Mechanismus dieser Reifungsprozesse ist jedoch bis heute nicht geklärt.

Bei manchen erwachsenen Patienten wird ein sehr hoher Tiefschlafanteil festgestellt, der auf eine Veranlagungskomponente hindeutet. **Genetische Einflüsse** werden durch Zwillingsstudien und Familienstudien bestätigt.

Stressoren wie Einschulung bei Kindern oder beruflicher bzw. privater Stress bei Erwachsenen erhöhen die Auftretenswahrscheinlichkeit von Pavor-nocturnus-Episoden. Allerdings zeigt sich, dass sich nicht nur ungewöhnlich starker Stress auf die Störung auswirkt, sondern der ganz normale Alltagsstress bei entsprechender Veranlagung zu nächtlichem Aufschrecken führen kann. Auch **Traumata,** die häufig zu Albträumen führen, können die Häufigkeit des Pavor nocturnus erhöhen.

▶ **Praxistipp** Insgesamt kann man von einem Veranlagungs-Stress-Modell bei
der Ätiologie des Pavor nocturnus ausgehen.

Neben dem Auftreten von **Stressoren** können Verhaltensweisen, die einen **Tiefschlaf-Rebound** nach sich ziehen, die Auftretenswahrscheinlichkeit des Pavor nocturnus erhöhen (z. B. eine durchwachte Nacht, unregelmäßiger Schlaf-Wach-Rhythmus, Alkoholkonsum). So tritt nach einer kurzen bzw. durchwachten Nacht in der darauffolgenden Schlafphase vermehrt Tiefschlaf auf (Rebound) und dies erhöht die Wahrscheinlichkeit des nächtlichen Aufschreckens. Auch Fieber kann das Auftreten des Pavor nocturnus bei entsprechender Veranlagung begünstigen.

In der schlafmedizinischen Praxis sind auch Fälle bekannt geworden, in denen eine nächtliche Atemregulationsstörung mit den Mini-Weckreaktionen am Ende einer Apnoephase Pavor-nocturnus-Anfälle getriggert hat, sodass eine umfassende Diagnostik hinsichtlich schlafbezogener Atmungsstörungen bei erwachsenen Patienten bei entsprechenden Hinweisen in der Anamnese angemessen erscheint (Kap. 4).

7.1.3 Epidemiologie

Ca. 20 % aller Kinder haben schon mindestens einmal in ihrem Leben einen Pavor-nocturnus-Anfall erlebt. Der Gipfel des Auftretens wird zwischen 4 und 7 Jahren beobachtet. Die Prävalenz von Pavor-nocturnus-Anfällen, die ein behandlungsbedürftiges Maß erreichen, wird bei Erwachsenen unter 1 % geschätzt.

7.1.4 Klinisches Bild

Da es sich beim Pavor nocturnus um ein **Aufschrecken** aus dem Tiefschlaf handelt, treten die Episoden entsprechend der physiologischen Verteilung der Schlafstadien (Kap. 1) meist schon 1 h nach dem Einschlafen auf. Sehr selten kommt es zu mehr als 1 Aufschrecken pro Nacht.

Allerdings ist hier aus klinischer Sicht anzumerken, dass erwachsene Patienten auch mit einem Behandlungswunsch kommen, wenn die Häufigkeit bei 1–2 Pavor-nocturnus-Episoden pro Monat liegt. Diese Patienten haben beispielsweise die Angst, eine solche Attacke könne bei Auswärtsübernachtungen auftreten. So berichtete eine junge Frau, dass sie Angst vor einer 1-wöchigen Schulung in einem externen Tagungshaus habe, weil sie das ganze Haus zusammen schreien könne. Zu Hause sei die Familie daran gewöhnt.

Ein **lauter Schrei** zu Beginn des Pavor nocturnus wird häufig berichtet. Obwohl die auch von außen oft deutlich wahrnehmbare **Angstreaktion** in der Regel massiv ist (ein Anstieg der Herzfrequenz von 60 auf 180 Schläge pro Minute ist keine Seltenheit), ist die Person nicht richtig erwacht und bzgl. der Umgebung nicht orientiert, auch wenn die Augen geöffnet sind. Das Gehirn befindet sich in einem Zustand zwischen Schlafen und Wachen. Nach dem Pavor-nocturnus-Anfall kann es zu **Schlafwandeln** kommen. Das heißt, in diesem Zwischenzustand sind einfache Handlungen wie Orientieren im Raum möglich, komplexe Leistungen wie z. B. das Erkennen einer Person jedoch nicht. In der Regel wird das Ereignis nicht erinnert, insbesondere wenn die Person danach schnell wieder einschläft.

Aufgrund der ausgeprägten subjektiv empfundenen Angst kann es teilweise zu gefährlichen Handlungen kommen. Dem Autor sind Fälle bekannt, bei dem der Patient im Rahmen des Anfalls aus dem Fenster gesprungen ist (glücklicherweise aus geringer Höhe (1. Stock) in den Vorgarten); er dachte, es brennt in der Wohnung. Von 2 weiteren Patienten wurde berichtet, dass sie nach dem Aufschrecken ihre Ehepartnerin gewürgt haben, weil sie diese irrtümlicherweise für eine angreifende Person hielten. Diese Beispiele machen deutlich, dass auch bei einer geringen Häufigkeit der Pavor-nocturnus-Anfälle, beispielsweise einmal im Monat, eine Behandlung dringend angezeigt ist.

7.1.5 Diagnostik

Bei der Diagnostik des Pavor nocturnus ist eine umfassende **Schlafanamnese** sehr wichtig. Es gilt abzuklären, ob möglicherweise andere Schlafstörungen die Anfälle mit verursachen können. Die Abgrenzung zu anderen Parasomnien, z. B. Albträumen oder der REM-Schlaf-Verhaltensstörung, ist zudem nicht immer einfach. Zusätzlich zur Befragung des Patienten ist eine Fremdanamnese anzuraten, da sich die Betroffenen selbst oft nicht an die nächtlichen Vorfälle erinnern können.

Zunächst ist es wichtig, den typischen Zeitpunkt des nächtlichen Aufschreckens zu erfragen. Ein Auftreten ca. 1 h nach dem Einschlafen ist Charakteristikum des Pavor nocturnus im Unterschied zu Albträumen. Von Relevanz ist, welche Verhaltensweisen (Schreien, anschließendes Schlafwandeln) nachts auftreten. Ferner ist zu erfragen, ob bisher Verletzungen im Rahmen der Anfälle aufgetreten sind und ob die Person, wenn sie aus einem Anfall aufwacht, sich an einen lebhaften Traum erinnern kann.

▶ **Praxistipp** Entsprechend der physiologischen Verteilung der Schlafstadien über die Nacht treten die Aufwachstörungen (Pavor nocturnus, Schlafwandeln) typischerweise in der 1. Nachthälfte auf, während die REM-bezogenen Parasomnien (insbesondere die Albträume) eher in der 2. Nachthälfte zu finden sind. Dies ist von differenzialdiagnostischer Bedeutung.

Die maximale **Häufigkeit der Anfälle** pro Nacht liefert ebenfalls wichtige diagnostische Hinweise. Auch wenn es bei einzelnen Patienten zu mehreren Anfällen pro Nacht kommen kann, weist eine Zahl von über 10 Episoden möglicherweise auf eine Epilepsie hin (Abschn. 7.1.7). Es sollte erfragt werden, ob bereits am Tage epileptische Anfälle aufgetreten sind. Hierbei ist jedoch zu beachten, dass ein Teil der Epilepsien dadurch gekennzeichnet ist, dass die Anfälle ausschließlich nachts auftreten. Einen sicheren Ausschluss einer Epilepsie kann die Anamnese allein daher nicht erbringen. Wenn einfache stereotype Verhaltensweisen immer mit gleichem Ablauf beobachtet werden, könnte eine Epilepsie vorliegen.

Die Frage nach der **Erholsamkeit des Schlafes** kann wichtige Hinweise liefern. Falls diese eingeschränkt ist, sollten Fragen zu Symptomen von nächtlichen Atemregulationsstörungen (Schnarchen etc.) und Restless-Legs-Beschwerden (meist verknüpft mit periodischen Beinbewegungen im Schlaf) gestellt werden und ggf. eine weitere Abklärung erfolgen (Kap. 4 und 8).

Diagnostische Kriterien des Pavor nocturnus gemäß der AASM
Zunächst müssen alle diagnostischen Kriterien der Aufwachstörung erfüllt sein.

- Wiederkehrende Episoden mit unvollständigem Erwachen aus dem Schlaf (meistens im 1. Drittel des Nachtschlafes).
- Unpassendes oder fehlendes Antwortverhalten auf die Bemühungen von anderen Personen, einzugreifen oder die Person in der Episode in eine andere

Richtung zu führen. Die Person kann mehrere Minuten danach noch desorientiert und durcheinander wirken.

- Begrenztes Erleben (z. B. eine einzelne bildhafte Szene) oder keine Gedanken oder Traumbilder in Zusammenhang mit der Episode.
- Teilweise oder vollständige Amnesie für die Episode.
- Die Störung kann nicht besser durch eine andere Schlafstörung, internistische oder neurologische Erkrankung, psychische Erkrankung oder durch Medikamenteneinnahme oder Drogenmissbrauch erklärt werden.

Dazu kommen dann die spezifischen Kriterien für den Pavor nocturnus.

- Die Störung erfüllt alle Kriterien der Aufwachstörung (siehe oben).
- Das Aufschrecken ist gekennzeichnet durch plötzliche Panik, typischerweise mit alarmierenden Vokalisationen wie einem Angstschrei.
- Es zeigen sich intensive Angst und Zeichen einer autonomen Aktivität, die weitgestellte Pupillen, Tachykardie, schnelle Atmung und Schwitzen beinhaltet.

7.1.6 Schlafmedizinische Diagnostik

Da eine wichtige Differenzialdiagnose des Pavor nocturnus nächtliche epileptische Anfälle sind, ist für fast alle erwachsenen Patienten eine **Schlaflaboruntersuchung** über 2 Nächte anzuraten. Bei Kindern wird nur bei Verdachtsmomenten (Beobachtung von stereotypen Bewegungen) bzgl. des Vorliegens einer Epilepsie ein Schlafentzugs-EEG am Vormittag durchgeführt. Allerdings ist zu beachten, dass aufgrund der Schlaflaborumgebung (Anwesenheit des Ableitepersonals, ungewohnte Schlafumgebung, die zu leichterem Schlaf führen kann) ausgeprägte Pavor-nocturnus-Anfälle seltener als zu Hause auftreten.

Allerdings können häufig Verhaltensweisen wie Aufsetzen im Bett, Zupfen an der Bettdecke und Ähnliches beobachtet werden. Zur Einschätzung dieser nächtlichen Verhaltensweisen sind eine kontinuierliche **Videoüberwachung** sowie Aufzeichnung des Videosignals notwendig. Für die Differenzialdiagnostik gilt, dass Bewegungen beim Pavor nocturnus weniger stereotyp und sich wiederholend sind als bei nächtlichen epileptischen Anfällen. Wenn die kardiorespiratorische **Polysomnografie** (PSG, in Zusammenhang mit der Videoaufzeichnung und der Anamnese) keine klare Diagnose des Pavor nocturnus erlaubt, ist eine **Langzeit-Epilepsie-Diagnostik** über mindestens 24 h (also ein Tag und eine Nacht mit einschließend) mit mindestens 12 Kopfelektroden zu empfehlen, ggf. empfiehlt es sich, die Messung nach einem vorangegangenen Schlafentzug durchzuführen.

Um den Pavor nocturnus gegenüber der REM-Schlaf-Verhaltensstörung abzugrenzen, ist im Schlaflabor zu dokumentieren, aus welchen Schlafstadien heraus die

Verhaltensweisen auftreten. Optimal ist hier eine **Signalaufzeichnung,** die das EEG und die anderen Kanäle synchronisiert mit dem Videobild aufzeichnen kann. Eine intakte Muskeltonusunterdrückung im REM-Schlaf spricht ebenfalls gegen eine REM-Schlaf-Verhaltensstörung.

Da, wie bereits erwähnt, andere Schlafstörungen wie nächtliche Atemregulationsstörungen Pavor-nocturnus-Episoden triggern können, ist eine entsprechende Anamnese und bei entsprechenden Hinweisen eine apparative Diagnostik anzuraten (Kap. 4).

7.1.7 Differenzialdiagnostik

Die Abgrenzung des Pavor nocturnus zu **anderen Parasomnien** ist in der Praxis nicht einfach, da eine Reihe von Studien zeigt, dass die Parasomnien, v. a. Pavor nocturnus, Schlafwandeln und Albträume, nicht selten zusammen auftreten können. So geht es bei der ausführlichen Anamnese und der Schlaflaboruntersuchung nicht um ein Entwederoder, sondern um die Diagnostik aller vorliegenden Parasomnie-Formen.

Als weitere Differenzialdiagnose aus dem Bereich der Parasomnien ist die **REM-Schlaf-Verhaltensstörung** in Betracht zu ziehen. Hier erbringt die Schlaflabordiagnostik fast immer eine eindeutige Unterscheidung (NonREM-Schlaf-assoziiert vs. REM-Schlafassoziiert), gerade wenn die Anamnese keine klaren Rückschlüsse auf die Auftretenszeit der Pavor-nocturnus-Anfälle (typischerweise am Anfang der Nacht) erlaubt.

Abzugrenzen sind darüber hinaus nächtliche **epileptische Anfälle.** Aufgrund der Anamnese (Häufigkeit der Episoden pro Nacht), der PSG und der Videoaufzeichnung (stereotype, sich wiederholende Bewegungen) kann in der Regel eine Epilepsie mit großer Wahrscheinlichkeit ausgeschlossen werden, sodass eine umfassende Abklärung mit komplettem Elektrodensatz nur in Ausnahmefällen notwendig ist.

7.1.8 Therapie

Auch wenn bei Erwachsenen mit Pavor nocturnus die Auftretenshäufigkeit meist nur bei 1- oder 2-mal pro Monat liegt, kann eine therapeutische Intervention angezeigt sein, da das Geschehen von vielen Betroffenen und/oder Angehörigen als sehr belastend erlebt wird bzw. auch gefährlich sein kann. Zusätzlich wird es beim Übernachten auswärts auch als peinlich erlebt. Wenn Kinder (bzw. dadurch auch die Eltern der Kinder) unter Pavor nocturnus leiden, ist eine Aufklärung der Eltern von großer Bedeutung, da diese das nächtliche Geschehen (starke physiologische Angstreaktion, Nichtansprechbarkeit) als wesentlich dramatischer empfinden als das Kind, das morgens meist keine Erinnerung daran hat.

Da die bei Albträumen sehr effektive Imagery Rehearsal Therapy (Abschn. 7.3.8) nicht auf den Pavor nocturnus übertragen werden kann, ist eine genaue Differenzierung von großer Bedeutung. Das heißt, ein Arbeiten und Verändern der Bilder, die beim Pavor nocturnus erlebt werden (falls sie erinnert werden), hat überhaupt keinen Effekt. Die Unterscheidung zwischen Pavor nocturnus und Albträumen ist jedoch nicht immer einfach, da die beiden Störungsbilder auch komorbid auftreten können.

Therapieschritte bei Pavor nocturnus
- Aufklärung
- Sichere Schlafumgebung schaffen
- Informationen zum Umgang Dritter mit dem Pavor-nocturnus-Anfall
- Schlafhygiene
- Entspannungsübung vor dem Zubettgehen
- Psychotherapeutische Maßnahmen

Zunächst sollten die betroffenen Erwachsenen über das Störungsbild informiert werden. Oft sind sie sehr besorgt, weil sie nachts etwas tun, worüber sie keine Kontrolle haben. Diese Besorgnis ist bei Erwachsenen von wesentlich größerer Bedeutung als bei Kindern, da sie nicht so behütet schlafen. Es beruhigt die meisten Patienten oder – im Falle eines betroffenen Kindes – die Eltern, wenn sie erfahren, dass der Pavor nocturnus ein eigenes Störungsbild darstellt und nicht Symptom einer tiefer liegenden psychiatrischen Erkrankung ist. Allein die Tatsache, dass die ungewöhnlichen nächtlichen Aktivitäten einen Namen haben und dem Spezialisten bekannt sind, führt nicht selten schon zu einer Erleichterung.

Die anschauliche Erläuterung des **Veranlagungs-Stress-Modells** hilft ebenfalls weiter, v. a. wenn betont wird, dass schon normaler Alltagsstress bei Personen mit entsprechender Veranlagung zum Pavor nocturnus führen kann. Hier können die Eltern entlastet werden, die nicht selten denken, dass sie in der Erziehung etwas falsch gemacht haben. Auch der Einfluss von organischen Faktoren wie Fieber, Schlafentzug oder Alkohol sollte erwähnt werden, da viele Patienten das schon in der einen oder anderen Form an sich beobachtet haben.

Die sprichwörtliche **schlafwandlerische Sicherheit** ist eine Legende: Viele Erwachsene, die unter Pavor nocturnus und/oder Schlafwandeln leiden, haben sich schon einmal verletzt. Verletzungen bei Kindern werden jedoch fast nicht berichtet. Bei einem Anfall ist das Gehirn nicht vollständig erwacht und bei Dunkelheit können die Betroffenen trotz offener Augen nicht alles sehen. Hat die Person die Neigung, die Wohnung zu verlassen, genügt es meist, die Tür abzuschließen und den Schlüssel an einen entfernten Ort zu legen. Patienten können während des Schlafwandelns, das recht häufig im Anschluss an den Pavor nocturnus auftreten kann, in der Regel keine komplexen Suchaktionen durchführen (Abschn. 7.2).

Auch ist es sinnvoll, das Umfeld der betroffenen Person über das Vorliegen eines Pavor nocturnus zu informieren. So können unangenehme Auftritte in der Nacht vermieden werden, und schon das Wissen, dass jemand da ist, der helfen kann, kann die

Wahrscheinlichkeit eines Pavor-nocturnus-Anfalls mit lautem Schreien und Umherlaufen senken. Wichtig ist, die betroffene Person mit ruhiger Stimme anzusprechen,
beruhigende Dinge zu sagen und sanft ins Bett zurückzuleiten. Abruptes Wecken oder
Schütteln sollte vermieden werden.

Ein weiterer wichtiger Punkt im Umgang mit dem Pavor nocturnus betrifft die
Schlafhygiene. Da der Pavor nocturnus an den Tiefschlaf gebunden ist, führt ein Tiefschlaf-Rebound (durch vorhergehenden Schlafentzug) zu einer erhöhten Auftretenswahrscheinlichkeit. So sind regelmäßige Bettzeiten für diese Patienten zu empfehlen und
vom Durchmachen von Nächten ist abzuraten. Ebenso ist nur mäßiger Alkoholgenuss
oder Alkoholkarenz anzuraten. Ein Patient aus der eigenen Praxis berichtete über verstärkte Pavor-nocturnus-Anfälle in der 2. und 3. Nacht nach starkem Alkoholgenuss,
auch hier möglicherweise über einen Tiefschlaf-Rebound provoziert, da Alkohol die Abfolge der Schlafphasen stark beeinflusst.

▶ **Praxistipp** Wenn ein Kind oder ein Erwachsener aufgeschreckt ist und mit
Angst im Bett sitzt oder umherläuft, ist es angeraten, beruhigend auf die Person einzureden und sie ggf. ins Bett zurückzuführen.

Massive Weckversuche sollte man, außer in Notfällen, wenn eine Gefahr
für die betroffene Person oder einen selbst besteht, unterlassen, da diese die
Angst noch verstärken können. In der Regel kann die Person die helfende Person nicht erkennen, d. h., sie wird von der betroffenen Person als fremd und/
oder bedrohlich erlebt.

Im Hinblick auf das Veranlagungs-Stress-Modell ist es wichtig, **Stress zu reduzieren.**
Für Erwachsene empfiehlt sich das Erlernen einer **Entspannungstechnik,** z. B. autogenes Training oder progressive Muskelentspannung nach Jacobson.

Gerade beim autogenen Training ist darauf zu achten, dass es vor dem Zubettgehen
im Sitzen geübt wird, um die tiefe Entspannung durch das komplette Durchführen der
Übung zu erreichen. Ansonsten besteht die Gefahr, dass der Patient schon vor dem Ende
der Übung einschläft, was dazu führt, dass das Training das gewünschte Ziel, den entspannten Schlaf, nicht bewirken kann. Das regelmäßige Üben führt dazu, dass die Auswirkung des normalen Alltagsstresses auf den Schlaf reduziert wird. Dadurch kann die
Auftretenshäufigkeit des Pavor nocturnus deutlich gesenkt werden. Auch für Kinder ab
ca. 6 Jahren gibt es Entspannungstechniken, die an das autogene Training angelehnt sind.

Nur für den Fall, dass diese Ansätze nicht erfolgreich sind, empfiehlt sich v. a. bei
Erwachsenen eine weiterführende **kognitive Verhaltenstherapie**. Diese arbeitet am
Umgang mit Stresssituationen und den damit verbundenen Gedanken und Gefühlen.
Des Weiteren werden innerhalb der Therapie konkreten Strategien erlernt, mit solchen Belastungssituationen umzugehen. Obwohl bisher gute Erfolge mit der psychotherapeutischen Behandlung des Pavor nocturnus erzielt wurden, liegen bislang keine
kontrollierten Studien vor.

Unbefriedigend ist die Datenlage auch bei der **medikamentösen Therapie** des Pavor nocturnus. Auch wenn in Einzelfällen die Gabe von Benzodiazepinen (Clonazepam, Diazepam), Antidepressiva, wie Imipramin und Paroxetin, positive Effekte gezeigt hat, fehlen randomisierte placebokontrollierte Studien völlig. Eine längerfristige Medikation scheint nur in Extremfällen mit mehreren Pavor-nocturnus-Anfällen pro Nacht sinnvoll.

7.2   Schlafwandeln

7.2.1   Definitionen

Beim Schlafwandeln handelt es sich um Aktivitäten, die eine Person nachts aus dem NonREM-Schlaf Stadium 2 oder Tiefschlaf heraus durchführt, ohne dabei richtig wach zu sein. Nach ca. 30–50 % der Pavor-nocturnus-Anfälle (Abschn. 7.1) kann Schlaf-wandeln auftreten, die beiden Störungen sind ätiologisch sehr eng verbunden.

Viele dieser als Schlafwandeln bezeichneten Aktivitäten finden im Bett statt. Kommt es tatsächlich zum Verlassen des Bettes, werden meist gut automatisierte Handlungen durchgeführt. Dabei sind die Augen der Person geöffnet, allerdings ist sie nicht im Vollbesitz ihrer geistigen Fähigkeiten und kann sich auch in der Regel nicht an das Ge-schehen erinnern, wenn sie danach wieder ins Bett zurückkehrt und weiterschläft.

7.2.2   Ätiologie und Pathophysiologie

Das Schlafwandeln und der Pavor nocturnus sind eng miteinander verknüpft und werden auch als **Aufwachstörungen** bezeichnet. Es wird davon ausgegangen, dass ein Weckreiz (extern oder intern) nicht zum kompletten Erwachen führt, sondern das Gehirn in einen Zwischenzustand zwischen Wachsein und Schlaf überführt: Teile des Gehirns sind wach, andere Teile schlafen. Dies erklärt das Fehlen der Erinnerung an das nächtliche Ge-schehen am Morgen, ebenso die eingeschränkte Ansprechbarkeit und die teilweise recht sinnlos anmutenden Aktivitäten.

Früher wurde die **Anziehungskraft des Mondes** als Erklärung für das Schlafwandeln herangezogen. Es existieren viele Bilder, auf denen die sog. Mondsüchtigen zu sehen sind, wie sie in Richtung Mond laufen. Aus heutiger Sicht gibt es dafür eine einfache Er-klärung: Die schlafwandelnde Person, die mit geöffneten Augen läuft, braucht Licht, um etwas sehen zu können, und bewegt sich deshalb in Richtung der größten Helligkeit (vor der Erfindung der Straßenlaternen war das der Mond).

Ferner gab es zwischenzeitlich die Auffassung, dass die Person während des Schlaf-wandelns ihre **Träume ausagiert.** Auch dieser Erklärungsansatz ist widerlegt, da man heute weiß, dass während des REM-Schlafes (in dem besonders intensiv geträumt wird) der Muskeltonus von den Schlafzentren im Hirnstamm aktiv gehemmt wird, um dieses Ausagieren zu unterbinden. Das Schlafwandeln tritt aus dem NonREM-Schlaf auf, also aus

Schlafphasen ohne das Vorliegen einer aktiven Hemmung der Skelettmuskulatur. Es gibt jedoch auch Berichte, in denen Vorsätze, z. B. eine am Abend nicht beendete Arbeit, während einer Schlafwandelepisode umgesetzt wurden. Das heißt, auch bei dem Schlafwandeln gibt es subjektives Erleben. Dies ist plausibel, da auch im NonREM-Schlaf Träume auftreten, die jedoch meist weniger intensiv und bildhaft sind. Bei der REM-Schlaf-Verhaltensstörung, der wichtigsten Differenzialdiagnose des Schlafwandelns, kommt es jedoch genau zu diesem Ausagieren von Träumen, aufgrund einer fehlenden Muskelatonie im REM-Schlaf (Abschn. 7.4). Der bedeutsamste Unterschied zum Schlafwandeln ist, dass die Person mit REM-Schlaf-Verhaltensstörung hauptsächlich den Traumbildern folgt, während die schlafwandelnde Person die äußere Umgebung (eingeschränkt) wahrnimmt und diese mit den eigenen Vorstellungen und Ideen, z. B. etwas Bestimmtes zu tun, verbindet.

Heute geht man bei der Ätiologie des Schlafwandelns von einem **Veranlagungs-Stress-Modell** aus. Wie bei den anderen Parasomnien (Pavor nocturnus, Albträume) lässt sich eine familiäre Häufung beobachten. Normale Stressoren wie Einschulung bei Kindern, auswärtige Übernachtung, berufliche oder private Belastungen können die Häufigkeit der Schlafwandelepisoden erhöhen. Auch physiologische Stressoren wie Fieber, vorangegangener Schlafentzug oder ausgeprägter Alkoholgenuss können Schlafwandeln triggern. Auch besteht die Möglichkeit, dass eine Schlafstörung, die zu einem fragmentierten Schlafprofil führt (Schlafapnoesyndrom, periodische Beinbewegungen im Schlaf), die Schlafwandelfrequenz erhöhen kann. Umgebungsgeräusche, die bei anderen Personen zum Aufwachen führen würden, können bei betroffenen Personen Schlafwandelepisoden auslösen.

7.2.3 Epidemiologie

Circa 30 % aller Kinder sind schon mindestens 1-mal in ihrem Leben schlafgewandelt. Der Gipfel des Auftretens wird, wie beim Pavor nocturnus, zwischen dem 4. und 7. Lebensjahr beobachtet.

Die Prävalenz von Schlafwandeln wird bei Erwachsenen unter 1 % geschätzt. Der Leidensdruck der erwachsenen Patienten kann jedoch auch dann gegeben sein, wenn die Häufigkeit der Schlafwandelepisoden sehr gering ist (ca. 1- bis 2-mal pro Monat). Erwachsene erleben es häufig als sehr peinlich, wenn sie nachts Aktivitäten ausführen, über die sie keine Kontrolle haben und die sie morgens nicht erinnern können. Diese Besorgnis tritt vor allem auf, wenn die Person auswärtig übernachten möchte. Hinzu kommt natürlich die Verletzungsgefahr, die beim Schlafwandeln besteht.

7.2.4 Klinisches Bild

Die Schlafwandelepisode dauert typischerweise einige Sekunden bis einige Minuten, selten länger. Meist treten die Aktivitäten in der Nachtmitte, selten erst gegen Ende der Nacht auf. Es werden in der Praxis auch Fälle beschrieben, in denen Schlafwandeln schon in der ersten Nachthälfte auftreten kann, eventuell in Verbindung mit dem Pavor nocturnus.

Viele dieser Aktivitäten finden im Bett statt, z. B. sich aufsetzen und herumschauen, an der Bettdecke ziehen oder die Wand in der Nähe des Bettes untersuchen. Kommt es zum Verlassen des Bettes, werden meist gut automatisierte Handlungen durchgeführt, z. B. sich anziehen, ins Wohnzimmer laufen, Fenster öffnen etc. Dabei sind die Augen der Person geöffnet und einfache visuell-motorische Koordination funktioniert, allerdings ist sie nicht im Vollbesitz ihrer geistigen Fähigkeiten und kann sich auch in der Regel nicht an das Geschehen erinnern, wenn sie danach wieder ins Bett zurückkehrt und weiterschläft. Die Reaktionsbereitschaft auf äußere Reize, z. B. Ansprechen, ist reduziert.

Häufig wird die Person, die den Schlafwandler anspricht, nicht erkannt, sodass es manchmal zu heftigen Gegenreaktionen (Schlagen etc.) kommen kann. In den USA wurde schon ein Patient mit einer ambulanten, tragbaren Messeinheit erfasst, der in einer Schlafwandelepisode Auto gefahren ist. Gefährlich wird es, wenn die Person die Wohnung bzw. das Haus verlässt.

Die Amnesie für das Schlafwandeln ist sehr häufig vorhanden, gelegentlich werden einzelne traumartige Erinnerungen geschildert oder am Morgen ein Gefühl verspürt, dass nachts etwas passiert sei.

Für die Forensik ist das Thema Schlafwandeln auch von Bedeutung, da es immer wieder vorkommt, dass Menschen behaupten, eine Straftat im Zustand des Schlafwandelns begangen zu haben. Im § 20 StGB ist geregelt, dass „... ohne Schuld handelt, wer bei Begehung der Tat wegen einer krankhaften seelischen Störung, wegen einer tiefgreifenden Bewusstseinsstörung oder wegen Schwachsinns oder einer schweren anderen seelischen Abartigkeit unfähig ist, das Unrecht der Tat einzusehen oder nach dieser Einsicht zu handeln". Die Schwierigkeit der Einschätzung durch einen Gutachter besteht darin, dass zum Zeitpunkt der Tat keine EEG-Elektroden auf dem Kopf angebracht waren. Um somit eindeutig den Zustand des Schlafwandelns zu belegen, bleibt nur die Möglichkeit, im Einzelfall anhand der Vorgeschichte, im weiteren Verlauf durchgeführter Polysomnografien (ev. mit Weckprovokationen) und dem Verlauf der Handlung sich ein Urteil zu bilden.

Fallbeispiele

Ein Patient berichtet, dass er nachts auf die Toilette gehen wollte. Er habe die Tür geöffnet, uriniert und sich dann wieder ins Bett gelegt. Am Morgen danach musste er jedoch feststellen, dass es nicht die Toilette war, die er während der Schlafwandelepisode benutzt hat, sondern der Kleiderschrank.

Eine Patientin hingegen berichtet, dass sie aufgewacht sei, als sie in der Küche stand und ein belegtes Brot zubereiten wollte. Sie erschrak sehr, weil sie das scharfe Brotmesser in den Händen gehalten habe. Das sei der Anlass gewesen, die Schlafambulanz aufzusuchen.

Entgegen der sprichwörtlichen schlafwandlerischen Sicherheit kommt es doch gelegentlich zu Verletzungen. So berichtet ein weiterer Patient über eine Knöchelfraktur nach einer nächtlichen Wanderung, bei der er mit dem Fuß an einem Regal hängen geblieben sei. (Auch wenn die Augen geöffnet sind, kann es schwierig sein, sich zurechtzufinden, wenn es dunkel ist.)

Eine andere Patientin berichtet über massive blaue Flecken, die beim Versuch entstanden seien, das Dachfenster ihres Schlafzimmers zu öffnen. ◄

7.2.5 Diagnostik

Bei der Diagnostik des Schlafwandelns ist eine ausführliche **Fremdanamnese** sehr wichtig. Zum einen sollte genau erfasst werden, zu welcher Nachtzeit die Schlafwandelepisoden auftreten und ob sie durch aktuell vorliegende Stressoren gehäuft vorkommen. Zum anderen ist wichtig, abzuklären, ob die Person ansprechbar ist und morgens eine weitgehende Amnesie für die nächtlichen Vorgänge vorliegt. Die detaillierte Beschreibung, welche Verhaltensweisen durchgeführt werden, kann zur Abgrenzung gegenüber epileptischen Anfällen wichtige Informationen liefern. Ebenso sollte nach intensivem Traumerleben zu Beginn und während der Schlafwandelepisoden gefragt werden, sodass eine Differenzierung zur REM-Schlaf-Verhaltensstörung möglich ist.

Diagnostische Kriterien des Schlafwandelns gemäß der AASM
Zunächst müssen die alle diagnostischen Kriterien der Aufwachstörung erfüllt sein.

- Wiederkehrende Episoden mit unvollständigem Erwachen aus dem Schlaf (meistens im 1. Drittel des Nachtschlafes).
- Unpassendes oder fehlendes Antwortverhalten auf die Bemühungen von anderen Personen, einzugreifen oder die Person in der Episode in eine andere Richtung zu führen. Die Person kann mehrere Minuten danach noch desorientiert und durcheinander wirken.
- Begrenztes Erleben (z. B. eine einzelne bildhafte Szene) oder keine Gedanken oder Traumbilder im Zusammenhang mit der Episode.
- Teilweise oder vollständige Amnesie für die Episode.
- Die Störung kann nicht besser durch eine andere Schlafstörung, internistische oder neurologische Erkrankung, psychische Erkrankung oder durch Medikamenteneinnahme oder Drogenmissbrauch erklärt werden.

Dazu kommen dann die spezifischen Kriterien für das Schlafwandeln.

- Die Störung erfüllt alle Kriterien der Aufwachstörung (siehe oben).
- Die Episoden sind durch Umherwandeln oder andere komplexe Verhaltensweisen, die außerhalb des Bettes durchgeführt werden, gekennzeichnet.

7.2.6   Schlafmedizinische Diagnostik

In Ergänzung zur Anamnese ist in der Regel eine **Schlaflaboruntersuchung** über 2 Nächte anzuraten, da das Schlafwandeln mit einigen Störungsbildern (Epilepsie, REM-Schlaf-Verhaltensstörung) verwechselt werden könnte.

Aufgrund der „behüteten" Schlaflaborumgebung treten ausgeprägte Schlafwandel-episoden mit Verlassen des Bettes sehr selten im Schlaflabor auf, allerdings kann Verhalten wie Aufsetzen im Bett, Zupfen an der Bettdecke und Ähnliches beobachtet werden. Wird eine normale Polysomnografie-Ausrüstung (kein Telemetriesystem, sondern mit Elektrodenkabeln, die fest mit dem Gerät verbunden sind) verwendet, ist bei solchen Patienten darauf zu achten, dass die Überwachung durch das technische Personal aufmerksam erfolgt, um schnell wecken zu können, wenn die Person beginnt, das Bett zu verlassen. In diesen Fällen dient die Weckung nicht nur dazu, das Abreißen der Elektroden zu verhindern, sondern auch dazu, eine Befragung durchzuführen, um zu prüfen, ob die Person schnell orientiert ist und z. B. weiß, wo sie ist. Ebenso ist eine Videoüberwachung, die mit dem EEG synchronisiert ist, unerlässlich.

Die Schlaflabordiagnostik dient auch dazu, andere Schlafstörungen wie nächtliche Atemregulationsstörungen oder periodische Beinbewegungen im Schlaf als Ursache oder zumindest Auslöser für das Schlafwandeln auszuschließen.

7.2.7   Differenzialdiagnostik

Als wichtigste Differenzialdiagnose ist die **REM-Schlaf-Verhaltensstörung** in Betracht zu ziehen. Es ist nicht immer einfach, die beiden Störungsbilder nur aufgrund der Anamnese voneinander zu differenzieren, sodass eine umfassende Schlaflabordiagnostik bei Erwachsenen fast immer indiziert ist. In der Regel zeigt sich, dass die Person mit der REM-Schlaf-Verhaltensstörung schnell gegen ein Hindernis stößt, weil sie einen Traum vor Augen hat, während der Schlafwandler die Umgebung sieht und herumlaufen kann. (Cave: Bei Dunkelheit ist das Sehen eingeschränkt.) Kommt es zum Aufwachen, kann der Schlafwandler kaum etwas berichten, während bei der REM-Schlaf-Verhaltensstörung in der Regel ein lebhafter Traum erzählt wird, meist mit starken Emotionen und/oder ausgeprägten Körperbewegungen als Teil der Traumhandlung.

Eine weitere Differenzialdiagnose des Schlafwandelns (wie des Pavor nocturnus) stellen nächtliche **epileptische Anfälle** dar. In der Regel sind die Bewegungen beim epileptischen Anfall stereotyp und können in einer Nacht sehr häufig (10-mal oder häufiger) auftreten. Da bei fokalen Anfällen das epileptische Geschehen nicht immer im Oberflächen-EEG zu sehen ist, ist die Videodokumentation bei diesen Patienten von entscheidender Bedeutung.

Bei älteren Menschen können nächtliche **Verwirrtheitszustände,** z. B. bei Demenz oder Schlafmitteleinnahme (Benzodiazepine), mit dem Schlafwandeln verwechselt werden. In der Anamnese bei älteren Menschen mit möglichem Schlafwandeln dürfen die

Erfassung von Medikamenten und das Erfragen möglicher demenzieller Symptome nicht fehlen.

Auch die in letzter Zeit in die Diskussion gekommene **Schlafstörung mit nächtlichem Essen (Sleep-Related Eating Disorder, SRED)** unterscheidet sich zum Teil vom Schlafwandeln. Eine Gruppe von Patienten führt das Essen schlafwandlerisch aus, d. h., sie sind nicht richtig wach. Eine andere Gruppe von Patienten mit dem nächtlichen Essen wacht in der Regel komplett auf, hat eine Erinnerung an das Geschehen und kann nur wieder einschlafen, wenn sie eine Kleinigkeit (Keks, Brot etc.) gegessen haben. Ähnlich wie bei der Insomnie geht es bei der zweiten Gruppe um Konditionierungsvorgänge (Essen wirkt beruhigend und fördert das Einschlafen).

Ein weiteres Störungsbild, das zum Schlafwandeln zugeordnet werden kann, ist die sogenannte **Sexsomnia,** d. h., die schlafwandelnde Person nimmt an sich sexuelle Handlungen vor oder bedrängt die Bettpartnerin oder den Bettpartner. Dieses Verhalten ist den betroffenen Personen sehr unangenehm, weil sie darüber keine Kontrolle haben und es die Beziehung sehr stark belasten kann.

7.2.8 Therapie

Da der Pavor nocturnus und das Schlafwandeln ätiologisch sehr eng miteinander verknüpft sind, sind auch die Behandlungsstrategien sehr ähnlich. Beim Schlafwandeln Erwachsener ist eine Beratung/Behandlung auch dann angezeigt, wenn die Schlafwandelepisoden relativ selten sind oder nur bei Stress auftreten, da die betroffenen Personen sich dadurch belastet fühlen. Hinzu kommt die Verletzungsgefahr durch das Schlafwandeln. Bei Kindern, die häufiger schlafwandeln, empfiehlt es sich neben der Aufklärung auch – wie bei Erwachsenen –, weiterführende therapeutische Schritte zu unternehmen.

> **Therapeutische Schritte beim Schlafwandeln**
> - Information
> - Raumsicherung
> - Informationen zum Umgang Dritter mit der schlafwandelnden Person
> - Schlafhygiene
> - Entspannungsübung vor dem Zubettgehen
> - Vorsatzformeln
> - Psychotherapeutische Maßnahmen

Zunächst sollten die betroffenen Erwachsenen bzw. Eltern der betroffenen Kinder über das Störungsbild **informiert** werden. Oft sind gerade Erwachsene sehr besorgt, weil sie nachts etwas tun, worüber sie keine Kontrolle haben. Es beruhigt die meisten Patienten, wenn sie erfahren, dass das Schlafwandeln (und der Pavor nocturnus, wenn sie gemeinsam auftreten) ein eigenes Störungsbild darstellt und nicht Symptom einer tiefer liegenden psychiatrischen Erkrankung ist. Allein die Tatsache, dass die ungewöhnlichen nächtlichen Aktivitäten einen Namen haben und dem Spezialisten bekannt sind, kann schon zu einer Erleichterung führen. Die anschauliche Erläuterung des Veranlagungs-Stress-Modells hilft den betroffenen Personen, v. a. wenn betont wird, dass schon normaler Stress bei Personen mit entsprechender Veranlagung zum Schlafwandeln führen kann.

Die **Raumsicherung** ist wichtig, da die sprichwörtliche schlafwandlerische Sicherheit eine Legende ist: Viele Erwachsene, die unter Schlafwandeln (und/oder Pavor nocturnus) leiden, haben sich schon einmal verletzt.

Hat die Person die Neigung, die Wohnung zu verlassen, genügt es meist, die Tür abzuschließen und den Schlüssel an einen entfernten Ort zu legen, da die Person während des Schlafwandelns keine komplexen Suchaktionen durchführen kann. Auch Fenster und Türen zu „gefährlichen" Räumen (Küche, Hobbyraum, Heizungskeller) können auf diese Weise gesichert werden. Scharfkantige Möbel oder Gegenstände, die potenziell zu Verletzungen führen können, sollten aus dem Schlafzimmer entfernt werden.

Das **Umfeld** der betroffenen Person sollte **informiert** werden. So können unangenehme Szenen in der Nacht vermieden werden, weil die Personen aus dem Umfeld wissen, dass es am besten ist, die Person ruhig anzusprechen und sanft ins Bett zurückzubringen. Das Wecken ist nur in Fällen anzuraten, in denen die Person sich oder andere gefährdet. Das Wissen, dass die schlafwandelnde Person nicht im Vollbesitz ihrer geistigen Kräfte ist, ist wichtig, um zu verstehen, warum z. B. auch sehr enge Bezugspersonen nachts nicht erkannt werden und – wie bereits erwähnt – die schlafwandlerischen Aktivitäten teilweise sehr skurril erscheinen.

Wichtig im Umgang mit dem Schlafwandeln ist, wie beim Pavor nocturnus, die **Schlafhygiene.** Regelmäßige Bettzeiten und das Vermeiden von Schlafdefiziten sind zu empfehlen. Nur mäßiger Alkoholgenuss oder Alkoholkarenz sind anzuraten. Ein kurzes Nickerchen am Tage kann den Schlafdruck der nächsten Nacht abbauen und so die Wahrscheinlichkeit für eine Schlafwandelepisode senken.

Im Hinblick auf das Veranlagungs-Stress-Modell ist es wichtig, **Stress** zu **reduzieren**. Für Erwachsene empfiehlt sich das Erlernen einer Entspannungstechnik, z. B. autogenes Training oder progressive Muskelentspannung nach Jacobson. Beim autogenen Training soll vor dem Zubettgehen im Sitzen geübt werden, um zu verhindern, dass der Patient schon vor dem Ende der Übung einschläft. Das Trainingsziel, der entspannte Schlaf, würde sonst nicht erreicht. Durch regelmäßiges Üben lernt der Körper, entspannter den Schlaf zu beginnen, und Beeinflussungen durch Alltagsstress werden vermindert. Die Häufigkeit des Schlafwandelns kann deutlich gesenkt werden. Auch bei Kindern ab ca. 6 Jahren kann eine kindgerechte Entspannungstechnik sehr hilfreich sein (Abschn. 7.1.8).

Im Zusammenhang mit autogenem Training gibt es eine Technik, die in Einzelfällen schon Effekte gezeigt hat: das Trainieren von **Vorsatzformeln** von . Hierbei stellt sich der Betroffene im Anschluss an die Instruktionen des Entspannungsverfahrens einen Satz vor, z. B. „Wenn die Füße den Boden berühren, wache ich vollständig auf". Dieses innerliche Vorsprechen des Satzes wird dann auch durch bildhafte Vorstellungen ausgemalt. So wird der Körper auf eine neue Verhaltensweise trainiert, die dann nachts das Schlafwandeln beenden kann. Allerdings liegen zur Wirksamkeit dieses Ansatzes nur wenige Berichte vor.

Nur für den Fall, dass die oben aufgeführten Empfehlungen nicht erfolgreich sind, empfiehlt sich v. a. bei Erwachsenen eine weiterführende **kognitive Verhaltenstherapie.** Diese arbeitet am Umgang mit Stresssituationen und den damit verbundenen Gedanken und Gefühlen sowie dem Erlernen von konkreten Strategien, mit solchen Belastungssituationen umzugehen.

Unbefriedigend ist die Datenlage zur **medikamentösen Therapie.** Auch wenn in Einzelfällen die Gabe von Benzodiazepinen (Clonazepam, Diazepam, trizyklische Antidepressiva) positive Effekte gezeigt hat, fehlen evidenzbasierte Empfehlungen völlig. Eine längerfristige Medikation scheint nur in Ausnahmefällen sinnvoll.

7.3   Albträume

7.3.1   Definitionen

Albträume sind stark negativ getönte Träume, die meist zum Erwachen führen. Davon werden belastende Träume oder Angstträume unterschieden, die ebenfalls starke negative Gefühle aufweisen, jedoch nicht direkt zum Erwachen führen.

Für die träumende Person ist diese Unterscheidung allerdings nicht immer einfach zu treffen. Bei manchen Trauminhalten, z. B. Fallträumen, erscheint es offensichtlich, da man unmittelbar vor dem Aufschlagen erwacht. Bei komplexeren Träumen (Verfolgung, Tod nahestehender Personen) ist es jedoch häufig schwer zu entscheiden, ob das Erwachen unabhängig vom Inhalt aufgetreten ist oder durch die starke Emotion des Traumes ausgelöst wurde. Deshalb wurde bei den diagnostischen Kriterien (Abschn. 7.3.5) mehr Wert auf die Belastung durch die Albträume gelegt als auf das Aufwachen durch den Traum.

7.3.2   Ätiologie und Pathophysiologie

Während man im 19. Jahrhundert davon ausging, dass Atemnot oder auch ein schweres Essen Albträume verursachen können, geht man hinsichtlich der Ätiologie heute von einem **Veranlagungs-Stress-Modell** aus.

Entstehungsfaktoren von Albträumen

- Genetische Faktoren
- Persönlichkeitsdimension, sog. dünne Grenzen
- Neurotizismus, Ängstlichkeit
- Stress
- Trauma
- Medikamente

Dazu kommen aufrechterhaltende Faktoren (kognitive Vermeidung)

Eine große finnische Zwillingsstudie belegt einen **genetischen Einfluss** für das Auftreten von belastenden Albträumen im Erwachsenenalter. Weiterführende genetische Studien (GWAS) sind in Arbeit, bislang jedoch noch nicht publiziert.

Ebenfalls in den Veranlagungsbereich sind die Forschungsarbeiten von Ernest Hartmann einzuordnen, der bei Personen mit häufigen Albträumen eine Persönlichkeitseigenschaft, die sog. **dünnen Grenzen,** beschrieb. Personen mit dünnen Grenzen können sich schlecht gegen Reize von außen abgrenzen, haben ungewöhnliche Sinneserfahrungen und intensive und konfliktreiche Beziehungen, sind jedoch auch sehr kreativ und sensibel.

Der Zusammenhang mit **Ängstlichkeit** und **Neurotizismus** (emotionaler Labilität) liegt auf der Hand, da die Kontinuitätshypothese des Träumens vorhersagt, dass sich das Wachleben im Traum widerspiegelt. Angsterlebnisse und andere negative Gefühle am Tage führen zu mehr Albträumen. Dazu passt auch, dass aktueller **Stress** (beruflich, partnerschaftlich etc.) zu einer deutlichen Erhöhung der Albtraumhäufigkeit führt.

Das Erleben eines **Traumas,** wie z. B. sexueller Missbrauch, Kriegserlebnisse, Gewalttaten oder ein Autounfall mit schweren Verletzungen, kann zum Vollbild der posttraumatischen Belastungsstörung führen. Hierbei stellen ereignisbezogene Albträume eines der Kernsymptome dar. Allerdings ist auch bei Personen, die nicht das Vollbild einer posttraumatischen Belastungsstörung entwickeln, häufig die Häufigkeit von Albträumen erhöht, dabei kann es sich sowohl um nicht traumabezogene Inhalte als auch um traumabezogene Inhalte (oder beides) handeln.

Eine weitere mögliche Ursache für Albträume sind **Medikamente,** wie z. B. L-Dopa (Parkinsonmedikament), Serotonin-Wiederaufnahmehemmer (Antidepressiva), Donepezil (Antidementivum) und einige Blutdruckmittel.

Der Entstehung von Albträumen liegt also ein Wechselspiel von Veranlagung und aktuellen Stressoren zugrunde. Gerade im Hinblick auf die Therapie ist es jedoch sehr wichtig, einen weiteren Faktor, der die Störung aufrechterhalten kann, zu berücksichtigen: die **Vermeidung.** In vielen Albträumen spielt Angst eine wesentliche Rolle, z. B. bei Verfolgungsträumen, bei denen das Traum-Ich davonläuft. Aus der Forschung zu Angststörungen, z. B. Spinnenphobie, weiß man, dass der Wunsch nach Vermeidung von Angst dazu beiträgt, dass die Angst bestehen bleibt oder sich sogar noch verstärkt, weil sich eine Angst vor der Angst entwickelt. Nur die Konfrontation und Bewältigung der Ängste führt zu einer langfristigen Besserung. Bei Albträumen wird diese Vermeidungsstrategie häufig angewendet, z. B. mit dem Satz: „Das ist nur ein Traum." Viele Menschen versuchen, die belastenden Träume so schnell wie möglich zu vergessen. Dadurch kommt es jedoch nicht zu einer aktiven Auseinandersetzung mit den Angstgefühlen und somit zu einer Wiederkehr der Albträume.

7.3.3 Epidemiologie

Albträume sind ein Phänomen, das fast jeder Mensch schon einmal in Kindheit oder Jugend erlebt hat. Der Gipfel liegt zwischen dem 6. und 10. Lebensjahr. Circa 5 % der Kinder haben 1-mal pro Woche oder häufiger Albträume. Auch wenn Albträume bei Kindern häufiger auftreten, zeigen Studien, dass auch ca. 5 % der Erwachsenen angeben, unter Albträumen zu leiden. Frauen sind häufiger betroffen als Männer. Die Häufigkeit nimmt in Querschnittsstudien mit dem Alter ab, sodass junge Erwachsene häufiger über Albträume berichten als ältere Menschen.

7.3.4 Klinisches Bild

In der Praxis werden 3 Phänomene, die mit nächtlichem Erwachen und Angst verbunden sind, unterschieden (Tab. 7.1).

Tab. 7.1 Unterschiedliche Formen nächtlichen Erwachens mit Angst

Merkmal	Pavor nocturnus	Albträume	Posttraumatische Wiederholungen
Aufwachzeitpunkt	Vorwiegend 1. Nachthälfte	Vorwiegend 2. Nachthälfte	Sowohl als auch
Schlafstadium	Tiefschlaf	REM-Schlaf	REM- und NonREM-Schlaf
Physiologische Angstreaktion	Sehr stark	Moderat	Stark bis sehr stark
Trauminhalt	Fast kein Inhalt, vereinzelte Bilder	Detaillierter Traum	Relativ direkte Wiederholung des Traumas
Orientierung nach dem Erwachen	Kaum orientiert, nicht ansprechbar	Häufig voll orientiert, Traumangst kann weiter bestehen	Häufig voll orientiert, starke Nachwirkung
Erinnerung am Morgen	Ganz selten Erinnerung	Gute Erinnerung an die Träume	Gute Erinnerung an die Wiederholungen

Beim Pavor nocturnus (Abschn. 7.1), dem Aufschrecken aus dem Tiefschlaf, ist die Person kaum orientiert und erinnert sich nicht an das Geschehen. Albträume hingegen werden sehr **gut erinnert,** da die Patienten aus dem stark emotionalen Traum heraus erwachen.

Typische **Inhalte** von Albträumen bei Kindern und Jugendlichen sind

- Verfolgung (50 %),
- eigener Tod oder Verletzung (20 %),
- Tod oder Verletzung anderer (15 %) und
- das Fallen ins Bodenlose (10 %).

Auch wenn detaillierte Studien zum Inhalt von Albträumen bei Erwachsenen noch ausstehen, sind die häufigsten Themen Fallen, Verfolgung, Gelähmtsein, Zu-spät-Kommen und der Tod nahestehender Personen.

Albträume treten vorwiegend in der 2. Nachthälfte auf, weil hier die **REM-Schlafphasen** länger und die Träume intensiver sind als zu Beginn der Nacht.

Die vegetative **Angstreaktion** ist moderat im Vergleich zum Pavor nocturnus. Gerade bei Kindern kann die Angst, die im Traum aufgetreten ist, nach dem Erwachen bestehen bleiben, obwohl sie in der Regel nach dem Aufwachen voll orientiert sind. Diese Angst kann das Wiedereinschlafen nach dem Albtraum massiv erschweren.

Von den Albträumen werden die sog. posttraumatischen Wiederholungen unterschieden. Die Träume ähneln sehr stark dem erlebten Trauma (z. B. Kriegserlebnisse, sexueller Missbrauch, Naturkatastrophe etc.) und können unabhängig von den Schlafstadien während der ganzen Nacht auftreten. Posttraumatische Wiederholungen sind vergleichbar mit Flashbacks, d. h. Wiederholungen der traumatischen Erfahrung, die während des Tages auftreten (siehe auch Abschn. 10.2.1)

▶ **Praxistipp** Albträume jedoch treten als klassische Parasomnie des REM-Schlafes vermehrt in der 2. Nachthälfte auf, während die Aufwachstörungen Pavor nocturnus und Schlafwandeln aus dem Tiefschlaf heraus auftreten, d. h. das Ereignis betrifft in der Regel die 1. Nachthälfte. Die Person ist nach dem Aufwachen aus dem Albtraum in der Regel rasch orientiert und kann den Trauminhalt gut wiedergeben. Beim Pavor nocturnus bzw. Schlafwandeln ist die Person, falls sie geweckt wird, kaum orientiert und das Ereignis wird selten erinnert.

7.3.5 Diagnostik

Für die Diagnostik von Albträumen ist eine umfassende **Schlafanamnese** in der Regel ausreichend, wenn keine Hinweise auf das Auftreten von anderen Parasomnien (Pavor nocturnus) und ein Ausagieren der Träume (REM-Schlaf-Verhaltensstörung) genannt werden (Abschn. 7.3.7). Bezüglich der Ätiologie muss nachgefragt werden, seit wann die Albträume bestehen (Veranlagung) und ob aktuelle Stressoren vorhanden sind. Auch das genaue Erfassen der aktuellen Medikation ist wichtig, um zu erkennen, ob hier ein Zusammenhang vorliegen könnte.

Diagnostische Kriterien der Albtraumstörung gemäß der AASM

A. Wiederkehrendes Auftreten von längeren, extrem unangenehmen und gut erinnerten Träumen, die üblicherweise eine Bedrohung des Überlebens, der Sicherheit oder der physischen Unversehrtheit beinhalten.

B. Nach dem Aufwachen aus dem unangenehmen Traum ist die Person schnell orientiert und vollständig wach.

C. Die Traumerlebnisse oder die durch das Aufwachen aus Albträumen verursachte Schlafstörung führen zu einer klinisch bedeutsamen Belastung oder Einschränkung in sozialen, beruflichen oder anderen wichtigen Funktionsbereichen. Das heißt, mindestens eines der folgenden Symptome sollte berichtet werden:

– Stimmungsbeeinträchtigung (z. B. Weiterbestehen der im Albtraum erlebten Emotion, Angst, Missmut)

– Widerstand gegen das Schlafen (z. B. Angst vor dem Zubettgehen, Angst zu schlafen, weil dann Albträume auftreten könnten)

– Beeinträchtigung der kognitiven Leistungsfähigkeit (z. B. durch sich aufdrängende Albtraumbilder, eingeschränkte Konzentration, beeinträchtige Gedächtnisfähigkeit)

– Negativer Effekt auf betreuende Personen oder Familienklima (z. B. durch die Störungen in der Nacht)

– Verhaltensprobleme (z. B. vermeiden, ins Bett zu gehen, Angst vor Dunkelheit)

– Tagesschläfrigkeit

– Abgeschlagenheit, wenig Energie

– Eingeschränkte berufliche Leistungsfähigkeit oder Probleme bei der Ausbildung

– Probleme in sozialen und zwischenmenschlichen Interaktionen

7.3.6 Schlafmedizinische Diagnostik

Eine apparative schlafmedizinische Diagnostik ist bei der Diagnose Albträume in der Regel nicht indiziert. Wie bereits ausgeführt, ist es jedoch nicht immer einfach, das Vorliegen anderer Parasomnien (Pavor nocturnus, REM-Schlafverhaltensstörung) sicher abzugrenzen, sodass im Zweifelsfall eine Abklärung im Schlaflabor doch sinnvoll sein kann.

Die Erfahrungen sowie Studienergebnisse belegen jedoch, dass Albträume im Schlaflabor wesentlich seltener auftreten als zu Hause, wieder ein Grund die polysomnografische Untersuchung nur für differenzialdiagnostische Zwecke durchzuführen. Besonders beim Vorliegen von posttraumatischen Albträumen sollte bei Hinweisen auf nächtliche Atemregulationsstörungen und/oder periodische Beinbewegungen im Schlaf eine schlafmedizinische Abklärung erfolgen, da einige Studien belegen, dass diese beiden Erkrankungen bei Patienten mit posttraumatischer Belastungsstörung häufiger als in der Normalbevölkerung auftreten.

7.3.7 Differenzialdiagnostik

Die Albträume sind abzugrenzen vom **Pavor nocturnus,** der in der Regel in der 1. Nachthälfte auftritt und kaum erinnert wird (Tab. 7.1). Die Differenzierung ist nicht nur aus ätiologischer Sicht wichtig, da der für Albträume nachfolgend beschriebene Behandlungsansatz für NonREM-Parasomnien wie den Pavor nocturnus nicht effektiv ist.

In der Regel einfach abzugrenzen sind nächtliche **Panikattacken,** die auch aus einem Albtraum heraus entstehen können, doch hier erreicht die Angst/Panik ihren Höhepunkt erst im Wachzustand und ist von entsprechenden Gedanken (Todesangst etc.) begleitet. Obwohl bei den meisten Patienten mit einer Panikstörung sowohl tagsüber als auch nachts Panikattacken auftreten, werden in der Praxis auch immer wieder Fälle berichtet, bei denen die Patienten nur nachts Panikattacken aufweisen. Diese sollten einer entsprechenden kognitiven Verhaltenstherapie als Behandlung der Wahl zugeführt werden.

Wenn der Patient oder das Umfeld des Patienten berichtet, dass es im Rahmen von Albträumen zu starkem Ausagieren während des Traumes kommt, ist an eine **REM-Schlaf-Verhaltensstörung** zu denken und eine Polysomnografie (PSG) inklusive Videodokumentation einzuleiten. Charakteristisch ist hierbei das fehlende Absinken des Muskeltonus im REM-Schlaf (Abschn. 7.4).

Bei regelmäßigem Auftreten von Albträumen, besonders wenn diese wiederkehrende Inhalte haben, ist die **posttraumatische Belastungsstörung** als Differenzialdiagnose in Betracht zu ziehen. Die Abgrenzung ist nicht immer einfach, da auch schwere Traumata nicht immer zum Vollbild der posttraumatischen Belastungsstörung führen. In diesen Fällen können Albträume den hauptsächlichen Nacheffekt des Traumas darstellen. Wichtige Symptome der posttraumatischen Belastungsstörung sind

- das Auftreten von Intrusionen am Tage (Gedanken, Flashbacks),
- bewusstes Vermeiden von Aktivitäten, Orten und Personen, die die Erinnerung an das Trauma hervorrufen könnten,
- eingeschränkte Bandbreite des Affekts (z. B. Unfähigkeit, zärtliche Gefühle zu empfinden) und
- das Gefühl einer eingeschränkten Zukunft.

An vielen psychiatrischen und/oder psychosomatischen Kliniken existieren heute Spezialambulanzen für Personen mit traumatischen Erfahrungen. Sollte eine solche Einrichtung nicht im Einzugsbereich sein, kann die betroffene Person zur Diagnostik an einen niedergelassenen Facharzt für Psychiatrie und Psychotherapie weiter verwiesen werden.

Das therapeutische Vorgehen (Abschn. 7.3.8) ist jedoch für klassische Albträume und posttraumatische Albträume vergleichbar. Die Albtraumbehandlung bei der posttraumatischen Belastungsstörung ist jedoch als Ergänzung zu einer entsprechenden psychotherapeutischen Behandlung zu sehen.

7.3.8   Therapie

Als behandlungsbedürftig werden Albträume dann eingeschätzt, wenn sie 1-mal pro Woche oder häufiger auftreten, insbesondere dann, wenn sich die starke Belastung durch die Träume in einem Auftreten von Angst vor dem Einschlafen zeigt und/oder das Tagesbefinden durch die Albträume beeinträchtigt ist. Dann liegt in der Regel eine Albtraumstörung vor.

Aus dem Bereich der Verhaltenstherapie liegen kontrollierte Studien zur Effektivität der **systematischen Desensibilisierung** vor. Hierbei wird nach dem Erlernen eines Entspannungsverfahrens der Patient mit der Albtraumangst stufenweise in der Vorstellung (im Wachzustand) konfrontiert. Ziel ist, sich die Angst des Albtraums vorzustellen, ohne das körperliche Gefühl der Entspannung zu verlieren.

Die bis heute effektivste und am einfachsten anwendbare Methode zur Behandlung von Albträumen wurde jedoch von Barry Krakow und Mitarbeitern entwickelt und in vielen Studien getestet. Der Ansatz wird als **Imagery Rehearsal Treatment, Vorstellungstraining,** bezeichnet und besteht im Wesentlichen aus 3 Schritten:

- **Konfrontation:** Aufschreiben oder Zeichnen des Traumes,
- **Bewältigung der Albtraumsituation:** neues Traumende schreiben bzw. das Bild so ergänzen, dass die Angst reduziert wird,
- **Trainieren der Bewältigungsstrategie:** Der neue „Traum" wird über 2 Wochen 1-mal pro Tag ca. 5–10 min in der Vorstellung durchgegangen.

Mit einem sehr geringen Zeitaufwand von 1–2 Sitzungen, die auch in Kleingruppen stattfinden können, kann das Therapieprinzip vermittelt werden, um dann möglichst konkret anhand eines Albtraums aus der jüngsten Vergangenheit die einzelnen Schritte durchzugehen. Nachdem die Person den Traum erzählt hat, wird sie angeregt, sich ein neues Ende vorzustellen.

Bei Kindern ist das Zeichnen des wichtigsten Traumbildes das Mittel der Wahl. Dann wird die Frage gestellt, was das Kind in dem Bild ergänzen kann, damit es weniger Angst hat. Dabei ist es für den Fachmann wichtig, keine eigenen Vorschläge einzubringen, da es darum geht, das Lösungspotenzial des Kindes anzuregen. Nur wenn die Lösung nicht aktiv bzw. konstruktiv ist, wird nachgehakt und nach weiteren Vorschlägen zur Lösung der Albtraumsituation gefragt. Wenn die Person z. B. Verstecken oder Wegfliegen vorschlägt, wird nachgefragt, ob es noch andere Möglichkeiten gibt, da solche Verhaltensweisen nur kurzfristig zur Angstminderung führen und die Angst meist wieder auftaucht. (Der Verfolger kann die Person doch finden oder auch fliegen.) Deshalb sind konstruktive Ansätze wie „der Gefahr ins Auge schauen" oder „jemanden um Hilfe bitten" in vielen Fällen günstiger und langfristig effektiver.

Ist eine Bewältigungsstrategie für den Traum entwickelt worden, wird der Betroffene gebeten, den neuen „Traum" niederzuschreiben und ihn in den nächsten 2 Wochen 1-mal pro Tag für ca. 5–10 min nochmals durchzugehen. Dabei soll die Person sich möglichst konkret und bildlich vorstellen, die neue Verhaltensweise auszuführen, z. B. nicht mehr wegzulaufen, sondern sich der bedrohlichen Figur entgegenzustellen. Bei weiterem Bestehen von Albträumen wird nach 2 Wochen ein weiterer Traum bearbeitet.

Interessanterweise zeigen die Erfahrungen zu dieser Therapieform, dass nicht nur die Albträume, die für das Üben ausgewählt wurden, sich verändern, sondern auch Träume mit anderen belastenden Themen. Die Vorstellung hierbei ist, dass das allgemeine Prinzip „Angstsituation heißt Suchen nach Bewältigungsstrategien" gelernt wird, sodass das Traum-Ich auch in anderen Situationen selbstbewusster auftritt.

Fallbeispiel

Eine 22-jährige Frau stellt sich in der Schlafambulanz wegen seit Monaten fast nächtlich auftretender Albträume vor.

Die Anamnese ergibt auch Hinweise auf vereinzelte Pavor-nocturnus-Anfälle. Die Patientin erzählt, dass sie in fremder Umgebung oft sehr schlecht schlafe. Die Schlaflabordiagnostik ist abgesehen von einer niedrigen Schlafeffizienz jedoch unauffällig, Albträume oder Pavor nocturnus treten in den 2 Untersuchungsnächten im Schlaflabor nicht auf. Mithilfe eines Fragebogens zeigt sich, dass sowohl die subjektive Schlafqualität als auch das Gefühl des Erholtseins am Morgen kaum reduziert sind, allerdings leidet die Patientin unter deutlich erhöhter Tagesmüdigkeit. In der 1. Sitzung berichtet die Patientin von einem aktuellen Konflikt in ihrer Familie, der zum Abbruch des Kontaktes geführt habe.

Wir erläutern ihr das Therapieprinzip der Konfrontation und der Bewältigung der Albtraumsituation und zeigen ihr den Vergleich mit der Behandlung von Ängsten im Allgemeinen auf, was die Patientin gut nachvollziehen kann.

Im Albtraum der Nacht vor dem ambulanten Gespräch befand sich die Patientin in der Umkleidekabine eines Fitnessstudios. Zunächst war die ganze Familie da, dann war die Mutter im Vordergrund und beschimpfte und kritisierte sie. Sie fühlte sich sehr hilflos gegenüber den Anschuldigungen.

Auf die Frage, wie sie einen solchen Traum ändern könne, macht die Patientin mehrere Vorschläge, etwa das Ignorieren der Mutter, aber auch aktives Handeln wie das Ausdrücken eigener Bedürfnisse. Der neue „Traum" beinhaltete das aktive Gegenübertreten und den Satz: „Ich komme gut mit meinem Leben zurecht."

In der nächsten Sitzung 2 Wochen später berichtet die Patientin, dass sie eine Woche regelmäßig mit dem „neuen" Traum geübt habe. Träume, in denen die Mutter vorkommt, seien seit der 1. Sitzung jedoch nicht mehr aufgetreten. Dagegen seien mehrere andere negative Träume aufgetreten, auch ein seit Jahren bekannter Wiederholungstraum: Die Träumerin befindet sich in der Küche im Haus ihrer Großmutter. Die Stimmung ist zunächst angenehm. Doch dann bemerkt sie eine Bedrohung von außen, eine Bedrohung, die ins Haus kommen könnte. Die Szene wandelt sich, die Träumerin befindet sich in einem weißen Raum mit freundlichen Fabelwesen. Zwei dieser Wesen ermuntern sie, der Bedrohung da draußen entgegenzutreten. Dies solle sie allein tun. Die Patientin erwachte aus dem Traum, bevor sie die Tür öffnete, gegen 5 Uhr und spürte die Angst des Traumes noch deutlich.

Nach einem Gespräch über die Elemente des Traumes (etwa die Beziehung zur Großmutter) wird die Patientin wieder gebeten, sich ein neues Ende auszudenken. Die Patientin stellt sich vor, wie sie mit Unterstützung der freundlichen Fabelwesen den Entschluss fasst, der Bedrohung entgegenzutreten.

In der Nachbesprechung weitere 2 Wochen später gibt die Patientin an, keine Albträume mehr gehabt zu haben und dass sich in den erinnerten anderen Träumen neue Verhaltensmuster zeigten. Die Träumerin fühlt sich im Umgang mit anderen Traumpersonen selbstsicherer und kann ihre Bedürfnisse ausdrücken. Ebenso berichtet sie von einer Besserung der Tagesmüdigkeit.

Trotz der unveränderten aktuellen Stressoren (Situation mit der Kernfamilie blieb unverändert) konnte die Intervention die Albträume reduzieren, indem das Traum-Ich gestärkt wurde. Die negativen Auswirkungen des Stresses auf die Träume und den Schlaf wurden deutlich reduziert. ◄

In mehreren kontrollierten Studien konnte die Gruppe um Barry Krakow zeigen, dass dieser einfache Behandlungsansatz auch bei Personen wirkt, die seit vielen Jahren unter Albträumen litten und viele verschiedene psychotherapeutische und/oder pharmakologische Behandlungsversuche unternommen hatten. Auch in einer Gruppe von Patientinnen, die aufgrund einer erlebten Vergewaltigung unter Albträumen litten, war der Behandlungsansatz effektiv. Da das Therapieprinzip mit Konfrontation und Bewältigung für viele Patienten einfach nachvollziehbar ist, lässt sich die Imagery-Rehearsal-Methode auch sehr gut im schlafmedizinischen Alltag umsetzen. Eine eigene Telefonberatungsstudie (Dauer: ca. 30 min) in der Coronazeit hat bei ca. 80 % der Teilnehmenden zu einer deutlichen Abnahme der Albtraumbelastung geführt.

Während die Effektivität dieser verhaltenstherapeutischen Ansätze gut dokumentiert ist, haben sich **Medikamente,** die den REM-Schlaf unterdrücken (z. B. trizyklische Antidepressiva), oder Benzodiazepine als wenig effektiv in der Therapie von Albträumen erwiesen. Eine Ausnahme bilden die positiven Effekte von Prazosin oder vergleichbaren Substanzen wie Doxazosin und Terazosin auf die Häufigkeit von posttraumatischen Albträumen, die innerhalb einer posttraumatischen Belastungsstörung auftreten.

7.4   REM-Schlaf-Verhaltensstörung

7.4.1   Definitionen

Bei der REM-Schlaf-Verhaltensstörung kommt es zum Ausagieren von Träumen, meist sind es intensive Träume mit ausgeprägten Körperbewegungen. Es kommt zu massiven Bewegungen im Bett und auch zum Verlassen des Bettes. Die Verletzungsgefahr ist groß, da die Person den Traum vor dem inneren Auge hat und die tatsächliche Schlafumgebung kaum wahrnimmt.

7.4.2   Ätiologie und Pathophysiologie

Die REM-Schlaf-Verhaltensstörung ist stark mit neurodegenerativen Erkrankungen, wie z. B. dem Morbus Parkinson oder der Lewy-Körperchen-Demenz, assoziiert, d. h., Patienten mit einer REM-Schlaf-Verhaltensstörung entwickeln nach 10–15 Jahren mit sehr hoher Wahrscheinlichkeit eine neurodegenerative Erkrankung. Daher geht man davon aus, dass es sich um einen speziellen Verlauf einer neurodegenerativen Erkrankung handelt, die als 1. Symptom den Untergang der muskeltonushemmenden Areale im Hirnstamm aufweist.

7.4.3   Epidemiologie

Die Störung tritt sehr selten auf, deutlich unter 1 % in der Gesamtbevölkerung. Am häufigsten sind Männer ab dem 50. Lebensjahr betroffen. Bei Parkinsonpatienten tritt die REM-Schlaf-Verhaltensstörung bei mindestens einem Drittel der Patienten auf, bei anderen degenerativen Erkrankungen wie der multiplen Systematrophie ist der Prozentsatz noch höher. Auch bei Patienten mit Narkolepsie ist ein erhöhtes Auftreten der REM-Schlafverhaltensstörung beobachtet worden (hier ist jedoch eine andere Pathophysiologie zu vermuten). Fast alle Patienten mit einer REM-Schlaf-Verhaltensstörung entwickeln im Verlauf (durchschnittlich innerhalb von 13 Jahren) eine neurodegenerative Erkrankung.

7.4.4   Klinisches Bild

Die folgenden Beispiele zeigen eindrücklich die Probleme, die mit der REM-Schlaf-Verhaltensstörung einhergehen.

Fallbeispiele

Ein 67-jähriger Mann berichtet folgenden Traum: „Ich war ein Halfback, der Football spielte. Und nachdem der Quarterback den Ball aus dem Zentrum bekommen hatte, spielte er ihn nach außen zu mir und von mir wurde erwartet, nach vorne zu laufen.

Da wartete dieser 140 kg schwere Gegner und nach den Regeln stieß ich ihn mit der Schulter aus dem Weg. Als ich zu mir kam, stand ich vor der Kommode und hatte alles, Lampen, Spiegel, hinuntergefegt, bin mit dem Kopf gegen die Wand gestoßen und mit dem Knie gegen die Kommode."

Ein Patient unserer Ambulanz berichtete von einem Traum, in dem seine Frau das gemeinsame Auto steuerte. Während des Fahrens verlor sie den Überblick und der Patient versuchte, durch eine Armbewegung das Lenkrad zu ergreifen. Als er aufwachte, hatte er seine Frau, die ruhig neben ihm im Bett lag, mit dem Arm ins Gesicht getroffen. ◄

Die traumassoziierten Bewegungen sind durch den Verlust der Muskeltonusblockade, die beim gesunden Schläfer während des REM-Schlafes vorliegt, zu erklären. Auch wenn in Laborstudien nachgewiesen werden konnte, dass minimale Muskelpotenziale in den Extremitäten in Verbindung mit dem Traumerleben auftreten können, werden die ausgehenden Nervensignale des motorischen Kortex im Rückenmark durch ein Zentrum im Hirnstamm stark gehemmt, um das Mitbewegen mit den Traumbildern zu unterbinden. Michel Jouvet, ein französischer Schlafforscher, hatte in den 1960er- und 70er-Jahren Katzen im Schlaf untersucht, bei denen diese Zentren, die für die Hemmung zuständig sind, durch eine Operation zerstört wurden. Auch diese Katzen zeigten während des REM-Schlafes Verhalten wie Putzen, Beute jagen, Abwehrverhalten. Sie wiesen also eine künstlich erzeugte REM-Schlaf-Verhaltensstörung auf.

Die Trauminhalte dieser Patienten werden häufig als aggressiv oder intensiv (Körperbewegungen) beschrieben. Allerdings fehlen bisher Studien, die normale, d. h. nicht ausagierte Träume dieser Personen untersuchen. Es scheint plausibel, dass Träume mit intensiven Bewegungen, welche die geschwächte Muskeltonusunterdrückung am leichtesten überwinden, die Spitze des Eisberges darstellen, während die normalen Träume noch gut gehemmt werden und daher keine massiven Bewegungen aufweisen. Da dann keine Weckung durch das Ausagieren und keine Verletzungen auftreten, werden die normalen Träume nicht erinnert.

7.4.5 Diagnostik

Zunächst muss in der **Anamnese** geklärt werden, ob intensive Trauminhalte durch die Bewegungen ausagiert werden (Abschn. 7.4.4, Fallbeispiel). Dies dient der Abgrenzung gegenüber dem Schlafwandeln, bei dem zwar einzelne Gedanken und Vorstellungen berichtet werden, jedoch kein intensives Traumerleben.

Da die REM-Schlaf-Verhaltensstörung darüber hinaus etwas häufiger bei Narkolepsiepatienten auftritt, sollten narkoleptische Symptome (Einschlafneigung, Kataplexien, Schlafparalysen) abgefragt und ggf. eine entsprechende Diagnostik eingeleitet werden (Multipler Schlaflatenz-Test). Auch bei der Einnahme von Psychopharmaka, z. B. Serotonin-Wiederaufnahmehemmern, wurde ein traumassoziiertes Ausagieren beschrieben, sodass eine Medikamentenanamnese nicht fehlen darf.

Im Sinne der weiterführenden Diagnostik muss abgeklärt werden, ob die REM-Schlaf-Verhaltensstörung im Rahmen einer neurogenerativen Erkrankung wie dem Morbus Parkinson, Demenz mit Lewy-Körperchen und multiple Systematrophie auftritt.

Eine umfassende **neurologische Untersuchung** ist dringend erforderlich, eine regelmäßige Kontrolle im Verlauf durch einen Facharzt für Neurologie ist von besonderer Bedeutung.

Diagnostische Kriterien der REM-Schlaf-Verhaltensstörung gemäß der AASM

- Wiederholte Episoden von schlafbezogenen Vokalisationen und/oder komplexem motorischen Verhalten. Diese stehen im Zusammenhang mit gleichzeitig auftretendem Traumerleben, sodass von einem „Ausagieren der Träume" gesprochen werden kann.
- Diese Verhaltensweisen treten im REM-Schlaf auf, entweder polysomnografisch dokumentiert oder aufgrund der klinischen Anamnese hoch wahrscheinlich im REM-Schlaf auftretend.
- Die polysomnografische Aufzeichnung bestätigt das Vorliegen von REM-Schlaf ohne Atonie (gemäß der letzten Version des Scoringmanuals der American Association of Sleep Medicine [AASM]).
- Die Störung kann nicht besser durch eine andere Schlafstörung, internistische oder neurologische Erkrankung, psychische Erkrankung oder durch Medikamenteneinnahme oder Drogenmissbrauch erklärt werden.

Anmerkungen

Wenn die Krankheitsgeschichte mit hoher Wahrscheinlichkeit auf eine REM-Schlaf-Verhaltensstörung schließen lässt, aber die Kriterien für eine Atonie im REM-Schlaf (siehe Kap. 2) nur teilweise erfüllt sind, kann eine vorläufige Diagnose gestellt werden. Da Medikamente eine bestehende REM-Schlaf-Verhaltensstörung demaskieren, wird in der Regel die Diagnose auch gestellt, wenn die REM-Schlaf-Verhaltensstörung in Zusammenhang mit einer Medikamenteneinnahme aufgetreten ist.

7.4.6 Schlafmedizinische Diagnostik

In Ergänzung zur Anamnese ist immer eine **Schlaflaboruntersuchung** über 2 Nächte durchzuführen, um die Diagnose zu sichern und da einige Störungsbilder (Abschn. 7.4.7) mit der REM-Schlaf-Verhaltensstörung verwechselt werden können. Ähnlich wie bei den Albträumen und den NonREM-Parasomnien ist die Wahrscheinlichkeit, eine aktive Episode mit ausagierten Träumen im Schlaflabor messen zu können, relativ gering. Dies liegt zum einen daran, dass die Häufigkeit von ausagierten Träumen auch in der häuslichen Situation sehr gering ist und die behütete Schlafumgebung dazu führt, dass die intensiven Träume (die Spitze des Eisberges) seltener auftreten.

Dennoch weisen diese Patienten in der PSG Besonderheiten auf. Der **Muskeltonus** (Grundspannung, die in der Regel am Kinn gemessen wird) ist während der REM-Schlafphase deutlich erhöht (bei Gesunden wird während des REM-Schlafes das Minimum des Muskeltonus erreicht). Als Referenzwert wird das Minimum der Muskelspannung während des NonREM-Schlafes zugrunde gelegt. Das bedeutet, dass in aller Regel auch ohne tatsächliches Ausagieren eines Traumes die Störung mit hoher Sicherheit nach 2 Schlaflabornächten diagnostiziert werden kann.

In der Schlaflabordiagnostik ist ein Augenmerk auf das Auftreten von **periodischen Beinbewegungen im Schlaf** zu richten, da diese häufiger in der Patientengruppe mit REM-Schlaf-Verhaltensstörung zu finden sind als bei gesunden Schläfern. Das Auftreten extremer Beinbewegungen (mit Ausschlagen und Treten des Bettpartners) bei Patienten mit periodischen Beinbewegungen im Schlaf kann möglicherweise als REM-Schlaf-Verhaltensstörung interpretiert werden, sodass hier die polysomnografische Abklärung der Beinbewegungen bedeutsam ist.

7.4.7 Differenzialdiagnostik

Als wichtige Differenzialdiagnose ist das **Schlafwandeln** in Betracht zu ziehen. Dieses tritt im NonREM-Schlaf auf und kann mittels einer Schlaflaboruntersuchung differenziert werden. In der Anamnese gibt es Überschneidungen, doch in der Regel können die Patienten mit REM-Schlaf-Verhaltensstörung nicht längere Zeit herumlaufen, sondern stoßen recht schnell an, da sie Traumbilder vor Augen haben und nicht die tatsächliche Umgebung des Schlafzimmers. Auch eine gute Erinnerung an die Traumbilder spricht für eine REM-Schlaf-Verhaltensstörung.

7.4.8 Therapie

Es gibt einige Fallberichte, dass die Gabe von **Melatonin** die Symptomatik der REM-Schlaf-Verhaltensstörung gebessert hat.

Die effektivste Therapie besteht jedoch aus der Gabe von 0,5–2,0 mg **Clonazepam.** Die klinische Erfahrung zeigt, dass bis zu 90 % der Patienten davon profitieren. Die Wirkung tritt meist schon in der 1. Nacht auf, das Ausagieren der Träume verschwindet. Auch bei längeren Behandlungsphasen stellt die Toleranzentwicklung bei diesem Benzodiazepin in der Regel kein Problem dar. Auch nach Jahren bleibt der Effekt der Medikation erhalten, auch wenn kleinere Bewegungen nach anfänglicher Unterdrückung wieder auftauchen können.

7.5   Andere Parasomnien

In diesem Abschnitt werden Parasomnien dargestellt, die eher selten in der schlafmedizinischen Praxis auftreten.

7.5.1   Schlaftrunkenheit

Die Schlaftrunkenheit wird den NonREM-Parasomnien zugerechnet und wie das Schlafwandeln und der Pavor nocturnus als **Aufwachstörung** bezeichnet. Die diagnostischen
Kriterien der Aufwachstörung sind bei dem Pavor nocturnus (Abschn. 7.1.5) und beim
Schlafwandeln (Abschn. 7.2.5) dargestellt. Dabei ist die Person, wenn sie nachts oder
morgens erwacht, nicht voll orientiert und benommen. Es kann auch zu konfusen Handlungen kommen.

Polysomnografische Studien zeigen, dass extreme Schlaftrunkenheit nach Weckungen
aus dem Tiefschlaf auftritt. Besonders belastend für manche Personen ist die schwere
Weckbarkeit am Morgen. In unserer schlafmedizinischen Ambulanz haben sich schon
mehrere Personen vorgestellt, die trotz mehrerer Wecker morgens verschlafen haben,
weil sie die Wecker nicht hörten und/oder die Wecker im Halbschlaf abstellten und
weitergeschlafen haben. Dies hat zu Abmahnungen am Arbeitsplatz geführt, da sie ja un-
entschuldigt fehlten. Die praktische Lösung war, dass sie von einer Person geweckt werden mussten.

Die Ursache der Schlaftrunkenheit und der schweren Weckbarkeit ist weitgehend unklar, auch Behandlungsansätze sind nicht bekannt.

7.5.2   Isolierte Schlafparalyse

Die isolierte Schlafparalyse bezeichnet ein Aufwachen aus dem REM-Schlaf bei kom-
pletter Lähmung der willkürlich bewegbaren Muskulatur mit Ausnahme der Augen.
Die Episoden können bis zu mehreren Minuten andauern. Die Erklärung für die Lähmung ist darin zu sehen, dass trotz des Erwachens ein kleiner Teil des Gehirns (Teile
des Hirnstamms) noch im REM-Schlaf verbleiben und die für den REM-Schlaf normale
Muskelatonie aufrechterhalten. Häufig werden ungewöhnliche Wahrnehmungen in diesem Zustand beschrieben, z. B. eine fremde Person stehe neben dem Bett. Auch dies
spricht dafür, dass das Gehirn während der Schlafparalyse nicht 100%ig wach ist. Die
Betroffenen haben v. a. beim 1. Auftreten massive Angst wegen der vollständigen Lähmung. Schlafparalysen treten vorwiegend morgens auf, in seltenen Fällen werden auch
Schlafparalysen beim Einschlafen berichtet.

Die Schlafparalyse kann Teil der **Narkolepsie** (Abschn. 5.1) sein, weshalb bei Patienten mit häufig auftretenden Schlafparalysen eine PSG durchgeführt werden sollte. Bei der Anamnese muss genau nachgefragt werden, ob die Gliedmaßen tatsächlich gelähmt sind, da manche Patienten eine extreme Müdigkeit verbunden mit der Schwierigkeit, gleich aufzustehen, mit diesem Zustand verwechseln können.

Die Häufigkeit von Personen, die einmal in ihrem Leben eine solche Schlafparalyse erleben, wird auf bis zu 40 % geschätzt, größer angelegte Studien legen ca. 8 % nahe. Ein wiederholtes Auftreten dieser Symptomatik bei gleichzeitigem Ausschluss einer Narkolepsie ist jedoch sehr selten (unter 0,1 %).

Im Verlauf der Erkrankung versuchen die Patienten durch Konzentration auf das Bewegen eines Körperteils, z. B. Arm oder Bein, zu erreichen, dass die Lähmung schneller beendet wird. Die Wirksamkeit von REM-suppressiven Antidepressiva, die auch zur Behandlung der REM-Schlaf-bezogenen Symptome der Narkolepsie eingesetzt werden, ist bei diesem Störungsbild bisher unklar.

7.5.3 Enuresis

Das Bettnässen (Enuresis) wird in 2 Formen eingeteilt:

- **Primäre Enuresis:** Das Kind war nie über längere Zeit trocken.
- **Sekundäre Enuresis:** Das Kind nässt wieder ein, obwohl es schon über 6 Monate trocken war.

Bei 10-jährigen Kindern wird die Häufigkeit der Enuresis auf ca. 5 % geschätzt, bei Erwachsenen ist die Enuresis extrem selten.

In der Ätiologie können organische Faktoren wie gestörte Blasenfunktion oder eine Grunderkrankung wie Diabetes mellitus eine Rolle spielen, sodass eine weiterführende Diagnostik durch einen Urologen anzuraten ist. In manchen Fällen kann das Vorliegen eines Schlafapnoesyndroms im Kindesalter eine Enuresis mit bedingen, sodass bei einem entsprechenden klinischen Verdacht (Abschn. 11.1) eine umfassende Schlafanamnese (ggf. eine polysomnografische Untersuchung der nächtlichen Atemfunktion) durchgeführt werden sollte.

Auch psychosoziale Stressoren (Scheidung der Eltern, Geburt eines Geschwisters, Missbrauch, Vernachlässigung) können zum Auftreten von Bettnässen führen. In der Praxis haben sich in diesem Fall verhaltenstherapeutische Methoden bewährt, z. B. ein Verstärken der trockenen Nächte, und Weckpläne mit 2 Weckungen pro Nacht, in denen das Kind zur Toilette gebracht wird. Diese Weckungen werden zunächst nach dem 1. und dem 2. Drittel des Nachtschlafes durchgeführt und dann immer weiter auseinandergezogen, sodass am Ende keine Weckung mehr erfolgen muss.

7.5.4 Schlafbezogene Essstörungen

Schlafbezogene Essstörungen können verschiedene Formen annehmen.

Bei dem **Night-Eating-Syndrom** essen die Patienten mindestens 25 % ihrer täglichen Kalorienmenge nach dem Abendessen. Durch das späte Essen kommt es häufig zu Problemen beim Einschlafen. Das Störungsbild ist noch sehr wenig erforscht und erfordert eine verhaltenstherapeutische Behandlung.

Bei der **schlafbezogenen Essstörung (Sleep-Related Eating Disorder, SRED)** kann man unterscheiden zwischen einem schlafwandelähnlichen Zustand, in dem die Patienten nicht komplett wach sind und sich morgens nicht oder nur sehr selten an die nächtliche Aktivität erinnern, und einer 2. Form, bei der der Patient komplett aufwacht, jedoch den Eindruck hat, er kann nur dann wieder einschlafen, wenn er etwas isst (meist genügt eine Kleinigkeit wie ein Keks oder eine Scheibe Toastbrot).

Beim schlafwandlerischen Essen wurde in einige Studien eine Verwandtschaft zum Restless-Legs-Syndrom festgestellt. Hier zeigte eine Behandlung mit einem Dopaminagonisten wie Pramipexol gute Effekte. Auch Clonazepam und Topiramat sind erfolgreich eingesetzt worden. Einfache verhaltenstherapeutische Maßnahmen wie das Wegschließen aller Nahrungsmittel scheint nach eigenen klinischen Erfahrungen nicht so gut zu funktionieren, da die betroffenen Personen sehr ungehalten reagieren können, wenn das gewohnte Essen nicht zur Verfügung steht. Es gibt auch die Hypothese, dass Essprobleme, die während des Tages auftreten, in den Schlafwandelepisoden wieder zum Vorschein kommen. Hier sind die therapeutischen Schritte, die in Abschn. 7.2.8 beschrieben sind, also die physiologische Entspannung vor dem Zubettgehen, anzuwenden. Beim kompletten Aufwachen und dem Problem des Wiedereinschlafens handelt es sich wahrscheinlich um Lernvorgänge, wie sie auch bei der Entstehung der primären Insomnie (Kap. 3) beobachtet werden. Daher sind hier die verhaltenstherapeutischen Methoden des Schlaftrainings wahrscheinlich zielführend.

7.6 Fragen

1. Wie unterscheiden sich Pavor nocturnus und Albträume?
2. Wodurch unterscheiden sich Schlafwandeln und REM-Schlaf-Verhaltensstörung?
3. Welches sind die wichtigsten Behandlungsstrategien beim Schlafwandeln?
4. Was ist bei einer REM-Schlaf-Verhaltensstörung im weiteren Verlauf zu beachten?

Weiterführende Literatur

American Academy of Sleep Medicine (2014) The international classification of sleep disorders. (ICSD-3). American Academy of Sleep Medicine, Darien, IL
Bumb JM, Schredl M, Dreßing H (2015) Strafrechtliche Implikationen schlafassoziierter Verhaltensstörungen. Fortschr Neurol Psychiatr 83:621–627

Schenck C (2005) Paradox lost: midnight in the battleground of sleep and dreams: violent moving nightmares (REM sleep behavior disorder). Extreme-Nights, Minneapolis, MN

Schredl M (2013) Träume – Unser nächtliches Kopfkino, 2. Aufl. Springer Spektrum, Berlin

Bewegungsstörungen im Schlaf

8

Hans-Günter Weeß

▶ Eine Reihe von Bewegungsstörungen im Schlaf können eine Insomnie und Tagesschläfrigkeit zur Folge haben, werden aber nicht immer vom Patienten selbst wahrgenommen. In erster Linie sind sie durch relativ einfache, meist stereotype Bewegungen charakterisiert, welche über wiederholte Weckreaktionen die Erholungsfunktion des Schlafes stören. Das Restless-Legs-Syndrom (RLS) ist in dieser diagnostischen Kategorie nicht aufgrund seines klinischen Beschwerdebildes, sondern vielmehr aufgrund seiner hohen Assoziation mit periodischen Bewegungen der Gliedmaßen im Schlaf aufgelistet. Obwohl das RLS zu den häufigsten neurologischen Krankheitsbildern zählt und die Lebensqualität der Betroffenen bis hin zur Berentung erheblich einschränken kann, wird es nach wie vor häufig nicht erkannt oder falsch diagnostiziert.

Die Regulation der Motorik im Schlaf unterliegt einer komplexen neurochemischen und neurophysiologischen Kontrolle, die erst im Laufe der Entwicklung ausreift. Deshalb ist es verständlich, dass viele schlafassoziierte motorische Störungen im Kindesalter, mit zunehmendem Lebensalter oder im Rahmen von neurologischen Erkrankungen auftreten (Kap. 11).

Im folgenden Kapitel werden die häufigsten klinisch relevanten schlafbezogenen Bewegungsstörungen des Erwachsenen näher beschrieben. Nächtliche zerebrale Anfälle, die ebenfalls mit motorischen Störungen im Schlaf einhergehen, werden nicht im Detail behandelt, sondern im Kontext differenzialdiagnostischer Abgrenzungen erörtert. Die Besonderheiten von schlafbezogenen Bewegungsstörungen im Kindesalter sind in Abschn. 11.1 dargestellt.

© Der/die Autor(en), exklusiv lizenziert an Springer-Verlag GmbH, DE, ein Teil von Springer Nature 2025, korrigierte Publikation 2025
B. A. Stuck et al., *Praxis der Schlafmedizin,* https://doi.org/10.1007/978-3-662-70031-0_8

Nach der ICSD-3-TR werden die nachfolgenden Bewegungsstörungen im Schlaf differenziert:

- Restless-Legs-Syndrom,
- periodische Beinbewegungen der Gliedmaßen,
- schlafbezogene Wadenkrämpfe,
- schlafbezogener Bruxismus,
- schlafbezogene rhythmische Bewegungsstörungen,
- gutartiger Schlafmyoklonus in der Kindheit,
- propriospinaler Myoklonus zum Schlafbeginn,
- schlafbezogene Bewegungsstörungen infolge körperlicher Erkrankung,
- schlafbezogene Bewegungsstörungen infolge Medikamenteneinnahme oder Substanzgebrauch,
- unspezifische schlafbezogene Bewegungsstörungen.

8.1   Restless-Legs-Syndrom

8.1.1   Definitionen

Das Restless-Legs-Syndrom (RLS) wird auch als Syndrom der unruhigen Beine, Ekbom-Syndrom, Missempfindungen in den Beinen oder fokale Akathisie der Beine bezeichnet. Gegenwärtig würden vor allem amerikanische Patientenverbände eine Umbenennung des RLS in Willis-Ekbom-Disease begrüßen, da sie die Bezeichnung „Syndrom der unruhigen Beine" als abwertend erleben.

Das Restless-Legs-Syndrom ist gekennzeichnet durch meist zirkadian auftretende Parästhesien (Missempfindungen) in den unteren, seltener oberen Extremitäten, assoziiert mit Bewegungsunruhe und Schlafstörungen. Während des Schlafes treten in ca. 80 % der Fälle periodische Beinbewegungen auf (Abschn. 8.2).

8.1.2   Ätiologie und Pathophysiologie

Die Pathophysiologie des RLS ist noch nicht ausreichend verstanden. Dopamin, Eisen und genetische Faktoren scheinen eine wesentliche Rolle zu spielen.

In Studien zur Genetik der Erkrankung gelang es zuletzt, **RLS-Gene** durch genomweite Studien zu entdecken. Träger von Risikosequenzvarianten in diesen Genen haben ein erhöhtes Risiko an RLS zu erkranken. Aufgrund der bekannten Funktionen der identifizierten Gene könnte es sich beim RLS um eine frühe Entwicklungsstörung des zentralen Nervensystems handeln. Weiterhin weisen Studien darauf hin, dass eine periphere Hypoxie eine mögliche Rolle in der Entstehung des RLS spielen könnte.

EisenmangelEisenmangel r der meistbeschriebenen pathophysiologischen Mechanismen beim RLS. Untersuchungen des Liquor cerebrospinalis deuten auf ein Eisendefizit im ZNS hin. Bildgebende Untersuchungen deuten auf einen geringeren Eisenanteil in der Substantia nigra, aber auch in anderen Gehirnregionen hin. Es wird von einer Eisenregulationsstörung des ZNS ausgegangen.

Eine Störung des Eisenstoffwechsels könnte nachfolgend eine Störung im **Dopaminhaushalt** bewirken. Diese Hypothese erhält Unterstützung von pharmakologischen Studien, da Dopaminagonisten RLS-Symptome reduzieren, während Dopaminantagonisten diese verstärken können. Bildgebende Untersuchungen mittels PET und SPECT ergaben erniedrigte Dopamin-D2-Rezeptordichten im Striatum. Es werden erhöhte synaptische Dopaminkonzentrationen diskutiert. Die positive Wirkung von Opiaten auf RLS-Symptome lässt darüber hinaus auf eine Beteiligung opioiderger Systeme im ZNS schließen.

8.1.3 Epidemiologie

Angaben zur Häufigkeit variieren in Abhängigkeit von der Studienmethodik und zugrunde liegender Schweregradklassifikationen zwischen 1 und 15 % bei der Normalbevölkerung. In der nordeuropäischen Bevölkerung scheint das RLS häufiger vorzuliegen als in indischen oder asiatischen Populationen. In Nordeuropa und insbesondere Deutschland geben zwischen etwa 1,7 und 3 % der Bevölkerung ein behandlungsbedürftiges RLS an. Es tritt besonders im mittleren bis höheren Lebensalter auf. Etwa 10 % der 65- bis 83-Jährigen leiden an einem behandlungsbedürftigen RLS. Auch Kinder können vereinzelt von einem RLS betroffen sein und es stellt hier eine Differenzialdiagnose zum Aufmerksamkeitsdefizit-/Hyperaktivitätssyndrom (ADHS) dar (Kap. 11). Bis zu 15 % der Normalbevölkerung zeigen episodisch Symptome und Beschwerden eines RLS, die jedoch aufgrund eher milder bis moderater Symptomschwere keine Behandlungsindikation darstellen. Einige Studien finden keine Geschlechtunterschiede, andere zeigen eine 1,5- bis 2-fach höhere Inzidenz bei Frauen. In Abhängigkeit von der Anzahl der Schwangerschaften scheint das Erkrankungsrisiko bei Frauen anzusteigen.

8.1.4 Komorbides RLS und RLS-Mimics

Die frühere Unterteilung in ein primäres und sekundäres RLS wurde in der jüngeren Vergangenheit zunehmend infrage gestellt und weitestgehend aufgegeben. Es wurde ein Konzept eingeführt, welches das RLS durch Interaktionen zwischen genetischen, sozioökonomischen und Umweltfaktoren sowie Komorbiditäten beschreibt. Die Bezeichnung sekundäres RLS wird durch den neuen Begriff komorbides RLS ersetzt. Eine Polyneuropathie kann beispielsweise durch ein rein polyneuropathisches Bild, ein Mischbild von Polyneuropathie und RLS oder ein reines RLS auftreten. Auch das Vorhandensein mehrerer internistischer und neurologischer Erkrankungen erhöht die Wahrscheinlichkeit für das Auftreten eines RLS.

Neu eingeführt wurden RLS-Mimics. Dabei handelt es sich um Erkrankungen, welche ebenso die Kriterien eines RLS erfüllen, ohne aber ein RLS zu sein. Zu den häufigeren RLS-Mimics werden nächtliche Wadenkrämpfe, lagebedingte Dysästhesien, Arthritis, venöse Insuffizienz, Beinödeme und Einschlafmyoklonien gezählt.

Bezüglich des komorbiden RLS **lässt sich Folgendes feststellen:**

- Es findet sich bei 15–40 % der dialysepflichtigen Patienten.
- Bei chronischen Lebererkrankungen wird neuerdings ein erhöhtes Auftreten eines RLS beschrieben.
- 12–20 % der Schwangeren zeigen ein temporäres RLS mit Remission nach der Schwangerschaft.
- 30 % der Patienten mit rheumatoider Arthritis leiden an einem RLS.
- 25 % der Patienten mit Eisenmangel zeigen ein RLS. Es wird weiterhin diskutiert, ob Eisenmangel auch das Risiko der Augmentation erhöhen kann.
- Bei Polyneuropathie findet sich je nach Studie bei 5–54 % der Patienten ein RLS. Die Polyneuropathie selbst kann aber auch RLS-ähnliche Symptome (Mimics) hervorrufen.
- 20 % der Patienten mit Urämie zeigen die Symptome eines RLS.
- Ein komorbides RLS findet sich ebenso bei rheumatoiden und neurodegenerativen Erkrankungen wie Ataxien, Multisystematrophien, Morbus Parkinson, essenziellem Tremor, Migräne, Narkolepsie, Rückenmarkserkrankungen (multipler Sklerose, Syringomyelie, Querschnittssyndrom etc.), Zustand nach Hirninfarkt, chronischen Schmerzen, Schilddrüsenerkrankungen, COPD, Schlafapnoe, Reizdarm und Reizblase, Folsäure-, Vitamin-B_{12}- und Vitamin-D-Mangel und malignen Tumoren.

Ein **medikamentös induziertes RLS** findet sich bei Dopaminantagonisten, Metoclopramid, atypischen Neuroleptika, Antidepressiva und Lithium. Insbesondere trizyklische Antidepressiva können ein RLS induzieren. Mirtazapin, ein noradrenerg und spezifisch serotonerg wirkendes Antidepressivum (NaSSA), kann in nicht unerheblichem Maße RLS-Beschwerden als Nebenwirkung hervorrufen.

8.1.5 Klinisches Bild

Die Patienten klagen über quälende **Missempfindungen** (Kribbeln, Ameisenlaufen, Brennen) der Unterschenkel, seltener der Oberschenkel oder Arme. Vereinzelt werden die Missempfindungen auch am Rumpf erlebt. Oft bestehen zusätzlich Schmerzen in den Extremitäten. Infolgedessen ist z. T. das Einschlafen bzw. Wiedereinschlafen massiv gestört. Die Symptome unterliegen einer zirkadianen Rhythmik und treten bevorzugt gegen Abend und in der Nacht, in Ruhe, beim Liegen, manchmal auch in Ruhephasen am Tage (z. B. vor dem Fernseher, als Beifahrer im Auto, im Flugzeug) auf. Meist kann eine prompte Besserung durch Bewegung, ggf. auch physikalische Reize (Reiben, kaltes Wasser), erzielt werden. Im Bett strecken die Patienten die Beine häufig unter der Bettdecke hervor oder stehen nicht selten nachts auf, um die Beine kalt abzuduschen.

Bei der Polyneuropathie, einer der häufigsten Differenzialdiagnosen/Mimics, werden in der Abgrenzung Parästhesien zumeist symmetrisch und sockenförmig an den Füßen auftretend beschrieben. Die Missempfindungen werden weiterhin eher oberflächlich in der Haut wahrgenommen. Beim RLS hingegen werden die Beschwerden als eher in der Tiefe liegend, in den Muskeln, Knochen oder Gelenken beschrieben. Auch bei der Polyneuropathie können die Beschwerden nachts im Bett stärker auftreten, trotzdem werden diese auch am Tage erlebt und eine ausgeprägte zirkadiane Rhythmik wie beim RLS ist nicht vergleichbar gegeben.

Fallbeispiel

„Bereits am späten Nachmittag fällt es mir aufgrund des Kribbelns in meinen Beinen schwer, still zu sitzen. Sitzungen auf der Arbeit werden zur Qual. Abends in Ruhe einen Film im Fernsehen anschauen geht schon lange nicht mehr. Ständig muss ich dabei aufstehen und umherlaufen. An Treffen mit Freunden oder Kinobesuche ist nicht zu denken. Später, im Bett, bin ich hundemüde, möchte schlafen, trotzdem zwingen mich meine Beine zum Aufstehen. Stundenlang laufe ich nachts durch die Wohnung. Nur durch Umhergehen verschwinden das unangenehme Ziehen und Reißen in den Waden." ◄

So oder ähnlich berichten RLS-Patienten von ihren nächtlichen, teilweise auch tagsüber in Ruhephasen auftretenden Beschwerden. Der gestörte Schlafrhythmus mit den entsprechenden Folgen am Tage wird für viele Betroffene zur Belastung im Beruf und in der Partnerschaft.

8.1.6 Untersuchungsverfahren

Das RLS stellt in erster Linie eine klinische Diagnose dar, die in aller Regel bereits anhand der Anamnese gestellt werden kann. Zu den 4 Hauptkriterien des RLS wurde neu ein 5. abgrenzendes Kriterium hinzugefügt:

Essenzielle Diagnosekriterien des RLS nach der S2k-Leitlinie Restless-Legs-Syndrom
- Drang, die Beine zu bewegen, meist begleitet oder ausgelöst durch Missempfindungen oder einem Unruhegefühl der Beine.
- Der Drang, die Beine zu bewegen, und die begleitenden unangenehmen Missempfindungen beginnen oder verschlechtern sich während Ruhe oder Inaktivität, wie Liegen oder Sitzen.
- Der Drang, die Beine zu bewegen, und die unangenehmen Missempfindungen bessern sich durch Bewegung, wie Laufen, Gehen oder Strecken, teilweise oder sogar vollständig, zumindest solange die Bewegung anhält.

- Der Drang, die Beine zu bewegen, und die unangenehmen Missempfindungen in Ruhe oder bei Inaktivität treten nur am Abend oder in der Nacht auf beziehungsweise verschlimmern sich am Abend oder in der Nacht.
- Das Auftreten der obigen Merkmale darf nicht durch Symptome einer anderen medizinischen Diagnose oder eines Verhaltenszustands erklärbar sein (z. B. Myalgie, venöse Stauung, Beinödeme, Arthritis, Beinkrämpfe, Positionsdiskomfort, habituelles Foot-Tapping).
- Unterstützende Kriterien für das Vorliegen eines RLS sind:
  - Positive Familienanamnese bei einem Verwandten 1. Grades: Mehr als 50 % der Patienten mit RLS haben mindestens einen Verwandten 1. Grades mit RLS.
  - Ansprechen auf dopaminerge Therapie/positiver L-Dopa-Test: 90 % der Patienten zeigen bei kleinen Dosen L-Dopa (100 mg) Besserung der Beschwerden um mindestens 50 %. Ein negativer Test schließt ein RLS allerdings nicht aus.
  - Periodic Limb/Leg Movements während des Schlafes (PLMS) oder während des Wachens (PLMW), welche durch eine Zunahme im Alter oder andere medizinische Gründe nicht erklärt sind: Bei ca. 80 % der Patienten mit RLS während des Schlafes auftretend, assoziiert mit Weckreaktionen, auch im definierten Stadium Wach.
  - Fehlen einer relevanten Tagesschläfrigkeit.

Die Diagnosestellung kann durch **Fragebogenverfahren** zum RLS (Kap. 2) gestützt werden. Fragebogen dienen ebenfalls der standardisierten Erfassung des Schweregrades.

▶ **Praxistipp** Schlafstörungen, wie z. B. eine Insomnie infolge eines RLS, müssen häufig aktiv erfragt werden.

Die **Medikamenten- und Suchtmittelanamnese** dient zum Ausschluss eines substanzinduzierten RLS. Dabei ist insbesondere auf dopaminantagonistisch wirkende Substanzen, klassische und atypische Neuroleptika, Metoclopramid, tri- und tetrazyklische Antidepressiva und Serotonin-Wiederaufnahmehemmer zu achten. Unter den Antidepressiva gilt Mirtazapin als diejenige Substanz, welche am häufigsten ein RLS als Nebenwirkung hat. Paroxetin, Sertralin, Escitalopram, Venlafaxin, Duloxetin, Fluoxetin und Citalopram können dies nach Stiasny-Kolster (2013) in absteigender Reihenfolge ebenso verursachen. Bupropion führte in Studien nicht zu einer Verschlechterung des RLS, aber zu einer Abnahme von PLMS, und bei Trazodon, Nefazodon und Doxepin wurde in den wenigen Studien zumindest keine Zunahme von PLMS beobachtet, weshalb diese Antidepressiva auch bei RLS verträglich sein sollten.

Eine allgemeine **körperliche Untersuchung** mit dem **Laborparameter** (Tab. 8.1) morgens nüchtern und ein **ENG** des N. tibialis anterior beidseits, ggf. auch des N. suralis

Tab. 8.1 Laborparameter zum Ausschluss eines sekundären RLS

Gruppe	Einzelparameter
Blutbild	Großes Blutbild (Erythrozytenindizes)
Eisenstoffwechsel	Serumferritin, Transferrin und Transferrinsättigung, Eisen und Eisenbindungskapazität
Elektrolyte Vitaminspiegel	inkl. Ca, Mg B12, Folsäure
Nierenwerte	Kreatinin, Harnstoff
Leberwerte Glukosestoffwechsel	ASAT (früher: GOT), ALAT (früher: GPT) und GGT Serumglukose, ggf. HbA1c
Schilddrüsenparameter	fT3, fT4, TSH
Nebenschilddrüsenparameter	Parathormon (fakultativ)

und N. medianus gehören zum neurologischen Grundprogramm (Kap. 2). Diese Untersuchung ist auch im Verlauf empfohlen, wenn es zu einer Verschlechterung der RLS-Symptomatik kommt.

Die körperliche Untersuchung dient der Erkennung eines komorbiden RLS.

Das Ansprechen auf **L-Dopa** (L-Dopa-Test) wird in der Praxis gelegentlich zum diagnostischen Nachweis eines RLS verwendet, insbesondere wenn eine dopaminerge Therapie bisher nicht erfolgte bzw. der initiale Therapieeffekt nicht eindeutig eruierbar ist. Eine einmalige Gabe von 100 mg L-Dopa wird nach Einsetzen der Beschwerden verabreicht, danach das Ansprechen anhand von Schweregradskalen bestimmt, wobei eine Verbesserung um 50 % auf der Schweregradskala als positives Testergebnis definiert wird. Durch den Test kann bei bisher unbehandelten Patienten in 90 % die vermutete Diagnose eines RLS pharmakologisch unterstützt werden. Bei einem positiven Ergebnis gilt die Diagnose als gesichert. Eine fehlende Besserung (d. h. <50 % Besserung mit L-DOPA) schließt ein RLS jedoch nicht sicher aus.

8.1.7 Schlafmedizinische Diagnostik

Die Schlafdiagnostik umfasst in der Routine eine **Schlafanamnese**, um andere Erkrankungen auszuschließen, die ebenfalls eine Insomnie hervorrufen. Die schläfrigkeitsbezogene Anamnese dient der Erfassung von Leistungseinschränkungen am Tage und der Risikoabschätzung in Gefährdungssituationen infolge des Auftretens von Tagesschläfrigkeit.

Das **Schlaftagebuch** kann schweregradbezogene Aussagen unterstützen. Sowohl zur Schweregradbestimmung als auch zur Therapieevaluation kann ein Screening auf periodische Bein- und Armbewegungen während der Schlafperiode in der heimischen Umgebung mittels z. B. **Aktigrafie** hilfreich sein. Bei diagnostisch unklaren Fällen können ein **Immobilisationstest** (die systematische Erfassung der Beschwerden bei Immobilisation) und eine **Polysomnografie (PSG)** weiterführende Erkenntnisse zum Vorliegen von PLMS (Periodic Leg Movements in Sleep) liefern (Kap. 2).

Die PSG ist insbesondere bei nachfolgenden RLS-Fällen indiziert (Abschn. 2.8.4):

- Diagnostisch unklare Fälle,
- Zum Ausschluss einer komorbiden schlafbezogenen Atmungsstörung und ggf. auch bei Verdacht auf Parasomnien, Hypersomnien und Insomnien.
- persistierende Tagesschläfrigkeit oder Schlafstörungen unter Therapie,

Die PSG stellt die Ausprägung der Schlafstörung fest und ermöglicht den Ausschluss anderer Schlafstörungen, die Hypersomnie oder Insomnie verursachen. Typisch ist ein fragmentiertes Schlafprofil mit Tief- und Traumschlafsuppression und Erhöhung oberflächlicher Schlafstadien (N1) infolge motorischer Arousals bei periodischen Arm- und Beinbewegungen im Schlaf. Die Einschlaflatenz ist infolge Bewegungsunruhe in den Extremitäten in aller Regel erhöht (Abschn. 2.1.3).

Periodische Arm- und Beinbewegungen beim RLS sind nicht obligat, ca. 20 % der RLS-Patienten zeigen keine periodischen Arm- oder Beinbewegungen. Der Nachweis bzw. der Ausschluss periodischer Arm- und Beinbewegungen mit Arousals ist nur polysomnografisch möglich. Ein MWT oder andere Verfahren zur Bestimmung der Einschlafneigung und Leistungseinschränkung am Tage können hilfreich sein (Kap. 2).

▶ **Praxistipp** Bei Risikopatienten, gutachterlichen Fragestellungen oder schweren Formen sind neuropsychologische Untersuchungen zur Bestimmung schläfrigkeits- und müdigkeitsbezogener Einschränkungen des Leistungsvermögens erforderlich.

Diagnostische Kriterien des RLS (Erwachsene >12. Lebensjahr) nach ICSD-3-TR
- Der Patient berichtet einen Bewegungsdrang in den Beinen, der gewöhnlich begleitet oder verursacht ist durch unangenehme Missempfindungen in den Beinen.
- Der Bewegungsdrang und die unangenehmen Missempfindungen beginnen oder verschlechtern sich in Phasen der Inaktivität, wie beim Sitzen oder Liegen.
- Der Bewegungsdrang und die unangenehmen Missempfindungen lösen sich partiell oder vollständig bei Bewegung wie Gehen oder Dehnen für mindestens die Zeit der Bewegungsdauer auf.
- Der Bewegungsdrang und die unangenehmen Missempfindungen verschlechtern sich oder treten ausschließlich in den Abendstunden und während der Nacht auf.

- Der Zustand lässt sich nicht durch eine andere Schlafstörung, organische Erkrankung (Beinkrämpfe, Myalgie, venöse Durchblutungsstörungen, Arthritis etc.), psychische Störung (z. B. agitierte Depression), Medikamenteneinnahme oder Substanzmittelmissbrauch erklären.
- Die Symptome des RLS verursachen Sorgen, Stress, Schlafstörungen oder Einschränkungen in kognitiven, physischen, sozialen, beruflichen, schulischen oder anderen Anforderungssituationen.

8.1.8 Therapie

Bei der medikamentösen Therapie handelt es sich um eine rein symptomatische Therapie. Die Behandlung des RLS ist individuell am Patienten orientiert und nicht selten durch Komplikationen in der Langzeitbehandlung der Patienten gekennzeichnet. Fehlende Wirksamkeit, Toleranzentwicklungen und Nebenwirkungen können zur therapeutischen Herausforderung werden. Bei schweren Erkrankungen können Kombinationsbehandlungen verschiedener Wirkstoffgruppen erforderlich werden, welche Kenntnisse über deren Pharmakologie und Wechselwirkungen unverzichtbar machen. Nicht zuletzt die zirkadiane Rhythmik der Beschwerden und die damit häufig einhergehenden Schlafstörungen erfordern vom Therapeuten ein am individuellen Tagesgang des Beschwerdebildes orientiertes Einnahmeschema.

8.1.8.1 Allgemeine Therapieprinzipien

Die individuell angepasste Behandlung richtet sich nach dem subjektiven Leidensdruck des Patienten. Dieser orientiert sich sowohl an einem Verlust der Lebensqualität und dem Ausmaß von Tagesschläfrigkeit oder Tagesmüdigkeit als auch am Vorliegen von Schlafstörungen. Primär steht meist eine **Verbesserung der Lebens- und Schlafqualität** als Therapieziel im Vordergrund. Eine bedarfsorientierte oder dauernde medikamentöse Therapie dürfte für die Mehrheit der Betroffenen mit ausgeprägter Symptomatik unausweichlich sein.

Vor Beginn der Therapie eines RLS sollten nach Möglichkeit komorbide Erkrankungen behandelt werden. Komedikationen, welche ein RLS verstärken oder gar auslösen können, sollten umgestellt werden.

Die Behandlung des RLS in der **Schwangerschaft** kann hingegen sehr schwierig sein und dürfte sich am ehesten auf konservative, nicht medikamentöse Maßnahmen und die Eisensubstitution beschränken. Moderate sportliche Aktivität kann RLS-Beschwerden abschwächen, ebenfalls Yoga. Massagen und pneumatische Kompressionen, welche als Gegenreize die RLS-Beschwerden lindern sollen, werden in der aktuellen medizinischen Leitlinie trotz fehlender Wirknachweise durch Studien empfohlen. Eine Eisensubstitution wird bei Ferritinwerten <75 µg/l empfohlen.

8.1.8.2 Eisen

Zur Behandlung des RLS sollte primär Eisen eingesetzt werden. Entsprechend den Empfehlungen der aktuellen Leitlinie zur Behandlung des RLS sollte bei leichtgradigem RLS und Ferritin ≤75 µg/l eine orale Eisensubstitution mit 325 mg Eisensulfat zweimal täglich mit jeweils 100 mg Vitamin C erfolgen. Bei mittel- bis schwergradigem RLS oder oraler Eisenunverträglichkeit/Kontraindikation sollte bei Ferritin ≤75 µg/l oder einer Transferrinsättigung <20 % eine intravenöse Behandlung mit Ferrocarboxymaltose (FCM) 1-mal 1000 mg oder 2-mal 500 mg innerhalb einer Woche durchgeführt werden.

Zwölf Wochen nach i.v.-Administration von Ferrocarboxymaltose sollte eine Laborkontrolle der Eisenstoffwechselparameter erfolgen, um einen möglichen Abfall des Ferritinspiegels bei persistierenden oder sich verschlechternden Beschwerden zu erfassen.

8.1.8.3 L-Dopa

In Deutschland ist L-Dopa in Kombination mit Benserazid zur Therapie des RLS zugelassen und wirksam. Die Wirksamkeit ist in einer Dosierung bis zu 300 mg/24 h in mehreren Studien ausreichend belegt. Aufgrund der hohen Augmentationsraten bei täglicher Einnahme, insbesondere bei Dosierungen über 200 mg, soll Levodopa aber nicht mehr zur kontinuierlichen Therapie eingesetzt werden. Es sollte nur zu diagnostischen Zwecken und zur intermittierenden Gabe bei leichten und episodisch auftretenden RLS-Beschwerden mit maximal 100 mg verabreicht werden.

Bei gelegentlicher Einnahme kann auch zur Behandlung der Schlafstörungen bei RLS eine Kombination mit unretardiertem (Wirkdauer 3–5 h) und retardiertem (maximaler Plasmaspiegel nach 3 h) Levodopa sinnvoll sein. (Tab. 8.2).

▶   **Praxistipp** Es empfiehlt sich die Einnahmezeitpunkte an den Beschwerden des Patienten zu orientieren und mit dem Patienten ein exaktes Einnahmeschema zu erarbeiten (Schlafprotokoll). L-Dopa gilt beim episodisch auftretenden RLS als Mittel der Wahl. Es sollte aber nicht kontinuierlich und in einer Dosierung über 100 mg eingenommen werden. L-Dopa muss im Gegensatz zu Dopaminagonisten nicht langsam einschleichend aufdosiert werden.

Tab. 8.2   Therapie des RLS mit L-Dopa und Dopaminagonisten

Wirkstoff	Handelsname	Halbwertszeit in h	Dosierung in mg
Levodopa mit Benserazid	Restex	3–5	50–300
Levodopa mit Benserazid	Restex Retard	Maximaler Plasmaspiegel nach 3 h	50–400
Pramipexol	Sifrol	8–12	0,088–0,54
Ropinirol	Adartrel	5–7	0,25–2
Rotigotin	Neupro	2–3	1–3/24 h

h Stunden

Aus diesem Grunde kann es bei Beschwerdespitzen, z. B. auf Reisen im Bus oder Flugzeug mit fehlenden Bewegungsmöglichkeiten, bedarfsabhängig eingenommen werden. Ebenso ist es bei einer Grundtherapie mit Dopaminagonisten geeignet, bei Beschwerdespitzen als Add-on eingesetzt zu werden.

Eine **Augmentation** unter L-Dopa-Medikation, aber auch bei Dopaminagonisten gilt als häufiges Phänomen und wird in verschiedenen Studien mit einer Häufigkeit von bis zu 70 % der Behandlungsfälle angegeben.

Augmentation bezeichnet dabei

- einen früheren Beginn der Symptomatik im 24-h-Verlauf,
- ein schnelleres Einsetzen der Beschwerden, wenn sich die Patienten in Ruhe befinden, und/oder
- ein Ausdehnen der Beschwerden auf andere Körperbereiche unter stabiler Therapie.

Für Levodopa/Benserazid ist ein dosisabhängiges Risiko für eine Augmentation beschrieben. Schon Dosierungen über 200 mg/24 h können zur Augmentation führen.

▶ **Praxistipp** Die Augmentation gilt als wichtigste Komplikation insbesondere einer dopaminergen Therapie. Sie wurde für L-Dopa am häufigsten, aber auch für Dopaminagonisten beschrieben.

Eine erneute Zunahme der Intensität der Beschwerden gilt als weiteres Symptom der Augmentation, kann aber auch ein Nachlassen der Wirksamkeit der aktuellen Dosierung des verabreichten Medikaments sein (Toleranz).

Diagnostische Kriterien der Augmentation gemäß der IRLSSG 2007

a. (Alle Kriterien müssen zutreffen)
- Symptomverschlechterung in 5 von 7 Tagen
- Symptomverschlechterung nicht anderweitig erklärbar
- Wirkungsverlust bei initial guter Wirksamkeit

b. Paradoxe Reaktion auf die Behandlung

c. Früheres Auftreten der Symptome
Mindestens 4 h oder 2–4 h, wobei in letzterem Fall folgende weitere Kriterien zutreffen müssen:
- Kürzere Auftretenslatenz in Ruhe,
- Symptomausbreitung auf andere Körperteile,
- Höhere Intensität der Symptome,
- Dauer der Erleichterung durch Therapie verkürzt.

Augmentation liegt vor, wenn die folgenden Kriterienkombinationen erfüllt sind: a+b, a+c oder a+b+c.

8.1.8.4 Dopaminagonisten

Bei der Therapie mit Dopaminagonisten wird zwischen ergolinen und nonergolinen Dopaminagonisten unterschieden (Tab. 8.2). Kontrollierte Studien haben die Wirksamkeit von Ropinirol, Pramipexol (nonergoline Dopaminagonisten) und Rotigotin an ausreichend großen Patientenpopulationen gezeigt. Beide sind in Deutschland für die Behandlung des RLS zugelassen. In der Regel ist eine im Vergleich zur Behandlung des Morbus Parkinson kleinere Tagesdosis ausreichend. Es empfiehlt sich stets, die Wirksamkeit der kleinsten Dosis abzuwarten.

Die empfohlene Initialdosis von **Pramipexol** (HWZ 8–12 h) beträgt ½ Tablette Sifrol 0,18 mg, 1-mal täglich. Bei nicht ausreichender Wirkung kann die Dosis auf 1 Tablette Sifrol 0,18 mg und weiter alle 4 Tage bis zu einer maximalen Tagesdosis von 0,54 mg erhöht werden (Tab. 8.2). Zur Prävention einer Augmentation, aber auch um bei Wirkverlusten therapeutischen Spielraum zu haben, sollte die Dosis möglichst geringgehalten werden.

Die empfohlene Initialdosis von **Ropinirol** (HWZ 5–7 h) beträgt 0,25 mg. Die Dosis wird laut Empfehlung aus Studien am Tag 3 auf 0,5 mg, ab der 2. Woche auf 1 mg, ab der 3. Woche auf 1,5 mg und ab der 4. Woche auf 2 mg gesteigert. Um eine optimale Wirkung zu erreichen, kann eine weitere Dosiserhöhung (z. B. ab Woche 5: 2,5 mg, ab Woche 6: 3 mg, ab Woche 7: 4 mg) notwendig werden. Dosierungen über 4 mg wurden in den Zulassungsstudien für RLS nicht untersucht (Tab. 8.2).

Die gute Wirksamkeit von **Rotigotin** beim RLS wurde in mehreren Studien belegt. Die HWZ von Rotigotin liegt bei 2–3 h. Vergleichende Studien zwischen verschiedenen Dopaminagonisten liegen derzeit nicht vor, trotzdem scheint die transdermale Verabreichung gewisse Vorteile mit sich zu bringen. Rotigotin-Pflaster in Dosierungen zu 1, 2 oder 3 mg/24 h halten durch eine kontinuierliche transdermale Abgabe einen stabilen Wirkspiegel, der in der Regel nach 2 Tagen erreicht wird. Der konstante Wirkspiegel kann sich möglicherweise günstig auf die Augmentationsrate auswirken. Aufgrund von Hautirritationen muss das Pflaster im Verlauf von 2 Wochen täglich an anderer Stelle am Körper lokalisiert werden. Die empfohlene Initialdosis liegt bei 1 mg, die Dosis kann wöchentlich um 1 mg erhöht werden. In Zulassungsstudien wurde kein Wirkunterschied zwischen Dosierungen von 2 und 3 mg festgestellt.

Die ergolinen Dopaminagonisten, wie z. B. die auch bei der Therapie des Morbus Parkinson eingesetzten **Cabergolin** (Cabaseril) und **Pergolid** (Parkotil), sind hochwirksame, wenn auch umstrittene und nebenwirkungsreiche Wirkstoffe beim RLS. So wird u. a. von fibrösen Herzklappenveränderungen und imperativen Einschlafattacken bei höheren Dosierungen berichtet. Die deutschen Krankenkassen bezahlen die kostenintensive RLS-Therapie mit diesen Substanzen (Off-Label-Use) inzwischen in der Regel nicht mehr. Sie werden aus den genannten Gründen nicht mehr für die Therapie des RLS empfohlen.

Typische Nebenwirkungen von Dopaminagonisten insbesondere bei initialer Anwendung sind Ödeme, Übelkeit, Schwindel, Benommenheit und orthostatische Dysregulation. Weiterhin werden Impulskontrollstörungen, wie z. B. Spiel- und Kaufsucht,

Libidosteigerung in bis zu 12,4 % der Fälle berichtet. Über das potenzielle Auftreten von Sekundenschlaf am Tage, was insbesondere beim Führen eines Kraftfahrzeuges beachtet werden muss, sollte vor Therapiebeginn ebenfalls aufgeklärt werden.

▶   **Praxistipp** Aufgrund der gelegentlich bei Therapiebeginn auftretenden Übelkeit als Nebenwirkung von Dopaminagonisten empfiehlt sich im Bedarfsfall die zusätzliche Gabe eines nicht zentral wirksamen Dopaminantagonisten, wie z. B. Domperidon.

8.1.8.5 Opioide

In einer großen Multicenterstudie wurde die Behandlung des RLS mit Oxycodon/Naloxon als wirksam und sicher eingestuft. Es ist als Behandlung 2. Wahl bei Versagen anderer Therapien für mittelgradiges bis schweres RLS zugelassen. Die Anfangsdosis liegt bei 5 mg/2,5 mg Oxycodonhydrochlorid/Naloxon alle 12 h. Bei nicht ausreichender Wirkung kann eine wöchentliche Dosissteigerung empfohlen werden. Die Höchstdosis beträgt 60 mg/30 mg Oxycodonhydrochlorid/Naloxon pro Tag.

Bei Opiaten steht für die Behandlung des RLS weniger die sonst häufig gewünschte analgetische Wirkung im Vordergrund, vielmehr wird die dopaminerge Komponente dieser Stoffgruppe ausgenutzt, die über eine Aktivierung zentraler µ-Rezeptoren Einfluss auf extrapyramidal-motorische Mechanismen nimmt. Zunehmende Toleranzentwicklung und ein Ceiling-Effekt (keine weitere Steigerung der Wirkung ab einer bestimmten Dosis) stellen hier ein Problem dar, sodass der Einsatz dieser Stoffgruppe so lange wie möglich hinausgezögert wird. Eine Therapie mit Apomorphin oder Methadon kann in Einzelfällen notwendig werden, um bei schwersten RLS-Fällen das therapeutische Ziel der Erhaltung einer minimalen Lebensqualität zu gewährleisten.

▶   **Praxistipp** Da das Restless-Legs-Syndrom auch als gängige Absetzerscheinung bei körperlicher Abhängigkeit von Opiaten in besonders schwerer Form auftreten kann, müssen Opiate unbedingt langsam ausgeschlichen werden.

8.1.8.6 Andere Substanzen und Behandlungsformen in der Therapie des RLS

Unter den Antikonvulsiva sind Pregabalin und Gabapentin-Enacarbil (ein Prodrug von Gabapentin in retardierter Form) beim RLS wirksam. Beide sind jedoch in Deutschland im Gegensatz zu den USA zur Behandlung des RLS nicht zugelassen. Die sedierende und anxiolytische Wirkung von Pregabalin kann in Fällen assoziierter insomnischer Störungen und Angststörungen einen zusätzlichen therapeutischen Vorteil bieten. Ebenso beim schmerzhaften RLS können beide Pharmaka einen Vorteil aufweisen. Als Ausweichmedikamente oder bei bestimmten Indikationen stehen auch Clonazepam, Carbamazepin, Clonidin und Valproinsäure zur Verfügung. Allen genannten Antikonvulsiva gemeinsam ist der Off-Label-Use bei RLS.

Studien zur Wirksamkeit von Magnesium (12,5 mmol vor dem Schlafen) beim leichten RLS sind nicht eindeutig. Für Cannabinoide liegen keine Wirksamkeitsstudien
vor, ebenso keine für Benzodiazepine, sodass gegenwärtig keine Empfehlungen ausgesprochen werden können.

Hinweise für eine Verbesserung der RLS-Beschwerden und der Schlafqualität ergeben
sich für die Anwendung von Yoga. Auch Bettfahrräder sind geeignet, die RLS-Beschwerden zu lindern. Studien deuten ebenfalls auf eine Wirksamkeit der Infrarotlicht-Therapie
hin, sodass in der neuesten Leitlinie eine entsprechende Empfehlung ausgesprochen
wurde.

8.2   Periodische Bewegungsstörung der Gliedmaßen im Schlaf

8.2.1   Definition

Die periodischen Bewegungsstörungen der Gliedmaßen (Periodic Limb Movements Disorder, PLMD) im Schlaf werden auch als

- Periodic Movement Disorder of Sleep (PMDS),
- Periodic Limb Movements in Sleep (PLM),
- Beinzuckungen,
- nächtliches Myoklonus-Syndrom oder
- Schlaf-Myoklonus-Syndrom beschrieben.

Insbesondere der Begriff Myoklonus sollte jedoch vermieden werden, da er in der Epi-
leptologie unter anderer Bedeutung Anwendung findet.

Das PLMD ist charakterisiert durch periodische Episoden von wiederholten, stereotypen Bewegungen der Gliedmaßen während des Schlafes. Das PLMD kann eine Insomnie auslösen oder zu unerholsamem Schlaf mit erhöhter Tagesschläfrigkeit führen.

8.2.2   Ätiologie und Pathophysiologie

Die Ätiologie der PLM ist unbekannt. Diskutiert wird neben genetischen Faktoren eine
Störung des dopaminergen oder opioidergen Systems mit Suppression supraspinaler in-
hibitorischer Bahnen oder rhythmischer Fluktuation retikulärer Aktivität. Ebenso gilt
eine Störung im Eisenstoffwechsel als potenzieller Faktor bei der Genese des PLMD, da
geringe Ferritin-Werte das PLMD begünstigen oder verstärken können. Die zentral induzierten repetitiven Bewegungen bewirken eine Häufung von motorischen Arousals mit
Fragmentierung des Schlafablaufes.

Diese Thesen werden durch das gehäufte Auftreten bei Erkrankungen mit dopaminerger
Funktionsstörung, wie dem RLS, der Narkolepsie und der REM-Schlaf-Verhaltensstörung

gestützt. Das gehäufte Auftreten von PLM im höheren Lebensalter könnte durch den Verlust an Dopamin im Alter bzw. durch die physiologische Abnahme der Dopaminrezeptoren erklärt werden.

Die periodischen Bewegungsstörungen im Schlaf werden als eine autonome Erkrankung verstanden. Die häufige Assoziation mit Restless-Legs-Syndrom, REM-Schlaf-Verhaltensstörung, obstruktiver Schlafapnoe und Narkolepsie ist zu beachten. In diesen Fällen wird jedoch nicht die Diagnose eines PLMD gestellt. Häufig sind symptomatische Formen bei:

- Niereninsuffizienz,
- kongestiver Herzinsuffizienz,
- arterieller Hypertonie,
- Polyneuropathie,
- multipler Sklerose,
- Multisystematrophie,
- spinalen Läsionen,
- psychiatrischen Störungen wie posttraumatischer Belastungsstörung, Depression, schlafbezogener Essstörung,
- chronischer Insomnie,
- Aufmerksamkeitsdefizit-Hyperaktivitätssyndrom,
- Morbus Parkinson,
- Benzodiazepin-Entzug,
- Therapie mit anticholinergen Substanzen, z. B. trizyklischen Antidepressiva.

8.2.3 Epidemiologie

Periodische Bewegungen der Gliedmaßen im Schlaf sind weitverbreitet und stellen ein unspezifisches Phänomen vieler Schlafstörungen und Krankheitsbilder dar. Eine schlafstörende Wirkung besitzen sie allerdings selten. Gelegentlich wird von Schlafstörungen der Bettpartner aufgrund der periodischen Bewegungen der Gliedmaßen berichtet. Sie können sowohl bei Kindern als auch bei Erwachsenen auftreten. Die Häufigkeit von PLM mit einem Index >15/h wird auf 8 % in der Gruppe der 18- bis 65-Jährigen und auf über 45 % bei Älteren geschätzt. Geschlechtsunterschiede sind nicht bekannt.

Zur Epidemiologie der PLM ist darüber hinaus Folgendes zu beachten:

- Beim RLS treten in 80 % der Fälle periodische Bewegungen der Gliedmaßen im Schlaf auf,
- bei der Insomnie, je nach Studie, in 1–15 % der Fälle,
- bei der REM-Schlaf-Verhaltensstörung in 70 % der Fälle und
- in 45–60 % der Fälle mit Narkolepsie.

Auch bei psychiatrischen Störungen (depressiven Syndromen, Angststörungen etc.) und neurologischen Erkrankungen (Multisystematrophie, Rückenmarksverletzungen) wird ein gehäuftes Auftreten von PLM beschrieben (Kap. 2).

Die Aussagekraft der vorliegenden epidemiologischen Angaben wird durch nur teilweise Beachtung der diagnostischen Kriterien und unsaubere Ein- und Ausschlusskriterien in den jeweiligen Studien jedoch eingeschränkt.

8.2.4 Klinisches Bild

In den Fällen, in denen periodische Beinbewegungen der Gliedmaßen symptomatisch werden, sind die Beschwerden gekennzeichnet durch nicht erholsamen Schlaf (häufig mit dem Leitsymptom Hypersomnie), nicht selten aber auch durch Symptome einer Insomnie. Reduzierte Schlaferholsamkeit, ausgeprägte Tagesschläfrigkeit und Monotonieintoleranz sowie sekundäre depressive Symptome, Gedächtnis- und Aufmerksamkeitsstörungen können Folge der gestörten Schlafkontinuität sein.

Die gestörte Schlafkontinuität tritt infolge periodischer Bewegungen der Beine, seltener der Arme, meist infolge einer Beugung der großen Gelenke und Streckung der Großzehe auf. Infolgedessen können häufige Weckreaktionen mit Störung der Schlafkontinuität entstehen. Die tonischen Kontraktionen treten bei vielen Patienten auch im ruhigen Wachzustand auf, werden aber häufig nicht bemerkt.

Periodische Extremitätenbewegungen haben aber nur dann eine klinische Relevanz und besitzen eine Behandlungsindikation, wenn sie eindeutig eine Insomnie oder Hypersomnie bedingen, welche nicht durch andere Schlafstörungen oder Erkrankungen erklärt werden können.

▶ **Praxistipp** Die periodischen Extremitätenbewegungen werden vom Patienten in aller Regel nicht wahrgenommen. Häufiger werden vom Bettpartner ein unruhiger Schlaf und ruckartige Bewegungen der Extremitäten berichtet.

Die einzelnen Bewegungen gehen gehäuft mit einer im EEG erkennbaren Frequenzbeschleunigung einher und werden als Ausdruck einer zentralnervösen Aktivierung verstanden, die u. a. die PLM auslösen und nicht deren Folge darstellen. Sie können auch mit autonomen Arousals einhergehen, die durch eine Änderung der Herzfrequenz und des Blutdrucks charakterisiert sind.

8.2.5 Untersuchungsverfahren

Die Untersuchung umfasst sowohl Eigen- als auch **Fremdanamnese,** da der Patient meist nur die Tagessymptomatik selbst bemerkt.

Der **Medikamenten- und Suchtmittelanamnese** zum Ausschluss medikamenten-induzierter Formen kommt im diagnostischen Prozess eine besondere Stellung zu. Die Bestimmung von

- Vitamin B_{12},
- Eisen, Ferritin,
- Folsäure,
- die Polyneuropathiediagnostik und
- Ausschluss eines Diabetes mellitus
  gilt als diagnostischer Standard bei symptomatischen bzw. behandlungsbedürftigen Formen.

Der Ausschluss anderer (neurologischer) Grunderkrankungen bei symptomatischen Formen, aber v. a. der Ausschluss anderer Ursachen für eine Insomnie muss sorgfältig erfolgen.

▶   **Praxistipp** Die periodischen Bewegungen der Gliedmaßen werden zu häufig fälschlicherweise als Ursache einer Insomnie bewertet. Bei typischer Psychopathologie der Insomnie dürften die periodischen Bewegungen der Gliedmaßen ein assoziiertes, nicht direkt behandlungsbedürftiges Phänomen darstellen.

8.2.6   Schlafmedizinische Diagnostik

Die Schlafdiagnostik umfasst die **Schlafanamnese,** die **schläfrigkeitsbezogene Anamnese** und das **Schlaftagebuch.** Ein ambulantes Screening mittels **Aktigrafie** in der heimischen Umgebung kann ergänzend zur Schweregradbestimmung hilfreich sein (Kap. 2).

Die PLM werden jeweils nach den aktuellen Kriterien der AASM bewertet (Kap. 2).

Schwere Formen zeigen bis zu 1500 periodische Bewegungen der Gliedmaßen im Schlaf pro Schlafperiode. In Abhängigkeit vom PLMS-Index mit Weckreaktionen (Periodic Limb Movements in Sleep = Anzahl der Extremitätenbewegungen pro Stunde Nachtschlaf, Kap. 2) entsteht eine z. T. deutliche Schlaffragmentierung mit Tief- und REM-Schlaf-Suppression.

▶   **Praxistipp** Im diagnostischen Prozess ist zur Vermeidung falsch-negativer Diagnosen dringend zu beachten, dass der PLMS-Index erhebliche Nacht-zu-Nacht-Variationen aufweisen kann. Auch in schweren Fällen mit PLM können Nächte mit unauffälligem oder nur geringem PLMS-Index auftreten.

Bei Risikopatienten oder schweren Formen sind **neuropsychologische Untersuchungen** zur Bestimmung schläfrigkeitsbezogener Einschränkungen des Leistungsvermögens wie

z. B. ein MWT, MSLT oder eine Pupillografie zur Bestimmung der Einschlafneigung am Tage erforderlich (Kap. 2).

Diagnostische Kriterien des PLMD nach ICSD-3-TR

1. Die PSG zeigt PLM, wie sie nach dem aktuellen AASM-Manual zur Bewertung des Schlafes und assoziierter Phänomene definiert wurden (Kap. 2).
2. Der Bewegungsindex übersteigt bei Kindern 5/h und bei Erwachsenen 15/h.
   Beachte: Der Bewegungsindex wird v. a. im klinischen Kontext und nicht normativ interpretiert. In Studien wurden bei Erwachsenen höhere Werte ermittelt, wenn respiratorische Ereignisse während des Schlafes nicht mit entsprechenden Methoden kontrolliert wurden oder andere ursächliche Faktoren nicht sicher ausgeschlossen wurden.
3. Der Patient klagt über Schlafstörungen oder Einschränkungen im kognitiven, körperlichen, sozialen, beruflichen, schulischen, verhaltensbezogenen oder einem anderen wichtigen funktionellen Leistungsniveau.
   Beachte: Ein erhöhter Bewegungsindex ohne klinische Anzeichen einer Schlafstörung wird als polysomnografischer Befund gewertet, erfüllt jedoch nicht die Kriterien für die Diagnosestellung periodische Bewegungsstörung der Gliedmaßen.
4. Die PLM lassen sich nicht durch eine andere Schlafstörung, organische oder neurologische Erkrankung, psychische Störung, Medikamenteneinnahme oder Substanzmittelmissbrauch erklären. Es wird darauf hingewiesen, PLM bei unbehandelten schlafbezogenen Atmungsstörungen, RLS, Narkolepsie und REM-Schlaf-Verhaltensstörung nicht im Sinne eines PLMD gewertet werden.

8.2.7 Differenzialdiagnosen

Bei **schlafbezogenen Atmungsstörungen** können PLM in Assoziation mit apnoeterminierenden Weckreaktionen auftreten. Im Rahmen der differenzialdiagnostischen Abklärung der PLM empfiehlt sich in diesen Fällen die Durchführung einer Kontroll-PSG nach suffizienter Behandlung der schlafbezogenen Atmungsstörung.

PLM können bei nächtlichen **zerebralen Anfällen** und bei der **myoklonischen Epilepsie** beobachtet werden. In diesen Fällen sind eine weiterführende Epilepsiediagnostik und ggf. eine PSG mit erweiterter EEG-Ableitung hilfreich.

Bei Verdacht auf PLM im Rahmen neurodegenerativer Erkrankungen wie Morbus Alzheimer, Nervenwurzelirritationen oder spinalen Syndromen ist eine weiterführende neurologische Abklärung indiziert. Die gutartigen Phänomene des hypnagogen Fußzitterns und der alternierenden Beinmuskelaktivität (Alternating Leg Muscle Activation, ALMA) lassen sich polysomnografisch abgrenzen.

8.2.8   Therapie

Behandlungsbedarf besteht nur, wenn ein erhöhter **Bewegungsindex** gesichert mit klinischen Anzeichen einer **Insomnie** oder **Hypersomnie** als Ursache einhergeht.

Andere Ursachen für das klinische Beschwerdebild müssen ausgeschlossen werden, ggf. kann ein probatorischer Therapieversuch mit L-Dopa die Ursachenzuschreibung unterstützen. Es existieren keine kontrollierten Studien zur Wirksamkeit einzelner Substanzen auf das eigenständige Krankheitsbild der periodischen Bewegungsstörung der Gliedmaßen im Schlaf. Im Falle eines Behandlungsbedarfes wird dasselbe therapeutische Vorgehen wie beim Restless-Legs-Syndrom empfohlen (Abschn. 8.1).

Beim Restless-Legs-Syndrom haben Eisensubstitution (L-Dopa nur bei intermittierendem Gebrauch), Dopaminagonisten und andere Medikamente nicht nur einen positiven Einfluss auf die Bewegungsunruhe und die Missempfindungen, sondern auch auf die Auftretenshäufigkeit von periodischen Bewegungen der Gliedmaßen. Bei symptomatischen Formen haben kausale Maßnahmen Vorrang. Schlafhygienische Maßnahmen können sinnvoll sein, im Vordergrund stehen jedoch die Eisensubstitution und vor allem medikamentöse Strategien. Die Therapieevaluation kann ausschließlich polysomnografisch unter Bestimmung der Bewegungsindizes erfolgen.

8.3   Nächtliche Muskelkrämpfe der Beine

8.3.1   Definition

Synonym werden die Begriffe

- Beinkrämpfe,
- nächtliche Beinkrämpfe und
- „Charley horse"
  verwendet.

Bei den idiopathisch auftretenden Krämpfen ist die Ursache nicht geklärt. Im Gegensatz zu Dystonien kommt es nicht zu Kokontraktionen von Agonisten und Antagonisten.

8.3.2   Ätiologie

Viele schlafbezogene Muskelkrämpfe scheinen idiopathischer Natur. Als passageres Phänomen können nächtliche Muskelkrämpfe beim Gesunden v. a. nach körperlicher Belastung auftreten, wobei Mikrotraumata der Muskulatur und Elektrolytverschiebungen eine Rolle spielen können. Symptomatische Muskelkrämpfe finden sich bei Magnesium- und Kalziummangel, in der Schwangerschaft sowie bei neuromuskulären und metabolischen Erkrankungen. Genetische Faktoren sind nicht bekannt.

8.3.3 Epidemiologie

10–16 % der Bevölkerung leiden unter klinisch relevanten nächtlichen Wadenkrämpfen, diese nehmen mit dem Alter zu. Es wird berichtet, dass 33 % der über 60-Jährigen und 50 % der über 80-Jährigen mindestens 1-mal alle 2 Monate nächtliche Beinkrämpfe haben. Bei 6 % der über 60-Jährigen treten diese nächtlich auf. Die Lebenszeitprävalenz für einzelne Ereignisse liegt wahrscheinlich bei nahezu 100 %.

8.3.4 Klinisches Bild

Die Krämpfe treten spontan, zumeist aus dem Schlaf, aber auch im Wachen ohne Vorzeichen oder nach kurzen leichteren Schmerzereignissen mit starker, sehr schmerzhafter Verhärtung der Muskulatur auf. Zumeist sind die Waden- oder Fußmuskeln, seltener die Oberschenkelmuskeln oder andere Muskelgruppen betroffen. Die Dauer kann wenige Sekunden bis Minuten betragen. Die Rückbildung erfolgt spontan oder nach Dehnung, Massage, Bewegung oder Wärmeapplikation. Es können einzelne sporadische Ereignisse auftreten, aber auch Serien von Ereignissen sind beobachtbar. Die Störung ist im höheren Erwachsenenalter am häufigsten. Sofern es sich nicht um solitäre Ereignisse handelt, ist der Verlauf oft über viele Jahre fluktuierend. Die subjektive Belastung kann hoch sein, objektivierbare Läsionen treten nicht auf. Assoziiert sind Ein- und Durchschlafstörungen infolge der zumeist schmerzhaften Ereignisse.

8.3.5 Diagnostik

In der **PSG** treten die Ereignisse zumeist spontan aus dem Schlaf oder während einer Wachphase auf. Bei Ableitung des **Oberflächen-EMG** der betroffenen Muskeln kann eine abrupte andauernde Aktivität gemessen werden.

Diagnostische Kriterien der nächtlichen Muskelkrämpfe nach ICSD-3-TR
- Starke Muskelkontraktionen einzelner Muskeln oder Muskelgruppen mit Verhärtung und Schmerzen
- Auftreten im Bett, entweder aus dem Schlaf oder aus dem Wachen heraus
- Schmerzlinderung durch kräftiges Dehnen der betroffenen Muskeln

8.3.6 Therapie

Kräftiges und regelhaftes Dehnen, Massage und Wärmeapplikation können akut Linderung bringen.

Zur längerfristigen Prophylaxe bzw. Therapie sollten, wenn möglich, kausale Maßnahmen (z. B. Ausgleich von Elektrolytstörungen) eingeleitet werden.

Symptomatisch können Magnesium, Chininsulfat, Verapamil und Theophyllin off-label erprobt werden. Kontraindikationen müssen streng beachtet werden; die teilweise gravierenden, potenziellen unerwünschten Wirkungen sind gegen den zu erwartenden Nutzen abzuwägen.

8.4 Bruxismus

8.4.1 Definition

Synonyme Begriffe sind:

- nächtlicher Bruxismus,
- nächtliches Zähneknirschen,
- Zähnepressen und
- Schlaf-Bruxismus.

Beim Bruxismus handelt es sich um ein unbewusstes, zumeist während des Schlafens, aber auch im Wachen ausgeführtes Zähneknirschen oder Aufeinanderpressen der Zähne. Durch die Aktivität können die Zähne verschleißen, aber auch Schädigungen des Kiefergelenkes sind möglich.

8.4.2 Ätiologie

Die Ätiologie der Störung ist nicht einheitlich.

- Psychische (erhöhtes Anspannungsniveau, Angststörungen),
- zentralnervöse (angeborene und erworbene Hirnschädigungen) und
- lokale (Malokklusion, Malformation) Faktoren

können auslösend sein, ohne dass der pathophysiologische Mechanismus genau bekannt wäre.

Auch eine spezifische Persönlichkeitsstruktur mit hoher Motivation und Anspannung soll die Manifestation der Störung begünstigen. Eine deutliche familiäre Häufung ist typisch, eine genetische Assoziation wurde aber bisher nicht gefunden.

8.4.3   Epidemiologie

Die Störung beginnt typischerweise im Kindesalter und klingt mit zunehmendem Alter ab. Rhythmische mastikatorische Aktivität ist bei fast jedem gesunden Schläfer gelegentlich nachweisbar. Circa 15–20 % der Kinder sind passager betroffen, die Lebenszeitprävalenz beträgt sogar bis zu 50 %. Im Erwachsenenalter scheinen Frauen häufiger betroffen zu sein. Klinische Relevanz erreicht die Störung wahrscheinlich in weniger als 5 % der Fälle.

8.4.4   Klinisches Bild

Eine Aktivierung der Kaumuskulatur im Schlaf führt zu meist störenden und für die Umgebung unangenehmen Knirschgeräuschen und zu einer übermäßigen Abnutzung der Kauflächen der Zähne und Schmerzen im Bereich der Zähne bzw. der Kaumuskulatur. Bei schweren Formen kann der Schlaf fragmentiert sein, sodass insomnische Beschwerden angegeben werden. Meist wird jedoch zunächst der Zahnarzt oder der Neurologe (wegen Kopfschmerzen) konsultiert. Die Kontraktionen können tonisch oder phasisch als sog. rhythmische mastikatorische Muskelaktivität (RMMA) auftreten. Der typische Ablauf eines Ereignisses ist stereotyp mit einem autonomen und EEG-Arousal, worauf die Kontraktion der Kiefermuskulatur folgt. Gelegentlich folgt ein Schlucken am Ende der Episode.

8.4.5   Diagnostik

Eine **Schlafanamnese** in Kombination mit einer **zahnärztlichen Untersuchung** ist meist richtungsweisend. Eine **PSG** ist nur zum Ausschluss anderer Erkrankungen erforderlich. Hierbei ist eine erhöhte **EMG-Aktivität** der Kaumuskulatur in Assoziation mit Arousals nachweisbar, welche meist an den Leichtschlaf gebunden ist. Eine Assoziation mit dem REM-Schlaf ist nur bei älteren Personen gelegentlich zu beobachten und dann verdächtig auf eine beginnende Verhaltensstörung im REM-Schlaf. Gleichzeitige Rumpf- oder Extremitätenbewegungen können bei Arousals in 25 % der Fälle beobachtet werden. Die EMG-Aktivität der Kiefermuskeln (Mm. masseteres und temporales) kann phasisch zwischen 0,25 und 2,0 s, tonisch über 2,0 s oder mit einer gemischten Rhythmik erhöht sein.

Diagnostische Kriterien des Bruxismus nach ICSD-3-TR

- Regelhaft auftretende Geräusche von Zähneknirschen oder Zähnepressen während des Schlafes
- Mindestens eines der folgenden klinischen Symptome:
  - Abnormale Abnutzung der Zähne in Verbindung mit Geräuschen von Zähneknirschen oder Zähnepressen
  - Vorübergehende morgendliche Kiefermuskelschmerzen oder Kiefermuskelermüdung und oder vorübergehende Kopfschmerzen und/oder vorübergehende Lockerung der Zähne in Verbindung mit Geräuschen von Zähnepressen oder Zähneknirschen

8.4.6 Therapie

Bei Kindern kann nach dem Ausschluss von Kieferfehlstellungen zunächst abgewartet werden, da Spontanremissionen häufig sind. Bei (drohenden) Zahnschäden sollte eine Aufbissschiene angepasst werden. Bei erhöhtem psychischem Anspannungsniveau sind Entspannungsverfahren, Hypnotherapie, Biofeedbackverfahren und auch Psychotherapie als hilfreich beschrieben. Zur akuten Schmerzlinderung können physiotherapeutische Maßnahmen und Massagen hilfreich sein.

Medikamente, wie z. B. Muskelrelaxanzien, sind nur in Ausnahmefällen indiziert (kurzfristig Benzodiazepine, Antidepressiva). Vor der Aufnahme medikamentöser Therapiestrategien sollte eine Nutzen–Risiko-Abwägung erfolgen.

8.5 Schlafbezogene rhythmische Bewegungsstörung

8.5.1 Definition

Die synonymen Begriffe lauten:

- Jactatio capitis et corporis,
- Jactatio capitis nocturna,
- Jactatio corporis nocturna,
- rhythmisches Kopf- oder Körperrollen,
- Kopf- oder Körperwerfen,
- Head banging,
- Body rocking.

Bei den schlafbezogenen rhythmischen Bewegungen handelt es sich um wiederholte stereotype und rhythmische motorische Bewegungen großer Muskelgruppen, welche hauptsächlich beim Einschlafen und während des Schlafes auftreten. Die Diagnose wird nur dann gestellt, wenn das gezeigte Verhalten klinische Konsequenzen mit sich führt.

8.5.2 Epidemiologie

Im Säuglingsalter treten stereotype Bewegungsabläufe als transientes normales Phänomen im Sinne einer Selbststimulation auf. 50–70 % der älteren Säuglinge entwickeln dieses Verhalten vorübergehend. Bei Persistieren oder späterem Auftreten der Symptome im Verlauf der Entwicklung liegen meist gravierende psychische/neuropsychiatrische Störungen zugrunde. Das Geschlechtsverhältnis Jungen zu Mädchen liegt bei 2–4:1.

8.5.3 Klinisches Bild

Das klinische Bild ist gekennzeichnet durch stereotype rhythmische Kopf- oder Körperbewegungen während des Einschlafens oder des Leichtschlafes. Varianten sind:

- Kopfwerfen anterior-posterior (Headbanging)
- Kopfrollen lateral (Headrolling)
- Körperschaukeln in Ellenbogen-Knie-Lage (Bodyrocking)
- Körperrollen in Bauchlage (Bodyrolling).

Manchmal sind die Jactationen von monotonem Singen oder Summen begleitet. Gelegentlich entstehen Traumen durch Anschlagen (Hämatome, intrazerebrale und retinale Blutungen). Meist ist eine situative Bindung an den Einschlafvorgang oder den Leichtschlaf gegeben. Der Beginn liegt überwiegend im Säuglingsalter, bei gesunden Kindern mündet die Jactatio in eine Spontanremission. Bei älteren Kindern ist diese primitive Selbststimulation jedoch meist als Symptom einer gravierenden Schädigung zu werten.

8.5.4 Diagnostik

Die Diagnostik besteht aus der **Fremd- inkl. Entwicklungsanamnese**. Eine **pädiatrisch-neurologische Untersuchung** inkl. **EEG** zum Ausschluss zerebraler Krampfanfälle ist unabdingbar. Bei Verdacht auf zerebrale Schädigungen ist eine **Entwicklungsdiagnostik** inklusive **NMR** und **CCT** erforderlich.

Die Schlafdiagnostik umfasst die **Schlafanamnese** und das **Schlaftagebuch** zur Häufigkeits- und Schweregraddiagnostik. Eine **PSG mit Videoüberwachung** sollte bei Zweifelsfällen durchgeführt werden. Da die Störung im Vorfeld des Schlafes auftritt, besteht ein alterstypisches physiologisches Schlafprofil. Die Bewegungsepisoden ereignen sich zumeist im Einschlafvorgang, weniger häufig im Leichtschlaf, sehr selten aus

Stadium N 3 oder REM. Differenzialdiagnostisch sind im EEG der PSG Anzeichen auf zerebrales Anfallsleiden zu beachten.

Diagnostische Kriterien der schlafbezogenen rhythmischen Bewegungsstörung nach ICSD-3-TR

- Der Patient zeigt wiederholte stereotype und rhythmische motorische Bewegungen durch große Muskelgruppen.
- Die Bewegungen sind hauptsächlich schlafbezogen. Sie treten nahe an Schlafepisoden, nahe der Bettzeit oder dann, wenn das Individuum müde und benommen ist, auf.
- Das Verhalten führt zu einer Beschwerde, die sich mit einem der nachfolgenden Merkmale manifestiert:
  - Es beeinträchtigt den normalen Schlaf.
  - Es treten signifikante Beeinträchtigungen im Verhalten und dem Leistungsvermögen am Tage auf.
  - Es mündet in selbstzugefügten körperlichen Verletzungen oder würde ohne präventive Maßnahmen zu selbigen führen.
  - Die rhythmische Bewegungsstörung lässt sich nicht besser durch eine andere Bewegungsstörung oder eine Epilepsie erklären.
    Anmerkung: Die Diagnose wird nur dann gestellt, wenn das gezeigte Verhalten klinische Konsequenzen mit sich führt.

8.5.5   Therapie

Bei Säuglingen kann man die Erziehenden beruhigen und eine Spontanremission abwarten. Bei symptomatischen Formen sind nach exakter Diagnostik und soweit möglich kausaler Therapie, adjuvant in Ausnahmefällen Neuroleptika oder Benzodiazepine indiziert. Bei älteren Kindern sind Psychotherapie und Entspannungsverfahren zu erwägen.

8.6   Weitere schlafbezogene Bewegungsstörungen

Nachfolgend werden weitere schlafbezogene Bewegungsstörungen zusammenfassend dargestellt. Sie sind durch eine geringe Inzidenz und oft gutartigen Verlauf ohne klinische Relevanz gekennzeichnet.

Der **gutartige Schlafmyoklonus des Neugeborenen** ist charakterisiert durch myoklonische Zuckungen, welche während des Schlafes bei Neugeborenen oder während des Schlafes der frühen Kindheit auftreten. Obwohl der Schlafmyoklonus des Neugeborenen gutartig und selten ist, wurde er in die ICSD-3 aufgenommen, da er häufig mit einer Epilepsie verwechselt wird. Die Zuckungen sind häufig bilateral, massiv und umfassen große Muskelgruppen. Die Bewegungen können am ganzen Körper oder ausschließlich in den Extremitäten, dem Rumpf, selten im Gesicht auftreten.

Der **propriospinale Myoklonus** ist durch plötzliche und meist heftige Zuckungen des Unterleibs, des Rumpfes und des Nackens gekennzeichnet. Der propriospinale Myoklonus umfasst eine Gruppe von Myoklonien, die spinal generiert werden und sich kaudal und/oder rostral entlang des propriospinalen Trakts ausbreiten. Bisher sind wenige Fälle in der Literatur dokumentiert. Die Zuckungen treten meist in Entspannung während oder kurz vor dem Einschlafen auf. Dieses kann durch die subjektiv oft als belastend erlebten Zuckungen erheblich verzögert sein. Die Störung verläuft häufig chronisch und kann bei starker Belastung Ängste und Depressionen auslösen. Ausgeprägter propriospinaler Myoklonus kann zu Verletzungen des Partners oder des Patienten selbst führen. Therapeutisch kann Clonazepam versucht werden.

Im ICSD-3-TR werden weiter unter der Kategorie „Isolierte Symptome und Normvarianten" der exzessive fragmentierte Myoklonus, der hypnagoge Fußtremor und alternierende Beinmuskelaktivierung (Alternating Leg Muscle Activation, ALMA), sowie Einschlafzuckungen („sleep starts") als gutartige Symptome oder Phänomene ohne klinische Relevanz aufgelistet (Abschn. 2.8.4). Beim exzessiven fragmentierten Myoklonus handelt es sich um feine Bewegungen der Mundwinkel, der Finger oder Zehen. Die Bewegungen können auch nicht sichtbar sein. Beim hypnagogen Fußtremor handelt es sich um rhythmische Bewegungen der Füße oder Zehen während des Wach-Schlaf-Überganges. Die alternierende Beinmuskelaktivität besteht aus kurzen Aktivierungen des M. anterior tibialis des einen und nachfolgend des anderen Beines im Wechsel während des Einschlafens. Einschlafzuckungen treten kurz und überraschend während des Einschlafens auf. Es handelt sich um Zuckungen einzelner oder mehrerer Körperteile, welche asymmetrisch auftreten und das Einschlafen stören können. Als Auslöser oder verstärkende Faktoren werden Stress, Schlafmangel, Nikotin und Koffein beschrieben.

8.7   Fragen

1. Beschreiben Sie die medikamentöse Therapie des RLS!
2. Wann besteht beim RLS eine Behandlungsindikation?
3. Bei welchen Krankheitsbildern treten periodische Beinbewegungen auf?
4. Wann werden periodische Beinbewegungen behandelt?
5. Welche Behandlungsansätze für Bruxismus werden beschrieben?

Literatur

Stiasny-Kolster K (2013) Medikamentöse Therapie des Restless-legs-Syndroms. Somnologie 17:252–258

Weiterführende Literatur

Allen RP et al (2003) A report from the Restless Legs Syndrome Diagnosis and Epidemiology workshop at the National Institutes of Health, International Restless Legs Syndrome Study Group. Restless legs syndrome: diagnostic criteria, special considerations and epidemiology. Sleep Med 4:101–119

American Academy of Sleep Medicine (2016) The AASM-manual for the scoring of sleep and associated events: rules, terminology and technical specifications. Version 2.3. American Academy of Sleep Medicine, Darien, IL

American Academy of Sleep Medicine (2023) International classification of sleep disorders, 3-TR. Diagnostic and coding manual. American Academy of Sleep Medicine, Westchester, IL

Clarenbach P et al (2006) Restless Legs Syndrom. Die unruhigen Beine. Klinik, Diagnose, Therapie. Uni-Med, Bremen

Happe S et al (2006) Begutachtung des Restless Legs Syndroms – Zusammenfassung der Konsensusempfehlung. Somnologie 10:206–209

Heidbreder A et al (2022) Restless Legs Syndrom, S2k Leitlinie. In: Deutsche Gesellschaft für Neurologie und Deutsche Gesellschaft für Schlafforschung und Schlafmedizin (DGSM) (Hrsg) Leitlinien für Diagnostik und Therapie in der Neurologie. www.dgn.org/leitlinien. Zugegriffen: 28. Apr. 2024

Hornyak M et al (2005) Spectral analysis of sleep EEG in patients with restless legs syndrome. Clin Neurophysiol 116:1265–1272

Trenkwalder C et al (2013) Prolonged release oxycodone-naloxone for treatment of severe restless legs syndrome after failure of previous treatment: a double-blind, randomised, placebo-controlled trial with an open-label extension. Lancet Neurol 12:1141–1150

Wilt T et al (2013) Pharmacologic therapy for primary restless-legs syndrome. A systematic review and meta-analysis. JAMA Intern Med 173:496–505

Winkelmann J et al (2016) Practice guideline summary: treatment of restless-legs syndrome in adults: Report of the Guideline Development, Dissemination and Implementation Subcommittee of the American Academy of Neurology. Neurology 87:2585–2593

Winkelmann J et al (2007) Genome-wide association study of restless legs syndrome identifies common variants in three genomic regions. Nat Genet 39:1000–1006

Isolierte Symptome, Normvarianten und andere Schlafstörungen

9

Joachim T. Maurer

> Nicht alle Phänomene oder Symptome zwischen Einschlafen und Aufwachen lassen sich den großen Gruppen der Schlafstörungen eindeutig zuordnen, auch wenn sie in der ICSD-3 jeweils gemäß ihrer vorherrschenden Phänomenologie eingruppiert wurden. In der ICD-11 sind sie bis auf die propriospinalen Einschlafmyoklonien und den gutartigen Myoklonus bei Neugeborenen und Säuglingen nicht eigenständig aufgeführt. Manche treten isoliert auf, haben überhaupt keinen oder lediglich einen marginalen Krankheitswert, sind bisher noch zu wenig erforscht oder zeigen eine zu variable Symptomatik, um sie entweder einer bestehenden Schlafstörung zuordnen zu können oder zu einer eigenen Schlafstörung zu erklären. Die Schlafstörung durch umgebungsbedingte Einflüsse wie z. B. Lärm, Wärme oder auch den Bettpartner ist hier ebenfalls einzuordnen, da sowohl der objektiv vorhandene Störfaktor als auch seine subjektive Bewertung zu einer Insomnie, Hypersomnie und/oder zu nicht erholsamem Schlaf führen können.

9.1 Isolierte Symptome, Normvarianten und Ungelöstes

9.1.1 Lang- und Kurzschläfer

Menschen, die im Laufe eines 24-h-Tages länger oder kürzer als der alterstypische Durchschnitt schlafen und sich durch den Schlaf erholt fühlen, werden als Lang- bzw. Kurzschläfer bezeichnet. Schlafphasen neben der Hauptschlafphase müssen hierbei mitgerechnet werden.

- Bei Erwachsenen gilt als **Langschläfer,** wer im Laufe eines Tages 10 h Schlaf oder mehr benötigt.
- Als **Kurzschläfer** gilt, wer nur 5 h Schlaf oder weniger benötigt.

Die beiden sich bereits im Kindes- oder Jugendalter manifestierenden Normvarianten der Lang- und Kurzschläfer finden sich bei etwa 2 % der erwachsenen Bevölkerung und bleiben in aller Regel lebenslang bestehen. Die Betroffenen fühlen sich erholt, wenn sie ihre individuelle Schlafdauer erhalten. Störungen treten lediglich dann auf, wenn der Langschläfer versucht oder gezwungen ist, über längere Zeiträume mit wenig Schlaf auszukommen oder der Kurzschläfer seine Schlafdauer durch zentralwirksame Substanzen verlängern möchte. Letzteres geht häufig auf falsche Vorstellungen der Betroffenen oder des Umfeldes von der notwendigen Schlafdauer zurück. Viele Langschläfer nehmen während der Schul- oder Arbeitswoche bewusst ein Schlafdefizit in Kauf, welches sie am Wochenende durch eine besonders lange Schlafphase versuchen auszugleichen. Kurzschläfer leiden kaum und suchen daher äußerst selten medizinischen Rat. Eine erhöhte Morbidität konnte für die beiden Normvarianten nicht nachgewiesen werden.

Die Diagnose des Lang- oder Kurzschläfers kann aufgrund des Manifestationsalters und der typischen **Anamnese** mit erhaltener Erholsamkeit des Schlafes bei individuell adäquater Schlafdauer gestellt werden. **Schlaftagebücher** mit Angaben zur Tagesbefindlichkeit während des Alltags und Urlaubs können die Diagnosestellung erleichtern. Eine apparative Diagnostik ist in aller Regel nicht erforderlich. Wenn Langschläfer aufgrund individuell zu kurzer Schlafdauer über einen nicht erholsamen Schlaf klagen oder über Tagesmüdigkeit und -schläfrigkeit berichten, kann die Abgrenzung verschiedener bereits dargestellter Schlafstörungen erforderlich werden (Kap. 3, 4, 5 und 8).

Eine **Therapie** ist bei Kurzschläfern in aller Regel nicht notwendig. Beim Langschläfer ist die Beachtung der individuell erforderlichen Schlafdauer die Therapie der Wahl und beseitigt mögliche Symptome.

9.1.2 Sprechen und Stöhnen im Schlaf (Somniloquie und Katathrenie)

Etwa die Hälfte aller Kinder und noch 5 % der Erwachsenen sprechen während des Schlafens (Somniloquie) in mehr oder weniger verständlicher Weise, wobei die Inhalte zu Problemen mit den Mitschläfern führen können. Sehr viel seltener ist Seufzen oder Stöhnen im Schlaf (Katathrenie) zu hören. Die Expirationsdauer kann bei Katathrenie so stark verlängert sein, dass Sauerstoffdesaturationen und Apnoen auftreten. Die Abgrenzung von einer Schlafapnoe gelingt durch die simultane Erfassung des akustischen Phänomens und der gemessenen Atmungsstörung während der Exspiration in der Polysomnografie.

Somniloquie und Katathrenie werden den Betroffenen meist nicht bewusst und können sowohl aus dem REM- als auch aus dem NonREM-Schlaf heraus auftreten. Eine Häufung zeigen Patienten mit REM-Schlaf-Verhaltensstörung, Schlafwandeln oder

Essen im Schlaf. Manifestiert sich das Sprechen im Schlaf erst im Erwachsenenalter, ist häufig eine Psychopathologie zu finden.

Differenzialdiagnostisch müssen v. a. bei stereotypen Lautäußerungen im Schlaf **epileptische Anfälle** ausgeschlossen werden. **Pavor-nocturnus-Anfälle** (Kap. 7) unterscheiden sich durch das laute Schreien und die Angstreaktion.

Wird eine psychische Belastung als ursächlich vermutet und das Sprechen im Schlaf als belastend empfunden, so kann eine weitere psychotherapeutische Abklärung und ggf. Therapie sinnvoll sein.

9.1.3 Bewegungsauffälligkeiten im Schlaf

Vor allem während des Einschlafens, aber auch während des Schlafes können verschiedenartige Bewegungen des Körperstammes und/oder der Extremitäten auftreten.

Etwa zwei Drittel der Bevölkerung berichten über plötzliche Zuckungen einzelner Muskelgruppen oder Körperteile, sog. **Einschlafmyoklonien**, die häufig mit hypnagogen Sensationen (z. B. akustisch, optisch, Gefühl des Fallens) verknüpft sind und zu einem kurzen Arousal oder Aufwachen aus dem Leichtschlaf führen. Durch die Einnahme von Koffein oder anderen Stimulanzien, körperliche Aktivität oder emotionalen Stress können Häufigkeit und Ausprägung zunehmen (s. Abschn. 2.8.4). Selten sind die Einschlafzuckungen so ausgeprägt, dass sie das Einschlafen verhindern. In diesen Fällen steht die Vermeidung der prädisponierenden Faktoren im Vordergrund. Selten wird Clonazepam eingesetzt.

In der Phase der Entspannung vor dem Einschlafen können in seltenen Fällen Bewegungen des Körperstammes auftreten, die sich nach peripher auf die proximalen Extremitäten und den Hals ausbreiten. Sie werden durch jegliche mentale Aktivierung, wie z. B. Ansprechen durch den Bettpartner, zuverlässig unterbrochen. Sie werden als **propriospinale Myoklonien** bezeichnet und können eine ausgeprägte Einschlafstörung hervorrufen (s. Abschn. 2.8.4). Eine Behandlung mit 1 mg Clonazepam vor dem Zubettgehen kann die Häufigkeit der Myoklonien reduzieren.

Finden sich asymmetrische und asynchrone, 75–150 ms andauernde Myokloni kleiner Muskeln oder Muskelgruppen (z. B. Finger, Zehen, Mundwinkel) häufiger als 5-mal pro Minute über mindestens 20 min vornehmlich in den Stadien N2 oder N3, so spricht man von einem **exzessiven fragmentarischen Myoklonus** (s. Abschn. 2.8.4). Die Myokloni sind häufig in der Videometrie erkennbar. Sie sind meist mit Arousals verknüpft und rufen eine Durchschlafstörung hervor. Sie werden bei etwa 5–10 % der Patienten gefunden, die sich wegen exzessiver Tagesschläfrigkeit in schlafmedizinischen Zentren untersuchen lassen, und treten bevorzugt bei Männern auf. Häufig besteht eine Koexistenz mit schlafbezogenen Atmungsstörungen (Kap. 4), periodischen Bewegungen der Gliedmaßen (PLMS, Kap. 8), einer Narkolepsie (Kap. 5) und/oder Insomnien (Kap. 3).

Die Behandlung richtet sich primär nach der koexistenten Schlafstörung. Nur bei persistierenden Beschwerden wird eine Behandlung wie beim Restless-Legs-Syndrom/PLMD (Kap. 8) empfohlen.

Beim Einschlafen kann sich ein **hypnagoger Fußtremor** (s. Abschn. 2.8.4) manifestieren, der typischerweise länger als 10 s anhält und in seltenen Fällen zu Schlafunterbrechungen führen kann. In zeitlichem Zusammenhang mit Arousals können **alternierende Aktivierungen der Beinmuskeln** polysomnografisch nachgewiesen werden, die beim Einschlafen verschwinden. In schlafmedizinischen Zentren werden diese Phänomene bei erwachsenen Patienten in 7,5 % bzw. 1,1 % der Fälle gefunden. Ihre klinische Bedeutung ist noch unklar.

Sehr selten können bei ansonsten völlig unauffälligen Neugeborenen heftige bilaterale Bewegungen der großen Muskeln des Stammes oder der Extremitäten beobachtet werden, die ausschließlich während des Schlafes auftreten. Diese **benignen Schlafmyoklonien des Neugeborenen** werden als Zeichen der unvollständigen Hirnreifung gewertet, da sie zum einen eine Spontanremission innerhalb weniger Wochen bis Monate zeigen und zum anderen nicht mit einem erhöhten Risiko für zerebrale Anfallsleiden einhergehen.

9.2   Andere Schlafstörungen

Klinisch sind v. a. die **umgebungsbedingten Schlafstörungen** von Relevanz. Es wurde bisher noch nicht untersucht, wie häufig Schlafstörungen auftreten, die durch Umgebungsfaktoren bedingt sind. Es ist allerdings von einer hohen Prävalenz auszugehen. Stören können u. a. Lärm, Wärme, Kälte, der Bettnachbar, ungewohnte Umgebung (Krankenhaus, Hotel, Zelt) oder die von einem Kranken oder Säugling geforderte Aufmerksamkeit. Die meisten Betroffenen kennen den verantwortlichen Störfaktor und versuchen, ihm durch geeignete Maßnahmen zu begegnen. In den meisten Fällen sind die Schlafstörungen daher nur vorübergehender Natur und die Ursache für den Schlafgestörten nachvollziehbar. Betroffene suchen typischerweise nur dann medizinischen Rat, wenn die subjektive Bewertung des Störfaktors in den Vordergrund rückt oder wenn gleichzeitig Symptome anderer Schlafstörungen auftreten, die sie für ihre in- oder hypersomnischen Beschwerden verantwortlich machen.

Wesentlich für die Erkennung der umgebungsbedingten Schlafstörung ist die ausführliche **Anamnese**. Gelegentlich kann ein **Schlafprotokoll** über 2 Wochen die Schlafphasen mit guter Erholsamkeit und den für die Störung verantwortlichen Stimulus aufdecken. Insbesondere Insomnien und Schlaf-Wach-Rhythmusstörungen müssen bei nicht eindeutiger Anamnese ausgeschlossen werden.

Eine ausführliche **Beratung** ist in den meisten Fällen ausreichend. Bei psychischer Überbewertung des Störfaktors ist ggf. eine psychotherapeutische Intervention angezeigt. Kurzfristig kann ein Hypnotikum eingesetzt werden, wenn der Stimulus vorübergehend ist und nicht ausgeschaltet werden kann. Eine anamnestische Kontrolle des Therapieerfolgs ist hierbei jedoch erforderlich.

Fallbeispiel

Eine 25-jährige, schlanke Frau wird wegen exzessiver Tagesschläfrigkeit und für ihren Ehemann belastenden Schnarchens ohne beobachtete Atempausen vorgestellt.

Sie schildert glaubhaft, in monotonen Situationen einzuschlafen. Ihre Schlafqualität beschreibt sie als gut, ohne Ein- oder Durchschlafstörungen. Ihre Schlafdauer beträgt 7 h bei regelmäßigen Bettzeiten. Im Urlaub oder am Wochenende sei die Schläfrigkeit nicht besser. Sie selbst habe keine Erklärung für ihre Beschwerden.

Im Rahmen der Abklärung können organische und psychische Ursachen ausgeschlossen werden. Das Schlafprotokoll lässt keine Ursache für die Tagesschläfrigkeit erkennen. Die ambulante Polygrafie zeigt keinen Hinweis auf eine Schlafapnoe, allerdings finden sich gelegentliche Herzfrequenzanstiege. In der angeschlossenen polysomnografischen Untersuchung über 2 Nächte findet sich ein regelrechtes Schlafprofil ohne Herzfrequenzschwankungen. Die Vigilanzdiagnostik zeigt erstaunlicherweise keine erhöhte Tagesschläfrigkeit.

Erst beim Abschlussgespräch fällt der Patientin ein, dass sie sich nur dann gut erholt fühle, wenn ihr Mann auf der Nachtschicht sei und sie alleine schlafen könne. Schlimm seien eigentlich nur die Tage, wenn beide nebeneinander schliefen. Auf Nachfrage bestätigt der Ehemann, dass er seine Frau wegen des Schnarchens nachts regelmäßig schubse, womit er das Schnarchen unterbinden und selbst wieder einschlafen könne.

Nach der Beseitigung des Schnarchens durch eine Unterkiefer-Protrusionsschiene geben beide Ehepartner eine Besserung von Schlafqualität und Tagesbefindlichkeit an. ◄

Literatur

American Academy of Sleep Medicine (2023) International classification of sleep disorders, 3-TR Aufl. American Academy of Sleep Medicine, Darien, IL

Troester MM et al for the American Academy of Sleep Medicine (2023) The AASM Manual for the Scoring of Sleep and Associated Events: Rules, Terminology and Technical Specifications, Version 3. American Academy of Sleep Medicine, Darien, IL. www.aasmnet.org. Zugegriffen: 30. Apr. 2024

Sekundäre Schlafstörungen

10

Boris A. Stuck und Michael Schredl

▶ Schlafstörungen können im Zusammenhang mit organischen oder psychischen bzw. psychiatrischen Krankheiten auftreten. Sie können als begleitendes oder passageres Symptom erscheinen, tragen jedoch bei chronischen Erkrankungen z. T. in erheblichem Maße zur Morbidität und zur Aufrechterhaltung des Krankheitsgeschehens bei. Eine Behandlung der Schlafstörung kann sich in diesen Fällen günstig auf den Verlauf der Grunderkrankung auswirken. Der Schlafmediziner ist dann gefordert, wenn die Schlafstörung eine zusätzliche Therapie erforderlich macht. Darüber hinaus können sich organische oder psychische bzw. psychiatrische Erkrankungen auch als Schlafstörung manifestieren. Aufgabe des Schlafmediziners ist es dann, die zugrunde liegende Ursache der Schlafstörung zu erkennen und einer angemessenen Behandlung zuzuführen.

Selbstverständlich können nicht alle organischen oder psychischen bzw. psychiatrischen Erkrankungen, die mit Schlafstörungen assoziiert sind, in diesem Kapitel abgehandelt werden. Die Behandlung der entsprechenden Grundkrankheiten kann darüber hinaus ebenfalls nicht Gegenstand dieses Buches sein. Ein Schwerpunkt dieses Kapitels stellt die Erkennung der wichtigsten sekundären Schlafstörungen dar, die sich sowohl als insomnische als auch als hypersomnische Störung präsentieren können. Der nicht unumstrittene Begriff der „sekundären Schlafstörungen" soll jedoch nicht den Eindruck erwecken, dass die Diagnostik und Behandlung dieser Schlafstörungen nachrangig seien. Gerade bei chronischen Erkrankungen bzw. dann, wenn die Behandlung der Grunderkrankung nicht zu einer Beseitigung der begleitenden Schlafstörung führt, erfordert die begleitende Schlafstörung die gleiche konsequente Therapie wie bei den isolierten Schlafstörungen.

10.1   Schlafstörungen durch organische Erkrankungen

Schlafstörungen und schlafmedizinisch relevante Symptome zeigen sich bei einer Vielzahl organischer Erkrankungen.

Zum einen können organische Erkrankungen **Ursache** von Schlafstörungen sein, zum anderen können klassische schlafmedizinische Symptome wie Ein- und Durchschlafstörungen (Insomnien) oder Tagesschläfrigkeit (Hypersomnolenz) als **führende Symptome** der zugrunde liegenden Erkrankung imponieren. Daher müssen diese Erkrankungen in der Differenzialdiagnostik der Insomnien und Hypersomnien berücksichtigt werden. Schließlich können sich entsprechende Symptome auch als **Folge** einer medikamentösen Therapie einer entsprechenden Grunderkrankung einstellen, was die Notwendigkeit einer eingehenden Medikamentenanamnese unterstreicht (Kap. 2).

Die wichtigsten Erkrankungen, die in diesem Zusammenhang beachtet werden müssen, sind:

- **insomnische Störungen**
  - endokrine Erkrankungen (Hyperthyreose, gynäkologische Erkrankungen, Klimakterium),
  - chronische Schmerzen,
  - neurologische Erkrankungen (neurodegenerative Erkrankungen),
  - Lungen- und Atemwegserkrankungen (Asthma bronchiale),
  - Herzinsuffizienz (Nykturie),
  - chronisch-entzündliche Darmerkrankungen;
- **hypersomnische Störungen**
  - endokrine Erkrankungen (Hypothyreose, Testosteronmangel),
  - Herz-Kreislauf-Erkrankungen (Herzrhythmusstörungen, Hypotonie, Herzinsuffizienz),
  - respiratorische Erkrankungen,
  - Nierenfunktionsstörungen.

Die genannte Unterteilung folgt jedoch vornehmlich didaktischen Erwägungen. Viele der genannten Erkrankungen können je nach Ausprägungsgrad und je nach Patienten sowohl insomnische als auch hypersomnische Störungen verursachen.

10.1.1 Insomnische Störungen als Zeichen organischer Erkrankungen

10.1.1.1 Endokrine Erkrankungen

Eine **Hyperthyreose** geht klassischerweise mit Zeichen der psychomotorischen Unruhe einher. Hierzu gehören neben einem häufig feinschlägigen Tremor und einer gesteigerten Nervosität in aller Regel auch Symptome der Schlaflosigkeit mit Ein- und

Durchschlafstörungen. Weitere klinische Zeichen sind u. a. die bei 70–90 % der Patienten vorhandene Struma, eine Sinustachykardie mit evtl. auftretenden Rhythmusstörungen, Gewichtsverlust, Hyperhidrosis und Wärmeintoleranz.

Die Symptome können nicht nur im Rahmen einer immunogenen Hyperthyreose (Morbus Basedow) oder einer Schilddrüsenautonomie auftreten, sondern auch durch eine unangemessene Dosierung von Schilddrüsenhormonen ausgelöst werden.

Patienten mit dem Vollbild einer Hyperthyreose werden im schlafmedizinischen Alltag selten differenzialdiagnostische Probleme bereiten, bei entsprechend ausgeprägter Symptomatik können sich diese Patienten jedoch auch primär mit Ein- und Durchschlafstörungen als führenden Symptomen präsentieren. Bei insomnischen Patienten sollten in Anbetracht der Häufigkeit von Schilddrüsenerkrankungen eine entsprechende Anamnese und ggf. eine ergänzende laborchemische Untersuchungen Teil des diagnostischen Prozesses sein.

10.1.1.2 Chronische Schmerzen

Chronische Schmerzen und Schlafstörungen sind eng miteinander verbunden und beeinflussen sich in der Regel gegenseitig. So gehen chronische Schmerzen häufig mit Ein- und Durchschlafstörungen einher. Die Häufigkeit von insomnischen Störungen bei chronischen Schmerzpatienten wird mit bis zu 2/3 angegeben.

Insbesondere bei Patienten mit **tumorbedingten Schmerzen** sind in diesem Zusammenhang nicht nur die Schmerzen selbst für die Schlafstörung verantwortlich, auch die psychische Belastung durch die Erkrankung trägt mit zur Erhaltung der chronischen Schlafstörung bei.

Auf der anderen Seite können chronische Schlafstörungen bzw. chronischer Schlafmangel die **Schmerzwahrnehmung** erheblich beeinflussen, sodass eine angemessene Therapie der Ein- und Durchschlafstörung die Wirksamkeit einer analgetischen Therapie entscheidend verbessern kann. Zusätzlich zu den gängigen therapeutischen Ansätzen in der Behandlung chronischer Schmerzen werden daher häufig sedierende Antidepressiva zur koanalgetischen Therapie herangezogen. Hiermit lässt sich häufig nicht nur eine Steigerung der Wirkung klassischer Analgetika, sondern auch eine Verbesserung der Ein- und Durchschlafstörungen erreichen.

10.1.1.3 Neurologische Erkrankungen

Neurodegenerative Erkrankungen wie der Morbus Parkinson oder die Demenz vom Alzheimer-Typ führen häufig zu ausgeprägten Schlafstörungen bis zur Auflösung der Schlaf-Wach-Rhythmik.

Demenzielle Erkrankungen sind in über 50 % der Fälle mit Schlafstörungen assoziiert. Die Schwere der Demenz und die aufgelöste Tagesrhythmik stehen in enger Beziehung. Es kann eine große Diskrepanz zwischen der objektiv vorliegenden Schlafstörung und der subjektiven Schlafbewertung festgestellt werden. Schlaf-Wach-Rhythmusstörungen, Tagesschläfrigkeit und Tagschlafepisoden sind typisch. Schlafbezogene

Atmungsstörungen, Restless-Legs-Syndrome und periodische Beinbewegungen werden ebenfalls vermehrt beobachtet.

Hilfreich ist in diesen Fällen in aller Regel eine Verbesserung des Schlaf-Wach-Rhythmus durch entsprechende Schlafhygiene und ein stabiler Tag-Nacht-Rhythmus, der auch regelmäßige Phasen körperlicher Aktivität und Lichtexposition am Tag beinhalten sollte. Zur medikamentösen Therapie der Ein- und Durchschlafstörungen bei Demenz-patienten können niedrig dosierte, sedierende Neuroleptika oder Antidepressiva mit geringer anticholinerger Komponente eingesetzt werden. Darüber hinaus stehen kurzwirksame Benzodiazepin-Rezeptoragonisten zur Verfügung. Der Einsatz von Melatonin kann ebenfalls erwogen werden.

Beim **Morbus Parkinson** stellen die Schlafstörungen ein häufiges nicht motorisches Symptom dar. Für die assoziierten Schlafstörungen werden neurodegenerative Prozesse in schlafregulierenden Zentren des Gehirns verantwortlich gemacht, die im Zusammenhang mit periodischen Beinbewegungen im Schlaf (Abschn. 8.2), REM-Schlaf-Verhaltensstörungen (Abschn. 7.4) und schlafbezogenen Atmungsstörungen stehen.

10.1.1.4 Lungen- und Atemwegserkrankungen

Patienten mit **Asthma bronchiale** berichten häufig über Ein- und Durchschlafstörungen und weisen einen verminderten Tiefschlafanteil auf. Zusätzlich kann sich die nächtliche Verwendung von Bronchodilatatoren nachteilig auf den Nachtschlaf auswirken, da sie auch Einfluss auf den Wachheitsgrad haben.

10.1.2 Hypersomnische Störungen als Zeichen organischer Erkrankungen

10.1.2.1 Endokrine Erkrankungen

Antagonistisch zu den genannten Symptomen der Hyperthyreose präsentieren sich Patienten mit einer **hypothyreoten Stoffwechsellage** in der Regel mit einem allgemeinen Abfall der Leistungsfähigkeit, Antriebsarmut, Verlangsamung und Erschöpfung/Müdigkeit bzw. Schläfrigkeit. Weitere häufige klinische Zeichen der Hypothyreose sind eine Gewichtszunahme (auch durch ein generalisiertes Myxödem), Kälteempfindlichkeit und Obstipation. Die Symptome sind in der Regel nicht so eindrucksvoll wie beim Vollbild einer Hyperthyreose. Antriebsmangel und Erschöpfung/Müdigkeit bzw. Schläfrigkeit können hier das vordergründige Symptom sein. Bei Patienten mit hypersomnischen Beschwerden sollte daher die Frage nach den genannten Symptomen, nach vorangegangenen operativen Eingriffen an der Schilddrüse bzw. nach einer Radiojodtherapie oder einer medikamentösen Therapie der Schilddrüse zur klinischen Routine gehören und ggf. eine laborchemische Diagnostik auslösen.

Die Hypothyreose kann darüber hinaus aufgrund der Gewichtszunahme und des Gewebsödems auch zu einer schlafbezogenen Atmungsstörung und somit in doppelter Hinsicht zu einer Hypersomnie führen. Auch wenn der Anteil der Patienten mit

Hypothyreose unter allen Patienten mit einer obstruktiven Schlafapnoe gering ist, so geht ein erheblicher Teil der Fälle mit manifester Hypothyreose mit einer obstruktiven Schlafapnoe einher.

Fallbeispiel

Ein Patient wird mit den Beschwerden eines nicht erholsamen Schlafes mit ausgeprägter Tagesschläfrigkeit in unserem schlafmedizinischen Zentrum vorstellig.

Neben den dominierenden Beschwerden der erhöhten Einschlafneigung beschreibt der Patient auch eine allgemeine Antriebslosigkeit und eine deutliche Abnahme der körperlichen und geistigen Leistungsfähigkeit, die auch zu erheblichen Problemen am Arbeitsplatz und im Privatleben führten. Im Laufe des letzten Jahres habe sein Gewicht deutlich zugenommen, obwohl er seine Lebens- und Ernährungsgewohnheiten nicht verändert habe (aktueller BMI: 32 kg/m^2).

Eine schlafmedizinische Abklärung ergibt die Diagnose einer leichtgradigen obstruktiven Schlafapnoe mit einem AHI von 13. Aufgrund der ausgeprägten Tagesschläfrigkeit bei nur leichtgradiger Schlafapnoe und der genannten Beschwerden wird eine TSH-Bestimmung veranlasst, die bei einem Wert von 15,3 mU/l auf eine hypothyreote Stoffwechsellage hinweist. Eine ambulante Abklärung über den Hausarzt kann eine Hypothyreose sichern, es erfolgt die Einleitung einer Substitutionsbehandlung mit Schilddrüsenhormonen.

Hierunter bessert sich die Tagesbefindlichkeit erheblich, eine deutliche Gewichtsreduktion stellt sich unter der Therapie ein. In einer polysomnografischen Kontrolle nach 3 Monaten haben sich die respiratorischen Ereignisse komplett zurückgebildet. ◄

Auch ein **Cushing-Syndrom** kann differenzialdiagnostisch von Bedeutung sein. Die betroffenen Patienten zeigen in der Regel eine Adynamie, welche häufig durch die Adipositas von einer obstruktiven Schlafapnoe begleitet wird. Auch hier wird die Zunahme der pharyngealen Weichteile, insbesondere durch die regelhaft auftretende Adipositas, für die Entstehung der obstruktiven Atmungsstörung verantwortlich gemacht. Darüber hinaus wird auch die corticosteroidinduzierte Myopathie als ursächlich diskutiert. Manche der Patienten mit hohen Cortisolwerten in der Nacht neigen jedoch auch zur Insomnie. Dies betrifft vor allem Patienten mit adrenalem Cushing oder einer ektopen ACTH-Expression. Beide unterliegen keiner zirkadianen Regulation und führen zu stetig erhöhten Cortisolwerten.

Meist ist das Cushing-Syndrom iatrogen verursacht. Bei Patienten, die unter einer Langzeitmedikation mit Corticosteroiden stehen, sollte dies in die diagnostischen und therapeutischen Überlegungen einbezogen werden. Bei den meisten Corticosteroiden ist auf eine morgendliche Einnahme zu achten, da alle Präparate eine Aufwachreaktion verursachen.

Wenn auch weitaus seltener, so ist in diesem Zusammenhang auch die **Akromegalie** zu erwähnen und in differenzialdiagnostische Erwägungen miteinzubeziehen. Schlafapnoesyndrome finden sich bei etwa 60 % der Patienten mit Akromegalie, hier insbesondere die obstruktive Schlafapnoe. Eine Hyperplasie des pharyngealen Weichgewebes wird für die Entstehung der obstruktiven Schlafapnoe bei der Akromegalie verantwortlich gemacht. Sollten die typischen klinischen Veränderungen der Akromegalie erkennbar sein (Vergröberung der Gesichtszüge, Zunahme der Ring- und Schuhgröße, Hyperhidrosis etc.), so muss eine entsprechende endokrinologische Abklärung eingeleitet werden.

Der **Diabetes mellitus** als häufigste Stoffwechselerkrankung ist ebenfalls auf vielfältige Weise mit schlafbezogenen Störungen, insbesondere mit der obstruktiven Schlafapnoe, verknüpft. Beide Phänomene treten im Rahmen des metabolischen Syndroms gehäuft gemeinsam auf. Darüber hinaus wird die obstruktive Schlafapnoe vermehrt als unabhängiger Risikofaktor für eine Insulinresistenz angesehen. Ferner gibt es Hinweise, dass eine diabetische autonome Neuropathie auch zu einer Störung der atemsynchronen Innervation der muskulären Dilatatoren des oberen Atemweges führen kann.

10.1.2.2 Herz-Kreislauf-Erkrankungen

Herzrhythmusstörungen können nicht nur über nächtliches Herzrasen etc. zu insomnischen Beschwerden führen, sie können auch eine konsekutive Verschlechterung der Herzleistung mit Einschränkung der Leistungsfähigkeit bedingen. Dies betrifft insbesondere entsprechend vorerkrankte Patienten mit bradykarden Rhythmusstörungen.

Eine entsprechende Abnahme der körperlichen Leistungsfähigkeit, die sich auch als Erschöpfung/Müdigkeit oder Schläfrigkeit mit morgendlichen Anlaufschwierigkeiten manifestieren kann, findet sich auch bei anderen Erkrankungen, die mit einer **Hypotonie** einhergehen (z. B. Herzinsuffizienz). Häufig finden sich entsprechende Symptome auch im Rahmen einer antihypertensiven Therapie, wenn ungewollt niedrige Blutdruckwerte resultieren oder die Patienten bei Therapiebeginn noch nicht an die neuen (eigentlich normotonen) Blutdruckwerte adaptiert sind.

Unabhängig hiervon geht die **Herzinsuffizienz** regelhaft mit schlafbezogenen Atmungsstörungen einher und kann hier sowohl zentrale als auch obstruktive Atmungsstörungen induzieren, wobei die Cheyne-Stokes-Atmung das klassische Störungsbild darstellt (Kap. 4). Bei Patienten mit einer fortgeschrittenen Herzinsuffizienz (NYHA-Stadium II und III) ist bei etwa 2/3 der Fälle mit dem Vorliegen einer schlafbezogenen Atmungsstörung zu rechnen. Dies ist besonders bedeutsam, da sich die kardiovaskuläre Morbidität und Mortalität bei Vorliegen einer komorbiden schlafbezogenen Atmungsstörung erhöht und eine entsprechende Therapie der schlafbezogenen Atmungsstörung die Lebensqualität sowie die Morbidität und Mortalität in diesem Kollektiv verbessern kann, insbesondere durch die verschiedenen Formen der Positivdrucktherapie (Kap. 4).

Die Frage nach bestehenden Herz-Kreislauf-Erkrankungen oder nach der Einnahme von entsprechenden **Medikamenten** sollte daher routinemäßiger Bestandteil einer schlafmedizinischen Anamnese sein. Bei einem entsprechenden Verdacht sollte die Bestimmung des Blutdrucks und der Herzfrequenz und ggf. eine 24-h-Blutdruckmessung eingeleitet werden.

10.1.2.3 Lungen- und Atemwegserkrankungen

Chronische Lungen- und Atemwegserkrankungen wie das **Asthma bronchiale** oder die **chronisch obstruktiven Lungenerkrankungen** sind häufig mit schlafbezogenen Atmungsstörungen vergesellschaftet. Sie können alleine bereits zu einem schlafbezogenen Hypoventilationssyndrom führen (Abschn. 4.1), verschlimmern jedoch als komorbide Störung häufig auch aufgrund der geringeren pulmonalen Reserve eine bestehende Schlafapnoe. Die Erkennung bzw. Behandlung einer respiratorischen Störung kann in diesen Fällen als kausale Behandlung eines schlafbezogenen Hypoventilationssyndroms angesehen werden, aber auch bei den Schlafapnoesyndromen sollte eine begleitende respiratorische Störung behandelt werden, um zu einem optimalen therapeutischen Ergebnis zu gelangen.

10.1.2.4 Niereninsuffizienz

Schlafstörungen sind bei Patienten mit fortgeschrittener Niereninsuffizienz häufig und gehen regelhaft mit Symptomen der Tagesschläfrigkeit einher. Bei chronischer Urämie und Nieren-Ersatztherapie werden Schlafstörungen in bis zu 80 % der Fälle berichtet, sie können jedoch auch bereits in frühen Stadien einer Niereninsuffizienz auftreten.

Zu den Schlafstörungen, die mit einer Niereninsuffizienz einhergehen können, gehören neben **Ein- und Durchschlafstörungen** vor allen Dingen

- das **Restless-Legs-Syndrom** bzw. **periodische Beinbewegungen im Schlaf und**
- zentrale wie obstruktive **Schlafapnoesyndrome.**

Begleitende Restless-Legs-Beschwerden werden u. a. auf die Urämie sowie auf ein assoziiertes Eisendefizit bzw. eine assoziierte Anämie zurückgeführt.

Der auslösende Mechanismus für die Entstehung der zentralen Schlafapnoesyndrome in diesem Kontext ist noch nicht abschließend geklärt, allerdings werden vermehrt Störungen der zentralen und peripheren Chemosensitivität diskutiert. Darüber hinaus werden metabolische Störungen für die Auslösung zentraler Atemregulationsstörungen verantwortlich gemacht.

Für das Auftreten der obstruktiven Schlafapnoe scheint eine Einengung des oberen Atemweges mitverantwortlich zu sein.

Die begleitenden Schlafstörungen führen häufig zu einer zusätzlichen Beeinträchtigung der Lebensqualität der Betroffenen und des klinischen Verlaufs der zugrunde liegenden Störung. Insbesondere Schlafapnoesyndrome sind in diesem Kontext von Bedeutung, nicht nur wegen ihrer Häufigkeit, sondern auch wegen der bereits dargestellten negativen Effekte auf die kardiovaskuläre Morbidität und Mortalität. Auch wenn sich die begleitenden Schlafstörungen regelhaft nach einer Transplantation bessern, bleibt die Häufigkeit von Schlafstörungen bei nierentransplantierten Patienten im Vergleich zu Gesunden erhöht.

Häufig werden die assoziierten klinischen Symptome wie z. B. Tagesschläfrigkeit, Konzentrationsstörungen, Ein- und Durchschlafstörungen, Müdigkeit und eingeschränkte Leistungsfähigkeit lediglich als begleitende Symptome der Nieren-insuffizienz gewertet. Aufgrund der zur Verfügung stehenden effektiven therapeutischen Optionen sollten potenziell bestehende, begleitende schlafmedizinische Störungen jedoch bedacht und einer entsprechenden Diagnostik zugeführt werden.

Bei adäquater Therapie lässt sich häufig die Lebensqualität der Betroffenen deutlich verbessern.

10.2 Schlafstörungen bei psychiatrischen Erkrankungen

Bei vielen psychiatrischen Störungsbildern wie Depression, Schizophrenie oder Angststörungen treten Schlafstörungen bei einem Großteil der Patienten auf. Dies wird in der aktuellen Version des diagnostischen und statistischen Manuals der American Psychiatric Association (DSM-5) dadurch berücksichtigt, dass in dem Kapitel zu Schlafstörungen nicht nur die Insomnie, die Schlaf-Wach-Rhythmusstörungen und die Hypersomnie genannt sind, sondern auch die Narkolepsie, das Schlafapnoesyndrom und das Restless-Legs-Syndrom aufgenommen wurden, mit dem expliziten Hinweis, dass Schlafstörungen zusätzlich zur psychiatrischen Grunderkrankung diagnostiziert werden sollen. Da diese Erkrankungen für die Differenzialdiagnostik der Insomnien (Kap. 3) und Hypersomnien (Kap. 5) von großer Bedeutung sind, werden sie im nachfolgenden Kapitel entsprechend ihrem Erscheinungsbild (insomnische Beschwerden vs. hypersomnische Beschwerden) dargestellt.

Der enge Zusammenhang zwischen psychischen Störungen und Schlafstörungen unterstreicht die Forderung, dass die Frage nach aktuellen und früheren psychiatrischen Erkrankungen in keiner Schlafanamnese fehlen darf. Insbesondere das Vorliegen aktueller depressiver Symptome und die Einnahme von Psychopharmaka muss geklärt werden. Auf der anderen Seite zeigen Studien ganz deutlich, dass z. B. depressive Störungen bei Patienten mit Restless-Legs-Syndrom und Schlafapnoe häufiger zu finden sind als in der Normalbevölkerung. Das Screening bzgl. psychiatrischer Erkrankungen ist bei Patienten, die sich in einem schlafmedizinischen Zentrum wegen einer Schlafstörung vorstellen, daher besonders wichtig. Nach entsprechender Therapie der Schlafstörung sollten diese Patienten dann ggf. zusätzlich einem entsprechenden Facharzt vorgestellt werden.

Folgende Erkrankungsgruppen sind in diesem Zusammenhang von besonderer Bedeutung:

- **insomnische** Beschwerden
  - Depressive Störungen,
  - Angststörungen,
  - Posttraumatische Belastungsstörung;
- **hypersomnische** Beschwerden
  - atypische bzw. saisonal abhängige Depression,
  - chronische Schizophrenie.

Zu beachten ist, dass in der schlafmedizinischen Praxis Patienten vorstellig werden, die trotz erfolgreicher Behandlung der psychiatrischen Grunderkrankung noch immer erhebliche insomnische oder hypersomnische Beschwerden aufweisen können. Bei diesen Patienten ist eine schlafmedizinische Diagnostik notwendig, um komorbide schlafmedizinische Störungen erfassen zu können.

10.2.1 Insomnische Beschwerden bei psychiatrischen Erkrankungen

10.2.1.1 Depressive Störungen

Depressive Erkrankungen sind sehr häufig. Das Lebenszeitrisiko, an einer Depression zu erkranken, wird je nach Studie bei Frauen mit 10–25 % angegeben, bei Männern liegen die Zahlen zwischen 5 und 12 %. Es werden 3 große Gruppen unterschieden:

- die unipolare Depression (Episode[n], die den Kriterien einer Major Depression entsprechen),
- die bipolare affektive Störung und
- die Dysthymie.

Für das Vorliegen einer Episode einer **Major Depression** müssen nach dem DSM 5 (Diagnostisches und Statistisches Manual Psychischer Störungen) v. a. eine depressive Verstimmung an fast allen Tagen und für die meiste Zeit des Tages vorliegen sowie ein deutlich vermindertes Interesse und/oder eine deutlich verminderte Freude an allen oder fast allen Aktivitäten (ebenso durchgängig wie die depressive Verstimmung). Dieses Kriterium der Durchgängigkeit ist wichtig für den klinischen Alltag, um normale Gemütsschwankungen sicher differenzieren zu können.

▶ **Praxistipp** Wichtige Frage für die Schlafanamnese: „Kommt es vor, dass Ihre Stimmung traurig und niedergeschlagen ist?".

Als **unipolar** werden depressive Erkrankungen bezeichnet, bei denen die Patienten keine manischen Phasen erleben. Diese bilden die Hauptgruppe der depressiven Erkrankungen.

Patienten mit depressiven und manischen Phasen werden als **bipolar** bezeichnet. Manische Phasen sind durch eine gehobene Stimmung gekennzeichnet, häufig tritt vermehrter Antrieb und ein reduziertes Schlafbedürfnis auf. Patienten können soziale Hemmungen verlieren, haben ein übersteigertes Selbstwertgefühl oder geben leichtsinnig große Geldmengen aus.

Die **Dysthymie** ist eine leichtere Form der Depression, die jedoch nach den diagnostischen Kriterien mindestens über 2 Jahre andauern muss.

Bei den Kernsymptomen der depressiven Erkrankungen werden Schlaflosigkeit bzw. vermehrter Schlaf an fast allen Tagen explizit genannt. Die hypersomnischen

Beschwerden sind vorwiegend bei der atypischen bzw. saisonal abhängigen Depression vorhanden und werden im Abschn. 10.2.2 aufgeführt.

Insbesondere bei depressiven Patienten mit melancholischen Merkmalen (Morgentief bzgl. der Stimmung) ist das frühe Erwachen (mindestens 2 h vor der gewohnten Aufwachzeit) ein Hauptmerkmal der Schlafstörung. Allerdings weisen depressive Patienten auch Ein- und Durchschlafstörungen auf, die vergleichbar mit den Beschwerden von Insomniepatienten sind. Da eine chronische Insomnie eine depressive Erkrankung, z. B. Dysthymie, nach sich ziehen kann, ist es wichtig abzuklären, welcher Symptombereich zuerst aufgetreten ist. Zeitgleiches Auftreten spricht für das Vorliegen von Schlafstörungen aufgrund der depressiven Erkrankung. Hierbei sollte jedoch nicht vergessen werden, dass nicht selten auch nach Abklingen der depressiven Beschwerden die Schlafstörungen persistieren können.

Bei der Behandlung der Depression spielt das Symptom Schlafstörungen bei der Auswahl der **Medikamente** eine Rolle. Bei Patienten mit stark ausgeprägten Schlafstörungen wird häufig eine Kombinationsbehandlung mit einem antriebssteigernden Medikament, z. B. einem Serotonin-Wiederaufnahmehemmer am Morgen und einem sedierenden Antidepressivum, z. B. Mirtazapin oder Trimipramin, am Abend, eingeleitet. Stellen sich depressive Patienten mit entsprechender Dauermedikation vor, ist zu beachten, dass viele Antidepressiva als Nebenwirkung zu vermehrten periodischen Beinbewegungen im Schlaf und zu Restless-Legs-Beschwerden führen können. Dies kann zur Folge haben, dass Patienten trotz Besserung der depressiven Beschwerden über einen nicht erholsamen Schlaf berichten.

10.2.1.2 Angststörungen

Auch bei Angststörungen treten insomnische Beschwerden häufig auf. Bis zu 40 % der Patienten mit Angststörungen geben Schlafstörungen an. Die Angststörungen untergliedern sich in

- Panikstörungen mit und ohne Agoraphobie,
- soziale Phobie,
- spezifische Phobien (z. B. Spinnenphobie) und
- die generalisierte Angststörung.

Differenzialdiagnostisch ist die **Panikstörung** hervorzuheben, insbesondere wenn nächtliche Panikattacken auftreten. Während die meisten Patienten die Panikattacken tagsüber erleben (mit gelegentlichen nächtlichen Panikattacken), gibt es einen Teil von Patienten, die nur nachts aus dem Schlaf heraus Panikattacken erleiden. Hier ist die Abgrenzung zum Vorliegen von **Albträumen** oder dem **Pavor nocturnus** wichtig. Aus welchem Schlafstadium heraus Panikattacken auftreten, ist bis heute nicht geklärt. Während Schlaflaborstudien NonREM-Schlaf als prädisponierend ansehen, geben Befragungsstudien Hinweise, dass im häuslichen Setting Panikattacken auch nach dem Erwachen aus dem REM-Schlaf (die gute Traumerinnerung lässt das vermuten) mit negativ ge-tönten Träumen auftreten können.

▶ **Praxistipp** Die Hauptangst der Panikattacke wird im Wachzustand erlebt (Atemnot, Erstickungsgefühle, Übelkeit, Schwindel oder Angst, die Kontrolle zu verlieren, verrückt zu werden oder zu sterben). Beim Pavor nocturnus und bei Albträumen legt sich dagegen die Angst nach dem Aufwachen recht schnell.

Interessanterweise belegen Studien, dass Patienten mit nächtlichen Panikattacken eine schwerere Ausprägung der Angststörung aufweisen als Patienten, die nur tagsüber Panik-attacken zeigen.

In der Regel steht die **Therapie der Grunderkrankung** im Vordergrund. Sedierende Antidepressiva wie Mirtazapin oder Trimipramin können diesen Patienten neben der psychotherapeutischen Behandlung der Panikstörung helfen.

10.2.1.3 Posttraumatische Belastungsstörung

Eine weitere psychiatrische Erkrankung, die für die Schlafmedizin eine große Rolle spielt, ist die posttraumatische Belastungsstörung. Studien in der Allgemeinbevölkerung gehen von einer Lebenszeitprävalenz von 1–14 % aus. In Risikopopulationen (Kriegs-veteranen, Opfer von Naturkatastrophen, Vergewaltigung, Missbrauch oder Verkehrs-unfällen) sind die Zahlen deutlich höher.

Entscheidend für die Diagnose dieser Störung ist das Auftreten eines (oder mehrerer) traumatischen Erlebnisses, das den drohenden Tod, eine ernsthafte Verletzung oder eine Gefahr für die körperliche Unversehrtheit der eigenen oder anderer Personen beinhaltet. Die Auswirkung des Traumas zeigt sich dann u. a. in

- wiederkehrenden belastenden Erinnerungen,
- Vermeidungsverhalten gegenüber Situationen, die an das Trauma erinnern könnten,
- eingeschränkter Bandbreite des Affekts und
- negativer Sicht der Zukunft.

Zwei weitere häufig auftretende Symptome beziehen sich auf den Schlaf. Zum einen sind dies **wiederkehrende Träume,** von denen ca. 50 % das Trauma mehr oder weni-ger exakt widerspiegeln. Neuere Forschungsergebnisse zeigen jedoch, dass auch nicht traumabezogene Albträume die Patienten stark belasten können. Obgleich die Ursache nicht vergleichbar mit der Ätiologie der idiopathischen Albträume ist (Abschn. 7.3.2), hilft die **Imagery-Rehearsal-Therapie** auch Patienten, die unter posttraumatischen Albträumen leiden (Abschn. 7.3.8). Da die Abbruchquote in einer größeren klinischen Studie bei Frauen nach sexuellem Missbrauch sehr hoch war, ist zu empfehlen, die Alb-traumtherapie zusätzlich zu den bewährten psychotherapeutischen Interventionen der posttraumatischen Belastungsstörung durchzuführen.

Zum anderen sind dies Symptome, die dem **Hyperarousal-Komplex** (z. B. Hyper-vigilanz, übertriebene Schreckreaktion, Reizbarkeit) zugeordnet werden, namentlich werden Ein- und Durchschlafstörungen genannt. Da einige amerikanische Studien darauf hinweisen, dass bei Patienten mit posttraumatischer Belastungsstörung nächtliche Atem-regulationsstörungen und periodische Beinbewegungen im Schlaf häufiger als in der All-gemeinbevölkerung auftreten, sind bei diesen Patienten eine gründliche Schlafanamnese und ggf. eine apparative Abklärung (Polygrafie und/oder Polysomnografie, PSG) sehr wichtig.

10.2.2 Hypersomnische Beschwerden bei psychiatrischen Erkrankungen

10.2.2.1 Atypische bzw. saisonal abhängige Depression

Bei einer **depressiven Erkrankung mit atypischen Merkmalen** stehen hypersom-nische Beschwerden häufig im Vordergrund. Weitere Symptome der depressiven Er-krankung mit atypischen Merkmalen sind in diesem Zusammenhang

- gesteigerter Appetit bzw. Gewichtszunahme und
- Überempfindlichkeit gegenüber Zurückweisungen,

die zusätzlich zum Vorliegen der depressionstypischen Merkmale (Stimmungsbeein-trächtigung, Interessensverlust etc.) auftreten. Junge Depressive sind davon häufiger be-troffen als ältere. Insgesamt sind die atypischen Merkmale jedoch eher selten, weniger als 10 % der depressiven Patienten zeigen sie.

Gerade diese Merkmale sind jedoch bei der sog. **saisonal abhängigen Depression** häufig zu finden. Eine saisonal abhängige Depression kann diagnostiziert werden, wenn mindestens 2 Phasen klar jahreszeitlich bedingt (meist Herbst/Winter) aufgetreten sind.

Die Depression mit atypischen Merkmalen stellt eine wichtige Differenzialdiagnose für die Hypersomnie dar, sodass bei entsprechenden Patienten das mögliche Vorliegen depressiver (typischer und atypischer) Symptome abgefragt werden muss. Zusätzlich kann ein MSLT weitere diagnostische Hinweise erbringen, da Patienten mit einer aty-pischen Depression zwar viel Zeit im Bett verbringen, aber nicht so viel in dieser Zeit schlafen. Daraus folgt, dass lange Einschlaflatenzen beim MSLT eher für die atypische Depression sprechen (wenn subjektiv hypersomnische Beschwerden vorliegen).

Bezüglich der Therapie ist zu beachten, dass ein beträchtlicher Teil von Patienten mit saisonal abhängiger Depression (zwischen 30 und 60 %) auf **Lichttherapie** (morgens und abends je 30 min bei einer Lichtstärke von 10.000 Lux) positiv anspricht.

10.2.2.2 Schizophrenien

Während in der Prodromalphase oder während einer akuten produktiven Phase schi-zophrene Patienten häufig unter Ein- und Durchschlafstörungen leiden (dabei steht die Therapie der Schizophrenie im Vordergrund, sodass schlafmedizinische diagnostische und therapeutische Interventionen erst nach Abklingen der Akutsymptome sinnvoll durchgeführt werden können), kann es bei chronisch schizophrenen Patienten unter Dauermedikation mit Neuroleptika zu hypersomnischen Beschwerden kommen.

Häufig werden diese Beschwerden auf die sedierende Wirkung der Medikamente zurückgeführt und nicht weiterführend abgeklärt. Erfahrungen aus der Praxis zeigen jedoch, dass bei ausgeprägter Tagesschläfrigkeit eine schlafmedizinische Diagnostik eingeleitet werden sollte.

> **Fallbeispiel**
>
> Ein junger, schizophrener Patient wird in der Schlafambulanz vorgestellt, da er in der Arbeitstherapie häufiger eingenickt sei.
>
> Durch die Neuroleptikaeinnahme hat er deutlich zugenommen (eine häufige Nebenwirkung) und er berichtet auf Nachfrage über eine zunehmende Schläfrigkeit am Tage in den zurückliegenden Wochen. Über nächtliches Schnarchen oder das Auftreten von nächtlichen Atempausen kann er keine Angaben machen, da er alleine schläft. Eine daraufhin durchgeführte Polygrafie zeigt eine mittelschwere obstruktive Schlafapnoe.
>
> Unter der daraufhin eingeleiteten CPAP-Therapie verbessert sich die Tagesbefindlichkeit des Patienten deutlich. ◄

Neben der möglichen Entwicklung einer nächtlichen Atmungsstörung durch die häufige Gewichtszunahme unter Neuroleptikatherapie besteht das Problem, dass diese Substanzklasse in das dopaminerge System eingreift. So kann es als Nebenwirkung zu Schlafstörungen aufgrund des massiven Auftretens von periodischen Beinbewegungen im Schlaf kommen. Wenn möglich empfiehlt sich hier die Reduktion der Neuroleptikadosis. Auch werden in der Literatur positive Effekte von niedrigdosierten Dopaminagonisten (Ropinirol oder Pramipexol) berichtet, ohne dass es zum Auftreten einer Produktivsymptomatik (Wahn, Halluzinationen) bei diesen Patienten gekommen ist. Durch die Anhebung der zerebralen Dopaminkonzentration könnte dies eine mögliche Komplikation in der Behandlung von schizophrenen Patienten darstellen.

> **Fallbeispiel**
>
> Eine junge Patientin mit Borderline-Persönlichkeitsstörung stellt sich mit Ein- und Durchschlafstörungen im Schlaflabor vor. Ein medikamentöser Therapieversuch mit einem Benzodiazepin-Rezeptoragonisten (Zopiclon) hat keine Verbesserung der Ein- und Durchschlafstörungen zur Folge, worauf hin die Patientin mit einem niederpotenten Neuroleptikum zur Nacht behandelt wird. Trotz subjektiver Besserung des Schlafes berichtet die Patientin darunter über deutliche hypersomnische Beschwerden.
>
> Die polysomnografische Ableitung zeigt einen sehr hohen Index von periodischen Beinbewegungen im Schlaf, die nach dem Absetzen des Neuroleptikums nicht mehr

nachweisbar sind. Die hypersomnischen Beschwerden sind als Nebenwirkung des als Schlafmittel eingesetzten Neuroleptikums aufgetreten.

Ein Behandlungsversuch mit Trimipramin zeigt bei dieser Patientin einen deutlichen, positiven Effekt. ◄

Aufgrund möglicher Nebenwirkungen vieler Psychopharmaka (Gewichtszunahme, Induktion von periodischen Beinbewegungen im Schlaf) ist es daher notwendig, Patienten, die unter einer entsprechenden Dauermedikation stehen und hypersomnische Beschwerden aufweisen, schlafmedizinisch weiter abzuklären.

10.3   Fragen

1. Nennen Sie die wichtigsten organischen Erkrankungen, die in der Differenzialdiagnose von Schlafstörungen berücksichtigt werden müssen!
2. Welches sind die wichtigsten psychiatrischen Erkrankungen, die für die Differenzialdiagnose der Insomnien, Hypersomnien und Parasomnien eine Rolle spielen?

Literatur

Pollmächer T, Wetter TC (2018) Schlafstörungen und psychische Erkrankungen: Eine Einführung für Ärzte und Psychologen. Kohlhammer, Stuttgart

Schlafstörungen im Kindesalter

11

Angelika A. Schlarb und Boris A. Stuck

▶ Schlafstörungen im Kindesalter sind weit verbreitet. Viele klassische schlafmedizinische Erkrankungen können sich bereits im Kindes- oder Jugendalter manifestieren, andere treten sogar typischerweise oder ausschließlich im Kindesalter auf. Besonders häufig sind im Vor-, Grundschul- und Jugendalter die insomnischen Störungen mit Ein- und Durchschlafstörungen zu finden. Aber auch Parasomnien wie der Pavor nocturnus und die Albtraumstörung sind im Kindesalter häufig anzutreffen. Die Therapie der Schlafstörungen für Kinder und Jugendliche unterscheidet sich von der der Erwachsenen und sollte altersgerecht gestaltet werden. Das folgende Kapitel befasst sich darüber hinaus mit den schlafbezogenen Atmungsstörungen im Kindesalter, allen voran mit der kindlichen obstruktiven Schlafapnoe. Während klinisches Bild und Pathophysiologie der obstruktiven schlafbezogenen Atmungsstörungen bei Kindern und Erwachsenen vieles gemein haben, unterscheidet sich die Therapie in vielfältiger Weise.

11.1 Schlafstörungen im Kindes- und Jugendalter

Ausreichend zu schlafen ist wesentlich für die kindliche und jugendliche Entwicklung. Daher gilt Schlaf neben Ernährung und Bewegung sowie Entspannung als Säule der Gesundheit. Viele Kinder und Jugendliche schlafen jedoch zu wenig. Andere Aktivitäten am Abend wie Fernsehen, Computerspielen oder in sozialen Netzwerken unterwegs zu sein rauben oft den Schlaf, ohne dass dies beabsichtigt ist. Jedoch hat Schlafmangel beträchtliche Folgen für die psychische und physische Entwicklung der Kinder und Jugendlichen sowie für deren Schulleistungen.

B. A. Stuck et al., *Praxis der Schlafmedizin,* https://doi.org/10.1007/978-3-662-70031-0_11

11.1.1 Schlaf und Schlafentwicklung im Kindes- und Jugendalter

11.1.1.1 Die Entwicklung des Schlafs

Der Schlaf Neugeborener unterscheidet sich noch deutlich von dem eines Erwachsenen. Doch innerhalb von nur ungefähr 6 Monaten adaptiert der Säugling, und sein Schlaf wird dem eines Erwachsenen immer ähnlicher. Aus diesem Grund unterscheidet man beim Neugeborenen zwischen aktivem Schlaf (AS), welcher als die unreife Form des sogenannten REM-Schlafes gilt und dem ruhigen Schlaf bzw. „quiet sleep" (QS), welcher dem späteren Tiefschlaf entspricht. Hingegen bezeichnet man diejenigen Phasen, die nicht eindeutig zuzuordnen sind, als indeterminierten Schlaf (IS).

Beim wenige Wochen alten Säugling stellt der aktive Schlaf mit ungefähr 60 % der gesamten Schlafzeit den größten Anteil dar. Dieser Prozentsatz verringert sich jedoch im Laufe der Entwicklung; so liegt er im Alter von 6 Monaten noch bei ca. 25 % und nimmt dann weiter etwas ab. Die Abb. 11.1 stellt die Veränderungen grafisch dar.

Neben der Schlafdauer und der Schlafarchitektur ändert sich auch die Länge eines Schlafzyklus. Beim Säugling ist er mit ungefähr 45–60 min deutlich kürzer als beim Erwachsenen, dessen Schlafzyklus 80–120 min umfasst. Zudem beträgt auch die jeweilige Schlafzeit bis zur nächsten längeren Wachphase nur 2–4 h. Nachstehendes Schaubild verdeutlicht diese Veränderungen (Abb. 11.2).

Vom polyphasischen Schlafrhythmus verändert sich der Schlaf hin zum biphasischen und schließlich zum monophasischen Schlafrhythmus (Abb. 11.3). Mit zunehmender Reifung und Veränderung des Schlaf-Wach-Rhythmus des Kindes kann es hierbei zum Erlernen von falschen Einschlaf- oder Wiedereinschlafassoziationen kommen. Statt schlafbezogener Selbstregulation lernt das Kind in diesen Fällen, dass das Schlafen nur

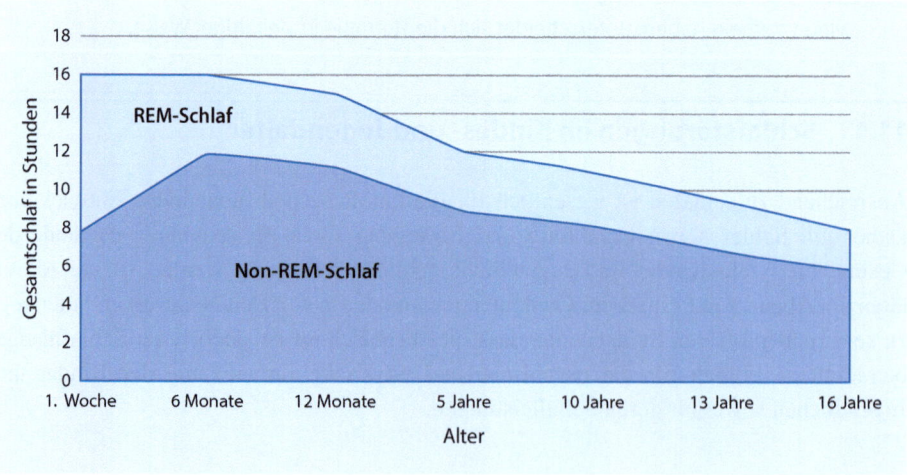

Abb. 11.1 Entwicklung der Schlafdauer und Verteilung von REM-Schlaf und NonREM-Schlaf in Abhängigkeit vom Lebensalter (adaptiert nach Roffwarg et al. 1966)

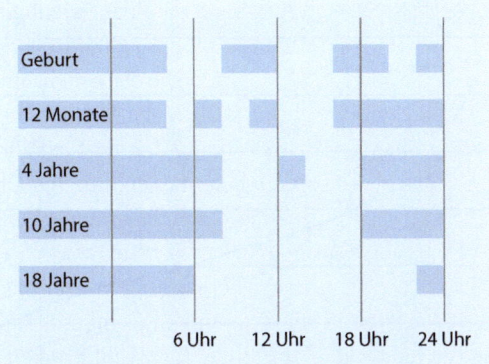

Abb. 11.2 Veränderung der Verteilung von Schlaf- und Wachepisoden über 24 h mit dem Alter (angelehnt an Borbély 2004)

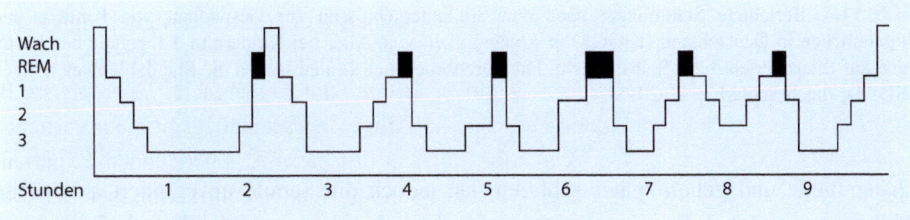

Abb. 11.3 Beispielhafte Darstellung der Schlafarchitektur bei Kindern

unter bestimmten Bedingungen möglich ist und fordert dies dann beim Einschlafen oder Wiedereinschlafen entsprechend ein (z. B. auf dem Arm eines Elternteils, in Anwesenheit eines Elternteils, Sitzen der Eltern am Bett oder Einschlafen nur mit der Flasche).

11.1.1.2 Schlafdauer

Wie viel Schlaf im Durchschnitt in Abhängigkeit vom Lebensalter näherungsweise benötigt wird, zeigt die unten stehende Grafik (Abb. 11.4). Junge Kinder im Alter von 3 oder 4 Jahren brauchen ca. 11,5 h, nach und nach verringert sich die benötigte Schlafdauer in der Nacht auf ca. 10,5 h im Alter von 7 Jahren. Während der Grundschulzeit reduziert sich die mittlere Schlafdauer dann bis zum Alter von 10 Jahren bis auf gut 9,5 h. Das Schlafprofil von Kindern zeigt auf, dass vor dem Aufwachen am Morgen nochmals eine Tiefschlafphase auftritt. Schläft das Kind zu wenig, kann diese wegfallen und dies mit vielfältigen Tagesauswirkungen assoziiert sein.

Viele Jugendliche und Eltern sowie Pädiater sind sich jedoch nicht bewusst, dass auch Jugendliche mit 13 Jahren im Mittel noch ca. 9 h Schlaf benötigen (Abb. 11.4). In der Pubertät verändert sich nicht nur hormonell sehr vieles, auch Melatonin als schlafanstoßendes Hormon wird in der Regel später ausgeschüttet. Die Jugendlichen werden

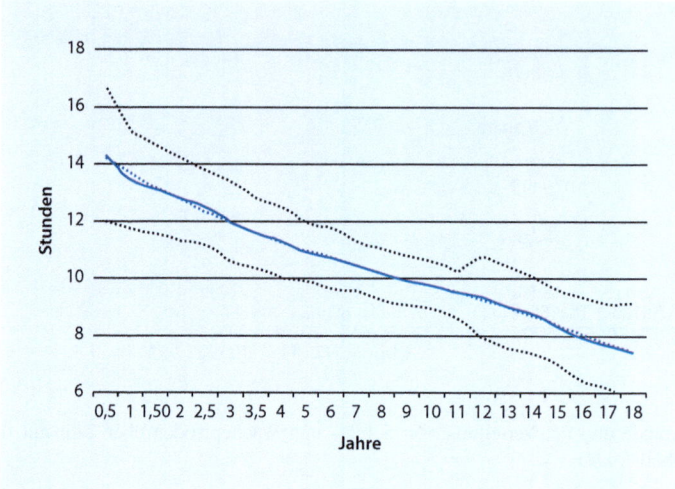

Abb. 11.4 Berichtete Schlafdauer nach den Studienergebnissen zur Gesundheit von Kindern und Jugendlichen in Deutschland (KiGGS) in Abhängigkeit vom Alter bei Kindern und Jugendlichen basierend auf Elternbericht bzw. Selbstbericht. Die durchbrochenen Linien stellen die Standardabweichungen (SD) dar (nach Schlarb et al. 2015)

später müde und gehen später schlafen. Da jedoch die Schule unverändert am frühen Morgen beginnt, hat dies Konsequenzen für die Schlafdauer und die Tagesbefindlichkeit der Jugendlichen. So erhalten viele Jugendliche durch den verzögerten Schlafbeginn zu wenig Schlaf und zeigen in der Schule schlechtere Schulleistungen, als wenn sie ausgeschlafen wären. Ein späterer Beginn des morgendlichen Unterrichtes führt demnach zu einer deutlich längeren Schlafdauer bei Jugendlichen, wie diverse Studien zum Schulstart aufzeigen.

Liegt ein Schlafmangel oder eine Schlafproblematik vor, zeigen sich bei den Kindern oftmals Tagessymptome, die denen einer Aufmerksamkeitsstörung ähneln; andere werden aggressiv und wiederum andere zeigen deutlich beeinträchtigte Schulleistungen. Neben diesen neurokognitiven Einschränkungen wird ein andauernder Schlafmangel jedoch auch mit den Folgen einer verzögerten Gehirnreifung in Verbindung gebracht, sodass die Entwicklung der Verhaltenskontrolle und Emotionsregulation beeinträchtigt beziehungsweise verzögert sein kann. Weitere Studien zeigen auf, dass Kinder und Jugendliche mit Schlafmangel oder Schlafstörungen eine veränderte Cortisolausschüttung aufweisen und zudem auf stressige Ereignisse anders als gesunde mit einer erhöhten oder verringerten Cortisolreaktivität antworten. Somit kann durch Schlafmangel und Schlafbeschwerden auch das hormonelle Gleichgewicht verändert werden.

▶ **Praxistipp** Zur Erhebung der individuell benötigten Schlafdauer sollte in den Ferien für ca. 14 Tage ein Schlaftagebuch geführt werden. Das Kind/der Jugendliche sollte dabei ausschlafen können.

Zur Erhebung der individuell benötigten Schlafdauer sowie anderer Schlafprobleme siehe auch die Empfehlungen zur weiteren Diagnostik in Abschn. 11.1.6.

In den unterschiedlichen Altersphasen sind meist auch unterschiedliche Symptome vorrangig. Während zu Beginn meist Durchschlafprobleme von den Eltern berichtet werden, sind es mit dem Eintritt in das Schulalter oftmals Einschlafprobleme, die als schwierig wahrgenommen werden (Abb. 11.5). Da Schlafprobleme im Kindes- und Jugendalter eher zur Chronifizierung neigen, ist eine frühzeitige Intervention sinnvoll und notwendig.

11.1.1.3 Elternverhalten und Auswirkungen der kindlichen Schlafstörungen auf die Eltern

Nicht nur das Kind erlebt die Auswirkungen von Schlafmangel oder Schlafbeschwerden, auch die Familie ist regelhaft mit betroffen. Bereits postpartal zeigen Eltern in der Regel veränderte Schlafmuster. Frauen weisen weniger Gesamtschlafzeit im Vergleich zum letzten Schwangerschaftsdrittel auf, für beide Elternteile ist die nächtliche Wachdauer und Häufigkeit nächtlichen Erwachens im Vergleich zur Zeit der Schwangerschaft erhöht. Dies gilt jedoch ganz besonders für Frauen, weniger für Männer. Oftmals leiden die Eltern sehr unter der kindlichen Schlafproblematik, was sich in einer erhöhten Depressivität der Mütter junger Kinder sowie eigenem Schlafmangel zeigt. Die Schwere und Persistenz kindlicher Schlafprobleme werden durch die mütterliche Wahrnehmung, dem Kind Grenzen setzen zu können, beeinflusst. Andere Faktoren sind ein unruhig-schwieriges Temperament des Kindes, mütterliche Ängste, ambivalente Bindung und das ausgeprägt aktive Beruhigen der Eltern wie beispielsweise das sofortige Herausnehmen des Kindes aus dem Bettchen beim Erwachen. Diese Faktoren können

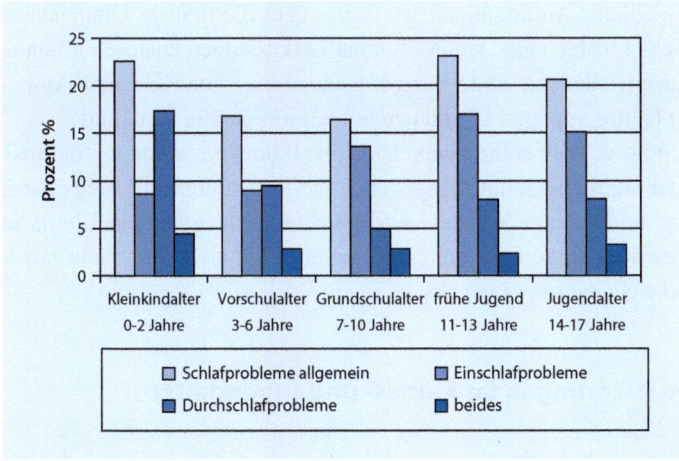

Abb. 11.5 Ein- und Durchschlafprobleme bei Kindern und Jugendlichen, Ergebnisse aus der KiGGS-Studie (Schlarb et al. 2015)

die Selbstregulation des Schlaf-Wach-Verhaltens des Kindes negativ beeinflussen. Aus diesem Grund können präventiv bereits während der Schwangerschaft nicht nur schlafbezogenes Erziehungsverhalten, sondern ebenfalls die elterlichen schlafbezogenen Kognitionen thematisiert werden, um letztlich so die Elternkompetenz im Umgang mit möglichen kindlichen Schlafproblemen zu stärken (siehe Abschn. 11.1.9).

Wie stark Eltern durch ihr Verhalten vor allem im frühen Kindesalter den Schlaf des Kindes mit beeinflussen, wird durch die sehr frühe Anwendung von aktivem Beruhigen deutlich, das den Schlaf des Kindes deutlich irritieren kann. Es wird hierbei angenommen, dass durch zu schnelles aktives Eingreifen der Eltern bei Einschlafproblemen oder nächtlichem Erwachen dem Kind die Möglichkeit genommen wird, eigene Beruhigungsstrategien („self-soothing competence") zu entwickeln oder zu verfestigen. Im Gegensatz dazu haben autonomiefördernde Erziehungsstrategien, die emotionale Verfügbarkeit der Eltern sowie Zubettgehrituale beruhigenden Charakter und stehen mit einer guten Schlafqualität des Kindes in Verbindung. Somit sind schlafbezogene Erziehungsstrategien ein wichtiger Bestandteil gesunden Schlafverhaltens bei jungen Kindern.

Leidet das Kind unter Schlafproblemen oder -störungen, sind meist auch die Eltern in ihrem Schlaf deutlich beeinträchtigt. Sie erwachen nachts häufiger und berichten häufig über unzureichenden und gestörten Schlaf. Elterlicher Schlafmangel wiederum ist oftmals assoziiert mit vermehrtem Stresserleben, verschlechtertem physischen Gesundheitszustand sowie mit einem erhöhten Risiko, eine Angststörung oder Depression zu entwickeln; dies gilt insbesondere für Mütter.

Neben den Auswirkungen auf die physische und psychische Gesundheit leidet oftmals auch die Partnerschaft der Eltern unter der Schlafproblematik. Die partnerschaftliche Beziehungszufriedenheit wird von vielen Eltern als geringer eingeschätzt, wenn das Kind nicht gut schläft. Verbunden mit der Schlafproblematik des Kindes sind oftmals unterschiedliche Auffassungen des Paares über die richtige Umgehensweise mit der kindlichen Schlafproblematik, die nächtliche Diskussionen auslösen können. Daher sind Beziehungsunzufriedenheit und Paarprobleme sowie -konflikte und Aggression in der Partnerschaft häufig mit einer kindlichen Schlafproblematik assoziiert.

Berücksichtigt werden sollte auch, dass Interaktionsprobleme mit dem Kind auftreten können, da der elterliche Schlafmangel auch die Erziehungskompetenz der Eltern beeinträchtigen und in der Folge Wut und Ärger sowie Hilflosigkeit der Eltern auftreten können. Diese beeinträchtigte Erziehungskompetenz zeigt sich dann nicht nur in der Nacht, sondern wirkt sich auch am Tage aus.

11.1.2 Schlafstörungen im Kindes- und Jugendalter

Zu den häufigsten Schlafstörungen im Kindes- und Jugendalter gehören die insomnischen Störungen, die Parasomnien, die schlafbezogenen Bewegungsstörungen, die Schlaf-Wach-Rhythmusstörungen sowie die schlafbezogenen Atmungsstörungen. In den folgenden Kapiteln werden diese Krankheitsbilder mit dem Schwerpunkt auf den insomnischen Störungen vorgestellt. Hierbei ist jedoch zu beachten, dass den Parasomnien (siehe Kap. 7), den Bewegungsstörungen im Schlaf (Kap. 8) und den schlafbezogenen Atmungsstörungen im Kindesalter jeweils ein eigenes Kapitel gewidmet ist (siehe Abschn. 11.2).

Häufige Störungsbilder im Kindes- und Jugendalter

- Insomnie (Ein- und Durschlafstörungen)
- Albträume
- Pavor nocturnus
- Schlafbezogene Bewegungsstörungen
- Schlaf-Wach-Rhythmusstörungen
- Schlafbezogene Atmungsstörungen

11.1.2.1 Insomnie im Kindes- und Jugendalter

Akute Insomnie/Kurzzeitinsomnie

Nach der ICD-11 wird eine kurzzeitige Insomnie mit Einschlaf- oder Durchschlafproblematik in der Regel als pathologisch klassifiziert, sobald Einschlaf- oder Wiedereinschlafschwierigkeiten auftreten und weniger als 3 Monate andauern. Die ICSD-3 ist präziser und formuliert als wesentliche Kriterien eine verlängerte Einschlaf- oder Wiedereinschlafdauer (bei Kindern und Jugendlichen als Orientierungswert 20–30 min), Widerstände beim Zubettgehen, die Notwendigkeit elterlicher Hilfe oder Unterstützung beim Einschlafen oder Wiedereinschlafen mehrfach pro Woche. Für beide diagnostischen Manuale gilt: Das Kind oder der Jugendliche muss unter Tagesbeeinträchtigungen wie Müdigkeit, Tagesschläfrigkeit, Konzentrations- oder Gedächtnisproblemen oder schulischen Leistungsproblemen, emotionaler Irritabilität, Verhaltensproblemen (z. B. Hyperaktivität, Impulsivität, Aggressivität), reduzierter Energie oder Motivation, gehäuften Unfälle oder Unzufriedenheit mit dem Schlaf leiden. Die berichteten Schlafprobleme können nicht nur durch unzureichende Möglichkeiten (z. B. es steht nicht genug Zeit zum Schlafen zur Verfügung) oder unzureichende Umstände (z. B. eine unsichere, helle, laute und unangemessene Umgebung) erklärt werden.

Diagnostische Kriterien der kindlichen und jugendlichen Insomnie

- Vorhandensein mindestens eines der folgenden Symptome mehrfach pro Woche:
  - Verlängerte Einschlafdauer oder Wiedereinschlafdauer
  - Widerstände beim Zubettgehen

– Das Kind braucht die elterliche Hilfe oder Unterstützung beim Einschlafen
oder Wiedereinschlafen
– Es liegen Tagesbeeinträchtigungen wie beispielsweise Schläfrigkeit, Hyperaktivität, Verhaltensauffälligkeiten oder Lernschwierigkeiten vor
• Die Schlafproblematik ist nicht auf unzureichende Möglichkeiten oder Umstände zurückzuführen.
• Die Schlafproblematik lässt sich nicht durch eine andere Schlafstörung, medizinische, neurologische oder psychische Erkrankung, Einnahme von Medikamenten oder Substanzmittelmissbrauch erklären.

Chronische Insomnie
Überdauern diese Schlafproblematik und ihre Auswirkungen 3 Monate, wird eine chronische Insomnie diagnostiziert (ICD-11, DSM-5, 2013). Das DSM-5 greift auch die
altersspezifische Problematik von Kindern und Jugendlichen auf und gibt an, dass diese
Probleme 3-mal pro Woche über 3 Monate auftreten müssen (DSM-5, 2013).

11.1.2.2 Schlafbezogene Bewegungsstörungen im Kindesalter
Rhythmische Bewegungsstörungen wie stereotypes Kopfschlagen, Kopfrollen und
Körperrollen kommen vor allem im Kindesalter vor. Die Bewegungen setzen kurz vor
dem Einschlafen oder im Schlaf ein und sind manchmal von Geräuschen begleitet. Zur
Diagnostik können von den Eltern mit dem Handy aufgenommene Videosequenzen
hilfreich sein, die das typische Bewegungsverhalten zeigen. Gegebenenfalls sollte eine
Untersuchung im Schlaflabor stattfinden (siehe Kap. 2). In schwerwiegenden Fällen ist
eine verhaltenstherapeutische Behandlung angezeigt.

Beim Restless-Legs-Syndrom (auch Wittmaack-Ekbom-Syndrom genannt) äußern
die Kinder oder Jugendlichen unangenehme Bewegungsempfindung der Beine. Zur
weiteren Symptombeschreibung und Behandlungsempfehlung siehe Kap. 8. Der dadurch entstehende Schlafmangel führt in der Regel bei den Kindern zu Tagesmüdigkeit,
Hyperaktivitätssymptomen und kognitiven Leistungseinbußen wie z. B. Konzentrations-
schwierigkeiten.

11.1.2.3 Schlaf-Wach-Rhythmusstörungen
Die Kernproblematik von Schlaf-Wach-Rhythmusstörungen ist die Diskrepanz zwischen innerer Uhr und äußerer Zeit. Das Kind oder der Jugendliche kann schlafen, aber
nicht zu den „normalen" Zeiten. Kinder/Jugendliche haben dann entsprechend Probleme zur „normalen Zeit" (d. h. z. B. 7 Uhr morgens) aufzustehen. Eine häufige Konsequenz ist Schulabsentismus oder das Einschlafen in der Schule bzw. Unaufmerksamkeit. Bei Jugendlichen kann eine solche Verschiebung vor allem auch durch die
Aktivität in sozialen Netzwerken, Telefonieren oder durch das Treffen von anderen
Jugendlichen am späteren Abend zustande kommen. Durch den Blaulichtanteil während

der Bildschirmnutzung wird beispielsweise das schlafanstoßende Hormon Melatonin verspätet ausgeschüttet. Zudem verändert sich nicht selten die Produktion des Stresshormons Cortisol, was mit einem späteren Einschlafen in Verbindung steht. Durch diese Verschiebung des Rhythmus wird die Symptomatik auch bei Jugendlichen oftmals „social jet lag" genannt.

Verzögertes Schlafphasensyndrom

Die Kinder oder Jugendlichen zeigen seit mindestens 3 Monaten deutlich verzögerte Zeiten des Zubettgehens und Aufstehens mit einer Unfähigkeit, zu einer gewünschten oder geforderten Zeit einzuschlafen oder aufzuwachen. Wenn das Kind oder der Jugendliche seinem individuellen Schlafbedürfnis/-rhythmus folgen darf, verbessern sich die Schlafqualität und die altersgemäße Schlafdauer bei fortgesetzt verzögertem 24-stündigen Schlaf-Wach-Muster. Die schlafbezogene Problematik sollte mittels Schlaftagebuch und, wann immer möglich, Aktigrafie, jeweils über mindestens 7 Tage (besser 14) dokumentiert werden und zeigt dann eine Verzögerung der normalen Schlafphasen. Sowohl Werk-/Schultage als auch freie Tage müssen bei dieser Diagnostikphase berücksichtigt werden. Auswirkungen einer solchen Schlafproblematik sind nicht selten Schulabsentismus oder deutlich verringerte Schulleistungen.

Vorverlagertes Schlafphasensyndrom

Das Krankheitsbild ist definiert durch eine Vorverlagerung der Hauptschlafphase seit mindestens 3 Monaten bezogen auf die gewünschte oder geforderte Bettzeit und Aufwachzeit. Dies zeigt sich durch chronische oder wiederkehrende Schwierigkeiten bis zur gewünschten oder geforderten Zeit wach zu bleiben, verbunden mit einer Unfähigkeit, bis zur gewünschten oder geforderten Aufwachzeit zu schlafen. Die weiteren Kriterien und Vorgehensweisen zur Diagnostik entsprechen denen des verzögerten Schlafphasensyndroms.

Irregulärer Schlaf-Wach-Rhythmus

Der Patient oder eine Bezugsperson berichtet über ein seit mindestens 3 Monaten anhaltendes oder wiederkehrendes Muster von irregulären Schlaf- und Wachepisoden über den 24-h-Tag hinweg, mit Insomniesymptomen zu der geplanten Schlafzeit (meist bei Nacht) und/oder exzessiver Schläfrigkeit während des Tages. Die weiteren Kriterien und die Vorgehensweisen zur Diagnostik entsprechen denen des verzögerten Schlafphasensyndroms.

Unter diesen Störungen der Schlafphasen – vor allem unter der Problematik der verzögerten Schlafphasen – leiden vor allem eher Jugendliche und junge Erwachsene wie beispielweise Studierende. Ein Risikofaktor ist hierbei der Medienkonsum oder die Möglichkeit, den Rhythmus frei zu gestalten (Studium). Die strukturierte und schrittweise Anpassung an die geeignete Schlafenszeit ist hierbei die Vorgehensweise der Wahl. Solche Elemente werden beispielsweise im Trainingskonzept für Jugendliche implementiert (JuSt).

11.1.2.4 Hypersomnien

Obwohl der Nachtschlaf von den Kindern oder Jugendlichen als gut empfunden wird, schlafen sie tagsüber ungewollt bzw. nicht vermeidbar ein. Die Symptomatik ist meist verbunden mit erheblichen negativen Auswirkungen auf Schule und Freizeit. Das Hauptmerkmal ist eine exzessive Tagesschläfrigkeit mit Schlafattacken. Liegt keine organische Ursache für die Schlafproblematik vor, sollte auch auf das Vorliegen von psychischen Störungen geprüft werden.

Es gibt 2 Unterformen der kindlichen Hypersomnie:

- idiopathische Hypersomnie mit langer Schlafzeit und
- idiopathische Hypersomnie ohne lange Schlafzeit.

Allgemein treten diese Störungen im Vergleich zur Insomnie oder zu Albträumen selten auf. Im Kap. 5 werden die Hypersomnien detailliert beschrieben.

11.1.2.5 Schlafstörungen und psychische Störungen

Schlafprobleme oder -störungen treten auch im Kontext oder komorbid mit psychischen Störungen auf. Häufig spielen Schlafprobleme bei Angststörungen, depressiven Störungen, Aufmerksamkeitsstörungen (ADHS) und auch bei Störungen des Sozialverhaltens (SSV) eine wesentliche Rolle. Bis zu 52 % der Kinder und Jugendlichen mit einer Insomnie weisen eine psychische Erkrankung auf. Solcherlei komorbid auftretende Symptome sollten unbedingt berücksichtigt werden, da diese meistens mit einer verstärkten Symptomatik einhergehen und die Lebensqualität des Kindes oder Jugendlichen noch stärker beeinträchtigen.

11.1.2.5.1 Angststörung und Schlafprobleme

Kinder mit Angststörungen und Kinder mit Trennungsängsten weisen vermehrt Schlafprobleme auf. Trennungsängstliche und emotional unsichere Kinder brauchen oftmals die Eltern zum Einschlafen oder Wiedereinschlafen in der Nacht. Durch den mit der Trennungssituation verbundenen Disstress erleben die Kinder ein physiologisches Arousal, welches wiederum dem Einschlafen im Wege steht. Typischerweise treten solche Schlafprobleme im Rahmen von Angststörungen im Alter von 6–20 Monaten auf. Das Kind versucht, das Alleinsein zu vermeiden und damit auch das Alleinschlafen. Circa 90 % der Kinder mit Trennungsangst weisen mindestens ein Schlafproblem auf.

11.1.2.5.2 Depression und Schlafprobleme

Eine andere Gruppe der internalisierenden Störungen, die oftmals auch schon im früheren Kindesalter mit Schlafbeschwerden einhergehen, sind die depressiven Erkrankungen. Während diese im jungen Kindesalter zwar noch seltener auftreten, zeigen jedoch recht viele Jugendliche bisweilen schwerwiegende Symptome einer Depression. Oftmals berichten die betroffenen Kinder und Jugendlichen über Schlafprobleme. Neben Ein- und Durchschlafstörungen zeigt sich jedoch manchmal auch ein erhöhtes Schlafbedürfnis bei gleichzeitig auftretendem Gefühl des Unerholtseins. Die Jugendlichen berichten zudem sehr häufig über die typischen Grübeleien und negativen Kognitionen. Diese beschränken sich jedoch nicht nur auf den Schlaf, sondern sind umfassend hinsichtlich der Zukunft, den Anderen und der eigenen Person (kognitive Triade). Vermehrt auftretende Albträume gelten als wichtiger Faktor für die Entwicklung von Suizidgedanken und -versuchen bei Jugendlichen.

11.1.2.5.3 Posttraumatische Belastungsstörung (PTBS) und Schlafprobleme

Das Erleben traumatischer Ereignisse hinterlässt nicht nur bei Erwachsenen oftmals umfassende Symptome. Jüngere Kinder im Vorschulalter zeigen in der Regel nicht nur ein ausgeprägtes Vermeidungs- und ängstliches Verhalten, sondern besonders häufig Albträume und Schlafstörungen, insbesondere Ein- und Durchschlafstörungen. Circa 70 % der Kinder und Jugendlichen mit einer PTBS leiden unter wiederkehrenden Albträumen. Beide Schlafstörungen (Insomnien und Albträume) werden dem veränderten Hyperarousal zugeschrieben, das dem Entspannen und damit verbunden auch einem Einschlafen entgegenwirkt.

11.1.2.5.4 ADHS und Schlafprobleme

Eltern von Kindern mit einem ADHS berichten oftmals über die hohe Aktivität ihrer Kinder und eine entsprechende Zubettgehproblematik. Zudem leiden die Kinder häufig unter Tagesmüdigkeit und Insomniesymptomen. Neben dieser Problematik zeigt sich ein erhöhtes Auftreten von Schnarchen bei diesen Kindern (2,2-fach häufiger als bei Gesunden). Es wird immer wieder der Zusammenhang von Schlafmangel, Tagesmüdigkeit, Hyperaktivität und Unaufmerksamkeit diskutiert, da müde Kinder ähnliche Verhaltensweisen zeigen wie Kinder mit einer ADHS-Symptomatik. Der Schlafdruckteufelskreis versucht diese Dynamik darzustellen (Abb. 11.6). Im Vergleich zu gesunden Kindern leiden Kinder mit ADHS unter immer wiederkehrenden Schlaf-Wach-Problemen mit einer schwankenden Einschlafproblematik, Schlafdauer und Schlafeffizienz im Vergleich zu gesunden Kindern. Betrachtet man die Subtypen des ADHS, weisen Kinder mit hyperaktiv-impulsiven Symptomen die meisten Schlafbeschwerden auf, während Kinder mit vorwiegend unaufmerksamem Verhalten eher unter Tagesmüdigkeit, Albträumen und Widerständen beim Zubettgehen leiden. Kinder mit gemischter Symptomatik (Hyperaktivität und Unaufmerksamkeit) hingegen leiden häufiger an schlafbezogenen Atmungsstörungen. Beide Subtypen (hyperaktive und gemischte Symptomatik) weisen jedoch oftmals morgendliches Früherwachen auf, im Gegensatz zu den aufmerksamkeitsbeeinträchtigten Kindern.

11.1.2.5.5 Emotionsregulation und Schlaf

Schlafmangel ist häufig assoziiert mit einer gedrückten Stimmung und verringerten Adaptionsfähigkeit bei emotionalen Ereignissen. Höhere Tagesmüdigkeit bei Kindern ist assoziiert mit negativer emotionaler Reaktivität, geringerer Frustrationsschwelle sowie weniger positiver emotionaler Reaktivität. Kinder die zu wenig schlafen, sind

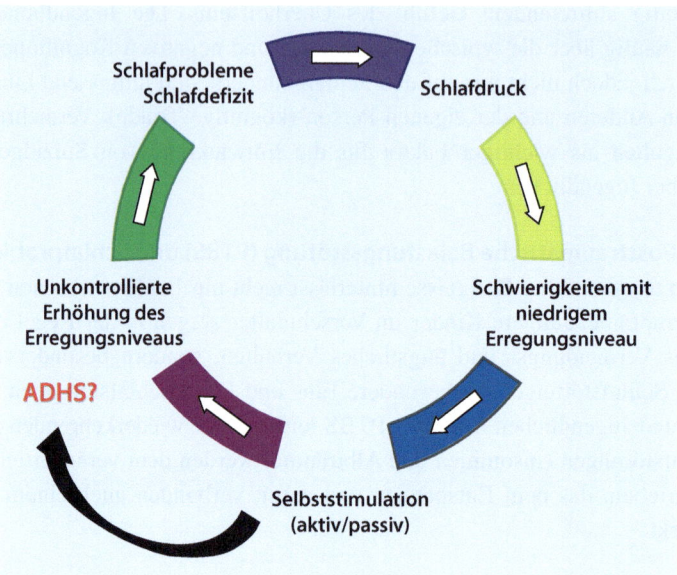

Abb. 11.6 Schlafdruckteufelskreis bei Kindern und Jugendlichen und ADHS-Symptomatik (in Anlehnung an Rabenschlag 2001, Frölich und Lehmkuhl 1998)

irritierbarer und schneller frustriert. Schlafdeprivation reduziert nicht nur die positiven Affekte der Kinder und Jugendlichen, sondern erhöht auch die Ängstlichkeit. Eine gute Schlafqualität hingegen geht eher mit emotionaler Ausgeglichenheit einher.

11.1.2.5.6 Aggression und Schlaf

Nicht nur Schlafmangel, sondern auch Insomniesymptome und Albträume stehen im Zusammenhang mit erhöhten aggressiven Verhaltensweisen bei Kindern und Jugendlichen. Kinder, die zu wenig oder schlecht schlafen, können ihre Frustrationen nicht mehr so gut kontrollieren und zeigen daher eher aggressive Symptome bei Frustration. Während sich dies bei Kleinkindern in Schrei- oder Wutanfällen äußern kann, sind ältere Kinder oftmals gegenüber anderen gleichaltrigen Peers aggressiv oder beschädigen Objekte. Auch autoaggressive Verhaltensweisen wie suizidale Entwicklungen können hierunter subsumiert werden – diese treten vor allem im Jugendalter auf.

11.1.2.6 Schlafstörungen und andere komorbide Störungen

11.1.2.6.1 Autismus und Schlaf

Autismus als tiefgreifende Entwicklungsstörung, die sich durch Defizite in der sozialen Interaktion, Kommunikation sowie eingeschränkte, repetitive Verhaltensweisen darstellt, ist eine seltene Erkrankung im Vergleich mit Angststörungen oder depressiven

Störungen. Kinder mit Autismus-Spektrum-Störungen leiden deutlich häufiger unter Schlafproblemen als gesunde Kinder mit einer Prävalenz von 80 %. Die häufigsten Störungen sind Insomnien (80 %) und Parasomnien (53 %). Ein höheres Ausmaß an Schlafproblemen hängt in der Regel mit einer verringerten Tagesfunktionalität zusammen, mit mehr externalisierendem Problemverhalten und mit mehr und schwereren Autismussymptomen.

11.1.2.6.2 Epilepsie und Schlaf

Kinder und Jugendliche mit Epilepsie weisen ebenfalls häufig Schlafprobleme auf. Am häufigsten leiden diese Kinder und Jugendlichen unter schlafbezogenen Atmungsstörungen, nächtlichem Erwachen und exzessiver Tagesschläfrigkeit. Eine höhere Rate an Parasomnien, eine kürzere Schlafdauer, eine reduzierte Schlafeffizienz und schlafbezogene Ängste fanden sich ebenfalls gehäuft bei epileptischen Kindern. Die Auswirkungen von Schlafdeprivation oder Tagesmüdigkeit können im Zusammenhang mit epileptischen Anfällen gesehen werden. Zudem hängen derlei Schlafprobleme mit dem Grad der Anfallskontrolle zusammen.

11.1.2.6.3 Kopfschmerzstörungen und Schlaf

Kinder, die von Kopfschmerzen betroffen sind, haben auch häufiger Schlafprobleme als gesunde Kinder. Zudem spielen aber auch noch weitere psychische Beschwerden und Belastungen eine Rolle bei der gemeinsamen Aufrechterhaltung beider Problematiken. Einige Befunde sprechen dafür, dass beiden Beschwerdegruppen gemeinsame Stoffwechselanomalien und neuroendokrinologische Besonderheiten zugrunde liegen, sodass eine gemeinsame Behandlung von Kopfschmerz und Schlaf besonders naheliegt. Auch wenn bislang nur wenig über das Wirken von Kopfschmerztherapien auf Schlafprobleme oder die Linderung von Kopfschmerzen durch Schlaf-Treatments bei Kindern bekannt ist, erscheint ein Einbezug dieses Zusammenhangs in der Therapie sinnvoll.

11.1.2.6.4 Atopische Dermatitis und Schlaf

Die atopische Dermatitis (AD) oder das atopische Ekzem tritt meist im frühen Kindesalter auf und geht dann oftmals mit einer verminderten Lebensqualität des Kindes einher. Kinder und Jugendliche mit Neurodermitis haben häufiger Schlafstörungen als gesunde Gleichaltrige. Diverse Studien zeigen auf, dass Kinder mit atopischer Dermatitis oft eine verlängerte Einschlaflatenz haben. Zudem weisen sie häufig eine verringerte Schlafdauer und -effizienz auf, schlafen somit zu wenig und die Schlafqualität ist beeinträchtigt. Auch eine Schlaffragmentierung verstärkt oftmals wiederum die vorhandene Symptomatik der AD. Zu berücksichtigen ist hierbei, dass der Schweregrad der Erkrankung einen direkten Einfluss auf den Schlaf des Kindes hat. Solcherart Schlafbeeinträchtigungen hängen wiederum mit vielfältigen Tagesbeeinträchtigungen zusammen, sodass diese Kinder häufig Aufmerksamkeitsprobleme, Schulleistungsprobleme und weitere Auswirkungen berichten.

11.1.2.6.5 Funktionelle Bauchschmerzen und Schlaf

Der Zusammenhang von unklaren Bauchschmerzen und Schlaf ist weniger intensiv untersucht und scheint nicht so stark zu sein wie der zwischen Kopfschmerzerkrankungen und Schlaf bei Kindern und Jugendlichen. Von den Kindern und Jugendlichen mit wiederkehrenden funktionellen Bauchschmerzen (Recurrent Abdominal Pain, RAP) empfinden ca. nur 25 % ihren Schlaf als gut, während beinahe 90 % der gesunden Kinder mit ihrem Schlaf zufrieden sind. Zudem berichten die RAP-Kinder oftmals (ca. 30 %), dass Bauchschmerzen vor dem Einschlafen auftreten oder sie durch die Schmerzen nachts erwachen. Diese Kinder leiden unter mehr Schlafproblemen, Insomniesymptomen und Albträumen sowie unter erhöhter Tagesmüdigkeit verglichen mit gesunden Kindern. Zu berücksichtigen ist jedoch, dass objektive Daten (Aktigrafie) dies bislang nicht widerspiegeln. Insgesamt jedoch haben Bauchschmerzkinder ein signifikant erhöhtes Risiko für die Entwicklung von Schlafstörungen. Der umgekehrte Zusammenhang gilt ebenfalls: regelmäßig schlecht schlafende Kinder haben eine 2,8-mal höhere Chance, regelmäßig Bauchschmerzen zu haben, als gut schlafende Kinder.

11.1.2.6.6 Chronisch-entzündliche Darmerkrankungen und Schlaf

Chronisch-entzündliche Darmerkrankungen (CED) sind ebenfalls mit verschlechtertem Schlaf assoziiert. Zwar gibt es zu Morbus Crohn bzw. Colitis ulcerosa und Schlaf bislang nur wenige Studien für das Kindes- und Jugendalter. Diese Studienergebnisse weisen jedoch darauf hin, dass diese Kinder und Jugendlichen laut Elterneinschätzung signifikant mehr unter Schlafproblemen, Albträumen, einem höheren Schlafbedürfnis und mehr Tagesmüdigkeit leiden als gesunde Jugendliche. Circa 20 % der Jugendlichen mit CED berichten von Schlafproblemen und ca. 40 % dieser Kinder mit CED leiden zudem unter Angstproblemen und depressiven Symptomen, während nur 16 % der CED-Jugendlichen ohne Schlafprobleme solche emotionalen Schwierigkeiten aufweisen.

Zusammenfassend lässt sich festhalten, dass Schlafstörungen und komorbide Störungen interagieren. Wie oben dargestellte Komorbiditäten aufzeigen, neigen solcherlei Schlafbeschwerden auch in dieser Kombination zur Chronifizierung. Schlafstörungen bei Kindern und Jugendlichen mit psychischen Störungen wie Depression, ADHS oder auch Kopfschmerzen, rezidivierenden Bauchschmerzen, Reizdarmsymptom oder chronisch-entzündlichen Darmerkrankungen sind häufig und scheinen sich reziprok zu beeinflussen. Eine bestehende Schlafstörung kann das Risiko psychischer oder somatischer Beschwerden um das 4- bis 7-Fache erhöhen.

11.1.3 Ätiologie und Pathophysiologie

Schlafstörungen im Kindes- und Jugendalter unterliegen vielfältigen **multifaktoriellen Einflussgrößen.** Je nach Störungsbild sind Schlafstörungen eher organisch bedingt oder auf vielfältige psychische und familiäre Einflussfaktoren zurückzuführen. Kinder mit chronischen Erkrankungen (z. B. atopischem Ekzem, Erkrankungen des rheumatischen

Formenkreises, chronischen Kopfschmerzen, chronisch-entzündlichen Darmerkrankungen) unterliegen dabei anderen Einflussfaktoren als diejenigen mit psychischen Störungen (Angststörungen, ADHS, SSV) oder wiederum diejenigen ohne zusätzliche Erkrankungen. Dies muss bei der Diagnostik und Behandlung jeweils berücksichtigt werden. Zudem ist das **Alter** entscheidend hinsichtlich der Einflussfaktoren bezüglich der Genese und Aufrechterhaltung von Schlafstörungen. Faktoren wie Wegfallen der Tagesschlafphasen, eine Unreife von Vigilanzübergängen oder physiologische und entwicklungsassoziierte Veränderungen des NREM-Anteils können beispielsweise zu vermehrtem Auftreten von Parasomnien im Alter zwischen 3 und 7 Jahren führen (siehe Kap. 7).

Bei jungen Kindern mit Ein- und Durchschlafproblemen beispielsweise können andere Faktoren wirksam sein als bei Jugendlichen, bei denen zudem multiple pubertätsbezogene Faktoren eine Rolle spielen. Abb. 11.7 zeigt ein Einflussfaktorenmodell für Kinder im jungen Alter.

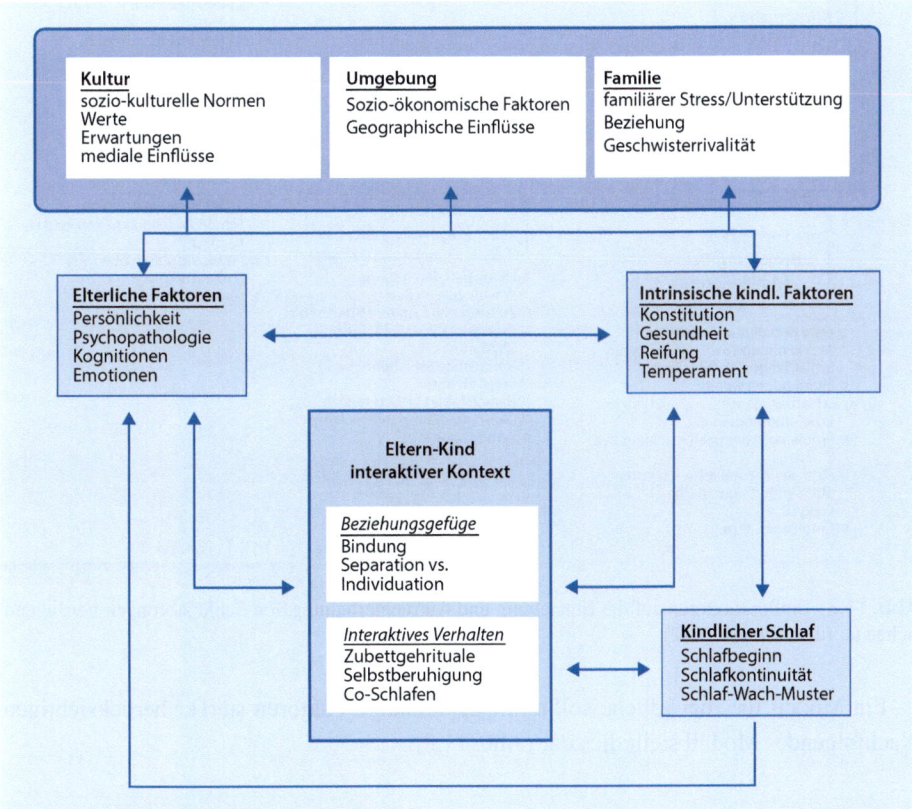

Abb. 11.7 Adaptiertes Modell der Schlaf-Wach-Regulation nach Sadeh und Anders 1993 sowie Cattarius und Schlarb 2016

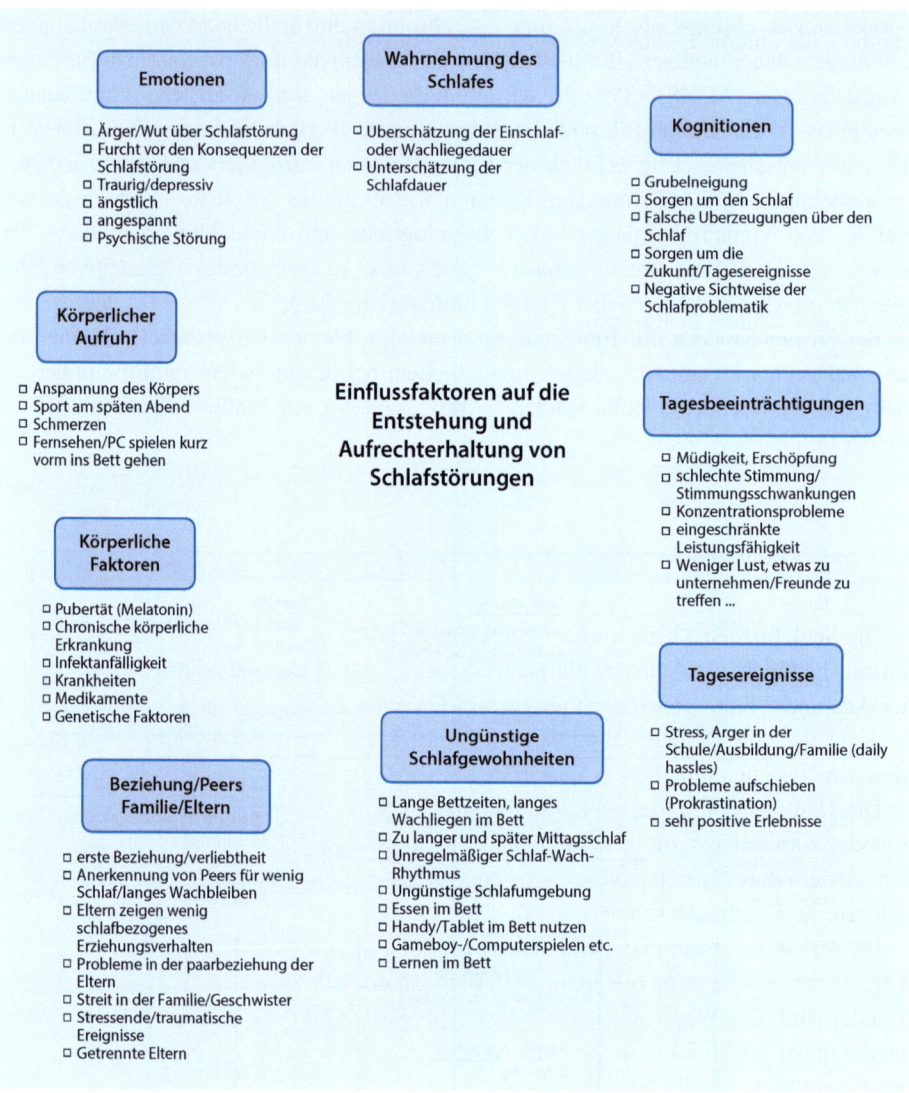

Abb. 11.8 Einflussfaktoren auf die Entstehung und Aufrechterhaltung von Schlafstörungen bei Jugendlichen (s. JuSt, Schlarb 2012)

Ein Modell für Jugendliche sollte hingegen andere Faktoren stärker berücksichtigen. Nachfolgendes Modell stellt dies dar (Abb. 11.8).

11.1.4 Epidemiologie

Zwischen 15 und 25 % der Kinder im Vor- und Grundschulalter sind von Ein- und Durchschlafproblemen betroffen. Ungefähr 25 % aller Kinder leiden im Verlauf ihrer

Kindheit oder Jugend an einer Schlafstörung. Ein- und Durchschlafprobleme (Insomnien) sind hierbei die häufigsten Störungen. In Deutschland weisen mehr als 20 % der Kinder allgemeine Schlafbeschwerden auf, ca. 17 % der jungen Kinder im Vorschulalter leiden unter Durchschlafbeschwerden und ca. 14 % ab dem Schulalter unter Einschlafbeschwerden. Während bei Schlafbeschwerden bei den jüngeren Kindern oftmals die Eltern involviert sind, da die Kinder die Eltern zum Wiedereinschlafen brauchen, liegen die Jugendlichen oftmals lange nachts wach oder beschäftigen sich mit Medien wie dem Smartphone. Von den Jugendlichen leiden ca. 10–30 % unter einer akuten Insomnie, ungefähr ein Drittel der Jugendlichen unter mehreren Insomniesymptomen. Die Befunde hinsichtlich eines geschlechterspezifischen Risikos, an einer Insomnie zu erkranken, widersprechen sich häufig. Studien, die sich an der Geschlechtsreife orientieren, zeigen auf, dass zwischen Jungen und Mädchen vor dem Einsetzen der Menarche keine Unterschiede bezüglich einer Insomnie existieren. Mit dem Einsetzen der Periode steigt das Risiko für Mädchen um das beinahe 3-Fache an. Die Jugendlichen zeigen mit zunehmendem Alter aufgrund der Pubertät eine größere Präferenz für späte Abendstunden und Zubettgehzeiten, was wiederum oftmals mit vermehrten Tagesbeeinträchtigungen verbunden ist. Symptome wie exzessive Tagesschläfrigkeit können auch auf andere bestehende Schlafprobleme oder einen nicht ausreichenden Schlaf hinweisen. Zwischen 16–40 % der Jugendlichen leiden unter einer solchen Tagesschläfrigkeit. Circa 35 % der Jugendlichen haben am Morgen Schwierigkeiten aufzuwachen und bis zu 67 % berichten von Schlafmangel.

Insbesondere die Adoleszenz steht in Verbindung mit dem Beginn der zirkadianen Rhythmusstörung vom verzögerten Schlafphasen-Typus (Delayed Sleep Phase Disorder, DSPD). Zwischen 0,5 und 7 % der Jugendlichen leiden unter dieser Störung. Ein DSPD im Jugendalter führt oftmals zur Entstehung einer Insomnieproblematik. Andererseits erfüllen ungefähr 10 % der jugendlichen Insomniepatienten die diagnostischen Kriterien eines DSPD.

11.1.5 Chronifizierung

Die häufige Annahme, Kinder oder Jugendliche würden aus ihrer Schlafstörung „herauswachsen“, trifft nur bedingt zu, denn mehr als 80 % der Kinder und Jugendlichen mit Insomnie berichten über eine Insomniesymptomatik in der Vorgeschichte. Auch im Kindesalter haben Schlafstörungen oft einen intermittierenden Verlauf und tendieren zur Chronifizierung, diverse Studien berichten sogar von einer Persistenz von knapp 50 % bis hinein ins Erwachsenenalter. Zudem belegen Langzeitstudien, dass frühe Schlafprobleme in Verbindung stehen mit späteren emotionalen und Verhaltensproblemen in der Jugend.

Zur frühzeitigen Diagnostik sind daher altersangemessene Instrumente wichtig, die auch bereits im frühen Alter eine Befragung des Patienten erlauben. Nicht nur zu wenig oder zu viel Schlaf kann entsprechende Auswirkungen haben, es stellt sich für Pädiater sowie Kinder- und Jugendlichenpsychotherapeuten und andere Fachkräfte auch die Frage, wann eine Schlafstörung vorliegt. Daher wird im kommenden Abschnitt auf die

Möglichkeiten zur Diagnostik von Schlafstörungen bei Kindern und Jugendlichen eingegangen.

Übersicht
Schlafprobleme sind auch im Kindes- und Jugendalter weitverbreitet und haben
massive Auswirkungen auf die kindliche/jugendliche Entwicklung. Sie

- treten häufig schon früh auf,
- neigen zur Chronifizierung,
- wirken sich als Risikofaktor auf die körperliche, emotionale, kognitive und soziale Entwicklung der Kinder und Jugendlichen aus,
- verschlimmern gleichzeitig vorhandene medizinische, psychiatrische, psychosoziale und entwicklungsbedingte Probleme und Störungen und
- haben gerade bei Kindern einen bedeutenden Einfluss auf die gesamte Familie.

11.1.6 Klinisches Bild

Schlafmangel, Insomniesymptome bzw. Insomnien und Albträume kommen im Kindes-
und Jugendalter sehr häufig vor und stehen in Verbindung mit umfassenden Tagesbeeinträchtigungen. Vor allem junge Kinder klagen jedoch selten über eine beeinträchtigte
Schlafqualität oder auch Tagesmüdigkeit. Eine solche Tagesbeeinträchtigung können
eher Jugendliche oder Erwachsene wahrnehmen. Daher sind vor allem die Eltern bei
der Diagnostik von Schlafproblemen im frühen Alter gefragt. Wie oben dargestellt, zeigen Kinder, die unter Schlafmangel oder Schlafschwierigkeiten leiden, oftmals Symptome einer ADHS – daher ist eine differenzialdiagnostische Abklärung sehr wichtig.
Auch die langfristigen Auswirkungen von Schlafmangel oder Schlafstörungen sind den
Kindern oder Jugendlichen wenig bekannt. So reflektieren diese nicht, dass sie in der
Schule deutlich unter ihren Leistungen bleiben oder mehr Streit mit Peers oder Familien-
mitgliedern erleben. Auch Jugendlichen sind die Auswirkungen von anhaltendem
Schlafmangel gerade in der Pubertät meist nicht bewusst. Sie ordnen ihre Stimmungs-
schwankungen nicht den Auswirkungen von mangelndem Schlaf oder schlechter Schlafhygiene zu.

▶ **Praxistipp** Schlafmangel und Schlafstörungen im Kindesalter äußern sich
    häufig durch hyperaktive und unkonzentrierte Verhaltensweisen während des
    Tages. Bei Kindern mit Verdachtsdiagnose auf ADHS sollte daher differenzial-
    diagnostisch immer an Schlafmangel, Insomnie, Albtraumstörung oder eine
    andere Schlafstörung gedacht und dies diagnostisch abgeklärt werden (bspw.
    mittels Schlaftagebuch, Fragebögen etc.).

11.1.7 Untersuchungsverfahren

11.1.7.1 Anamnese

Um eine Schlafstörung diagnostizieren können, steht zu Beginn eine umfassende **Anamnese** mittels Schlafprotokoll und altersentsprechender Screeningfragebögen für Kind und Eltern. Bei diversen schlafspezifischen differenzialdiagnostischen Fragestellungen kann zusätzlich auch ein Interview eingesetzt werden (s. unten). Die Anamnese hilft zusammen mit der **klinisch-körperlichen und psychischen Untersuchung,** Komorbiditäten oder zugrunde liegende Störungen aufzudecken. Jedoch kann auch ein **Video**, welches das Schlafverhalten des Kindes darstellt, sehr erkenntnisreich sein. Mit wenig Licht (beispielsweise mit nur einer Nachttischlampe) können so aufschlussreiche Sequenzen aufgenommen werden, um beispielsweise eine Pavor-nocturnus-Störung von einem epileptischen Anfall zu unterscheiden. Bei Jugendlichen sollte nach Genussmitteln und bei Kindern und Jugendlichen zusätzlich nach Medikamenten gefragt werden, da diverse Medikamente mit Schlafproblemen wie Ein- und Durchschlafstörungen einhergehen können.

11.1.7.2 Schlafprotokoll

Um Schlafmangel sowie diverse Vorkommnisse während des Schlafes zu erheben, ist das Führen eines Schlafprotokolls hilfreich. Während für Babys und Kleinkinder ein 24-h-Protokoll angemessen ist, ist für die älteren Kinder ein normales Protokoll sinnvoll, welches sich auf die Einschlaf- und Durchschlafproblematik bezieht, während eine detaillierte Tageserfassung nicht notwendig ist (s. Literatur zu diesem Kapitel und Webseite der DGSM, www.dgsm.de). Bei jungen Kindern sollten gegebenenfalls zudem die Eltern ein Schlafprotokoll für den eigenen Schlaf führen, um die Auswirkungen auf den elterlichen Schlaf zu erheben. Jugendliche hingegen können meist besser Auskunft über ihren Schlaf geben als die Eltern. Daher ist in diesem Alter der Jugendliche selbst meist die beste Auskunftsquelle. Dennoch ist generell zu berücksichtigen, dass die Kinder- und die Elterneinschätzung durchaus divergieren können, weshalb eine Erhebung sowohl aus der Kinder- als auch aus Elternperspektive sinnvoll ist.

Durch den Einsatz von Screeningfragebögen können schnell und effektiv schlafbezogene Informationen gesammelt und ausgewertet werden. Für den deutschsprachigen Raum liegen diverse Fragebögen vor.

11.1.7.3 Fragebögen zur Elternauskunft
11.1.7.3.1 Children's Sleep Habits Questionnaire (CSHQ-DE)
Der CSHQ-DE ist ein Screeningfragebogen für Eltern von Kindern im Vor- und Grundschulalter (4–10 Jahre) zum Screening von typischen klinisch relevanten Schlafproblemen der Altersgruppe: Zubettgehschwierigkeiten, Einschlafverzögerung, unzureichende Schlafdauer, schlafbezogene Ängste, nächtliches Erwachen, Parasomnien, schlafbezogene Atemstörungen und Tagesschläfrigkeit. Daraus werden der Gesamtwert „Sleep Disturbance Score" und 8 Subskalenwerte gebildet. Der englischsprachige

Originalfragebogen wurde an einer klinischen und nicht klinischen Stichprobe evaluiert. Den CSHQ gibt es als deutsche Fassung unter www.dgsm.de.

11.1.7.3.2 Sleep Disturbance Scale (SDSC)

Bei der SDSC handelt es sich um einen kurzen Screeningfragebogen, um Schlaf-störungen im Kindes- und Jugendalter zu identifizieren. Der Fragebogen kann sowohl von den Kindern/Jugendlichen als auch von den Eltern ausgefüllt werden. 26 Items werden auf einer abgestuften Likertskala beantwortet (selten = 1–2-mal pro Monat, ge-legentlich = 1–2-mal pro Woche, häufig = 3–5-mal pro Woche, immer = nahezu täglich). Die Subskalen „Ein- und Durchschlafstörungen", „Arousal-Störungen", „Störungen des Schlaf-Wach-Übergangs", „Schlafbezogene Atmungsstörungen", „Exzessive Schläfrig-keit" sowie „Übermäßiges Schwitzen" geben einen guten Überblick über die häufigsten Schlafstörungen. Die interne Konsistenz liegt bei der gesunden Stichprobe im guten Be-reich, während sie sich bei der klinischen Stichprobe im befriedigenden Bereich bewegt. Ab einem T-Wert von >70 wird von einem auffälligen Wert gesprochen. Der Cut-off für die Skalen „Ein- und Durchschlafstörungen" liegt bei einem Rohwert von 17, für die „Arousal-Störungen" bei 7, für die „Schlafbezogenen Atmungsstörungen" bei 14 und für die „Exzessive Schläfrigkeit" bei 13, wobei ein höherer Wert eine größere Ausprägung des Störungsbildes angibt.

11.1.7.4 Fragebögen zur Selbstauskunft
11.1.7.4.1 Children's Sleep Comic (CSC)

Der Kinderschlafcomic als Selbstbeurteilungsinstrument erfasst Schlafgewohnheiten und alterstypische Schlafprobleme bei jungen Kindern. Der CSC für Kinder im Alter von 5 bis 10 Jahren wurde anhand anderer Instrumente wie dem Children's Sleep Habits Ques-tionnaire (CSHQ-DE) und dem Diagnostischen Interview Kindlicher Schlafstörungen (DIKS) validiert. Die interne Konsistenz ist hierbei hoch. Die Vergleiche mit den ent-sprechenden Diagnosen nach DIKS zeigten signifikante Korrelationen. Der Kinder-schlafcomic kann zur Erfassung kindlicher Insomnien aus der Perspektive des Kindes als reliables Selbstbeurteilungsinstrument eingesetzt werden, sowie um Kontakt zum Kind und seinen Schlafgewohnheiten zu erhalten.

11.1.7.4.2 Sleep Self Report (SSR-DE)

Der Sleep Self Report ist in seiner deutschen Fassung als SSR-DE ein validiertes Instru-ment, um kindliche Schlafstörungen aus der Sicht des Kindes im Alter von 7 bis 12 Jah-ren zu erfassen. Da viele Items der deutschen Fassung der Elternbefragungsversion CSHQ-DE entsprechen, ist ein Vergleich zwischen Eltern- und Kinderurteil möglich. Der Cut-off wird bei 25 erreicht (Sensitivität 73 %, Spezifität 64 %), ein auffälliger Stanine-Wert von 8 gilt ab einem SSR-DE-Gesamtwert von 31. Das Kind muss für das Ausfüllen jedoch lesen und schreiben können.

11.1.7.4.3 Pädiatrisches Schlafstörungsscreening für Jugendliche (PSS-J)

Das pädiatrische Schlafstörungsscreening für Jugendliche (PSS-J) ist ein kurzes Screeninginstrument zur Diagnostik möglicher Schlafprobleme im Jugendalter. Das PSS-J besteht aus 7 Screeningfragen mit ggf. detaillierten Vertiefungsfragen, um den jeweiligen Problembereich besser abklären zu können. Anhand der im PSS-J aufgeführten Kriterien kann der Diagnostiker sehr schnell gegebenenfalls Symptome einer Schlafproblematik erkennen (s. Webseite der DGSM, www.dgsm.de).

11.1.7.4.4 Epworth Sleepiness Scale für Kinder (ESS-K)

Bei der ESS handelt es sich ursprünglich um eine für Erwachsene validierte Selbstbeurteilungsskala zur Messung der Tagesschläfrigkeit (siehe Kap. 2). Die ESS als Kinder- und Jugendversion (ESS-K) ist für die Altersgruppe der 6- bis 19-Jährigen adaptiert worden. Sie umfasst 7 Items. Auf einer vierstufigen Skala mit den Abstufungen 0 (Ich nicke niemals ein), 1 („Ich nicke selten ein"), 2 („Ich nicke oft ein") und 3 („Ich nicke fast immer ein") kann angegeben werden, wie hoch die Kinder/Jugendlichen die Wahrscheinlichkeit einschätzen, in einer der aufgezählten Situationen einzuschlafen. Eine Überprüfung der psychometrischen Eigenschaften der ESS-K liegt bislang nicht vor. Der Cut-off wird für Jugendliche (Altersgruppe 13–19 Jahre) bei einem Summenwert von 13 Punkten angegeben. Größere Werte sind dabei als auffällig zu bewerten.

11.1.7.4.5 Nightmares Effects Questionnaire (NEQ)

Albträume im Jugendalter können zum Teil massive Auswirkungen auf das Tagesbefinden haben. Der Nightmares Effects Questionnaire (NEQ) thematisiert Albtraumauswirkungen auf das Tagesbefinden von Jugendlichen und Erwachsenen. Der NEQ erfasst anhand von 35 Items die Tagesbeeinträchtigung, 6 Faktoren zeichnen diese ab: 1) Emotionsregulation, 2) Stress und Aggressivität, 3) Depression, 4) Aufmerksamkeit/Konzentration, 5) Angst und 6) Hyperaktivität. Der NEQ weist eine hohe Reliabilität auf und kann damit als ein gut einsetzbares Instrument zur Erfassung der Tagesbeeinträchtigungen durch Albträume bei Jugendlichen und Erwachsenen angesehen werden.

11.1.7.5 Interviews

Als umfassende und sehr genaue Verfahren stehen darüber hinaus diverse Interviews zur Verfügung.

11.1.7.5.1 Diagnostisches Interview Kindlicher Schlafstörungen (DIKS)

Basierend auf den Kriterien der ICSD-3, des DSM-5 sowie der ICD-10 wurde ein Interview für Schlafstörungen im Vor- und Grundschulalter von 5–10 Jahren konzipiert das auf Elternauskunft beruht. Aufgrund der elterlichen Angaben kann zwischen den häufigsten Schlafstörungen diskriminiert werden. (s. Webseite der DGSM, www.dgsm.de).

11.1.7.5.2 Schlafinventar für Kinder und Jugendliche (SI-KJ)

Das Schlafinventar des SI-KJ umfasst den Altersbereich von 5–18 Jahren. Anhand vier unterschiedlicher Instrumente ist eine detaillierte Diagnostik von Schlafproblemen und Schlafstörungen bei Kindern und Jugendlichen möglich. Das Schlafinventar berücksichtigt dabei sowohl die Eigenperspektive als auch die elterliche Perspektive.

11.1.7.5.3 Diagnostisches Interview Adoleszenter Schlafstörungen (DIAS)

Das Interview basiert ebenfalls auf den Kriterien der ICSD-3, des DSM-5 sowie der ICD-10 und ist sowohl aus der Selbstauskunftsperspektive als auch aus elterlicher Perspektive einsetzbar und umfasst daher 2 Versionen. Der Altersbereich bezieht sich auf Jugendliche ab 11 bis 21 Jahre. Häufig vorkommende Schlafstörungen werden abgefragt und können differenzialdiagnostisch abgeklärt werden (s. Webseite der DGSM, www. dgsm.de).

Allgemein besteht für die Interviews eine hohe inhaltliche Validität.

Zur Erfassung weiterer Auswirkungen, wie beispielsweise Verhaltensauffälligkeiten, kann zusätzlich zu den schlafspezifischen Instrumenten der Einsatz weiterer Instrumente wie beispielsweise Fragebögen zu Verhaltensauffälligkeiten der Kinder/Jugendlichen sinnvoll sein, um Tagesbeeinträchtigungen oder psychische Probleme zu eruieren. Neben der Child Behaviour Checklist in der Elternversion (CBCL) und den daraus abgeleiteten Fragebögen zur Selbstauskunft der Kinder/Jugendlichen (YSR) und zur Lehrerperspektive (TRF) können auch der Strengths and Difficulties Questionnaire (SDQ) sowie andere Instrumente eingesetzt werden.

11.1.7.6 Testpsychologische Untersuchungen

Um gegebenenfalls eine psychische oder kognitive Beeinträchtigung festzustellen, ist eine testpsychologische Untersuchung (durch Diplompsychologen, Kinder- und Jugendlichenpsychotherapeuten, Kinder- und Jugendpsychiater) sinnvoll. Eine solche Untersuchung sollte anberaumt werden, wenn Hinweise auf eine kognitive oder psychiatrische Störung vorliegen (beispielsweise Angststörung, ADHS). Eine umfassende Diagnostik ist notwendig, da vor allem Ein- und Durschlafstörungen und Albträume sowie hin und wieder auch schlafbezogene Atmungsstörungen komorbid bei psychiatrischen Erkrankungen vorliegen können. Anhand von Intelligenztestungen (bspw. HAWIK) sowie Aufmerksamkeitstestungen (z. B. Kinderversion der Testbatterie zur Aufmerksamkeitsprüfung KiTAP, für Jugendliche die TAP und der Konzentrationstest d2) können Tagesbeeinträchtigungen sowie komorbide Symptome/Störungen festgestellt werden.

11.1.7.7 Körperliche Untersuchung

Um körperliche Ursachen für die Schlafproblematik des Kindes oder Jugendlichen auszuschließen, ist eine umfassende körperliche Untersuchung notwendig. Hierbei sollte ggf. der Melatoninspiegel (bei Schlaf-Wach-Rhythmusstörungen) oder auch der Eisenspiegel (bei Restless-Legs-Syndrom im Kindesalter) erfasst werden (siehe auch Kap. 2).

11.1.8 Schlafmedizinische Diagnostik

11.1.8.1 Aktigrafie

Der Aktigraf kann als Messapparat zur Bestimmung der körperlichen Aktivität eingesetzt werden, um Störungen des Schlaf-Wach-Rhythmus beziehungsweise Bewegungen im Schlaf abzuklären (siehe Kap. 2). Bei Säuglingen wird der Aktigraf am Unterschenkel befestigt, während ältere Kinder die Aktigrafen am Handgelenk tragen. Sinnvoll ist eine mehrtägige Erfassung des Schlafes, um sich wiederholende Muster zu erfassen. Es ist darauf zu achten, dass die Auswertungssoftware auch für Kinder entwickelt wurde, da diese sich deutlich mehr im Schlaf bewegen und somit ein anderes Muster produzieren. Auswertungen durch Software für Erwachsene würden demnach falsche Schlaf- und Wachzeiten ergeben. Für eine umfassende schlafmedizinische Abklärung ist allerdings auch bei Kindern die stationäre Polysomnografie notwendig.

11.1.8.2 Polysomnografie

Liegt der Verdacht auf eine schlafbezogene Atmungsstörung oder eine andere eher organisch bedingte Schlafstörung vor, sollte an ein Kinderschlaflabor verwiesen und eine polysomnografische Untersuchung initiiert werden. Insbesondere bei den Verdachtsdiagnosen periodische Beinbewegungen im Schlaf/Restless Legs, nächtliche epileptische Anfälle, Narkolepsie, Störungen des Schlaf-Wach-Rhythmus, chronifizierte Insomnie (Dauer >1 Jahr, ohne erkennbare Ursache) empfiehlt sich in der Regel eine Abklärung im Schlaflabor. Zur Diagnose einer nicht organischen Insomnie sowie einer Albtraumstörung oder eines Pavor nocturnus ist eine PSG in der Regel nicht notwendig.

Die Grundzüge der Durchführung und Auswertung der Polysomnografie sind in Kap. 2 erläutert. Bezüglich des Kindes- und Jugendalters sind jedoch folgende Besonderheiten in Bezug auf die technische Durchführung und die nachfolgende Auswertung zu beachten, da die polysomnografische Untersuchung von Säuglingen, Kindern und Jugendlichen deutlich schwieriger ist und besondere Bedingungen erfüllen sollte: Die Kinder sind oft viel stärker durch die fremde Umgebung irritiert, sodass das Anbringen der notwendigen Messwertaufnehmer problematisch ist. Daher sollte auf eine angenehme und freundliche Umgebung geachtet werden. Die eingesetzte Sensorik muss auf das Kind passen und die kleinere Körperoberfläche berücksichtigen, ohne dass die Kinder zu sehr in ihrem Schlafverhalten gestört werden. Bisweilen müssen die Elektroden deutlich näher beieinander gesetzt werden (beispielsweise zur Erfassung der Beinbewegungen). Technisch ist für das Kindesalter der Einsatz von hochauflösenden Digitalisierungsparametern zur Erfassung und Darstellung der gemessenen Signale wichtig, da Kinder im Vergleich zu Erwachsenen deutlich höhere Atem- und Herzfrequenzen aufweisen. Zudem zeigt sich bei dieser jungen Altersgruppe eine höhere Variabilität der EEG-Amplituden. Die Elektroden sollten je nach Alter angebracht werden. Für die 2-jährigen Kinder wird aufgrund der asynchron auftretenden Schlafspindeln folgende Struktur empfohlen: F4-M1, C4-M1, O2-M1, F3-M2, C3-M2, O1-M2, C4-Cz, C3-Cz (siehe auch Abschn. 2.6). Für die Ableitung ist jedoch die Machbarkeit wichtig, und so sollten für Routineableitungen für unter 2-Jährige gegebenenfalls nur C3-M2 und C4-M1 abgeleitet werden, um die Belastungen für den jungen Patienten zu reduzieren. Zudem reagiert ein so junges Kind häufig sehr stark auf die Sensoren zur Aufzeichnung von Mund- und Nasenatmung, weshalb gegebenenfalls eine Beschränkung auf den oronasalen Thermistor oder die nasale Staudruckmessung sinnvoll ist. Bevorzugt werden sollte nach den Empfehlungen der American Academy of Sleep Medicine (AASM) die Staudruckmessung zur Hypopnoeerkennung.

Da Kinder auf die ungewohnte Umgebung sehr stark reagieren können, sollte eine Untersuchung über 2 Nächte angestrebt werden. Liegen jedoch bereits nach der 1. Nacht eindeutige Ergebnisse vor, kann auf die Erhebung in der 2. Nacht verzichtet werden.

Beinbewegungen sowie insgesamt eine hohe Bewegungsfrequenz sind typisch für das Kindesalter. So sind Phasen mit solcherlei Bewegungsartefakten über mehr als 15 s ein häufig auftretendes Phänomen, jedoch nicht regelhaft mit einem Wechsel des Schlafstadiums verbunden. Bei Kindern mit ADHS oder mit schlafbezogenen Atmungsstörungen sind Bewegungen über mehr als 10 s häufig und typisch für die Störung.

Bezüglich der Bewertung des Atemmusters sollte das Alter des Kindes berücksichtigt werden, da sich die Atemfrequenz entwicklungsabhängig verändert. Nach den Kriterien der AASM sprechen mindestens 2 verpasste Atemzüge bezogen auf das vorangehende Atemmuster für das Vorliegen einer obstruktiven Apnoe, wenn die Amplitude des oronasalen Luftstroms um $\geq$90 % reduziert ist sowie eine kontinuierliche oder gar erhöhte Anstrengung bei der Atmung verzeichnet wird. Jedoch sieht man bei Kindern bis 8 Jahre im Kontext von Bewegungen ein solches Muster relativ häufig. Daher ist zur Einordnung die Aufzeichnung des Bein-EMGs wichtig. Tritt die Symptomatik während einer Bewegung auf, sollte sie nicht gewertet werden.

11.1.9 Differenzialdiagnostik

Wie oben aufgeführt, treten nicht selten Schlafbeschwerden oder -störungen auch bei anderen psychischen oder physischen Störungen auf. In diesen Fällen sollte abgewogen werden, ob die Schlafproblematik im Vordergrund steht und diese zunächst behandelt werden sollte oder ob die schlafbezogenen Schwierigkeiten im Rahmen anderer Störungen angesehen werden sollten. Dann sind eher die Behandlung der Grunderkrankung und eine Überweisung zu einem Kinder- und Jugendarzt, Kinder- und Jugendpsychiater oder Kinder- und Jugendlichenpsychotherapeuten indiziert. Hierbei ist darauf zu achten, dass die Schlafstörung bei der Behandlung mitberücksichtigt und entsprechend behandelt wird.

▶   **Tipp**
Das Kind oder der Jugendliche sollte zu einem Schlafspezialisten überwiesen werden:

- bei chronifizierten Ein- oder Durchschlafstörungen,
- wenn das Kind/der Jugendliche über längere Zeit beim Aufwachen am Morgen nicht erholt ist oder sich sehr schlecht wecken lässt,

- bei hoher Tagesschläfrigkeit (Einschlafen in der Schule, bei Fahrten im Bus/ Auto/Zug von weniger als einer halben Stunde Dauer),
- bei chronischem Schnarchen/Atemgeräuschen in der Nacht oder Atemaussetzern und
- bei unerklärlichen Verhaltensauffälligkeiten in der Nacht.

11.1.10   Therapie der Insomnie im Kindesalter

11.1.10.1   Schlafedukation und Schlafhygiene

Die altersgerechte Informationsvermittlung und Psychoedukation stellen ein wichtiges Element in der schlafmedizinischen Beratung und der Behandlung von Insomnien im Kindes- und Jugendalter dar. Informationen für Eltern, aber auch für die Kinder über gesunden Schlaf sowie über die Konsequenzen eines schlechten Schlafs sind wichtig. Vor allem die Informationsvermittlung hinsichtlich altersgerechter und altersgemäßer Schlafdauer ist essenziell. Zudem sollte über den Schlaf beeinflussende Faktoren wie beispielsweise das elterliche Erziehungsverhalten oder Medienkonsum informiert und das Gestalten einer gesunden und altersadäquaten Schlafumgebung thematisiert werden. Oftmals beinhalten diese Informationen auch Empfehlungen für eine gute Schlafhygiene, um den Schlaf zu verbessern und eine erhöhte Schlafdauer und -effizienz zu erreichen. Damit ist in der Regel auch eine verringerte Tagesmüdigkeit bei Kindern und Jugendlichen verbunden. Zu berücksichtigen ist, dass das Vermitteln der Schlafhygieneempfehlungen dem Entwicklungsstand und den kulturellen Werten der Kinder und Jugendlichen beziehungsweise ihrer Familie angepasst sein sollte. Nachfolgende Beispiele stellen altersorientierte Empfehlungen dar.

Beispiel

Schlafhygieneregeln für Vorschulkinder:

- Die Eltern sollten sich beim Zubettbringen ihres Kindes abwechseln. Hierdurch wird vermieden, dass das Schlafengehen des Kindes an eine bestimmte Person gekoppelt wird. Dies fördert die Autonomie des Kindes bzgl. des Einschlafverhaltens.
- Bewegungsreiches Spiel und körperliche Bewegung des Kindes am Tag sollen gefördert werden.
- Die Tagesaktivität und die körperliche Aktivität des Tages haben einen Einfluss auf die abendliche Müdigkeit und Schläfrigkeit des Kindes. Ein aktives Wachleben mit ausreichend körperlicher Bewegung sowie geistig anregendem und kreativem Spielen trägt zu einem erholsamen Schlaf bei. Diese Aktivitäten sollten jedoch nicht direkt vor dem Schlafen stattfinden.
- Schlafbezogene Selbstberuhigungsstrategien beim Kind unterstützen.

- Wenn Eltern ihr Kind gerade ins Bett gelegt haben, sollten sie nicht beim geringsten Geräusch wieder zu ihm eilen und es aus dem Bett nehmen. Ein kurzes Abwarten kann dem Kind helfen, Selbstberuhigungsstrategien anzuwenden. Wichtig ist hierbei, dass die Eltern ihrem Kind vermitteln, dass sie jederzeit für es da sind, wenn es sie wirklich braucht.

Schlafhygieneregeln für Grundschulkinder:

- Das Elternbett sollte nur als Zufluchtsort in Ausnahmesituationen zur Verfügung stehen (beispielsweise bei Krankheit).
- Das Kinderzimmer sollte vom Kind als Schutzraum wahrgenommen werden können. Die Schlafumgebung sollte entsprechend den Ängsten oder Vorlieben des Kindes gestaltet sein, sofern diese schlafförderlich sind (ruhig, dunkel etc.).
- 2 h vor dem Zubettgehen kein Fernsehen/Computerspielen. Die vielen Geräusche und Bilder müssen vom Kind verarbeitet werden können. Tagesereignisse können so noch besprochen werden und verlieren ihren gegebenenfalls bedrückenden Charakter.

Schlafhygieneregeln für Jugendliche:

- Sonne am Morgen: morgens sofort die Sonne ins Zimmer lassen und möglichst viel Tageslicht tanken. Das hilft, wach und fit zu werden. In der Nacht sollte das Zimmer hingegen möglichst dunkel sein, damit der Körper sich entspannen kann und ein guter erholsamer Schlaf möglich ist.
- Uhr am Bett vermeiden: Das Entfernen der Uhr vom Bett, sodass der Jugendliche die Uhr nachts nicht ablesen kann, kann bei ungünstigen schlafbezogenen Kognitionen hilfreich sein.
- Medienkonsum am Abend einschränken, besonders aktivierende Medien (Interaktionen, Spiele). ◀

11.1.10.2 Stimuluskontrolle und strukturierte Bettroutine

Neben der Schlafedukation und Schlafhygiene gehört die Stimuluskontrolle zu den Standardelementen bei der Behandlung von Insomnien im Kindes- und Jugendalter.

Beispiel

Folgende Aspekte der Stimuluskontrolle und strukturierten Bettroutine sind für Kinder und Jugendliche bedeutsam:

- Schlafstätte: Das Bett sollte nur zum Schlafen genutzt werden. Aktivitäten wie Videos sehen, Musik hören, lernen, Hausaufgaben machen oder andere Medien (z. B. Handy) sollten nicht im Bett genutzt werden und daher nicht mit dem Schlafen assoziiert werden.

- Zubettgehzeit: Das Kind bzw. der Jugendliche sollte müde ins Bett gehen oder gebracht werden.
- Einschlafen: Je nach Alter wird oftmals empfohlen, das Bett nach 15–20 min wieder zu verlassen, wenn das Kind oder der Jugendliche nicht einschlafen kann. Alternativ kann das Kind Entspannungstechniken oder andere mentale Ablenkungsstrategien anwenden (siehe unten).
- Rhythmus: Am Morgen sollte das Kind/der Jugendliche möglichst zur gleichen Zeit aufstehen und am Abend zur gleichen Zeit schlafen gehen.
- Tagesschlaf: Tagesschlaf sollte ab einem bestimmten Alter (ca. 5 Jahre) vermieden werden – dies ist vor allem für das Jugendalter wichtig. Ein zu langer und zu später Tagesschlaf kann den Nachtschlaf deutlich beeinträchtigen und eine Rhythmusverschiebung noch unterstützen. Falls doch ein Tagesschlaf gemacht wird, sollte er möglichst früh am Nachmittag stattfinden und 20–30 min nicht überschreiten. ◄

Gerade bei Eltern von jungen Kindern sind solche Empfehlungen der Stimuluskontrolle und Bettroutine effektiv und können das Schlafverhalten deutlich verbessern.

11.1.10.3 Extinktion
Zeigt das Kind Widerstände beim Zubettgehen oder will es in der Nacht ins Elternbett wechseln, kann das Verfahren der Extinktion sinnvoll und effizient sein. Die Eltern lernen hierbei, sich konsequent zu verhalten und das störende kindliche Verhalten effektiv zu ignorieren. Bei dem störenden Verhalten des Kindes (nach den Eltern rufen; herauskommen und fragen, ob es noch fernsehen/ins Bett der Eltern darf) reagieren die Eltern nicht mit der Erfüllung des Wunsches. Wichtig hierbei ist, dass die Eltern konsequent bleiben, bis das Verhalten des Kindes nicht mehr auftritt. Man spricht dann von einer Löschung, wenn positive Konsequenzen ausbleiben. In der Umsetzung ist jedoch darauf zu achten, dass die Eltern sich dieses Verhalten auch zutrauen und sich sicher sein können, dass das Kind keine Angst hat.

11.1.10.4 Positive Verstärkung
Ein sehr wirksames Mittel, kindliches Verhalten zu verändern, stellt die positive Verstärkung dar. Dem Kind wird hierbei eine attraktive Belohnung für erwünschtes Verhalten angeboten. Beispielsweise kann das Kind am nächsten Morgen ein kleines Geschenk von der Schlaffee erhalten, wenn es am Abend in seinem Bett geblieben ist oder das abwechselnde Ins-Bett-Bringen der Eltern (einen Abend die Mutter, am anderen Abend der Vater) gut funktioniert hat. Die Belohnung kann jedoch auch nicht materiell gestaltet sein (beispielsweise exklusive Zeit mit dem Papa). Zu unterscheiden ist hierbei zwischen kurzfristigen Verstärkern (zeitnah) und längerfristigen Verstärkern (beispielsweise nach einer Woche oder einem Monat). So kann für erfolgreich geändertes Verhalten eine längerfristige Belohnung vereinbart werden, jedoch sollten vor allem bei jungen Kindern kurzfristige Verstärkungsstrategien eingesetzt werden, da sie ein anderes Zeitempfinden haben. Jugendliche hingegen können sehr wohl längerfristige Verstärker antizipieren.

11.1.10.5 Entspannungstechniken

Auch im Kindes- und Jugendalter können Entspannungstechniken angewandt werden. Hierbei ist zu berücksichtigen, dass die progressive Muskelrelaxation (PMR) für Kinder und Jugendliche einfacher zu erlernen ist als das autogene Training. Die mit diesem Verfahren verwandten Techniken wie imaginatives Arbeiten oder Entspannungstraining sind ebenfalls für Kinder und Jugendliche ab einem bestimmten Alter geeignet. Bei der Umsetzung sollte auf eine altersgerechte Anwendung geachtet werden. Allgemein gilt: Je älter die Kinder, desto komplexere Techniken können behalten und umgesetzt werden. Jüngere Kinder benötigen leichtere und einfache Strategien. So können bei jungen Kindern im Vorschulalter gut Massagetechniken und körperliche Beruhigungsstrategien wie beispielsweise den Rücken streicheln zur Entspannung des Kindes beitragen und schlaffördernd wirken. Auch ein Entspannen durch Vorsingen oder Wiederholen von Reimen als eher sprachlich-orientierte Möglichkeit kann für das einzelne Kind hilfreich sein. Die Eltern sollten verschiedene Strategien ausprobieren, um dann zu entscheiden, welche für ihr Kind gut einsetzbar ist.

11.1.10.6 Kognitive Umstrukturierung

Sorgen, beeinträchtigende Kognitionen und irrationale Überzeugungen können auch bei Kindern und Jugendlichen mit Schlafstörungen ab einem bestimmten Alter (meist beginnendes Schulalter) auftreten. Daher kann ab dem Alter von ca. 6 Jahren das Verfahren der kognitiven Umstrukturierung im Rahmen der kognitiven Verhaltenstherapie (KVT) in altersgerechter Form eingesetzt werden. Solch schlafbezogene ungünstige Kognitionen können das Arousal des Kindes oder Jugendlichen erhöhen und somit zur Stabilität und Chronifizierung der Schlafproblematik beitragen.

Beispiel

Auch für das Kindes- und Jugendalter können verschiedene schlafbezogene Kognitionen unterschieden werden:

- Ungünstige Kognitionen über die Ursachen einer Insomnie: „Mama oder Papa müssen bei mir sein, damit ich einschlafen kann."
- Ungünstige Kognitionen bezüglich schlafförderlicher Praktiken: „Ich kann dann gut einschlafen, wenn ich im Bett noch online bin und mein Handy bei mir habe."
- Falsche Zuschreibung hinsichtlich der Folgen eines schlechten Schlafes: „Wenn ich diese Nacht schlecht schlafe, kann ich morgen nichts leisten und verhaue die Arbeit."
- Unrealistische Erwartungen an den Schlaf: „Ich muss jede Nacht gut schlafen, denn sonst werde ich krank." ◄

11.1.10.7 Imaginative Verfahren/moderne Hypnotherapie

In der Regel profitieren Kinder und Jugendliche von bildhaften und imaginativen Techniken. Eine Veränderung des Schlafes ist durch ein solches Arbeiten möglich. Die hypnotherapeutische Behandlung von Kindern und Jugendlichen mit Schlafstörungen zeigte anhand von Einzelfalldarstellungen erste Erfolge. Auch die Imaginery Rescripting Therapy (IRT), die zur Behandlung von Albtraumstörungen eingesetzt wird, kann zu dieser Gruppe der imaginativen Therapieansätze gerechnet werden (siehe Kap. 7). Die Anwendung dieser Technik in der jeweils altersgerechten Form zeigt gerade für die Behandlung von Albträumen sehr gute Ergebnisse. Die Therapie von PTBS basiert auf dem gleichen Vorgehen.

11.1.10.8 Schlafrestriktion

Für Kinder und Jugendliche, die zu viel Zeit im Bett verbringen, ohne diese zum Schlafen zu nutzen, kann die Schlafrestriktion sinnvoll sein. Zuerst wird die Zeit im Bett auf die Dauer verkürzt, die das Kind/der Jugendliche auch wirklich schlafend verbringt. Als Basis für die Berechnung der Schlafenszeit kann gut das oben beschriebene Schlaftagebuch dienen. Nach einer Woche wird die Schlafeffizienz berechnet (siehe Kap. 2). Basierend auf dieser Stundenanzahl wird dann nach und nach die Schlafzeit verlängert, wenn die Schlafeffizienz 85 % oder 90 % beträgt. So wird schrittweise die Zubettgehzeit in den folgenden Wochen nach vorne verlegt, bis die gewünschte Schlafdauer erreicht ist. Ein solches Vorgehen ist bei Vorliegen einer Insomnie vor allem für das Erwachsenenalter gut belegt (siehe Kap. 3), für die Behandlung bei Kindern und Jugendlichen steht der Nachweis jedoch noch weitgehend aus.

11.1.10.9 Altersorientierte Vorgehensweisen

Nachfolgend werden strukturierte altersgemäße Behandlungsprogramme vorgestellt, welche je nach Alter auf die Eltern fokussiert sind, Eltern und Kinder miteinbeziehen oder sich im Wesentlichen auf die Jugendlichen konzentrieren. Die 3 altersorientierten Behandlungsprogramme basieren im Wesentlichen auf KVT-I (KVT bei Insomnie) und imaginativen/hypnotherapeutischen Techniken. Diese umfassen in der Regel die oben dargestellten Techniken (Schlafhygieneregeln, Entspannungsverfahren, Stimuluskontrolle, kognitive Umstrukturierung, Extinktion oder andere therapeutische Verfahren).

Nicht alle oben dargestellten Verfahren sind in jedem Alter angemessen. Je jünger das Kind, desto mehr sind die Eltern bei der Behandlung einzubeziehen und involviert. Gleichzeitig auftretende verschiedene Schlafprobleme oder -störungen als Komorbidität müssen berücksichtigt werden. So kann ein Kind eine Insomnieproblematik und eine schlafbezogene Atmungsstörung aufweisen. Daher sind eine gute Diagnostik und ein strukturiertes Vorgehen sehr wichtig.

11.1.10.10 Behandlung von Kleinkindern und Kindern im Vorschulalter

Für junge Kinder sind vor allem die oben dargestellten Methoden der Verhaltensänderung wie Stimuluskontrolle, Schlafedukation und Extinktion bzw. Umlernen wirksam. Anhand des nachfolgenden Fallbeispiels soll eine typische Symptomatik im frühen Kindesalter dargestellt werden. Es wird deutlich, dass die Intervention die Eltern einbeziehen muss.

Fallbeispiel

Der 3-jährige Paul lebt zusammen mit seinen Eltern und seiner jüngeren Schwester (−2 Jahre) im elterlichen Haushalt. Die Eltern sind beide berufstätig. Sie berichten, dass Paul eigentlich schon immer recht schlecht geschlafen habe. Die Geburt sei damals komplikationsreich gewesen, und sie hätten große Angst um ihn gehabt. Er sei erst mehrere Wochen nach der Geburt nach Hause gekommen. Dann seien sie immer beide bei ihm geblieben, bis er eingeschlafen sei, da sie Angst gehabt hätten, dass es dem Kind an etwas fehle. Daher sei er es gewohnt, dass am Abend entweder Mutter oder Vater um ihn herum sei. Nach und nach habe er am Abend immer mehr die Mutter verlangt und lehne es mittlerweile ab, wenn der Vater ihn zu Bett bringen wolle oder ihn nachts beruhigen wolle. Jeden Versuch einer Veränderung verweigere Paul und fange dann an zu schreien und zu weinen, bis er seine Mutter wiederhabe. ◄

Bei dieser Falldarstellung wird deutlich, dass die Schlafproblematik oftmals durch eine frühe Irritation oder ein Ereignis beginnt. Basierend auf dem dann stattgefundenen elterlichen schlafbezogenen Erziehungsverhalten entwickelt Paul eine Vorliebe, und es geht nicht mehr um das Schlafen an sich, sondern er wählt die Mutter aus und entscheidet, dass nur diese ihm helfen „darf". Hierbei wird das Erziehungsproblem ersichtlich. Hätte Paul Ängste, wäre er auch mit der Anwesenheit des Vaters zufrieden und würde mit ihm kooperieren. Dass er dies jedoch ablehnt, zeigt, dass er die Eltern mit seinem Verhalten beeinflussen möchte. Bei einer solchen Problematik sollten die Eltern Paul ihre veränderten Rollen mitteilen, diese visualisieren und sich nicht auf Jammern oder Klagen einlassen (weiteres siehe Mini-KiSS).

In der Behandlung einer solchen Schlafproblematik können die Eltern eine positive **Schlafumgebung** für Paul gestalten und das abendliche **Einschlafritual** so verändern, dass es für Paul neu und auch interessant ist, ohne jedoch zu anregend zu sein. Mittels beispielsweise Fotos an der Tür, die das Zubettgehprozedere darstellen und über die die Eltern mit Paul bereits während des Tages sprechen, wird Paul auf eine andere Weise schon am Tag auf die Zubettgehsituation vorbereitet. Durch die Möglichkeiten der **Extinktion** können die Eltern ihr Verhalten entsprechend ab jetzt verändern. Durch die Fotos haben die Eltern die Sicherheit der visuellen Unterstützung. Wichtig ist jedoch, dass die Eltern ihr vorheriges unbewusst verstärkendes Verhalten verstehen (**kognitive Umstrukturierung**). Die Eltern sollten auch **positive Verstärker** (Schlaffee am Morgen, siehe Mini-KiSS) einsetzen, sodass die Wahrscheinlichkeit für die Veränderung von Pauls Verhalten steigt.

Das Mini-KiSS Training: Schlafstörungen im frühen Kindesalter behandeln
Die genannten Grundsätze der altersadaptierten Therapie für das frühe Kindesalter berücksichtigend, wurde das sogenannte Mini-KiSS-Programm entwickelt und zwischenzeitlich umfassend evaluiert. Durch die strukturierte und manualisierte Vorgehensweise hat der Therapeut/Arzt gute Möglichkeiten, die typischen altersorientierten Probleme in

den 6 Sitzungen zu behandeln. Das Behandlungsprogramm fokussiert altersgerecht auf Insomnien, schlafbezogene Ängste, Widerstände beim Zubettgehen und Albträume. Es basiert auf Trainingselementen wie Psychoedukation, Schlafhygiene, schlafbezogenen Erziehungskompetenzen, Erlernen von Entspannungstechniken für Eltern und Kind, Erlernen von angemessenen schlafbezogenen Problemlösestrategien von Eltern und Kind und Reduktion dysfunktionaler schlafbezogener sowie allgemeiner Kognitionen der Eltern auf der Basis von KVT-I-Techniken. Um den Alltagstransfer zu gewährleisten, erhalten die Eltern nach jeder Sitzung Aufgaben. Für die Ärzte/Therapeuten liegen ein umfassend ausgearbeitetes Trainermanual sowie das zugehörige Elternmanual vor. Tab. 11.1 stellt die einzelnen Sitzungen kurz dar und ermöglicht so eine Übersicht.

Dieses Schlaftraining umfasst alle wesentlichen Themen zur Behandlung von typischen und häufig auftretenden Schlafstörungen im jungen Kindesalter – insbesondere Ein- und Durchschlafstörungen und Albträume sowie schlafbezogene Ängste.

Ein solches Vorgehen wird von den Eltern gut angenommen und bewirkt laut diversen Studien eine Reduktion der Schlafproblematik sowie eine Verbesserung der psychischen

Tab. 11.1 Übersicht über das Mini-KiSS-Training

Sitzung		Inhalte
1	Psychoedukation	Kennenlernen, Informationen rund um den Schlaf: Tag-Nacht-Rhythmus, Funktionen des Schlafes, Schlafstörungen, Einflussfaktoren auf den Schlaf, Rituale, Tagesstruktur etc., Übungen für zu Hause
2	Situationen und Schlafverhalten unter der Lupe	Zusammenhang von Schlaf und Verhalten am Tage, Schlafdruckteufelskreis, Erziehungsverhalten und kindlicher Schlaf, Erziehungsregeln für gesunden Schlaf, Haus des gesunden Schlafes, Erziehungsstrategien, kreatives Problemlösen, Kalimba der Schlafhelfer, Übungen für zu Hause
3	Weinen, Schreien und Trotz	Weinen und Schreien, Beruhigungstechniken, Trotz und kindliche Aggressionen, Verhaltensempfehlungen, Verändern der Schlafplatzumgebung, Übungen für zu Hause
4	Stress und Entspannung	Stress und Entspannung, Eskalationsfalle, Stressverstärker, gedankliche Kontrolltechniken, Zeit und Aufmerksamkeit für das Kind, Zeiten für sich selbst, Imaginationsübung, Übungen für zu Hause
5	Angst und Geborgenheit	Geborgenheit und kindliche Ängste, Hilfe bei Nachtängsten, Hilfe bei Albträumen, Vorgehen nach Schritten bei Problemsituationen, Schlaf- und Ernährungsumstellung, Entspannungs- und Massagetechniken für das Kind, Imaginationsübung, Übungen für zu Hause
6	Abschlusssitzung	Die Verführung, nachzugeben: typische Fallen für das Schlafverhalten, Schlafregeln, Rückblende, Übungen für zu Hause

Befindlichkeit der Kinder. Jedoch auch die Eltern profitieren durch das Training hinsichtlich ihres eigenen Schlafes und der psychischen Befindlichkeit.

11.1.10.11 Behandlung von Grundschulkindern

Kinder im Grundschulalter können sich bereits sehr viel mehr sorgen und grübeln. Auch Ängste sind in diesem Alter nicht selten. Anhand des nachfolgenden Fallbeispiels soll eine typische Symptomatik sowie Vorgehensweise im Grundschulalter dargestellt werden.

Fallbeispiel

Die 8-jährige Sophie wird mit Insomniesymptomen angemeldet. Die Eltern berichten, sie brauche häufig mehr als eine Stunde, um einzuschlafen. Sophie ist das ältere von 3 Kindern, ihre jüngere Schwester Klara (−3) schläft mit ihr im selben Raum, die jüngste Marla (−6) schläft noch bei den Eltern im Zimmer. Sophie wirkt nachdenklich und sehr rücksichtsvoll gegenüber der jüngeren Schwester, die Asthma hat. Sie gibt ihr Spielsachen und unterhält diese während der Wartezeit. Im weiteren Verlauf wird deutlich, dass Sophie sich sehr um die Gesundheit der jüngeren Schwester sorgt, da diese bereits mehrere Male wegen der Atemprobleme ins Krankenhaus musste. Während des KiSS-Trainings (siehe unten) zeigt sich, dass Sophie Angst vor dem Einschlafen hat, da ihre Schwester dann immer wieder die Atemprobleme entwickelt. Sophie weiß nicht, ob sie in der Nacht wieder durch die Krankheit der Schwester geweckt wird, so entwickelte sie nach und nach Ängste vor dem Einschlafen. Zudem träumt sie mittlerweile vom Fallen und von Monstern, was ihr ebenfalls Angst macht. ◄

Für die Behandlung von Sophie eignen sich unterschiedliche Vorgehensweisen. Einerseits sollte Sophie eine positive **Schlafumgebung** haben, die ihr Mut vermittelt. Die Eltern könnten die Schlafumgebung beispielsweise mit positiven Elementen aus Sophies Lieblingsmärchen verändern. Zudem sollte sie lernen, sich zu **entspannen** (PMR, Zauberatem, siehe KiSS), sodass sie sich am Abend nicht auf die Sorgen konzentriert, sondern auf die Entspannung ihres Körpers. Ein Stofftier als Schlafhelfer, verbunden mit **Imaginationstechniken** und entsprechenden Einschlafgeschichten, kann als Copingmodell fungieren (siehe KiSS) und beruhigend sowie mutmachend für das Kind sein. Zudem sollte der Abend so gestaltet werden, dass Sophie mit ihren Ängsten und Sorgen des Tages besser umgehen kann. Hierfür sind kreative **Methoden der KVT-I** für Kinder hilfreich (z. B. eine Sorgenkiste). Das abendliche **Einschlafritual** kann mit Mutsprüchen verbunden werden (KVT-I für Kinder), sodass Sophie positiv gestimmt ist und gerne zu Bett geht. Die Eltern sollten auch für Sophie **positive Verstärker** einsetzen, sodass Sophie belohnt wird, wenn sie es schafft, gut zu schlafen, und motiviert wird, die gelernten Strategien umzusetzen.

Für Kinder im Alter von Sophie – zwischen 5 und 10 Jahren – wurde das im Folgenden dargestellte Kinderschlaftraining entwickelt. Auch hier sind umfangreiche systematische Überprüfungen zur Wirksamkeit dieses Therapieschemas erfolgt, sodass auch das

KiSS-Training beispielhaft für ein Behandlungsprogramm für das Grundschulalter dargestellt werden soll.

11.1.10.11.1 Das KiSS-Training: Schlafstörungen im Grundschulalter behandeln

Das KiSS-Training adressiert Kinder zwischen 5 und 10 Jahren mit Insomnie und/oder Albträumen. Dieses ebenfalls 6 Sitzungen umfassende Behandlungsprogramm für Kinder mit Schlafschwierigkeiten und -störungen basiert auf oben beschriebenen Techniken (KVT-I und imaginative Elemente bzw. hypnotherapeutische Implikationen). Das Behandlungsprogramm umfasst 3 Kindersitzungen und 3 Elternsitzungen (Sitzungsinhalte können unten in Tab. 11.2 eingesehen werden). Hierbei ist das zentrale Element in den Kindersitzungen der Stoffleopard Kalimba, der diverse Funktionen erfüllt: Als Modell soll er mit entsprechenden Fähigkeiten wie Stärke, Mut, Schnelligkeit und Unerschrockenheit von den Kindern assoziiert werden; zudem ist er ein Begleit- und Schutzobjekt für die Kinder, damit diese sich unterstützt sehen; und nicht zuletzt dient er als Memory-Keeper für die gelernten Strategien, sodass diese von den Kindern leicht wieder abgerufen werden können, da sie oftmals noch nicht lesen oder schreiben können.

Die Kindersitzungen werden durch Kalimba altersgerecht gestaltet. Kalimba-Mappen mit Zeichnungen von Kalimba unterstützen das aktive Mitarbeiten während der Sitzungen und dienen als Erinnerung für die Übungen zu Hause. Wichtig dabei ist, dass die Kinder nicht lesen oder schreiben können müssen, um sich die Strategien zu merken und sie umzusetzen oder später abzurufen. Auch bei diesem Training umfassen die Elternsitzungen psychoedukative Elemente sowie schlafbezogene Erziehungssituationen. In dieser Altersgruppe wird mehr das Thema Ängste und Sorgen behandelt, da im Grund-

Tab. 11.2 Übersicht über das KiSS-Training

Sitzung		Inhalte
1	Elternsitzung 1: Psychoedukation	Information über die Entstehung von Schlafstörungen (Psychoedukation); Verhaltensempfehlungen, Erziehungsregeln für ein gesundes Schlafverhalten
2	Kindersitzung 1: Schlafverhalten aus kindlicher Sicht	Informationen über gesunden Schlaf; Schlafhygieneregeln; Einführung von Kalimba, Zauberatem als Entspannungstechnik
3	Elternsitzung 2: Schlafsituationen	Spezifische Schlafsituationen verändern, Schlafregeln, Ressourcenaktivierung zur Problemlösung
4	Kindersitzung 2: Schlafverhalten ändern	Ändern von schlafspezifischen Verhaltensweisen, Kalimba gegen Schlafängste
5	Kindersitzung 3: Ängste und Sorgen	Schlafprobleme mit Kalimba überwinden, Umgang mit Sorgen und Grübelverhalten, Lernkontrolle
6	Elternsitzung 3: Transfer	Einübung des Gelernten, Eingehen auf spezifische schwierige Schlafsituationen

schulalter Grübeln oder Sorgen eine schlafhinderliche Rolle spielen können und so einen erholsamen und ausreichenden Schlaf des Kindes verhindern.

Diverse Studien zeigten auch bei dieser Interventionsstrategie eine hohe Zufriedenheit sowie eine signifikante Reduktion der schlafbezogenen Symptomatik bis zu einem Jahr. Zudem verbessert sich die psychische Befindlichkeit der Kinder.

11.1.10.12 Behandlung von Jugendlichen

Im Jugendalter spielen die Eltern eine weitaus weniger wichtige Rolle als in den anderen Altersgruppen, jedoch sind die Veränderungen durch die Pubertät – nicht nur schlafbezogen, sondern auch psychisch – zu berücksichtigen. Zudem spielen Medien eine immer größere Rolle. Nachfolgende Falldarstellung versucht, dies zu verdeutlichen.

Fallbeispiel

Der 15-jährige Marius meldet sich in der Schlafambulanz. Er berichtet, dass er am Abend oftmals nicht zur Ruhe kommen könne und sehr lange brauche, um einzuschlafen. Er gehe dann oft nochmals an den Rechner und spiele, dies mache er auch vermehrt nachts. Dabei vergesse er aber immer wieder die Zeit, aber sei wenigstens abgelenkt. Wenn er sich nur einfach hinlege, sehe er den Schreibtisch und müsse dann an die nächsten Deutscharbeiten denken, dies stresse ihn, da er sehr schlecht in Deutsch stehen würde und nicht mit dem Lehrer zurechtkäme. Überhaupt mache die Schule keinen Spaß mehr! Am Morgen komme er oft schlecht raus, fühle sich oft wie gerädert und komme manchmal sogar nicht aus dem Bett und versäume dann die Schule. Dies mache sich natürlich mittlerweile auch bemerkbar. Er habe Konzentrationsprobleme und mache sich Sorgen, dass er nicht versetzt werde. Immer wieder bemerke er, dass er gedanklich abgelenkt sei und sich nicht konzentrieren könne. Auch die Eltern berichten, dass er am Nachmittag sehr gereizt und aggressiv sei, was sich wiederum auf das Familienleben auswirke. Er schlafe schlecht und habe Angst, spielsüchtig zu werden. ◄

Obige Darstellung macht deutlich, dass Marius bereits viele Symptome einer Insomnie im Erwachsenenalter aufweist (siehe   Kap. 2). Er grübelt am Abend viel, macht sich Gedanken über die Konsequenzen seiner Schlafproblematik und befürchtet schulische sowie gesundheitliche Konsequenzen. Es wird deutlich, dass Marius ein typisches Jugendzimmer hat, welches mit Arbeitsplatz und Medien bisweilen schlafhinderlich sein kann.

Bei Marius sind verschiedene Aspekte zu berücksichtigen. Neben einer umfassenden und differenzialdiagnostischen Abklärung einer nicht substanzgebundenen Suchtproblematik steht jedoch deutlich auch der schulische Stress im Vordergrund. Daher sollte bei der Behandlung die **Schlafumgebung** angepasst werden, sodass Marius am Abend nicht mit dem Thema Schule konfrontiert wird. Zudem sollten allgemeine **Entspannungstechniken** vermittelt werden (PMR); jedoch ist es hilfreich, zur kognitiven Entspannung auch **imaginative Verfahren** anzuwenden. Mittels **kognitiver Verfahren** für Insomnie (KVT-I) können die schlafhinderlichen Gedanken identifiziert und entsprechend verändert werden. Jedoch sollten mit Marius auf jeden Fall auch die **Schlafhygieneregeln** durchgearbeitet werden, um zu erreichen, dass er spät am Abend sowie in der Nacht nicht mehr spielt. Die gedrückte Stimmung von Marius kann mit den Möglichkeiten der **positiven Psychologie** verändert werden.

Das JuSt-Training: Schlaftraining mit Jugendlichen

Analog zum KiSS-Training im Kindesalter soll hier beispielhaft das Just-Training für Jugendliche vorgestellt werden. Jugendliche weisen bereits wesentlich mehr schlafbezogene Kognitionen auf, daher ähnelt die Behandlung von Jugendlichen mit Insomnie und/oder Albträumen am ehesten denen von Erwachsenen mit den entsprechenden KVT-I-Strategien (siehe Kap. 2). Jedoch werden in diesem Training weitere Schlafprobleme wie Schlaf-Wach-Rhythmusstörungen und pubertätsbedingte Schwankungen des Chronotyps thematisiert. Zu berücksichtigen ist daher, dass man auch in diesem Alter nicht vollständig die Strategien für Erwachsene einsetzen kann.

Bei den Jugendlichen wissen die Eltern oftmals wenig über die pubertären schlafbezogenen Veränderungen und die notwendige Schlafdauer (v. a. jugendliche Schlafdauer, ca. 9 h, siehe oben). Bei dieser Altersgruppe spielen die Eltern nicht eine so wesentliche Rolle, da die Jugendlichen meist selbstständig zu Bett gehen. Auch das Behandlungsprogramm für Jugendliche umfasst 6 Sitzungen, von denen jedoch aufgrund oben genannter Aspekte 5 Sitzungen für die Jugendlichen sind. Im Training begegnen die Jugendlichen in einem fiktiven Sleep-Lab dem Sleep-Doc Prof. Paul Paulsen, der die passenden Strategien für die Jugendlichen darbietet (siehe Tab. 11.3).

Auch das JuSt wird von den Jugendlichen und ihren Eltern gut akzeptiert, nach dem Training zeigten sich signifikante Verbesserungen der Schlafproblematik. So reduzierten sich die Ein- und Durchschlafprobleme signifikant und die Schlafeffizienz und Gesamtschlafzeit erhöhten sich. Darüber hinaus berichteten die Jugendlichen nach dem Training eine deutlich weniger ausgeprägte Grübelneigung und fokussierten weniger auf die Schlafproblematik. Die signifikanten Ergebnisse blieben auch nach 3 Monaten sowie einem Jahr stabil und somit kann von einer langandauernden Wirksamkeit ausgegangen werden.

11.1.11 Therapie weiterer kindlicher Schlafstörungen

11.1.11.1 Behandlung der verzögerten Schlafphase

Die Behandlung kann mittels sogenannter Chronotherapie erfolgen. Hierbei handelt es sich um ein sukzessives Hinauszögern des Zubettgehens um 2–3 h pro Tag, bis eine adäquate Schlafzeit erreicht ist. Danach sollte diese Bettzeit konsequent beibehalten werden. Geht ein Jugendlicher beispielsweise um 3 Uhr nachts ins Bett, sollte nach und nach der Zeitpunkt des Zubettgehens nach hinten verschoben werden, bis der Jugendliche zu einer adäquaten Zeit ins Bett geht. Dieses Vorgehen dauert dann zwar einige Tage, wirkt

sich insgesamt jedoch rhythmisierend aus. Ein gegebenenfalls vorher bestehender Schulabsentismus kann so beseitigt werden und einer Wiederaufnahme eines regelmäßigen
Schulbesuchs steht nichts mehr im Wege. Im Schlafstörungskonzept JuSt sind Elemente
zur Veränderung des verzögerten Schlafphasensyndroms enthalten (Sitzung 3). Die
Regelmäßigkeit der Bettzeit ist ein wichtiges Ziel der Behandlung und sollte gegenüber
dem Jugendlichen betont werden. Hierbei kann die Erfassung der abendlichen Tätigkeiten (beispielsweise Computerspielen) sehr hilfreich für die Identifikation möglicher
Ursachen für die Verzögerung sein. Auch die Anwendung einer Lichttherapie mit 10.000
Lux über 45 min wird von manchen Autoren empfohlen und findet eher im stationären
Rahmen Anwendung. Dies ist vor allem auch vor dem Hintergrund einer komorbiden depressiven Störung zu empfehlen.

11.1.11.2 Behandlung der vorverlagerten Schlafphase

In der Regel wird über ausgeprägte Müdigkeit schon in den frühen Abendstunden und
frühmorgendliches Erwachen berichtet. Diese Störung tritt sehr viel seltener bei Kindern und Jugendlichen auf als das verzögerte Schlafphasensyndrom. Die Behandlung
des vorverlagerten Schlafphasensyndroms sollte gegenläufig erfolgen. Die Chronotherapie orientiert sich wieder an der subjektiven Schlafzeit. Der Jugendliche sollte
jeden Tag 2–3 h früher ins Bett gehen, bis eine angemessene Einschlafzeit erreicht wird.
Auch diese Therapieform sollte gut geplant sein und wird aufgrund häufig bestehender
Komorbidität oftmals eher im teilstationären oder stationären Setting durchgeführt. Wie
oben beschrieben haben diverse Studien gezeigt, dass auch Lichtexposition bei Jugendlichen mit chronotyporientierter Symptomatik hilfreich sein kann. Die abendliche

Tab. 11.3 Übersicht über das JuSt-Training

Sitzung		Inhalte
1	Jugendsitzung 1: Psychoedukation	Prof. Paul Paulsen als Sleep-Doc, Sleep-Lab, Regeln und Belohnungssystem, Entstehen von Schlaf-störungen (Psychoedukation), Imaginationsübung
2	Jugendsitzung 2: Schlafhygiene	Besprechen der Übungsaufgaben, Schlafhygiene-regeln
3	Elternsitzung: Schlaf und elterliches Verhalten	Schlaf und Schlafstörungen, Auswirkungen von Schlafproblemen, elterliches Erziehungsverhalten und Schlaf des Jugendlichen, gute Schlafumgebung
4	Jugendsitzung 3: Schlafumgebung	Stimuluskontrolle, Schlafrituale, Schlafhygiene-regeln, Imaginationsübung
5	Jugendsitzung 4: Ängste und Sorgen	Umgang mit Sorgen und Grübelverhalten, Um-strukturierung von schlafhinderlichen Kognitionen, Imaginationsübung
6	Jugendsitzung 5: Stress	Schlaf und Stress, Stressreduktionstechniken, Imaginationsübung, mein privates Schlaflabor, Schlafquiz: „Wer wird Schlafonär?"

Lichtgabe beim vorverlagerten Schlafphasensyndrom gilt als wirksam. Durch das Licht kommt es zu einem späteren Einsetzen der Müdigkeit und Schläfrigkeit, sodass der Jugendliche zu einem späteren Zeitpunkt ins Bett geht.

11.1.12   Medikamentöse Therapie

Zwar bewirkt der Einsatz von Hypnotika kurzfristige Verbesserungen insbesondere bei insomnischen Störungen, langfristig zeigt sich jedoch eine Überlegenheit verhaltenstherapeutischer Interventionen. Damit gilt für das Kindes- und Jugendalter Ähnliches wie für das Erwachsenenalter: Für die Insomnien und Albträume ist die psychotherapeutische Vorgehensweise, in der Regel basierend auf oben genannten Techniken, das Mittel der Wahl. Für das Jugendalter gilt, dass schlaffördernde Mittel und Hypnotika nur unter ständiger ärztlicher Betreuung verabreicht werden sollten.

Durch die ärztliche verordnete Gabe von Melatonin können eine signifikante Reduktion der Einschlafdauer, eine Verlängerung der Schlafdauer und eine Verbesserung der Schlafqualität erreicht werden. In den meisten der bisherigen Studien war Melatonin gut verträglich und führte zu keinen gravierenden Nebenwirkungen. Bei Kindern mit ADHS und chronischen Einschlafproblemen ergab der Einsatz von Melatonin in verschiedenen Studien bei einer Einnahme von ca. 4 Wochen eine Verkürzung der Einschlaflatenz sowie eine erhöhte Nachtschlafdauer. Nur nach sorgfältigem Abwägen sollte eine medikamentöse Behandlung mit schlafförderlichen homöopathischen Mitteln begonnen werden. Diese Regel wird oft missachtet und es wird auf die Medikation zurückgegriffen – in Ermangelung anderer Möglichkeiten. Führt die Therapie mit homöopathischen Mitteln nicht zum Erfolg, können schlafanstoßende Nichthypnotika wie niederpotente Neuroleptika verschrieben werden, und erst dann, wenn auch diese Therapie nicht anschlägt, sollte auf Hypnotika zurückgegriffen werden.

11.1.13   Rehabilitationsmaßnahmen

Bei hoher Chronifizierung und familiärer Beeinträchtigung oder eingeschränkter Umsetzbarkeit von schlafmedizinischen Empfehlungen seitens der Eltern kann eine Rehabilitationsmaßnahme sinnvoll sein.

▶ **Tipp**
Potenzielle schlafmedizinische Indikationen einer Kinderrehabilitation wären beispielsweise:

- Chronifizierte Insomnien
- Schlafbezogene Atmungsstörungen
- Schlafbezogene Hypoventilationssyndrome

- Schlafstörungen bei anderen Erkrankungen (psychische Störungen, chronische organische Störungen)
- Hypersomnien wie z. B. Narkolepsie
- Schlaf-Wach-Rhythmusstörungen
- Parasomnien
- Nächtliche Bewegungsstörungen
  Mögliche Ziele einer solchen Rehabilitationsmaßnahme könnten sein:
- Verbesserung der Schlafhygiene durch den Wechsel des Kontextes
- Familiäre Einbindung und stationäre Umsetzung der schlafbezogenen Maßnahmen
- Bei Schlaf-Wach-Rhythmusstörungen: verhaltenstherapeutische Maßnahmen zur Rhythmisierung des Tages- und Nachtablaufes mit entsprechender fachlicher Unterstützung
- Bei schlafbezogenen Atmungsstörungen eventuell die Einleitung einer Gewichtsreduktion und Ernährungsberatung
- Bei komorbiden Störungen: Reduktion von Komorbiditäten zur Verbesserung des somatischen und psychiatrischen Risikoprofils
- Verbesserung oder Wiederherstellung der eingeschränkten Teilhabefähigkeit und Wiederherstellung des psychischen Gleichgewichts wie beispielsweise die Wiederherstellung der Schulfähigkeit bei Jugendlichen

11.2   Schlafbezogene Atmungsstörungen im Kindesalter

Korrespondierend zu den schlafbezogenen Atmungsstörungen des Erwachsenen lassen sich auch im Kindesalter schlafbezogene Atmungsstörungen mit und ohne Obstruktion des oberen Atemweges definieren, die sich hinsichtlich der Pathophysiologie sowie der Diagnostik und Therapie substanziell unterscheiden.

In der ICD-11 finden sich schlafbezogene Atmungsstörungen im Kindesalter im Kap. 07 („Schlaf-Wach-Störungen"). Zu den wichtigsten schlafbezogenen Atmungsstörungen des Kindesalters, die Thema des folgenden Kapitels sind, siehe Tab. 11.4.

11.2.1 Schlafbezogene Atmungsstörungen ohne Obstruktion

11.2.1.1 Kongenitales zentrales alveoläres Hypoventilationssyndrom

Das kongenitale zentrale alveoläre Hypoventilationssyndrom oder Undines Fluchsyndrom (im Englischen „Ondines curse") genannt, ist eine angeborene Erkrankung, die durch eine Störung der autonomen zentralen Atmungsregulation verursacht wird. Ursächlich ist eine Mutation im PHOX2B-Gen, welche auch als obligates diagnostisches Kriterium in der ICSD-3 genannt ist. Bei guter Genotyp-Phänotyp-Korrelation bestimmt die Zahl der Polyalanin-Repeat-Mutationen über den Schweregrad der Erkrankung.

Tab. 11.4 Wichtigste schlafbezogene Atmungsstörungen im Kindesalter und ihre Häufigkeiten (soweit bekannt) mit den zugehörigen ICD-11-Codes

Schlafbezogene Atmungsstörung	Häufigkeit	ICD-11
Kongenitales zentrales alveoläres Hypoventilationssyndrom	sehr selten*	7A42.1 angeborene zentrale alveoläre schlafbezogene Hypoventilation
Zentrale Schlafapnoe bei Frühgeborenen und Säuglingen	häufig	7A40.2 primäre zentrale Schlafapnoe beim Frühgeborenen
Sekundäre schlafbezogene Hypoventilation	je nach Grunderkrankung	7A41 schlafbezogene Hypoventilation oder Hypoxämie-Störungen u.a. 7A42.0 Obesitas-Hypoventilationssyndrom 7A42.5 schlafbezogene Hypoventilation durch medizinischen Zustand
Obstruktive Schlafapnoe	1–4 %	7A41 obstruktive Schlafapnoe
Schnarchen	4–8 (10–21) %**	MD11.Y (sonstige näher bezeichnete Störungen der Atmung)

* ca. 1:200.000 Lebendgeburten; ** dauerhaftes (gelegentliches) Schnarchen (Angaben der Eltern)

Aufgrund der vernachlässigbaren oder völlig fehlenden zentralen Empfindlichkeit gegenüber einer Hyperkapnie oder Hypoxie tritt bei schwerer betroffenen Kindern bereits im Wachzustand, bei allen Kindern jedoch im Schlaf eine zunehmende Hypoventilation und Hypoxie auf. Die Kinder zeigen auch im Wachzustand praktisch keine Atemantwort auf eine Hyperkapnie, können ihre Atmung im Wachzustand aber bewusst kontrollieren. Auch bei kombinierter Hyperkapnie und Hypoxie finden sich im Schlaf praktisch keine Arousal-Reaktionen.

Das kongenitale zentrale alveoläre Hypoventilationssyndrom ist sehr selten, es wird von einer Häufigkeit von etwa 1 auf 200.000 Lebendgeburten ausgegangen. Folgende potenzielle Ursachen der Atmungsstörung müssen ausgeschlossen werden, bevor die Diagnose entsprechend gestellt werden kann:

- neuromuskuläre Erkrankungen,
- pulmonale Erkrankungen,
- kardiale Erkrankungen,
- Stoffwechselerkrankungen,
- Hirnstammläsion.

Kinder mit kongenitalem zentralen alveolären Hypoventilationssyndrom werden regelhaft bereits als Neugeborene mit einer Zyanose und Hypoxie auffällig und müssen postpartal intubiert werden. In seltenen Fällen, beim sog. late-onset kongenitalen zentralen alveolären Hypoventilationssyndrom, treten die typischen Symptome erst mit Verzögerung im Laufe der Kindheit auf. Beim Versuch der Entwöhnung vom Respirator zeigen sich dann die ausgedehnten Phasen der Hypoventilation mit Hyperkapnie und Hypoxie.

Die Patienten benötigen praktisch alle eine lebenslange Beatmungstherapie. Im Laufe der Entwicklung stabilisiert sich die Atmung bei einigen Kindern zumindest im Wachzustand, sodass hier lediglich im Schlaf eine entsprechende Therapie erforderlich wird. Die Therapie besteht aus einer invasiven Beatmung über ein Tracheostoma oder einer nicht-invasiven Beatmungstherapie. Alternativ kann zu einem späteren Zeitpunkt ein Zwerchfellschrittmacher mit Stimulation des N. phrenicus erwogen werden. Die Kinder sollten in einer dafür geschulten Einrichtung diagnostiziert und betreut werden. Mit einer entsprechenden Therapie können die Kinder das Erwachsenenalter erreichen.

11.2.1.2 Primäre Schlafapnoe des Säuglingsalters
Im frühen Säuglingsalter findet man eine Reihe von Phänomenen, die auf die Unreife der kindlichen Atemzentren zurückgeführt werden. Die beiden aus schlafmedizinischer Sicht bedeutendsten sind

- die Frühgeborenenapnoe und
- die Säuglingsapnoe.

Brief Resolved Unexplained Events (BRUE), früher anscheinend lebensbedrohliche Ereignisse (Apparent Life-Threatening Events, ALTE) können im Zuge dieser Atmungsstörungen auftreten, jedoch auch auf zahlreiche andere Ursachen zurückzuführen sein. Anscheinend lebensbedrohliche Ereignisse zeigen Gemeinsamkeiten zum plötzlichen Kindstod. Die Risikofaktoren unterscheiden sich jedoch signifikant, sodass aktuell von 2 zu differenzierenden Erkrankungen ausgegangen wird. Die Abklärung und Therapie dieser Phänomene sind primär Aufgabe des Neonatologen und Pädiaters.

Die respiratorischen Ereignisse bei den genannten schlafbezogenen Atmungsstörungen können zentral, gemischt oder auch obstruktiv sein, typisch ist jedoch die zentrale Genese. Bei der Definition der respiratorischen Ereignisse sind Besonderheiten zu beachten, wie sie im Abschnitt zur obstruktiven Schlafapnoe im Kindesalter näher erläutert werden (Abschn. 11.2.2). Insbesondere sind in diesem Kontext die zeitlichen Kriterien einer Apnoe oder Hypopnoe zu nennen, die sich im Kindesalter an den 2 vorausgegangenen Atemzyklen normaler Atmung orientieren.

Die Häufigkeit zentraler Atmungsstörungen bei Früh- und Neugeborenen ist direkt abhängig vom Gestationsalter. Sie lassen sich zumeist (aber nicht nur) im Schlaf registrieren. Zahlreiche externe Einflüsse können das Auftreten der Apnoen triggern. Die Atmungsstörung sistiert mit zunehmender Reifung des Atemzentrums, nur in seltenen Fällen ist eine z. B. medikamentöse Intervention erforderlich.

Die **Säuglingsapnoe** manifestiert sich in den ersten beiden Lebensjahren. Auch hier wird ein Zusammenhang mit der noch nicht vollständigen Reifung der zentralnervösen Atmungsregulation gesehen. Darüber hinaus wird ein gastrointestinaler Reflux mit dem Auftreten von Apnoen in Verbindung gebracht. Die Säuglingsapnoe verläuft häufig asymptomatisch, kann aber auch zu anscheinend lebensbedrohlichen Ereignissen führen. Hier ist eine Reihe von Differenzialdiagnosen zu beachten, v. a. Infekte der Atemwege, angeborene Syndrome (z. B. Arnold-Chiari, Prader-Willi), aber auch Synkopen, Affekt-krämpfe, Konvulsionen oder Erkrankungen des zentralen Nervensystems.

11.2.1.3 Schlafbezogene Hypoventilationssyndrome

Einige Formen der schlafbezogenen Hypoventilationssyndrome des Erwachsenenalters können in vergleichbarer Form bereits im Kindesalter manifest werden. Bei den sekun-dären schlafbezogenen Hypoventilationssyndromen demaskiert sich die Hypoventilation aufgrund des geringeren Atemantriebs und der abnehmenden Muskelspannung als Erstes im Schlaf. Zu den ursächlichen Erkrankungen zählen

- obstruktive und nicht obstruktive Lungenerkrankungen (z. B. chronische Bronchitis, Asthma bronchiale),
- neuromuskuläre und vaskuläre Erkrankungen,
- zentralnervöse Erkrankungen (z. B. Epilepsie) oder
- die morbide Adipositas.

Zu den Erkrankungen, die sich typischerweise bereits im Kindesalter manifestieren und im Verlauf zu einer sekundären schlafbezogenen Hypoventilation führen können, ge-hören die

- zystische Fibrose/Mukoviszidose und
- neuromuskuläre Erkrankungen, wie die Muskeldystrophie Duchenne.

Ein Obesitas-Hypoventilationssyndrom ist im Kindesalter selten, in der Adoleszenz und im frühen Erwachsenenalter jedoch durchaus möglich. Der pathophysiologische Mechanismus ist hier, ähnlich wie bei den Erwachsenen, eine thorakale Restriktion durch die Reduktion der thorakalen und abdominellen Atemexkursion durch die Adi-positas. Zusätzlich findet sich häufig eine obstruktive schlafbezogene Atmungsstörung, die neben der adipositasbedingten Obstruktion der oberen Atemwege bei Kindern häufig durch eine obstruktive Komponente durch eine adenotonsilläre Hyperplasie verursacht wird.

Die Diagnostik der schlafbezogenen Hypoventilationssyndrome im Kindesalter orien-tiert sich an der des Erwachsenenalters.

Auch im Kindesalter sollte die Therapie an der Grunderkrankung ausgerichtet wer-den. Ist eine Therapie der Grunderkrankung nicht möglich oder nicht ausreichend, so kann, evtl. auch zeitlich begrenzt oder intermittierend, eine nächtliche Beatmungs-therapie erforderlich werden, die nicht invasiv in Form einer CPAP- oder Bilevel-Thera-pie erfolgen kann. Bei fortgeschrittenen neuromuskulären Erkrankungen ist häufig im Verlauf eine Tracheotomie zur (zunächst nur nächtlichen) Beatmungstherapie erforder-lich. Alternativ kann bei nicht obstruktiven Lungenerkrankungen auch die nächtliche Gabe von Sauerstoff erwogen werden. Die Grundzüge der Beatmungstherapie orien-tieren sich an denen des Erwachsenenalters, Besonderheiten zur Beatmungstherapie im

Kindesalter sind im folgenden Kapitel näher erläutert (Abschn. 11.2.2). Die Therapie der betroffenen Kinder sollte in allen Fällen in enger Kooperation mit der primär betreuenden Einrichtung erfolgen.

11.2.2 Schlafbezogene Atmungsstörungen mit Obstruktion

Die ICSD-3 nennt in diesem Kontext lediglich die **obstruktive Schlafapnoe im Kindesalter**. Das Schnarchen im Kindesalter wird hierbei nicht explizit aufgelistet, sondern findet sich wie das Schnarchen des Erwachsenen in einem eigenen Unterkapitel „Isolierte Symptome und Normvarianten" innerhalb des Kapitels „Schlafbezogene Atmungsstörungen".

Die Übergänge zwischen den beiden Phänomenen sind jedoch fließend und die Abgrenzung gelingt in der klinischen Routine nicht immer zuverlässig bzw. muss auch nicht in jedem Fall erzwungen werden. Darüber hinaus ergeben sich gerade in der (chirurgischen) Therapie erhebliche Überschneidungen. Aus diesem Grund werden beide Phänomene im Folgenden gemeinsam beschrieben.

11.2.2.1 Definitionen

Eine eindeutige Definition des **Schnarchens im Kindesalter** existiert nicht. Aus praktischen Erwägungen wird das Schnarchen im Kindesalter in der Regel dann diagnostiziert, wenn entsprechende Atemgeräusche im Schlaf von den Eltern bzw. Erziehungspersonen berichtet werden, sich in der weiteren Abklärung (anamnestisch und polysomnografisch) jedoch keine Anzeichen für eine obstruktive Schlafapnoe ergeben. Die Definition der obstruktiven Schlafapnoe im Kindesalter basiert auf der Anamnese und polysomnografischen Kriterien.

Diagnostische Kriterien der obstruktiven Schlafapnoe im Kindesalter gemäß der AASM
- Vorhandensein mindestens eines der folgenden Symptome:
  - Schnarchen
  - angestrengte, paradoxe oder obstruktive Atmung während des Schlafs
  - Schläfrigkeit, Hyperaktivität, Verhaltensauffälligkeiten oder Lernschwierigkeiten
- Die polysomnografische Aufzeichnung zeigt eine oder beide der folgenden Auffälligkeiten:
  - ein oder mehrere obstruktive Apnoen, gemischte Apnoen oder Hypopnoen pro Stunde Schlaf,

- Zeichen der obstruktiven Hypoventilation, definiert als eine Hyperkapnie ($PaCO_2$>50 mmHg) während mindestens 25 % der Gesamtschlafzeit in Verbindung mit mindestens einem der folgenden Phänomene:
  Schnarchen
  „Flattening" der inspiratorischen nasalen Druckkurve
  paradoxe thorakoabdominelle Bewegungen

Wie bereits angedeutet, kann ein Schnarchen im Kindesalter episodisch auftreten und sich insbesondere im Rahmen eines akuten Infektes erstmals bemerkbar machen oder verstärken. Im klinischen Alltag ist daher eine Persistenz der Beschwerden über einen gewissen Zeitraum, z. B. über 4 Wochen, zu fordern. Die AASM sieht in der Internationalen Klassifikation von Schlafstörungen (ICSD) ein solches Zeitkriterium allerdings nicht vor.

Wie sich unschwer erkennen lässt, ist die Definition komplex, und die Diagnose der obstruktiven Schlafapnoe im Kindesalter nach den Kriterien der AASM setzt eine polysomnografische Untersuchung voraus.

Schon allein aus praktischen Erwägungen sind eine polysomnografische Abklärung und damit eine Diagnosestellung nach den Kriterien der ICSD-3 jedoch nicht in allen Fällen möglich bzw. erforderlich. In einem entsprechenden Positionspapier wurde bezüglich des Schnarchens im Kindesalter ein Abklärungsalgorithmus vorgestellt. Dieser kommt zum Schluss, dass bei Kindern, die keiner Risikogruppe angehören und bei denen eine eindeutige klinische Symptomatik (Schnarchen, beobachtete Atempausen, ungewöhnliche Schlafpositionen, Hyperaktivität etc.) und ein eindeutiger klinischer Befund (adenotonsilläre Hyperplasie) vorliegen, keine polysomnografische Untersuchung zur Diagnostik bzw. vor der Einleitung therapeutischer Maßnahmen erforderlich ist.

11.2.2.2 Ätiologie und Pathophysiologie

Korrespondierend zu den schlafbezogenen Atmungsstörungen mit Obstruktion beim Erwachsenen kommt es auch bei den schlafbezogenen Atmungsstörungen mit Obstruktion im Kindesalter zu einer Zunahme des Widerstandes der oberen Atemwege mit einer konsekutiven Erhöhung der Atemarbeit und ggf. einer Reduktion des Atemflusses. Die pathophysiologischen Erklärungsmodelle hierfür entsprechen weitgehend denen des Erwachsenen (Kap. 4). Auch hier induziert letztlich die im Schlaf einsetzende Hypotonie der pharynxerweiternden Muskulatur die nächtliche Atmungsstörung.

Während im Erwachsenenalter jedoch funktionelle Aspekte eine größere Rolle spielen, dominieren im Kindesalter die anatomischen Faktoren mit einer mechanischen Obstruktion des Atemweges, z. B. durch **angeborene Fehlbildungen** bzw. **syndromale Erkrankungen**.

Fehlbildungen wie Mikrognathien, Retrognathien oder Mittelgesichtshypoplasien sind häufig mit einer obstruktiven Schlafapnoe im Kindesalter assoziiert.

Ferner sind nächtliche obstruktive Atmungsstörungen bei Kindern mit einer Trisomie 21 relativ häufig, was mit der Makroglossie und der häufig begleitenden

Adipositas zu erklären ist. Seltenere Syndrome sind z. B. die Pierre-Robin-Sequenz, das Crouzon- und das Apert-Syndrom, das Goldenhar-Syndrom oder die Achondroplasie, die u. a. mit Fehlbildungen des Unterkiefers und häufig mit ausgeprägten Obstruktionen der oberen Atemwege einhergehen. Selbstverständlich kann bei all diesen Kindern eine Hyperplasie des lymphatischen Gewebes, wie sie physiologischerweise im Kindesalter auftritt, zu einer Verschlechterung führen bzw. zur Manifestation der nächtlichen Atmungsstörung beitragen.

Die dominierende Bedeutung der **adenotonsillären Hyperplasie** in der Pathophysiologie der obstruktiven Schlafapnoe im Kindesalter wird durch die überzufällige Assoziation zwischen einer adenotonsillären Hyperplasie und einer schlafbezogenen Atmungsstörung und der hohen Effektivität einer operativen Entfernung bzw. Verkleinerung der genannten Strukturen evident. Darüber hinaus konnte eine Reihe von Studien mit bildgebenden Verfahren deutlich machen, dass der primäre Ort der Obstruktion im Kindesalter in aller Regel im Bereich der Rachen- bzw. Gaumenmandeln zu finden ist, vornehmlich dort, wo sich beide Strukturen überlagern. Eine Vergrößerung der genannten lymphatischen Strukturen war in zahlreichen Studien nicht nur mit dem Auftreten, sondern auch mit dem Ausmaß der schlafbezogenen Atmungsstörung korreliert.

Zunächst einmal ist die adenotonsilläre Hyperplasie im Kindesalter eine physiologische Reaktion und keinesfalls per se pathologisch. Je nach Ausmaß der Hyperplasie der Rachen- und Gaumenmandeln können Symptome völlig fehlen oder sich lediglich bei aggravierenden Faktoren, wie einem Infekt der oberen Luftwege, bemerkbar machen. Auf der anderen Seite jedoch kann eine entsprechende Hyperplasie der genannten lymphatischen Organe auch eine massive obstruktive Schlafapnoe zur Folge haben. Auch hier können anatomische Varianten oder komorbide Störungen wie eine begleitende Adipositas das Krankheitsbild verschlechtern bzw. eine Manifestation begünstigen.

Leider nimmt die Adipositas auch im Kindesalter zu. Sie führt ähnlich wie im Erwachsenenalter zu einer Fetteinlagerung in den parapharyngealen Weichteilen und damit zu einer Einengung des oberen Atemweges. In Zukunft muss daher vermehrt mit schlafbezogenen Atmungsstörungen im Kindesalter gerechnet werden.

▶   **Praxistipp** Vergrößerte Gaumen- und Rachenmandeln sind die wichtigste Ursache der obstruktiven Schlafapnoe im Kindesalter. Die Adipositas ist auch im Kindesalter oft ein verstärkender Faktor und nimmt an Häufigkeit zu.

Aufgrund der dargestellten pathophysiologischen Aspekte wird von einigen Autoren eine Unterteilung der obstruktiven Schlafapnoe im Kindesalter in 3 Typen gefordert:

* Während beim **Typ I** die adenotonsilläre Hyperplasie im Vordergrund steht,
* dominiert beim **Typ II** die Adipositas bei geringer ausgeprägter Hyperplasie des lymphatischen Systems.
* Kinder mit komplexeren kraniofazialen oder neuromuskulären Fehlbildungen wären dem **Typ III** zuzuordnen.

Die Einteilung erscheint aus didaktischer Sicht durchaus sinnvoll, hat sich bisher in der Praxis aber nicht durchsetzen können.

Weitere Faktoren, die zu einer schlafbezogenen Atmungsstörung im Kindesalter beitragen können, sind **neuromuskuläre Erkrankungen,** die die im Schlaf einsetzende Hypotension der Pharynxdilatatoren aggravieren können, und der **laryngopharyngeale Reflux,** der über eine refluxinduzierte Schwellung der Schleimhäute die Atemwegsobstruktion verstärken kann.

In seltenen Fällen können operative Korrekturen des Gaumens, wie sie bei der Therapie von Spaltbildungen erforderlich sind, zu einem postoperativen Auftreten oder zu einer Verstärkung einer nächtlichen Atemwegsobstruktion beitragen. Auch Kindern mit einer Laryngomalazie können sich primär oder begleitend mit einer schlafbezogenen Atmungsstörung präsentieren.

11.2.2.3 Epidemiologie

Nächtliches Schnarchen ist bei Kindern weit verbreitet. Aus einer epidemiologischen Studie geht hervor, dass die Häufigkeit eines von Eltern angegebenen permanenten nächtlichen Schnarchens bei Kindern in Abhängigkeit vom Lebensalter bei 4–8 % liegt, während die Prävalenz für gelegentliches nächtliches Schnarchen mit 10–21 % angegeben wird. Da keine einheitliche Definition des Schnarchens existiert, sind die Daten jedoch nicht verlässlich.

Der Übergang zur obstruktiven Schlafapnoe ist fließend und die zur Verfügung stehende Literatur hinsichtlich der Verbreitung der obstruktiven Schlafapnoe im Kindesalter nur bedingt vergleichbar, da unterschiedliche Kriterien für Durchführung und Auswertung der zugrunde liegenden Untersuchungsverfahren herangezogen wurden.

Gesichert scheint jedoch, dass die obstruktive Schlafapnoe entsprechend der Phase der lymphatischen Hyperplasie in der Altersgruppe der Kinder von 2–8 Jahren die höchste Prävalenz aufweist. Die Angaben in der Literatur zur Häufigkeit bei ansonsten gesunden Kindern liegen bei etwa 1–4 %, wobei Jungen etwas häufiger betroffen zu sein scheinen als Mädchen. Die Häufigkeit bei jüngeren Kindern bzw. bei Heranwachsenden ist unbekannt. Das Verhältnis von Kindern mit habituellem Schnarchen zu Kindern mit obstruktiver Schlafapnoe wird zwischen 3:1 und 5:1 angegeben. Korrespondierend zum Erwachsenenalter ist die Prävalenz der obstruktiven Schlafapnoe auch im Kindesalter unter der afroamerikanischen Bevölkerung höher als bei Kaukasiern.

Bei den Angaben zur Häufigkeit der obstruktiven Schlafapnoe im Kindesalter ist jedoch zu beachten, dass die Prävalenz der Erkrankung in entsprechenden Risikokollektiven deutlich höher ist. So kann z. B. anhand von polygrafischen bzw. polysomnografischen Studien davon ausgegangen werden, dass bis zu zwei Drittel der Kinder mit Trisomie 21 von einer obstruktiven Schlafapnoe betroffen sind.

In den letzten Jahrzehnten ist darüber hinaus eine Veränderung im Kollektiv der Kinder mit obstruktiver Schlafapnoe zu verzeichnen und die Kinder mit begleitender Adipositas nehmen an Häufigkeit zu. Aufgrund dieser Entwicklung ist eher mit einer Zunahme der Fälle von obstruktiver Schlafapnoe bzw. mit einer Zunahme der komplexeren, schwerer zu therapierenden Fällen zu rechnen.

11.2.2.4 Klinisches Bild

Bei beiden Formen, dem Schnarchen und der obstruktiven Schlafapnoe im Kindesalter, ist das **Schnarchen,** also die vom Beobachter im Schlaf registrierten Atemgeräusche, das führende Symptom.

Fehlendes Schnarchen schließt eine obstruktive Schlafapnoe jedoch nicht aus. Häufig wird von den Eltern auch ein „angestrengtes Atmen", ein „Röcheln" oder schlicht ein „verschärftes Atemgeräusch" beschrieben. Die Einschätzung, was ein normales Atemgeräusch im Schlaf bei Kindern ist und was akustisch auf eine erhöhte Atemanstrengung hinweist, unterliegt jedoch sicher der subjektiven Einschätzung des Beobachters, und manche Erziehungspersonen sind hier wachsamer oder auch ängstlicher als andere.

Mit Zunahme der Atemwegsobstruktion nehmen in der Regel auch die Schnarchgeräusche zu bzw. es zeigen sich Unregelmäßigkeiten bei der Atmung oder auch Zeichen der Hypopnoe oder Apnoe. Es sei jedoch darauf hingewiesen, dass Kinder wesentlich seltener das für die obstruktive Schlafapnoe im Erwachsenenalter typische Muster der obstruktiven Apnoen zeigen. Berichten die Eltern von klassischen Apnoen in der Nacht, so liegt häufig bereits eine schwere Schlafapnoe vor.

Als Zeichen der Atemwegsobstruktion bzw. der Zunahme der Atemarbeit können sich juguläre oder interkostale Einziehungen bei der Atmung bzw. eine paradoxe Atmung im Schlaf mit gegenläufiger Ausdehnung bzw. Einziehung von Thorax und Abdomen zeigen. Bei länger bestehender obstruktiver Schlafapnoe im Kindesalter kann das Bild einer Trichterbrust resultieren. Zur Verringerung des Atemwegswiderstandes nehmen die Kinder häufig ungewöhnliche Körperpositionen im Schlaf ein, z. B. überstrecken sie den Kopf oder bevorzugen das Schlafen im Sitzen. Die Kinder schlafen häufig unruhig und wechseln vermehrt die Körperposition. Weitere Symptome in diesem Kontext sind nächtliches Schwitzen, morgendliche Kopfschmerzen und verlängertes oder wieder auftretendes Einnässen im Schlaf.

▶   **Praxistipp** Häufig finden sich bei Kindern mit obstruktiver Schlafapnoe
     neben der Atmungsstörung auch Auffälligkeiten im Schlafverhalten wie starke
     Unruhe, heftiges Schwitzen oder ungewöhnliche bzw. häufig wechselnde
     Schlafpositionen. Die Eltern sollten aktiv nach diesen Faktoren gefragt werden.

Wie im Erwachsenenalter, führt die Obstruktion der Atmung im Schlaf auch bei Kindern dazu, dass der Schlaf nicht erholsam ist, auch wenn entsprechende Arousal-Reaktionen und Fragmentierungen des Schlafprofils weniger deutlich ausfallen als bei Erwachsenen. Hieraus können **Einschränkungen der Befindlichkeit** bzw. **der Leistungsfähigkeit** während des Tages resultieren. Gelegentlich kann eine exzessive Tagesschläfrigkeit beobachtet werden, wobei dies häufig nicht spontan von den Kindern berichtet wird. Werden entsprechende Fragebögen oder objektivierende Untersuchungen wie ein Multipler Schlaflatenz-Test (MSLT, Kap. 2) herangezogen, so finden sich regelhaft Zeichen der

Hypersomnie, wenn auch nicht so ausgeprägt, wie es für die obstruktive Schlafapnoe des Erwachsenen typisch ist.

Kinder versuchen häufig, die Müdigkeit bzw. Schläfrigkeit durch **vermehrte Aktivität** zu kompensieren, sodass auch Hyperaktivität oder aggressives Verhalten Zeichen einer nächtlichen Atmungsstörung sein können. Aus diesem Grund sollte bei Zeichen der Hyperaktivität und einhergehenden Verhaltensauffälligkeiten differenzialdiagnostisch an eine entsprechende schlafbezogene Atmungsstörung, aber auch an eine Schlafstörung ohne Atmungsstörung (siehe Abschn. 11.2) gedacht werden. Schließlich gibt es zunehmend valide Daten, dass eine obstruktive Schlafapnoe auch im Kindesalter zu einer Einschränkung der Lebensqualität führt.

▶ **Praxistipp** Die obstruktive Schlafapnoe im Kindesalter äußert sich klinisch häufig durch Verhaltensauffälligkeiten und Hyperaktivität, während Schläfrigkeit am Tage relativ selten beklagt wird. Bei Kindern mit entsprechenden Verhaltensauffälligkeiten sollte daher differenzialdiagnostisch immer auch an eine schlafbezogene Atmungsstörung gedacht werden.

Eine obstruktive Schlafapnoe im Kindesalter kann darüber hinaus auch zu **kognitiven Defiziten** und einer **Verschlechterung der Schulleistungen** führen. Besonders brisant ist in diesem Zusammenhang, dass in Studien auch dann Verhaltensauffälligkeiten und eine im Mittel schlechtere Schulleistung bei Kindern dokumentiert werden konnten, wenn die Kinder lediglich schnarchten, also auch dann, wenn keine weiteren Zeichen einer obstruktiven Schlafapnoe vorlagen. Man muss also davon ausgehen, dass auch ein isoliertes nächtliches Schnarchen bei Kindern bereits ein Zeichen einer pathologisch gesteigerten Atemwegsobstruktion ist. Dies kann auch dann zu einer fassbaren Beeinträchtigung des Tagesbefindens bzw. der kognitiven Leistung der Kinder führen, wenn keine weiteren mit den derzeit zur Verfügung stehenden Methoden feststellbaren Veränderungen der nächtlichen Atmung zu verzeichnen sind. Gerade diese Zusammenhänge machen deutlich, warum eine strikte Trennung zwischen Schnarchen und der obstruktiven Schlafapnoe im Kindesalter auch aus klinischer Sicht nicht eindeutig gelingen kann.

Schließlich können auch im Kindesalter relevante **kardiovaskuläre Folgen** und **metabolische Veränderungen** resultieren. Hierzu gehören u. a.:

- Sinusarrhythmie,
- pulmonale Hypertonie,
- Cor pulmonale,
- systemische arterielle Hypertonie,
- erhöhte Insulinresistenz.

Metabolische Veränderungen treten vorwiegend dann auf, wenn eine Adipositas hinzutritt.

Relevante Wachstums- und Entwicklungsstörungen können ebenfalls Folge einer bestehenden schlafbezogenen Atmungsstörung sein. Auch wenn die entsprechenden Werte noch im Normbereich liegen, so ist bei fast allen Kindern ein Entwicklungsschub nach erfolgreicher Therapie zu verzeichnen.

11.2.2.5 Untersuchungsverfahren

Grundlage jeglicher Diagnostik ist die ausführliche **Anamnese,** in der nach den zuvor genannten Symptomen und Zeichen gezielt gefragt werden muss, sowie die **klinische Untersuchung,** zu der auch die Erfassung von Größe und Gewicht bzw. des allgemeinen Entwicklungsstandes des Kindes gehört.

In der klinischen Untersuchung muss auf die dargestellten anatomischen Prädiktoren der kindlichen Schlafapnoe geachtet werden. Hierzu gehört an erster Stelle eine mögliche Adipositas der Kinder sowie äußerlich erkennbare Zeichen und Fehlbildungen, wie sie bei den genannten Syndromen typisch sind, die häufig mit einer obstruktiven Schlafapnoe einhergehen. Am bedeutendsten ist jedoch sicherlich die adenotonsilläre Hyperplasie, sodass eine eingehende Inspektion des Mund-Rachenraumes bei allen Kindern mit Verdacht auf eine nächtliche Atmungsstörung Standard ist. Hierbei ist auf die Größe der Tonsillen zu achten, die gerade im Kindesalter beeindruckende Ausmaße bis hin zu sogenannten „kissing tonsils" annehmen können (Abb. 11.9), und auf das Vorliegen von vergrößerten Adenoiden, auch wenn sich Letztere der direkten Inspektion häufig entziehen. Typische Zeichen der pharyngealen Obstruktion im Kindesalter sind in diesem Zusammenhang:

- vermehrte oder ausschließliche Mundatmung,
- Facies adenoidea,
- geschlossenes Näseln,
- häufige Infekte der oberen Luftwege,
- persistierende nasale Sekretion,
- Tubenbelüftungsstörung,
- Paukenerguss und assoziierte Hörminderung,
- Druckgefühl auf den Ohren.

Abb. 11.9 Tonsillenhyperplasie im Kindesalter

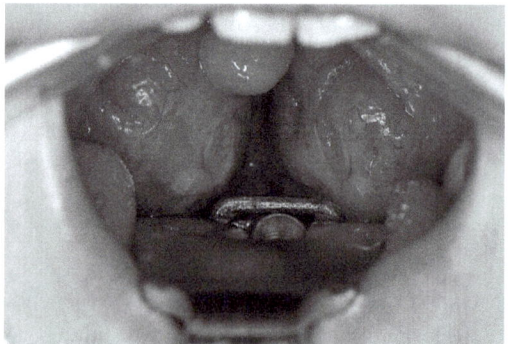

Die Eltern sollten ferner auch nach einer bestehenden Hörstörung und einer evtl. vorliegenden Sprachentwicklungsverzögerung gefragt und im positiven Fall die Mittelohrbelüftung mit einer Otoskopie bzw. Ohrmikroskopie und einer Tympanometrie abgeklärt werden.

Darüber hinaus existiert eine Reihe von Fragebögen zur Erfassung typischer Symptome der Schlafapnoe im Kindesalter. Aus der Sicht der Autoren erscheint hierbei die Subskala für schlafbezogene Atmungsstörungen des Pediatric Sleep Questionnaire (PSQ-SRBD Subscale) besonders geeignet, welche auch in einer deutschen Übersetzung vorliegt und auf der Mitgliederseite der Homepage der DGSM heruntergeladen werden kann (http://www.dgsm.de). Mithilfe dieses Fragebogens lassen sich Kinder mit Schlafapnoe relativ zuverlässig erkennen.

Es existiert eine Reihe weiterer technischer Untersuchungsverfahren zur Beurteilung des oberen Atemweges bei Kindern mit einer obstruktiven Schlafapnoe. Hierzu gehören endoskopische oder radiologische Untersuchungen oder auch die Erfassung der Kollapsibilität des Atemweges. Diese Techniken haben jedoch vornehmlich in der wissenschaftlichen Aufarbeitung des Krankheitsbildes oder bei speziellen Fragestellungen ihren Platz und sind derzeit nicht Bestandteil der Routinediagnostik.

11.2.2.6   Schlafmedizinische Diagnostik

Eine objektivierende schlafmedizinische Untersuchung im Sinne einer **Polysomnografie (PSG)** ist weiterhin Goldstandard in der Diagnostik der Schlafapnoe im Kindesalter. Polysomnografische Untersuchungen bei Kindern sind mit einem höheren personellen und organisatorischen Aufwand verbunden, erfordern eine entsprechende technische Ausrüstung und bedürfen der besonderen Erfahrung.

Aufgrund der geschilderten Besonderheiten erscheint eine ambulante polygrafische Untersuchung bei Kindern bei geringer Sensitivität nicht ausreichend, um eine relevante schlafbezogene Atmungsstörung bei Kindern auszuschließen. Während eine vergleichende Studie zeigte, dass sich eine obstruktive Schlafapnoe bei älteren Kindern (in diesem Fall >10 Jahre) grundsätzlich auch mithilfe einer Polygrafie diagnostizieren lässt, sind polygrafische Untersuchungen bei Klein- und Vorschulkindern kaum aussagekräftig bzw. nur bei eindeutig pathologischem Befund verwertbar. Alternative Untersuchungsverfahren wie eine isolierte nächtliche **Pulsoximetrie** sind in der Regel nicht sensitiv genug für den Ausschluss einer schlafbezogenen Atmungsstörung, können die Entscheidungsfindung allerdings unterstützen.

Bezüglich polysomnografischer Untersuchungen bei Kindern mit Verdacht auf eine schlafbezogene Atmungsstörung mit Obstruktion ist eine Reihe von Besonderheiten zu beachten. Hinsichtlich der Auswertung respiratorischer Ereignisse gilt, dass für die Definition einer obstruktiven Apnoe keine dem Erwachsenenalter vergleichbaren starren zeitlichen Vorgaben existieren (wie z. B. 10 s), sondern die Dauer der Atmungsstörung in Relation zur Dauer der 2 vorangegangenen Zyklen regelrechter Atmungstätigkeit als Maßstab gilt. Werden 2 Zyklen einer ungehinderten In- und Exspiration in der PSG z. B.

mit 6 s ausgemessen, wird ein sich anschließend auftretendes respiratorisches Ereignis (z. B. eine Apnoe) dann als solches erfasst, wenn es länger als 6 s andauert.

Die Atmungsstörung kann sich analog zum Erwachsenenalter als typische zyklische Abfolge von Apnoen manifestieren oder auch mit längeren Episoden einer partiellen Atemwegsobstruktion im Sinne einer obstruktiven Hypoventilation mit Hyperkapnie und Desaturationen verbunden sein. Ferner finden sich aufgrund der höheren Arousal-Schwellen beim Kind seltener respiratorisch induzierte Arousals. Das **Hypnogramm** ist in der Regel weniger auffällig als beim Erwachsenen. Treten jedoch bei den Kindern Atemflusslimitationen bzw. Apnoen oder Hypopnoen auf, sind diese aufgrund der hohen Atemfrequenz und geringen funktionellen Reserve häufig mit erheblichen Desaturationen verbunden.

Eine nächtliche **CO_2-Messung** ist in der Regel nicht erforderlich, wenn es um die Routine-Diagnostik schlafbezogener Atmungsstörungen mit Obstruktion geht, auch wenn die ICSD-3 die obstruktive Hypoventilation als alternatives diagnostisches Kriterium über das Vorliegen einer Hyperkapnie definiert. Zur Abgrenzung gegenüber einer entsprechenden Atmungsstörung ohne Obstruktion kann sie wertvolle Dienste leisten.

Darüber hinaus kann zur Diagnostik einer schlafbezogenen Atmungsstörung mit Obstruktion eine nächtliche **Videodokumentation** (z. B. auch über das Smartphone der Eltern) sinnvoll sein, um die dargestellten sekundären Zeichen der Atemwegsobstruktion wie Mundatmung, juguläre oder thorakale Einziehungen oder auch auffällige Schlafpositionen erkennen zu können. Während der Aufzeichnungsnacht ist es darüber hinaus auch häufig hilfreich, sich direkt ein Bild von der Atmungsstörung zu machen und die Kinder im Schlaf zu beobachten. Insbesondere die akustischen Aspekte der Atmungsstörung lassen sich auf diese Weise besser erfassen als durch eine rein technische Aufzeichnung.

▶   **Praxistipp** Die Kriterien zur Definition von respiratorischen Ereignissen unterscheiden sich in einigen Punkten erheblich von denen des Erwachsenenalters. Keinesfalls dürfen die Auswerte- und Beurteilungskriterien einer Polysomnografie des Erwachsenen auf Kinder übertragen werden.

Für die Diagnose einer Schlafapnoe im Kindesalter ist nach den Kriterien der AASM eine Polysomnografie erforderlich. Werden ansonsten gesunde Kinder mit einer eindeutigen Anamnese, typischen Symptomen und einer offensichtlichen adenotonsillären Hyperplasie vorstellig, so sind objektivierende schlafmedizinische Untersuchungen vor der Einleitung einer antiinflammatorischen oder einer operativen Therapie jedoch nicht routinemäßig erforderlich und aus praktischen Erwägungen nicht in allen Fällen möglich. Die symptomatische adenotonsilläre Hyperplasie ist in diesen Fällen die führende Diagnose und die Indikation zur Therapie.

Eine Indikation zu einer Polysomnografie ergibt sich jedoch bei folgenden Konstellationen:

- Kinder mit komplexeren kraniofazialen Fehlbildungen bzw. syndromalen Erkrankungen,
- Kinder mit neuromuskulären Erkrankungen,
- Kinder mit ausgeprägter Adipositas,
- vor der Einleitung einer Positivdrucktherapie,
- bei nicht richtungsweisenden klinischen Befunden (fehlende adenotonsilläre Hyperplasie),
- bei persistierenden Beschwerden nach operativer Therapie.

Fallbeispiel

Eine junge Mutter stellt sich mit ihrem 4,5-jährigen Sohn Ian vor, der nach Angaben der Eltern im letzten halben Jahr nachts zunehmend schnarchen würde. Die Eltern geben auf entsprechende Nachfrage an, in letzter Zeit auch immer wieder Atempausen beobachtet zu haben. Das Bett sei morgens zerwühlt und der Junge wache nachts immer wieder auf. Am Tag, so berichtet die Mutter, sei der Junge kaum noch zu bändigen, und im Kindergarten, den er bisher problemlos besucht habe, sei es in letzter Zeit immer wieder zu heftigen Auseinandersetzungen mit anderen Kindern gekommen. Darüber hinaus sei er häufig erkältet und würde dann auch nur noch mit offenem Mund atmen und, so vermuten die Eltern, auch schlechter hören. Die bisherigen Vorsorgeuntersuchungen seien unauffällig verlaufen, der Junge sei sonst bei guter Gesundheit.

Bei der klinischen Untersuchung zeigt sich ein etwas schmächtiger, sonst aber regelrecht entwickelter Junge. Als prominentester Befund imponieren massiv vergrößerte Gaumenmandeln und in der Spiegelung des Nasenrachens deutlich vergrößerte Adenoide. In der Ohrmikroskopie erkennt man ein retrahiertes Trommelfell mit einem serösen Mittelohrerguss, das Tympanogramm erscheint beidseits flach.

Es wird die Diagnose einer adenotonsillären Hyperplasie mit Paukenerguss beidseits gestellt sowie der Verdacht auf eine obstruktive Schlafapnoe geäußert, welcher durch einen auffälligen Wert im entsprechenden Fragebogen (PSQ-SRBD) untermauert wird. Aufgrund der eindeutigen Symptomatik wird auf die Durchführung einer Polysomnografie verzichtet und die Indikation zu einer Adenotomie und Teilresektion der Tonsillen mit Einlage von Paukendrainagen gestellt. Die Operation sowie der postoperative Heilungsverlauf gestalten sich komplikationslos.

In einer Nachuntersuchung berichtet die Mutter über ein Sistieren der nächtlichen Atmungsstörung und eine deutliche Verbesserung des Tagesbefindens. Der Junge habe in den Monaten nach dem Eingriff einen körperlichen Entwicklungsschub durchlaufen und die Probleme im sozialen Umgang seien deutlich verbessert. Auf die Durchführung einer postoperativen Kontroll-PSG wird unter diesen Voraussetzungen verzichtet. ◄

11.2.2.7 Differenzialdiagnosen

Im klinischen Alltag kann eine Abgrenzung gegenüber einer **schlafbezogenen Atmungsstörung ohne Obstruktion** schwierig sein, insbesondere wenn im Einzelfall bei einer solchen Atmungsstörung noch eine obstruktive Komponente hinzukommt oder sich Überlappungen ergeben.

Bei der **zentralen Schlafapnoe** fehlen klassischerweise die thorakalen und abdominalen Atemexkursionen, bei den **Hypoventilationssyndromen** hingegen findet sich typischerweise kein Schnarchen bzw. keine Zeichen der paradoxen Atmung. Gerade bei stark adipösen Kindern finden sich jedoch oft sowohl Zeichen der Atemwegsobstruktion als auch Zeichen der Hypoventilation.

Tritt bei Kindern ein nächtliches Schnarchen auf, so zeigt dies praktisch immer eine Atemwegsobstruktion bzw. eine Erhöhung des Atemwegswiderstandes an. Hier gilt es dann, das Ausmaß und die klinische Relevanz der Atemwegsobstruktion zu erkennen. Die eindeutige Abgrenzung einer obstruktiven Schlafapnoe gegenüber einem **Schnarchen** kann gelegentlich selbst mit einer PSG schwierig sein, da die Übergänge fließend sind.

Auffällige nächtliche Körperbewegungen oder -positionen müssen gelegentlich von **Parasomnien** (Kap. 7) abgegrenzt werden. Bei hypersomnischen Störungen ohne Anhalt für eine schlafbezogene Atmungsstörung mit Obstruktion müssen andere Ursachen der Hypersomnie, wie ein **Restless-Legs-Syndrom, periodische Beinbewegungen** (Kap. 8) oder eine **Narkolepsie** (Kap. 5) abgeklärt werden. Eine Abgrenzung von einer nächtlichen **Epilepsie** kann darüber hinaus die Durchführung eines kompletten Schlaf-EEGs erforderlich machen.

Sind Verhaltensauffälligkeiten das führende Symptom, so kann gelegentlich eine differenzialdiagnostische Abgrenzung neurologischer und psychiatrischer Krankheitsbilder angezeigt sein.

11.2.2.8 Therapie
Vergleichbar mit der Therapie schlafbezogener Atmungsstörungen mit Obstruktion beim Erwachsenen kann auch die Therapie im Kindesalter in konservative, apparative und operative Konzepte untergliedert werden.

11.2.2.8.1 Konservative Therapie
Bei allen übergewichtigen Kindern mit Schnarchen oder einer obstruktiven Schlafapnoe sollte eine **Gewichtsreduktion** angestrebt und den Eltern die Bedeutung der Adipositas in der Entstehung der Atmungsstörung (und natürlich nicht nur hierfür) deutlich gemacht werden. Es erscheint notwendig, nicht nur entsprechende Appelle zu formulieren, sondern konkrete Handlungsempfehlungen zu geben. Da die Therapie insbesondere der ausgeprägten Adipositas komplex ist und nicht jeder Schlafmediziner über die entsprechenden Erfahrungen verfügt, ist es ratsam, sich einen Überblick über die vor Ort verfügbaren Stellen und Einrichtungen zu verschaffen, die entsprechende therapeutische Konzepte vermitteln oder anbieten. Dies können entsprechend ausgebildete und erfahrene Kinder- und Jugendmediziner, aber auch Schulungsprogramme von Krankenversicherungen sein. Hier sei auf die aktuelle Leitlinie der Deutschen Gesellschaft für pädiatrische Rehabilitation und Prävention verwiesen.

In den letzten Jahren hat sich die Datenlage zu den topischen nasalen Steroiden deutlich verbessert, sodass deren Wirksamkeit sowohl beim Schnarchen als auch bei der obstruktiven Schlafapnoe im Kindesalter als gesichert gelten kann, insbesondere, wenn vergrößerte Adenoide (Rachenmandeln) ursächlich sind. Aufgrund der guten Verträglichkeit ist ein konservativer Therapieversuch daher in aller Regel gerechtfertigt und häufig auch erfolgreich. Bei schwerer Symptomatik, einer ausgeprägten Tonsillenhyperplasie oder bei einer schon länger bestehenden Hörminderung durch eine Tubenbelüftungsstörung sollte jedoch eine operative Therapie nicht verzögert werden.

Bei einer Verschlechterung der respiratorischen Situation im Rahmen eines Infektes kann im Einzelfall auch einmal der zeitlich begrenzte (!) Einsatz von für das jeweilige Alter des Kindes geeigneten abschwellenden Nasentropfen oder -sprays indiziert sein. Insbesondere bei fortbestehender Problematik ist jedoch zu erwägen, ob eine ambulant durchgeführte **Adenotomie** nicht vorzuziehen ist.

11.2.2.8.2 Apparative Therapie

Zur Behandlung der obstruktiven Schlafapnoe im Kindesalter stehen verschiedene kieferorthopädische Therapien zur Verfügung, die allerdings bisher nicht alle ausreichend wissenschaftlich überprüft wurden. Von besonderem Interesse ist hierbei die (forcierte) **Gaumennahterweiterung** („rapid maxillary expansion"). Herbei wird die bei Kindern noch nicht verschlossene Gaumennaht durch einen intraoralen Distraktor erweitert. Die Phase der aktiven Erweiterung erstreckt sich in der Regel lediglich über einen Zeitraum von wenigen Wochen („rapid"). Danach schließt sich eine Phase der Konsolidierung an. Mithilfe dieser Technik lassen sich der Oberkiefer und damit die Mittelgesichtsstrukturen deutlich in der transversalen Achse erweitern. Hierdurch lässt sich der Atemweg der Kinder signifikant vergrößern und eine bestehende schlafbezogene Atmungsstörung verbessern.

Bei entsprechenden Auffälligkeiten wie Retrognathie, markanten Bissfehlstellungen, Schmalkiefer (schmaler, hoher Gaumen) oder Mittelgesichtshypoplasie sollte daher eine entsprechende **kieferorthopädische Mitbeurteilung** erfolgen. Dies gilt insbesondere dann, wenn keine adenotonsilläre Hyperplasie besteht oder die Atmungsstörung nach einer operativen Therapie persistiert.

Eine **nächtliche Positivdrucktherapie** bei alleiniger schlafbezogener Atmungsstörung mit Obstruktion im Kindesalter ist nur sehr selten notwendig, da in diesem Alter die alternativen (insbesondere die operativen) Therapieformen sehr effektiv sind. Eine Positivdrucktherapie wird häufig nur dann notwendig, wenn bei den Kindern schwere Fehlbildungen vorhanden sind, die sich aktuell oder auch langfristig nicht korrigieren lassen. Ferner kann eine ausgeprägte Adipositas mit entsprechender Hypoventilation und Atemwegsobstruktion in Einzelfällen eine Positivdrucktherapie notwendig erscheinen lassen.

Die Durchführung der Positivdrucktherapie geschieht dann analog zum Erwachsenenalter in Form einer nächtlichen kontinuierlichen Positivdrucktherapie (CPAP), die auch im Kindesalter in der Regel nasal appliziert wird. Auch wenn die Einleitung der Positivdrucktherapie im Kindesalter besonderer Erfahrung und intensiver Zuwendung bedarf, so ist die Compliance nicht generell schlechter als im Erwachsenenalter. Entscheidend ist hierbei sicherlich, dass die Eltern bzw. die Betreuer des Kindes von der Notwendigkeit der Behandlung überzeugt werden können und sich entsprechend engagieren.

Bei der Anwendung einer CPAP-Therapie im Kindesalter sollte jedoch bedacht werden, dass die Therapie zu einer Wachstumsverzögerung bzw. -einschränkung des Gesichtsschädels führen kann. Dies kann die zugrunde liegende Schlafapnoe weiter verschlechtern. Die Notwendigkeit einer CPAP-Therapie im Kindesalter sollte daher regelmäßig überprüft und der Maskensitz regelmäßig angepasst werden.

▶ **Praxistipp** Aufgrund der Probleme einer längerfristigen Positivdrucktherapie im Kindesalter (z. B. hinsichtlich der Entwicklung von Mittelgesichtshypoplasien) sollte die Notwendigkeit der Positivdrucktherapie bzw. die Möglichkeit zur Durchführung alternativer Maßnahmen im Kindesalter regelmäßig überprüft werden.

11.2.2.8.3 Operative Therapie

Die operative Therapie der schlafbezogenen Atmungsstörungen mit Obstruktion ist im Kindesalter unumstritten und hat aufgrund ihrer hohen Effektivität eine weite Verbreitung gefunden. Der zahlenmäßig wichtigste operative Eingriff ist zugleich einer der häufigsten operativen Eingriffe im Kindesalter überhaupt: die (Teil-)**Entfernung der Rachen- und Gaumenmandeln.**

Die Erfolgsraten bezüglich der polysomnografisch gesicherten Beseitigung der respiratorischen Ereignisse werden in der wissenschaftlichen Literatur mit 75–100 % beziffert, und auch die entsprechende Verbesserung der bereits dargestellten klinischen Symptomatik erscheint gesichert, auch wenn die wahrgenommene klinische Verbesserung nicht immer mit den polysomnografischen Ergebnissen korreliert. Aufgrund der Effektivität des Eingriffs gilt die (Adeno-)Tonsillektomie international als Standardverfahren zur Therapie der obstruktiven Schlafapnoe im Kindesalter, sofern eine entsprechende Hyperplasie der Rachen- und Gaumenmandel in der klinischen Untersuchung evident wird und keine Kontraindikationen bestehen. Eine randomisierte amerikanische Studie hat in diesem Zusammenhang in einem großen Kollektiv von über 450 Kindern mit obstruktiver Schlafapnoe die Wirkung der Tonsillektomie mit einem rein abwartenden Verhalten verglichen. Dieses aufwendige Projekt hat umfangreiche Einblicke in die operative Therapie der obstruktiven Schlafapnoe im Kindesalter ermöglicht und bestätigen können, dass die operative Therapie dem rein abwartenden Verhalten in Bezug auf die Normalisierung polysomnografischer Parameter überlegen ist. Allerdings wurde deutlich, dass auch in der nicht therapierten Gruppe in einem erheblichen Anteil der Kinder im Untersuchungszeitraum von 7 Monaten eine Normalisierung des Schlaflaborbefundes eintritt, was den häufig selbstlimitierenden Charakter der Erkrankung im Rahmen der physiologischen Hyperplasie der Gaumenmandeln in der Altersgruppe unterstreicht. Darüber hinaus wurde evident, dass auch die Tonsillektomie nicht in allen

Fällen zu einer Heilung der Atmungsstörung führt. Insbesondere bei Kindern mit einer schwergradigen Schlafapnoe, einer Adipositas oder kraniofazialen Fehlbildungen muss mit einer postoperativen Persistenz des Krankheitsbildes gerechnet werden, was die Notwendigkeit einer klinischen und im Zweifel objektivierenden Kontrolle insbesondere in diesem Kollektiv untermauert. Die Indikation zur Tonsillektomie muss daher immer differenziert erfolgen und die Schwere der Erkrankung, den zu erwartenden Krankheitsverlauf, das klinische Beschwerdebild, die mit dem Eingriff verbundenen Risiken und die Erwartungen der Eltern berücksichtigen.

▶ **Praxistipp** Die Tonsillenchirurgie, ggf. in Verbindung mit einer Adenotomie, ist die wichtigste therapeutische Maßnahme bei der obstruktiven Schlafapnoe im Kindesalter, insbesondere bei einer bestehenden Hyperplasie von Rachen- und Gaumenmandel. Aufgrund ihrer hohen Effektivität ist sie auch dann Therapie der 1. Wahl, wenn aggravierende Faktoren wie eine Adipositas oder kraniofaziale Fehlbildungen hinzukommen.

Bezüglich der operativen Technik der Tonsillektomie wurde in den letzten Jahren wieder vermehrt auf die **Teilentfernung der Tonsillen zurückgegriffen,** in Deutschland häufig als Tonsillotomie bezeichnet.

Eine Wiedergabe der Vor- und Nachteile einer Tonsillotomie im Vergleich zur Tonsillektomie kann nicht Aufgabe dieses Buches sein. Grundsätzlich jedoch kann festgehalten werden, dass die postoperative Morbidität und Komplikationsrate umso geringer ausfallen, je weniger tonsilläres Gewebe (unabhängig von der Technik der Resektion) entfernt wurde. Viele klinische Einrichtungen haben daher im deutschsprachigen Raum die komplette Entfernung der Gaumenmandel bei dieser Indikation verlassen und sind zu einer Teilentfernung der Tonsillen übergegangen, wobei sicher in jedem Fall individuell zwischen der Effektivität der Gewebereduktion und der Morbidität des Verfahrens ein Kompromiss gefunden werden muss. Bezüglich einer ausführlichen Darstellung der Thematik der Tonsillektomie im Kindesalter sei auf einen entsprechenden Fortbildungsartikel im Deutschen Ärzteblatt verwiesen (Stuck et al. 2008).

Neben der Adenotonsillektomie ist noch eine Reihe weiterer operativer Verfahren zu nennen, auch wenn diese zahlenmäßig keine vergleichbare Rolle spielen. Bei Kindern mit ausgeprägter Retrognathie, wie sie für bestimmte Fehlbildungssyndrome typisch ist, kann eine Distraktionsosteoneogenese hilfreich sein und eine Positivdrucktherapie oder Tracheotomie bei diesen Kindern verhindern. Bei Kindern mit ausgeprägter Makroglossie, wie sie bei Trisomie 21 auftreten kann, kann in Einzelfällen eine chirurgische Reduktion des Zungenvolumens sinnvoll sein (z. B. im Sinne einer „Midline Glossectomy"). Eine Tracheotomie ist nur noch in Ausnahmefällen oder zur Überbrückung aktuell nicht anderweitig zu behebender Atemwegsobstruktionen notwendig und in dieser Indikation naturgemäß sehr effektiv. Auch bei Kindern mit einer Atmungsstörung infolge einer Laryngomalazie können entsprechende operative Eingriffe (z. B. eine Supraglottoplastik) angezeigt sein.

11.3 Fragen

1. Beschreiben Sie die Gemeinsamkeiten und Unterschiede in der klinischen Symptomatik von Schlafstörungen im Kindesalter und von einer ADHS-Erkrankung!
2. Nennen Sie Fragebögen zur Erfassung von Schlafstörungen bei Kindern aus der Elternperspektive und der Kinderperspektive!
3. Welche Interventionen sollten bei der Behandlung von Insomnien im Kindes- und Jugendalter eingesetzt werden?
4. Welche Interventionen sollten bei der Behandlung von Albträumen im Kindes- und Jugendalter eingesetzt werden?
5. Beschreiben Sie die Gemeinsamkeiten und Unterschiede in der klinischen Symptomatik der obstruktiven Schlafapnoe im Erwachsenen- und Kindesalter!
6. Erläutern Sie die polysomnografischen Kriterien der obstruktiven Schlafapnoe im Kindesalter!
7. Nennen Sie die wichtigsten Ursachen einer obstruktiven Schlafapnoe bei Kindern!
8. Charakterisieren Sie die wichtigsten therapeutischen Möglichkeiten bei der obstruktiven Schlafapnoe im Kindesalter und nennen Sie die jeweiligen Indikationen zu diesen Verfahren!
9. Erläutern Sie die praktischen Probleme, die sich in der Abgrenzung von Schnarchen und obstruktiver Schlafapnoe im Kindesalter ergeben!

Literatur

American Academy of Pediatrics, Section on Pediatric Pulmonology, Subcommittee on Obstructive Sleep Apnea Syndrome (2002) Clinical practice guidelines: diagnosis and management of childhood obstructive sleep apnea syndrome. Pediatrics 109:704–712

American Academy of Sleep Medicine (2014) International classification of sleep disorders, 3. Aufl. American Academy of Sleep Medicine, Darien, IL

Capdevila OS, Kheirandish-Gozal L, Dayyat E, Gozal D (2008) Pediatric obstructive sleep apnea. Complications, management, and long-term outcome. Proc Am Thorac Soc 5:274–282

Fricke L, Lehmkuhl G (2006) Schlafstörungen im Kindes- und Jugendalter. Ein Therapiemanual für die Praxis. Hogrefe, Göttingen

Fricke-Oerkermann, Plück J, Schredl M, Heinz K, Mitschke A, Wiater A, Lehmkuhl G. L (2007a) Prevalence and course of sleep problems in childhood. Sleep 30:1371–1377

Fricke-Oerkermann L, Frölich J, Lehmkuhl G, Wiater A (2007b) Schlafstörungen – Leitfaden Kinder- und Jugendpsychotherapie. Hogrefe, Göttingen

Handwerker G (2002) Epworth-Sleepiness-Scale für Kinder (ESS-K). In: Schulz H (Hrsg.) Kompendium Schlafmedizin, III-2.3.7.1. Ecomed, Landsberg/Lech

Mühr Y, Teichmüller K, Trübner L, Quante M, Kübler A, Schlarb A (2024). And now another Story…-pilot study for modification of children's sleep-related fears by reading picture books. Somnologie.

Roeser K, Kübler A, Schlarb AA (2016) Further evidence for the JuSt Program as treatment for insomnia in adolescents: results from a 1yYear follow-up study. J Clin Sleep Med 12:257–262. https://doi.org/10.5664/jcsm.5496

Sadeh A, Anders TF (1993) Infant sleep problems: origins, assessment, interventions. Infant Ment Health J 14:17–34

Schlarb A, Brandhorst I (2012) Mini-KiSS Online: an internet-based intervention program for parents of young children with sleep problems; influence on parental behavior and children's sleep. Nat Sci Sleep 4:41–52. https://doi.org/10.2147/NSS.S28337

Schlarb A, Gulewitsch MD (2010) Wenn der Sandmann kommt. Wirkt Hypnotherapie bei Kindern mit Schlafstörungen? Hypnose-ZHH 5(1+2):189–198

Schlarb A, Hust C, Hautzinger M (2009) Insomnie bei Jugendlichen. Psychologische Einflussfaktoren und Empfehlungen zur Diagnostik im pädiatrischen Alltag. Pädiatrische Praxis 74:419–430

Schlarb AA, Gulewitsch MD, Weltzer V, Ellert U, Enck P (2015) Sleep duration and sleep problems in a representative sample of German children and adolescents. Health 7:1397–1408

Schlarb AA, Liddle CC, Hautzinger M (2011) JuSt – a multimodal program for treatment of insomnia in adolescents: a pilot study. Nat Sci Sleep 3:13–20

Schlarb AA, Schwerdle B, Hautzinger M (2010) Validation and psychometric properties of the German version of the Children's Sleep Habits Questionnaire (CSHQ-DE). Somnologie 4:260–266

Schlarb AA, Zschoche M, Schredl M (2016) Der Nightmare effects questionnaire (NEQ). Somnologie 20:251–257

Schlarb AA (2012) JuSt-Therapeutenmanual: Das Training für Jugendliche ab 11 Jahren mit Schlafstörungen. Kohlhammer, Stuttgart

Schlarb AA (2012b) Just – Begleit- und Arbeitsbuch für Jugendliche, Das Training für Jugendliche ab 11 Jahren mit Schlafstörungen. Kohlhammer, Stuttgart

Schlarb AA (2014a) KiSS – Begleit- und Arbeitsbuch für Eltern und Kinder, Das Training für Kinder von 5 bis 10 Jahren mit Schlafstörungen. Kohlhammer, Stuttgart

Schlarb AA (2014) KiSS-Therapeutenmanual. Das Training für Kinder von 5–10 Jahren mit Schlafstörungen. Kohlhammer, Stuttgart

Schlarb AA (2013a) Mini-KiSS – Begleit und Arbeitsbuch für Eltern, Das Elterntraining für Kinder bis 4 Jahre mit Schlafstörungen. Kohlhammer, Stuttgart

Schlarb AA (2013) Mini-KiSS, Therapeutenmanual. Das Elterntraining für Kinder bis 4 Jahre mit Schlafstörungen, 1.Aufl. Kohlhammer, Stuttgart

Schwerdtle B, Roeser K, Kübler A, Schlarb AA (2010) Validierung und psychometrische Eigenschaften der deutschen Version des Sleep Self Report (SSR-DE). Somnologie 4:267–274

Schwerdtle B, Kanis J, Kahl L, Kubler A, Schlarb AA (2012) Children's sleep comic: development of a new diagnostic tool for children with sleep disorders. Nat Sci Sleep 4:97–102. https://doi.org/10.2147/NSS.S33127

Schwerdtle B, Kanis JA, Kubler A, Schlarb AA (2016) The children's sleep comic: psychometrics of a self-rating instrument for childhood insomnia. Child Psychiatr Hum Dev 47:53–63. https://doi.org/10.1007/s10578-015-0542-2

Stores G, Wiggs L (2001) Sleep disturbances in children and adolescents with disorders of development: its significance and management. Mac Keith Press, London

Stuck BA. Schneider B. Schlafbezogene Atmungsstörungen im Kindesalter. Springer 2025 (in press)

Stuck BA, Windfuhr J, Genzwürker H, Schroten H, Tenenbaum T, Götte K (2008) Die Tonsillektomie im Kindesalter. Dtsch Ärztebl 105:852–860

Stuck BA, Schöbel C, Wiater A, Triché D (2021) Obstruktive Schlafapnoe: Klug entscheiden, das Richtige tun. Somnologie 25:294–300

Werner A, Hachenberger J, Spiegelhalder K, Rueth J E, Schlarb A A, Lohaus A, Lemola S (2025). Subjective sleep quality, but not objective sleep measures, mediates the relationship between pre-sleep worrying and affective wellbeing. Journal of Sleep Research, e14467

Zschoche M, Schlarb AA (2015) Is there an association between insomnia symptoms, aggressive behavior, and suicidality in adolescents? Adolesc Health Med Ther 6:29–36. https://doi.org/10.2147/AHMT.S76511

Begutachtung

12

Hans-Günter Weeß

▶ **Trailer**
Geschätzt wird, dass jährlich 17.000 der Arbeitsunfälle, welche der gesetzlichen Unfallversicherung gemeldet wurden, auf eine obstruktive Schlafapnoe zurückzuführen sind. Tagesschläfrigkeit tritt als Symptom vieler primärer und sekundärer Schlafstörungen auf. Vor allem bei schlafbezogenen Atmungsstörungen und neurologisch bedingten Schlafstörungen wie Narkolepsie, idiopathischer Hypersomnie, rezidivierender posttraumatischer Hypersomnie, Restless-Legs-Syndrom und periodischen Bewegungsstörungen im Schlaf, aber auch bei Parasomnien kann es zu Einschränkungen im sozialen Leben kommen. Tagesschläfrigkeit kann dabei zu erhöhter Eigen- und Fremdgefährdung in Alltagssituationen führen und sich dadurch negativ auf die Fahrtauglichkeit und die Arbeits- und Berufsfähigkeit auswirken. Studien zeigen, dass bei unbehandelten schlafbezogenen Atmungsstörungen und bei Narkolepsie mit Kataplexie von einem bis zu 7-fach erhöhten Unfallrisiko ausgegangen werden kann.

Schätzungen gehen davon aus, dass bei etwa 3 Mio. Deutschen häufig oder dauerhaft Tagesschläfrigkeit mit Einschlafneigung auftritt und dass infolge Tagesschläfrigkeit ein jährlicher volkswirtschaftlicher Schaden in Milliardenhöhe entsteht. Auf deutschen Straßen sterben in etwa doppelt so viele Menschen infolge Sekundenschlafs als infolge Alkohols am Steuer.

Da die Schläfrigkeit zunehmend als Unfallursache oder Beeinträchtigung im Erwerbsleben erkannt wird, steigt die Anzahl gutachterlicher Fragestellungen. Tagesschläfrigkeit ist häufig mit einer erhöhten Monotonie-Intoleranz verbunden. Insbesondere Patienten mit monotonen Tätigkeiten, z. B. Beschäftigungen in Überwachungsfunktionen oder als Berufskraftfahrer, sind einem erhöhten Unfallrisiko ausgesetzt.

Typische Berufe mit erhöhtem Risikopotenzial bei Tagesschläfrigkeit sind

- Lkw-/Bus-Fahrer,
- Pkw-Fahrer mit höherer Kilometerzahl,
- Zugführer,
- Piloten,
- Kran- und Baggerführer,
- Bedienstete mit Überwachungstätigkeiten,
- Bedienstete an gefährlichen Maschinen,
- Arbeiter mit Absturzgefahr und
- andere Bedienstete mit hohen Anforderungen an die Monotonie-Intoleranz.

Gutachterliche Fragen treten v. a. im Rentenrecht, im sozialen Entschädigungsrecht, im Krankenversicherungsrecht, in der gesetzlichen Unfallversicherung und in der Schwerbehindertengesetzgebung auf. Die Frage nach der Begutachtung der Verkehrstüchtigkeit bei Schlafstörungen stellt sich in der klinischen Routine schon nahezu täglich.

Für die schlafbezogenen Atmungsstörungen und die Narkolepsie, deren dominierende Symptomatik die erhöhte Tagesschläfrigkeit ist, wurden von den Fachgesellschaften DGSM (Deutsche Gesellschaft für Schlafforschung und Schlafmedizin), DGP (Deutsche Gesellschaft für Pneumologie) und der DGN (Deutsche Gesellschaft für Neurologie) Begutachtungsgrundsätze entwickelt, die sich an Empfehlungen der Arbeitsgruppe Vigilanz der DGSM orientieren. Auch in den „Versorgungsmedizinischen Grundsätzen" des sozialen Entschädigungsrechts und im Schwerbehindertengesetz werden die obstruktive Schlafapnoe und die Narkolepsie gesondert aufgeführt. Grundsätzlich muss bei der Begutachtung berücksichtigt werden, ob es sich um eine lebenslange oder um eine vorübergehende, behandelbare schlafbezogene Erkrankung handelt.

Die Bundesanstalt für Straßenwesen hat gemeinsam mit Experten aus der DGSM im Kapitel „Tagesschläfrigkeit" der Begutachtungsleitlinien zur Kraftfahreignung Standards und Methoden zur Erfassung der Tagesschläfrigkeit beschrieben. Darüber hinaus wurden in diesem Kapitel die von der EU vorgegebenen Richtlinien zur Beurteilung der Fahrtüchtigkeit bei Führerscheinbewerbern und Führerscheinbesitzern mit obstruktiver Schlafapnoe mit und ohne Tagesschläfrigkeit im Dezember 2016 ergänzt (Abschn. 12.2).

12.1 Rentenrecht und soziales Entschädigungsrecht

12.1.1 Rentenrecht

Berufsunfähig sind Versicherte, deren Erwerbsfähigkeit im erlernten Beruf wegen Krankheit oder Behinderung auf weniger als die Hälfte derjenigen von körperlich, geistig und seelisch gesunden Versicherten mit ähnlicher Ausbildung und gleichwertigen

Kenntnissen und Fähigkeiten gesunken ist. Das Risiko der **Berufsunfähigkeit** (BU) wird für Versicherte, die vor dem 02.01.1961 geboren sind, weiterhin gesetzlich abgesichert. Dabei muss das Leistungsvermögen in dem erlernten bzw. auf Dauer ausgeübten Beruf aufgrund von Krankheit oder Behinderung gegenüber einer gesunden Vergleichsperson auf weniger als 6 h gesunken sein. Seit dem 01.01.2001 gibt es die Berufsunfähigkeit in der gesetzlichen Rentenversicherung nur noch in Form der teilweisen Erwerbsminderung bei Berufsunfähigkeit gemäß § 240 SGB VI.

Erwerbsminderungsrente (EM) erhält, wer aus gesundheitlichen Gründen in seiner Arbeitsfähigkeit deutlich eingeschränkt ist:

- Wer nur noch weniger als 3 h täglich arbeiten kann, erhält die **volle Erwerbsminderungsrente** (seit 01.01.2001 statt der Rente wegen Berufsunfähigkeit),
- wer 3–6 h arbeiten kann, eine **teilweise Erwerbsminderungsrente** (seit 01.01.2001 statt der Rente wegen Erwerbsunfähigkeit).

Die Rente muss beantragt werden, ist befristet und kann verlängert werden. Zuständig ist die Rentenversicherung.

Für vor dem 02.01.1961 Geborene gilt weiterhin die Regelung der Berufsunfähigkeitsrente, d. h., der bisherige Beruf kann nur noch weniger als 6 h täglich ausgeübt werden.

Der sog. **Berufsschutz**, d. h. der erreichte berufliche Status, ist so weit wie möglich zu erhalten, was bei der Erwerbsminderungsrente nicht der Fall ist, da hier von „den üblichen Bedingungen des Arbeitsmarktes" ausgegangen und geprüft wird, ob jemand auch in anderen Berufszweigen einsetzbar ist (§ 240 SGB VI).

Von einer Berufsunfähigkeit ist bei Berufen mit hohen Anforderungen an die Wachheit dann auszugehen, wenn trotz effektiver therapeutischer Methoden ungewollte Schlafepisoden (oder Kataplexien) am Arbeitsplatz auftreten. Bei schlafbezogenen Atmungsstörungen und der Narkolepsie ist dann von einer BU auszugehen, wenn unter adäquater Therapie (z. B. nächtlicher Ventilationstherapie oder medikamentösen Therapien) die Erwerbsfähigkeit im erlernten Beruf aufgrund von schläfrigkeitsbezogenen Einschränkungen, z. B. der Einschlafneigung am Tage, auf weniger als die Hälfte vergleichbarer Gesunder herabgesunken ist. Dies dürfte am ehesten Berufskraftfahrer betreffen.

Eine volle Erwerbsminderung dürfte bei Schlafstörungen eher selten gegeben sein, da auch Arbeitsplatzumgestaltungen und Alternativen berücksichtigt werden müssen. Zumeist sind die Patienten auch bei ineffektiver Therapie noch in der Lage, mindestens 3–6 h am Tage in der 5-Tage-Woche zu arbeiten. Mit Umgestaltung der Arbeitsbedingungen oder Umschulungsmaßnahmen kann meist auch ein geeigneter Arbeitsplatz geschaffen werden.

Eine volle EM wird bei der **obstruktiven Schlafapnoe** in der Regel nur dann auftreten, wenn weitere schwerwiegende Begleiterkrankungen, z. B. des Herz-Kreislauf-Systems, auftreten.

Eine BU bei Patienten mit **Narkolepsie** liegt dann vor, wenn unter anerkannten Therapiemethoden täglich mehrfach imperative Einschlafattacken und Tagschlafepisoden während der Berufsausübung auftreten. **Kataplexien** sind ebenso gutachterlich relevant, wenn sie in einer Häufigkeit auftreten, die eine Ausübung des erlernten Berufes wegen der Gefährdung des Betroffenen oder Dritter nicht zulässt. Bei der Narkolepsie ist dann von einer vollen EM auszugehen, wenn unter adäquater Therapie imperative Einschlaf-attacken und Kataplexien unabhängig von der Arbeitssituation auftreten, sodass auch keine regelmäßige Arbeitsleistung erbracht werden kann. Eine volle EM kann aber erst nach Verweis auf andere Beschäftigungen oder Umschulungen ausgesprochen werden, die jedoch aufgrund der Schwere dieser Fälle häufig nicht infrage kommen, sodass letzt-lich doch regelhaft eine volle EM ausgesprochen wird.

12.1.2 Soziales Entschädigungsrecht (GdB/GdS)

In den „Versorgungsmedizinischen Grundsätzen", welche im Jahr 2009 die „Anhalts-punkte für die ärztliche Gutachtertätigkeit" abgelöst haben, wird als Schädigungsfolge im sozialen Entschädigungsrecht jede Gesundheitsstörung bezeichnet, die in ursäch-lichem Zusammenhang mit einer Schädigung steht. Die Auswirkungen der Schädigungs-folge werden mit dem Grad der Schädigungsfolgen (GdS) bemessen. GdS und GdB (Grad der Behinderung) werden nach gleichen Grundsätzen bemessen. Beide Begriffe unterscheiden sich lediglich dadurch, dass der GdS nur auf die Schädigungsfolgen (also kausal) und der GdB auf alle Gesundheitsstörungen unabhängig von ihrer Ursa-che (also final) bezogen ist. Beide Begriffe haben die Auswirkungen von Funktions-beeinträchtigungen in allen Lebensbereichen und nicht nur die Einschränkungen im all-gemeinen Erwerbsleben zum Inhalt. GdS und GdB sind ein Maß für die körperlichen, geistigen, seelischen und sozialen Auswirkungen einer Funktionsbeeinträchtigung auf-grund eines Gesundheitsschadens. GdB und GdS setzen stets eine Regelwidrigkeit gegenüber dem für das Lebensalter typischen Zustand voraus. Dies ist insbesondere bei Kindern und alten Menschen zu beachten. Physiologische Veränderungen im Alter sind bei der Beurteilung des GdB und GdS nicht zu berücksichtigen. Als solches sind die körperlichen und psychischen Leistungseinschränkungen anzusehen, die sich im Alter regelhaft entwickeln, d. h., für das Alter nach ihrer Art und ihrem Umfang typisch sind. Demgegenüber sind pathologische Veränderungen, d. h. Gesundheitsstörungen, die nicht regelmäßig und nicht nur im Alter beobachtet werden können, bei der Beurteilung des GdB und GdS zu berücksichtigen, auch dann, wenn sie erstmalig im höheren Alter auf-treten oder als „Alterskrankheiten" (z. B. „Altersdiabetes", „Altersstar") bezeichnet wer-den. Der GdS setzt eine nicht nur vorübergehende und damit eine sich über einen Zeit-raum von mehr als 6 Monaten erstreckende Gesundheitsstörung voraus.

Der GdS für die **obstruktive Schlafapnoe** (Tab. 12.1) liegt je nach Schweregrad der Erkrankung und den Therapiemöglichkeiten zwischen 10 und über 50 %. Folge- oder Begleiterkrankungen (z. B. Herz-Kreislauf-Erkrankungen, neuropsychologische Störun-gen) werden zusätzlich berücksichtigt. Ein GdS von größer als 50 % wird bei Schlaf-apnoe ohne die Möglichkeit zur nasalen Überdruckbehandlung angegeben. Dabei bleibt kritisch anzumerken, dass die versorgungsmedizinischen Grundsätze alternative

Tab. 12.1 MdE/GdB bei Schlafapnoe (Nachweis durch Untersuchung im Schlaflabor) nach den Versorgungsmedizinischen Grundsätzen, 2012

Schwere- bzw. Remissionsgrad	MdE-/GdB-Grad in %
Ohne Notwendigkeit einer kontinuierlichen nasalen Überdruckbeatmung	0–10
Mit Notwendigkeit einer kontinuierlichen nasalen Überdruckbeatmung	10–20
Bei nicht durchführbarer nasaler Überdruckbeatmung	Mindestens 50

Therapieverfahren zur nasalen Überdrucktherapie, wie z. B. Protrusionsschienen oder chirurgische Eingriffe, unberücksichtigt lassen.

Nach den „Versorgungsmedizinischen Grundsätzen" ist bei der **Narkolepsie** „je nach Häufigkeit, Ausprägung und Kombination der Symptome (Tagesschläfrigkeit, Schlafattacken, Kataplexien, automatisches Verhalten im Rahmen von Ermüdungserscheinungen, Schlaflähmungen – häufig verbunden mit hypnagogen Halluzinationen) im Allgemeinen ein GdS von 50 bis 80 %" anzunehmen.

Schwere **Insomnien** treten häufig als sekundäre Insomnie im Kontext psychischer Störungen auf. Sind diese nicht ausreichend behandelbar, richtet sich der GdS nach der Schwere der psychischen Störung, welche jedoch auch durch die Ausprägung der Insomnie mitbestimmt wird.

12.1.3 Methodik zur Beurteilung von BU/EU, GdB/GdS

Die Komplexität der auf die Tagesschläfrigkeit zu beziehenden Einschränkungen lässt Aussagen über die Arbeitsfähigkeit auf der Basis eines einzelnen Untersuchungsverfahrens nicht zu. Die Arbeitsfähigkeit richtet sich nach den speziellen Anforderungen an schläfrigkeits- und aufmerksamkeitsbezogene Fähigkeiten des Arbeitsplatzes. Diese Anforderungen müssen individuell für jeden Patienten bestimmt und entsprechende Untersuchungsinstrumente herangezogen werden.

Die Arbeitsfähigkeit eines Arbeiters an Überwachungsbildschirmen setzt sich beispielsweise aus anderen Merkmalskombinationen zusammen als diejenige einer Schreibkraft. Die Überwachungstätigkeit setzt Fähigkeiten voraus, welche u. a. hohe Anforderungen an die Monotonie-Intoleranz (Vigilanz) und die Reaktionsfähigkeit stellen. Schreiben nach Diktat ist dagegen mit kontinuierlicher Reizvariation und in der Folge Stimulierung verbunden. Hier sind insbesondere die selektive und geteilte Aufmerksamkeit und das Reaktionsvermögen gefragt.

Von der Arbeitsgruppe Vigilanz der DGSM wurden Standards für die schläfrigkeitsbezogene Diagnostik entwickelt (Abschn. 2.9). Grundsätzlich bleibt anzumerken, dass nur Untersuchungsmethoden verwendet werden sollten, die testtheoretischen Gütekriterien genügen und eine entsprechende Normierung aufweisen (Tab. 12.2). Nur sie erlauben objektive Aussagen zur Leistungseinschränkung eines Patienten in einzelnen Merkmalsbereichen und bieten die Möglichkeit zur Therapieevaluation.

Tab. 12.2 Merkmalsbereiche und Anforderungsprofil an Untersuchungsmethoden für arbeits- und verkehrsmedizinische Untersuchungen der Tagesschläfrigkeit. Zur Beschreibung geeigneter Testverfahren für den jeweiligen Merkmalsbereich siehe Abschn. 2.7.1, mit freundlicher Genehmigung der Bundesanstalt für Straßenwesen (BASt)

Komponente	Merkmalsbeschreibung	Verfahren	Messgrößen
1. Schläfrigkeit, Wachheit			
Tonische zentralnervöse Aktivierung	– Voraussetzung für die Aufmerksamkeitskomponenten Vigilanz, Daueraufmerksamkeit, selektive und geteilte Aufmerksamkeit – Nicht bewusst beeinflussbar	– Mehrfach-Wachbleibe-Test (MWT) – Langzeit-Pupillografie (>10 min) – Monotone Reiz-Reaktionsaufgaben* – Reaktionszeitmessungen ohne Warnreiz*	– Einschlaflatenz (mehrmals am Tag gemessen) – Spontane Schwankungen des Pupillendurchmessers im Dunkeln – Definierte Anzahl ausgelassener Reaktionen infolge Einschlafens – Kognitive und motorische Reaktionszeiten und Fehlerrate
Phasische zentralnervöse Aktivierung	Fähigkeit, das tonische Aktivierungsniveau auf einen kritischen Reiz hin zu erhöhen	Reaktionszeitmessungen mit Warnreiz*	– Kognitive und motorische Reaktionszeiten und Fehlerrate – Differenz zwischen Reaktionen mit und ohne Warnreiz
2. Aufmerksamkeit			
Vigilanz	Fähigkeit, über lange Zeiträume und Monotonie auf seltene, zufällig auftretende Reize zu reagieren	Monotone Aufgaben geringer Reizdichte, Dauer >30 min*	Ausgelassene Reaktionen, Reaktionszeiten und Fehlerrate
Selektive Aufmerksamkeit	Fähigkeit, die Konzentration und Reaktion auf einen bestimmten Reiz aus einer Summe von Reizen aufrechtzuerhalten	Aufgaben mit zeitlicher Belastung, die Qualität und Zeit der Reaktion für einen Zielreiz aus einer Variation von verschiedenen Reizen (Distraktoren) sind von Bedeutung	Reaktionszeiten und Fehlerrate (Zielreiz)

(Fortsetzung)

Tab. 12.2 (Fortsetzung)

Geteilte Aufmerksamkeit	– Fähigkeit zu geteilter und paralleler Informationsverarbeitung – Fähigkeit zu automatisierter Verarbeitung	Aufgaben mit Beteiligung verschiedener Sinnesmodalitäten bei gleichzeitiger zeitlicher Belastung	Reaktionszeiten und Fehlerrate
Daueraufmerksamkeit	Fähigkeit, über lange Zeiträume auf zufällig auftretende Reize zu reagieren	Aufgaben mit hoher Reizdichte und langer Zeitdauer >30 min*	Reaktionszeiten, ausgelassene Reaktionen und Fehlerrate

* Die gleichzeitige Durchführung eines EEG zur Erkennung von Simulations- und Dissimulationstendenzen ist empfehlenswert

Untersuchungsmethoden ohne wissenschaftliche Normierung besitzen keine Aussagekraft hinsichtlich des Leistungsniveaus vor und unter Therapie. Zu diesen müssen auch klassische Verfahren der Schlafmedizin, wie z. B. der MSLT oder der MWT gezählt werden.

Grundsätzlich sind bei der Interpretation der Befunde Persönlichkeitsaspekte, z. B. die Motivation in der Untersuchungssituation, zu berücksichtigen. Insbesondere bei der Beurteilung der Arbeitsfähigkeit, der Verkehrstauglichkeit oder bei Fragestellungen zu einer möglichen Berentung sollte auf Simulations- oder Dissimulationstendenzen ein besonderes Augenmerk gerichtet werden.

Zur besseren Zuordnung möglicher Befunde empfiehlt es sich, die Therapieevaluation im Schlaflabor unter polysomnografischer Kontrolle durchzuführen. Auf eine ausreichende Schlafmenge von mehr als 6 h in der Nacht vor der Untersuchung ist zu achten. Die Testung und die Interpretation der Ergebnisse sollten nach Möglichkeit unter Mitwirkung von Fachpersonal, d. h. Psychologen oder Neuropsychologen, durchgeführt werden.

12.2 Verkehrssicherheit

Fahrtüchtigkeit ist bei deutlicher Tagesschläfrigkeit nicht gegeben. In den Begutachtungsleitlinien zur Kraftfahreignung und der Fahrerlaubnisverordnung (siehe unten) wird darauf hingewiesen, dass unbehandelte Schlafstörungen mit messbar auffälliger Tagesschläfrigkeit keine Eignung zum Führen eines Kraftfahrzeuges darstellen. Gleiches gilt für Lokomotivführer, Piloten, Soldaten und in der Seefahrt.

Grundsätzlich ist der Fahrzeugführer vor der aktiven Teilnahme am Straßenverkehr verpflichtet, seinen Gesundheitszustand dahingehend zu prüfen, ob dieser eine aktive Teilnahme am Straßenverkehr erlaubt. § 315c des Strafgesetzbuches (StGB) sieht

Geldstrafen und Freiheitsstrafen bis zu 5 Jahren für eine Person vor, welche im Straßenverkehr ein Fahrzeug führt, obwohl sie

a. infolge des Genusses alkoholischer Getränke oder anderer berauschender Mittel oder
b. infolge geistiger oder körperlicher Mängel nicht in der Lage ist, das Fahrzeug sicher zu führen und dadurch Leib und Leben eines anderen Menschen oder fremde Sachen von bedeutendem Wert gefährdet.

Die deutschen Gerichte behandeln einen schläfrigen Autofahrer ähnlich wie einen alkoholisierten Autofahrer. So hatte das Bayerische Oberlandesgericht im Jahr 2003 einen Unfallverursacher infolge Einschlafens am Steuer bei zuvor wahrgenommener Schläfrigkeit zu 18 Monaten Haft verurteilt. Darüber hinaus kann Schläfrigkeit am Steuer zum Verlust des Versicherungsschutzes führen. So führte beispielsweise ein Unfall durch Einschlafen am Steuer bei wahrgenommener Schläfrigkeit zum Verlust des Versicherungsschutzes (Oberlandesgericht Hamm, Az.: 20 U 99/97).

Wichtig in diesem Kontext ist die Tatsache, dass Schläfrigkeit als Unfallursache von den Gerichten nachgewiesen werden muss. So entschied das Arbeitsgericht Kaiserslautern (Az.: 8Ca2717/01) dass einem Lkw-Fahrer nicht nachgewiesen werden konnte, dass er grob fahrlässig infolge von Schläfrigkeit bzw. Einschlafen am Steuer einen Unfall verursacht habe. Bei Erkrankungen mit Tagesschläfrigkeit kann diese Eigenverantwortung entfallen. Es wurde vereinzelt entschieden, dass es Autofahrern aufgrund ihrer Schlafstörung nicht möglich gewesen sei, ihre Schläfrigkeit adäquat – wie Gesunde – rechtzeitig wahrzunehmen. Liegen allerdings Erkrankungen mit Tagesschläfrigkeit vor, welche nicht ausreichend behandelt sind, und dieser Sachverhalt ist dem Patienten bekannt, gilt ein hierdurch verursachter Unfall ebenfalls als Straftat.

Dem Arzt oder Psychologen kommt in diesem Kontext eine besondere Verantwortung zu. Er hat den Patienten über das Vorliegen einer die Verkehrstüchtigkeit einschränkenden Erkrankung aufzuklären. Um sich rechtlich abzusichern, sollte diese Aufklärung unter Zeugen durchgeführt werden oder in der Patientenakte dokumentiert sein. Eine Unterschrift des Patienten über die erfolgte Aufklärung kann hilfreich sein.

Die Untersuchung der Verkehrstüchtigkeit hat vom Arzt oder Psychologen unter Einsatz adäquater, wissenschaftlich anerkannter Messmethoden des Fachgebietes zu erfolgen. So kann eine aufgrund tatsächlich nicht ausreichend vorhandener Vigilanz falschpositiv attestierte Fahreignung für den Arzt oder Psychologen sowohl strafrechtliche als auch zivilrechtliche Konsequenzen mit Schadensersatzforderungen durch Dritte nach sich ziehen. Ebenso kann eine falsch-negativ attestierte Fahreignung mit Regressforderungen durch den Patienten einhergehen, insofern dieser dadurch negative Konsequenzen, wie z. B. den Verlust eines Arbeitsplatzes bei Berufskraftfahrern, erfahren hat. Kann der Arzt oder Psychologe nachweisen, dass er zu seinem jeweiligen Ergebnis mithilfe von Messmethoden kam, welche in der Schlafmedizin allgemein wissenschaftlich anerkannt sind, werden sowohl strafrechtliche als auch zivilrechtliche Konsequenzen unwahrscheinlich.

Der Arzt oder Therapeut kann bei einem krankheits- oder problemuneinsichtigen Patienten, der trotz fehlender Fahrtüchtigkeit weiter aktiv am Straßenverkehr teilnimmt, in eine schwierige Entscheidungssituation kommen. Dies insbesondere dann, wenn es sich um Berufskraftfahrer handelt, welche Risikogruppen wie z. B. Gefahrguttransportern zugeordnet werden müssen. Im Einzelfall, insbesondere bei Risikogruppen, kann die Abwägung zwischen Schweigepflicht und Schutz der Allgemeinheit jedoch notwendig sein. Grundsätzlich unterliegt der Arzt oder Psychologe nach § 203 StGB der Schweigepflicht, d. h., es ist dem Arzt oder Psychologen grundsätzlich untersagt, der Führerscheinstelle Befunde weiterzugeben. Eine Meldung könnte die Einleitung eines strafrechtlichen Ermittlungsverfahrens durch den Patienten nach sich ziehen, da ein Verstoß gegen § 203 StGB im Raume steht. Im Einzelfall kann aber auch nach § 34 StGB die Mitteilung gerechtfertigt oder notwendig sein, wenn es um die Abwendung ernstlicher Gefahren für Leib und Leben und Bewahrung der Sicherheit im Straßenverkehr geht.

Unter erfolgreicher Therapie der Tagesschläfrigkeit kann der Betroffene wieder am Straßenverkehr teilnehmen. Da die Tagesschläfrigkeit im Falle der **obstruktiven Schlafapnoe** nicht alleinige Folge der respiratorischen Ereignisse während der Schlafperiode ist, genügt zur Überprüfung der erfolgreichen Therapie nicht die Kontrolle der nächtlichen respiratorischen Ereignisse. Dies insbesondere auf dem Hintergrund, dass bei 10–30 % der Patienten mit obstruktiver Schlafapnoe die Tagesschläfrigkeit trotz erfolgreicher Therapie der nächtlichen Atemstillstände persistiert.

Bei der obstruktiven Schlafapnoe mit ausgeprägten schläfrigkeitsbezogenen Einschränkungen sollte mangelnde Verkehrstauglichkeit bis 2 Wochen nach suffizienter Therapie angenommen werden. In einigen Untersuchungen fand sich auch zu diesem Zeitpunkt noch keine vollständige Remission aller schläfrigkeitsbezogenen Einschränkungen. Daher sollte vor Aufnahme der Berufstätigkeit eine ausführliche Untersuchung schläfrigkeitsbezogener Einschränkungen erneut stattfinden. Dies gilt insbesondere für die Risikogruppen. Hier sollte auf jeden Fall eine ausführliche Evaluation der therapeutischen Maßnahmen mit neuropsychologischen Untersuchungen erfolgen. Die Beurteilung der Fahrtauglichkeit auf der Basis nur eines einzigen Untersuchungsverfahrens (z. B. MSLT) ist aufgrund der Fülle und der Komplexität der an der Fahrtauglichkeit beteiligten Komponenten nicht möglich.

Für die **Narkolepsie** gibt es aufgrund der mangelnden Vorhersagbarkeit der Wirkung einzelner therapeutischer Maßnahmen keine einheitlichen zeitlichen Empfehlungen. Auch hier gilt, dass bis zum Erreichen weitgehender Remission Fahruntauglichkeit besteht. Der wissenschaftliche Beirat der Deutschen Narkolepsiegesellschaft hat sich bei Fahruntauglichkeit aufgrund von Tagesschläfrigkeit und Kataplexien auf einen frühesten Zeitpunkt von 12 Monaten unter Therapie festgelegt. Die Fahrtauglichkeit sollte unter suffizienter Therapie mit neuropsychologischer Untersuchung, Schlaftagebuch (Häufigkeit von Kataplexien und imperativen Einschlafattacken), ggf. Medikamentenspiegel (zur Compliancekontrolle) und ggf. Fremdbeobachtung evaluiert werden. Veränderungen der Zahl und Frequenz von SOREM im MSLT sind auch bei eindeutigem klinischen Therapieerfolg nicht unbedingt zu erwarten.

Die Bundesanstalt für Straßenwesen (BASt) hat gemeinsam mit einer Expertengruppe im Jahr 2014 Empfehlungen zur Beurteilung der Fahrtüchtigkeit infolge Tagesschläfrigkeit formuliert. Die Publikation, welche regelmäßig nach neuesten wissenschaftlichen Kriterien überarbeitet wird, kann auf der Internetseite der BASt (http://www.bast.de) abgerufen werden.

Nachfolgend wird das Kapitel Tagesschläfrigkeit der BASt vorgestellt. Dort wird ein gestuftes Vorgehen bei der Begutachtung empfohlen. Treten auf einer Stufe Auffälligkeiten auf, können Methoden der nachfolgenden Stufe angewandt werden.

Auf der **1. Stufe** steht die sorgfältige Anamneseerhebung. Schläfrigkeitsbezogene Symptome werden gezielt erfragt (Abschn. 2.1.3):

- Störungen der Aufmerksamkeit, insbesondere in monotonen Situationen wie Lesen, Fernsehen, Autofahren auf der Autobahn, ruhiges Sitzen, Besprechungen,
- Einschlafen oder Sekundenschlaf in monotonen Situationen,
- ungewolltes oder zwanghaftes Einschlafen auch in sozialen Anforderungssituationen.

Die Anamnese kann durch strukturierte und normierte Fragebogen ergänzt werden (Abschn. 2.9.1.5). Bei einem Wert von 11 oder höher in der Epworth Sleepiness Scale (ESS) wird von einer erhöhten Einschlafneigung in Alltagssituationen ausgegangen. Weiterhin wird zur Verbesserung der diagnostischen Sicherheit ein objektives Verfahren (Tab. 12.2) zur zentralnervösen Aktivierung oder Vigilanz (Abschn. 2.9) empfohlen. Sollten sich auf der 1. Stufe Hinweise auf eine erhöhte Tagesschläfrigkeit ergeben, kommt Stufe 2 des diagnostischen Prozedere zur Anwendung.

Auf der **2. Stufe** kommen verschiedene objektive Messverfahren zum Einsatz. Dabei werden mehrere Komponenten der Tagesschläfrigkeit aus den Bereichen zentralnervöse Aktivierung und Aufmerksamkeitsfunktionen getestet (siehe unten stehende Bedingungen a, b, c). Von Bedeutung ist, dass die objektiv gewonnenen Befunde in Übereinstimmung mit dem klinischen Eindruck vom Patienten und dessen subjektivem Erleben stehen. In Einzelfällen kann die klinische Einschätzung des begutachtenden Experten von den experimentell gewonnenen Ergebnissen abweichen. Sofern diese klinische Einschätzung des Experten im Gutachten begründbar ist, kann diese die experimentellen Befunde relativieren. Bei der Erhebung der experimentellen Befunde sind tageszeitabhängige Einflüsse (zirkadiane Rhythmik der Wachheit) auf die Testleistungen zu berücksichtigen. Ebenso kann neben der reinen Interpretation der Kennwerte die Beurteilung der Testleistung im Zeitverlauf wichtige Hinweise auf das Vorliegen von Schläfrigkeit geben.

Auf der **3. Stufe** des diagnostischen Prozesses wird bei unklaren Befunden der 2. Stufe eine Fahrprobe angeordnet. Dabei gilt es zu berücksichtigen, dass Fahrproben bei der Beurteilung von Schläfrigkeit am Steuer Limitationen in der Aussagekraft unterliegen können. Diese Limitationen sollten nach Möglichkeit auf ein Minimum reduziert werden. Dazu gehört, dass während der Fahrprobe die Konversation auf das geringstmögliche Maß begrenzt wird. Wenn möglich, sollte eine Fahrt mit Monotoniebelastung (z. B. Autobahnfahrt von mindestens 30 min Dauer) vorgenommen werden. Fahrproben gelten bis zur Entwicklung valider Fahrsimulatoren als eine Kompromisslösung.

Auf Basis der erhobenen Befunde ergibt sich die Beurteilung der Fahreignung wie folgt:

Fahreignung ist nicht gegeben, wenn Tagesschläfrigkeit und Einschränkungen der Aufmerksamkeitsfunktionen vorliegen. Dies ist der Fall, wenn

a. sich in einem Untersuchungsverfahren zur zentralnervösen Aktivierung oder zur Vigilanz (Tab. 12.2, Punkt 1 und Punkt 2) mindestens ein auffälliger Befund ergibt oder
b. mindestens 2 der in Tab. 12.2 unter Punkt 2 benannten Aufmerksamkeitsfunktionen auffällige Befunde zeigen oder
c. sich bei mindestens 2 Verfahren zur Schläfrigkeit (Tab. 12.2, Punkt 1) oder Aufmerksamkeit (Tab. 12.2, Punkt 2) grenzwertige Befunde bei gleichzeitigem Vorliegen einer positiven klinischen Symptomatik finden.

Bei der Beurteilung der Testergebnisse sind Kompensationsmöglichkeiten zu berücksichtigen. Auffällige Testleistungen in einem 1. Testverfahren (z. B. Probleme aufgrund motorischer Fertigkeiten) können möglicherweise in einem 2. Testverfahren, das den gleichen Merkmalsbereich misst, jedoch andere motorische Fähigkeiten beansprucht, ausgeglichen werden. Eine formale Unterscheidung in verschiedene Führerscheinklassen wird bei der Beurteilung der Befunde nicht vorgenommen. Allerdings sind die besonderen Risiken, Anforderungen und Rahmenbedingungen für Fahrer der Gruppe 2 (Fahrer von Fahrzeugen der Klassen C, C+E, D, D+E und der Unterklassen C1, C1+E und D1+E) zu beachten. Sofern sich Betroffene ihrer erhöhten Schläfrigkeit bewusst sind und einen verantwortungsvollen Umgang mit Tagesschläfrigkeit glaubhaft vermitteln, kann in Einzelfällen eine bedingte Fahreignung gegeben sein. Die Auflagen können eine Begrenzung der Fahrzeit oder der Fahrstrecke, eine regelmäßige Medikamenteneinnahme oder das Verbot von monotonen Fahrbedingungen, wie z. B. Autobahnfahrten, umfassen.

Bei erfolgreich behandelter Tagesschläfrigkeit, welche durch eine erneute Begutachtung dokumentiert werden muss, besteht die Fahreignung wieder. Allerdings sind regelmäßige Kontrollen entsprechend den Leitlinien der Fachgesellschaften vorzunehmen (s. oben). Freiwillige Fahrerlaubnisunterbrechungen müssen der Straßenverkehrsbehörde nicht angezeigt werden.

12.2.1 Obstruktive Schlafapnoe (OSA)

Die BASt hat im Dezember 2016 die Richtlinie 2015/85EU der Kommission vom 1. Juli 2014 zur Beurteilung der Fahrtüchtigkeit bei obstruktiver Schlafapnoe in nationales

Recht im Kapitel „Tagesschläfrigkeit" der Begutachtungsleitlinien umgesetzt. Sie stellt eine wichtige und standardisierte Empfehlung zur Beurteilung der Fahrtüchtigkeit bei Patienten mit OSA dar. Die Deutsche Gesellschaft für Schlafforschung und Schlafmedizin (DGSM) macht auf ihrer Internetseite (http://www.dgsm.de) Bezug nehmend auf die EU-Richtlinie Vorschläge, auf welcher Versorgungsebene welche (Fach-)Ärzte beteiligt werden sollten.

Wer unter einem mittelschweren oder schweren obstruktiven Schlafapnoesyndrom in Verbindung mit einer übermäßigen Tagesschläfrigkeit leidet, ist nicht in der Lage, den gestellten Anforderungen zum Führen von Kraftfahrzeugen beider Gruppen gerecht zu werden. Dabei wurden eine mittelschwere obstruktive Schlafapnoe mit einer Anzahl von Apnoen und Hypopnoen (Apnoe-Hypopnoe-Index) zwischen 15 und 29 pro Stunde und eine schwere obstruktive Schlafapnoe mit einem Apnoe-Hypopnoe-Index von mindestens 30, jeweils im Zusammenhang mit übermäßiger Tagesschläfrigkeit, definiert.

Es wird Führerscheinbewerbern oder Fahrzeugführern empfohlen, sich bei Verdacht auf eine mittelschwere oder schwere obstruktive Schlafapnoe einer Untersuchung durch die zuständige Fachdisziplin mittels schlafmedizinischer und somnologischer Qualifikation zu unterziehen, bevor eine Fahrerlaubnis erteilt oder erneuert wird. Patienten, die ihren Zustand angemessen unter Kontrolle haben, eine geeignete Behandlung einhalten und deren Schläfrigkeit sich verbessert hat, kann eine Fahrerlaubnis erteilt oder erneuert werden. Dies ist durch ein Gutachten mittels schlafmedizinischer oder somnologischer Qualifikation zu bestätigen. Dabei gilt, dass sich die Patienten mit mittelschwerer oder schwerer obstruktiver Schlafapnoe auch im Verlauf der Behandlung einer regelmäßigen ärztlichen Kontrolle in Abständen von höchstens 3 Jahren für Fahrer der Gruppe 1 und einem Jahr für Fahrer der Gruppe 2 unterziehen müssen, um den Grad der Therapiecompliance, die Notwendigkeit einer Fortsetzung der Behandlung sowie eine weiterhin hohe Vigilanz zu überprüfen bzw. sicherzustellen.

Dabei gilt es zu berücksichtigen, dass bei mittelschwerer bis schwerer obstruktiver Schlafapnoe nicht zwangsläufig die Fahreignung eingeschränkt ist, da die schlafbezogene Atmungsstörung auch ohne auffällige Tagesschläfrigkeit auftreten kann. Umgekehrt wird jedoch ebenso auf den Fall hingewiesen, dass bereits eine leichtgradige Schlafapnoe (Apnoe-Hypopnoe-Index kleiner 15) oder obstruktives Schnarchen eine erhöhte Tagesschläfrigkeit bedingen können. Deswegen ist es wichtig, nicht allein die Anzahl der Apnoen und Hypopnoen bei der Diagnose zu erfassen, sondern vor allem die Konsequenzen der Schlafstörung auf die Wachheit zu bewerten. Folglich muss sich eine erfolgreiche Behandlung der Störung an der Schläfrigkeit am Tage orientieren: Eine Fahreignung ist erst dann gegeben, wenn nach oder unter geeigneter Therapie (z. B. positive Überdruckbeatmung) keine messbar auffällige Tagesschläfrigkeit mehr vorliegt.

Anzumerken bleibt, dass gegenwärtig, auch in der das BASt beratenden Expertengruppe, kritisch diskutiert wird, dass eine somnologische Qualifikation bei der Beurteilung der Fahrtüchtigkeit bei Schlafapnoe gefordert wird. Dies könnte sich in den Folgejahren nach Drucklegung des Buches verändern.

Literatur

Böhning W et al (2016) In: Gräcmann N, Albrecht M (Hrsg) Begutachtungsleitlinien zur Kraftfahreignung, Kapitel 3.11: Tagesschläfrigkeit. Berichte der Bundesanstalt für Straßenwesen,
Mensch und Sicherheit Heft M 115. Bergisch-Gladbach

Fromm IE (2010) Das Strafbarkeitsrisiko des Arztes im diagnostischen Prozedere der erhöhten
Tagesschläfrigkeit bei Patienten. Somnologie 14:291–299

RICHTLINIE 2014, 85, EU DER KOMMISSION, 2014 RICHTLINIE 2014/85/EU DER KOM-
MISSION vom 1. Juli 2014 zur Änderung der Richtlinie 2006/126/EG des Europäischen Parla-
ments und des Rates über den Führerschein

Weeß HG et al (2000) Vigilanz, Einschlafneigung, Daueraufmerksamkeit, Müdigkeit, Schläfrigkeit
– Diagnostische Instrumentarien zur Messung müdigkeits- und schläfrigkeitsbezogener Prozesse und deren Gütekriterien. Somnologie 1:20–38

Weeß HG et al (1998) Vigilanz, Einschlafneigung, Daueraufmerksamkeit, Müdigkeit, Schläfrigkeit
– die Messung müdigkeitsbezogener Prozesse bei Hypersomnien. Theoretische Grundlagen.
Somnologie 2:32–41

Erratum zu: Praxis der Schlafmedizin

Erratum zu:
B. A. Stuck et al., *Praxis der Schlafmedizin,*
https://doi.org/10.1007/978-3-662-70031-0

In der ursprünglich veröffentlichten Version dieses Buches wurden die Autorennamen nicht auf Kapitelebene angezeigt. Diese Information wurde nun hinzugefügt.

Die aktualisierte Version dieses Buchs finden Sie unter
https://doi.org/10.1007/978-3-662-70031-0

Stichwortverzeichnis